高等学校"十四五"医学规划新形态教材

（供临床·基础·预防·影像·口腔·药学·护理等专业用）

临床医学导论

Linchuang Yixue Daolun

（第5版）

主　审	孙宝志	
主　编	闻德亮	
副主编	崔慧先　吕传柱　赵玉虹	
编　委	（以姓氏拼音为序）	

陈　琦（北京大学）	陈志斌（海南医学院）
崔慧先（河北医科大学）	丁　宁（中国医科大学）
段志军（大连医科大学）	范秋灵（中国医科大学）
关　喆（沈阳医学院）	金元哲（中国医科大学）
李小寒（中国医科大学）	刘学军（山西医科大学）
鲁映青（复旦大学）	吕传柱（海南医学院）
欧凤荣（中国医科大学）	潘小炎（广西医科大学）
覃　凯（山西医科大学）	曲　波（中国医科大学）
曲　巍（锦州医科大学）	史亚琴（南通大学）
宋高臣（牡丹江医学院）	宋华静（山东第一医科大学）
孙宝志（中国医科大学）	王　玮（中国医科大学）
王振宁（中国医科大学）	闻德亮（中国医科大学）
冼利青（中山大学）	杨玉萍（昆明医科大学）
张　锦（中国医科大学）	张　勤（北京协和医学院）
张　阳（中国医科大学）	赵　群（中国医科大学）
赵玉虹（中国医科大学）	朱慧全（海南医学院）

编写秘书　李鸿鹤（中国医科大学）

高等教育出版社·北京

内容提要

本书分为医学篇、医师篇和临床篇，合计三篇二十七章。第一篇医学篇：介绍医学的起源与发展、现代医学专门分科与进展、医学模式、医学目的和责任、卫生健康服务系统的改革发展和高等医学教育系统的改革与发展，新增添了医学与人文的内容。第二篇医师篇：对医师岗位胜任力进行了总体介绍，并对医师职业精神、人际沟通能力、信息与管理能力、团队合作能力、科学研究能力和终身学习能力进行逐项介绍。第三篇临床篇：以诊断学中症状学扩展成疾病症状学，并简要介绍疾病预防、疾病诊断技术、临床诊疗思维、病人治疗、病人康复等内容，为学生早期临床实践提供帮助。本书纸质内容与数字化资源一体化设计，数字资源涵盖了拓展阅读、教学 PPT、自测题等资源，利于学生自主学习，提升教学效果。

本书适用于高等学校临床、基础、预防、影像、口腔、药学、护理等专业学生，也可供医务工作者参考阅读。

图书在版编目（CIP）数据

临床医学导论 / 闻德亮主编. -- 5版. -- 北京：高等教育出版社，2020.2（2024.11重印）

供临床、基础、预防、影像、口腔、药学、护理等专业用

ISBN 978-7-04-053306-4

Ⅰ. ①临… Ⅱ. ①闻… Ⅲ. ①临床医学-医学院校-教材 Ⅳ. ①R4

中国版本图书馆CIP数据核字(2019)第299666号

策划编辑　杨　兵　董　梁　　　责任编辑　杨　兵　　　封面设计　张　楠
责任印制　赵　佳

出版发行	高等教育出版社	网　　址	http://www.hep.edu.cn	
社　　址	北京市西城区德外大街4号		http://www.hep.com.cn	
邮政编码	100120	网上订购	http://www.hepmall.com.cn	
印　　刷	北京中科印刷有限公司		http://www.hepmall.com	
开　　本	889 mm×1194 mm　1/16		http://www.hepmall.cn	
印　　张	19.75	版　　次	1999年 9 月第 1 版	
字　　数	620 千字		2020年 2 月第 5 版	
购书热线	010-58581118	印　　次	2024 年 11 月第 7 次印刷	
咨询电话	400-810-0598	定　　价	42.50 元	

本书如有缺页、倒页、脱页等质量问题，请到所购图书销售部门联系调换
版权所有　侵权必究
物 料 号　53306-A0

数字课程（基础版）

临床医学导论

（第5版）

主编　闻德亮

登录方法：

1. 电脑访问 http://abook.hep.com.cn/53306，或手机扫描下方二维码、下载并安装 Abook 应用。
2. 注册并登录，进入"我的课程"。
3. 输入封底数字课程账号（20位密码，刮开涂层可见），或通过 Abook 应用扫描封底数字课程账号二维码，完成课程绑定。
4. 点击"进入学习"，开始本数字课程的学习。

课程绑定后一年为数字课程使用有效期。如有使用问题，请点击页面右下角的"自动答疑"按钮。

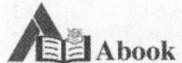
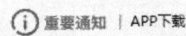
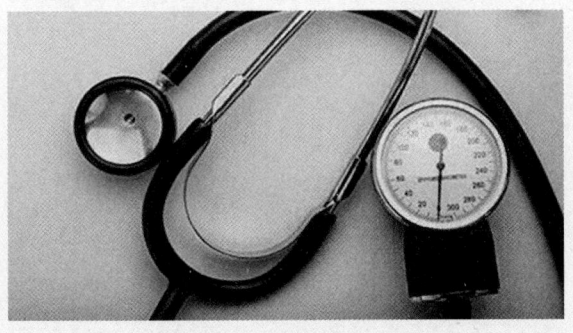

临床医学导论（第5版）数字课程与纸质教材一体化设计，紧密配合。数字课程涵盖了拓展阅读、教学PPT、自测题等资源。充分运用多种形式媒体资源，极大地丰富了知识的呈现形式，拓展了教材内容。在提升课程教学效果同时，为学生学习提供思维与探索的空间。

http://abook.hep.com.cn/53306

扫描二维码，下载Abook应用

前言

《临床医学导论》是普通高等教育本科国家级规划教材,是中国医科大学承担教育部"高等教育面向21世纪教学内容和课程体系改革计划"项目成果之一,也是高等教育出版社"面向21世纪课程教材"。第1版从1999年出版以来,作为推动早期接触临床的教育改革的重要成果,受到广大师生的欢迎。该教材分别于2003年、2007年和2013年进行了三轮修订和更新,分别入选普通高等教育"十五"国家级规划教材、普通高等教育"十一五"国家级规划教材、"十二五"普通高等教育本科国家级规划教材。教材应用范围覆盖了我国20多个省、自治区、直辖市,累计超过10余万名的临床医学生因此而受益。近年来,医疗技术水平和高等医学教育都有了长足的进步和发展。本着与时俱进的原则,高等教育出版社组织我们对该教材进行了新一轮的修订,编写宗旨是为医学生提供最新的教育理念和学习内容,与临床实践紧密结合,及时了解和学习国家出台的一系列关于高等教育和卫生健康的最新政策与举措。《临床医学导论》第5版编委团队包括来自近20所高等医学院校的32位优秀专家学者,经历了启动会、编写会和定稿会的不断讨论和修改、交叉互审,以及主编和副主编多轮审校和修订,最终定稿。

第5版教材保留了第4版教材"医学篇""医师篇"和"临床篇"的主体结构,在章节层面进行了更新和补充,使其内容更加系统、完整,内涵更为丰富、深刻。在第一篇"医学篇"中,第5版教材在保持原结构的基础上,根据国家的指导政策和医学教育实践中的需求,将"医学与人文"独立成章,从宏观的层面论证了医学除了科学属性之外的人文属性。在第二篇"医师篇"中,第5版教材与中国临床医师岗位胜任力的培养核心思想高度统一,在第一章中对医师岗位胜任力进行了总体介绍,在后续各章中分别对医师职业精神、人际沟通能力、信息与管理能力、团队合作能力、科学研究能力和终身学习能力分别进行了介绍。每种能力分别从产生与意义、定义与内涵以及培养与评价三方面进行解析,力求帮助医学生全面理解中国医师岗位胜任力的深刻内涵和重要意义。第三篇"临床篇"融入了更多"以病人为中心"和"以医学生为中心"的先进思想,也更加注重"大健康"理念的体现,如论述了健康与疾病的概念、疾病病因、疾病预防与控制、病人康复和病人临终关怀等。本篇的特色章节"疾病常见症状",在原有基础上增加了腹泻、黄疸和呕血等症状。本篇更加侧重于帮助医学生从临床实践的角度为早期接触临床做好准备,以构建基本的临床理论知识和临床诊疗思维。在形式方面,第5版教材篇幅更加精简,但是每章增加了数字化资源,医学生可以有丰富的学习材料进行参考;同时,在"疾病常见症状"章节中增加了案例分析,能够帮助医学生深刻理解教材中传达的思想和理念。

临床医学导论作为医学生接触临床学习的"第一课",其意义是重要且影响深远的。本教材的编写和不断更新再版,使得医学生在成长为医生的过程中,能够接触到最新的医学教育和卫生健康理念,能够紧跟国家发展形势和国际最新进展,全面、科学地认识医学、认识健康、认识临床,为未来的医学学习生涯打好基础。

闻德亮

2019 年 10 月

导学视频

目 录

绪言 ··· 1

第一篇　医　学　篇

第一章　医学的起源与发展 ························ 6
- 第一节　史前医学 ································· 6
- 第二节　古代文明时期的医学 ··············· 7
- 第三节　古典文明时期的医学 ··············· 8
- 第四节　中世纪医学 ····························· 9
- 第五节　医学革命与近现代医学体系的形成 ·· 11
- 第六节　西方医学的传播及其对传统医学的影响 ·· 13

第二章　现代医学专门分科与进展 ············ 16
- 第一节　影响医学发展的主要因素 ······ 16
- 第二节　基础医学进展 ························ 18
- 第三节　临床医学进展 ························ 21

第三章　医学模式、医学目的和责任 ········ 26
- 第一节　医学模式 ································ 26
- 第二节　医学目的 ································ 31
- 第三节　医学责任 ································ 33

第四章　医学与人文 ·································· 35
- 第一节　医学人文内涵 ························ 35
- 第二节　医学人文的历史发展 ············· 37
- 第三节　医学人文的当代挑战 ············· 39

第五章　卫生健康服务系统的改革发展 ···· 43
- 第一节　卫生组织机构 ························ 43
- 第二节　全球卫生健康服务系统发展趋势 ··· 46
- 第三节　我国的医药卫生体制改革 ······ 47

第六章　高等医学教育系统的改革与发展 ·· 52
- 第一节　高等医学教育系统的国内外现状 ··· 53
- 第二节　高等医学教育的规律与特点 ··· 54
- 第三节　我国高等医学教育教学改革的方向 ·· 56

第二篇　医　师　篇

第一章　医师角色与医师岗位胜任力 ········ 62
- 第一节　医师角色 ································ 62
- 第二节　医师岗位胜任力理论与模型 ··· 64

第二章　医师职业精神 ······························ 68
- 第一节　医师职业精神的沿革 ············· 68
- 第二节　医师职业精神的定义与标准 ··· 70
- 第三节　医师职业精神的培养与评价 ··· 73

第三章　医师人际沟通能力 ······················· 78
- 第一节　医疗实践中的人际关系与沟通 ··· 78
- 第二节　医患沟通与医患关系的法律内涵 ··· 81

第三节 医师人际沟通能力的培养与评价……86

第四章 医师信息与管理能力……88
第一节 医师的信息管理能力……88
第二节 医师的管理能力……96

第五章 医师团队合作能力……102
第一节 医师团队合作能力的内涵与意义……102
第二节 医师团队合作能力的培养与评价……108

第六章 医师科学研究能力……111
第一节 科学研究能力的定义与内涵……111
第二节 医师科学研究能力的培养与评价……112

第七章 医师终身学习能力……119
第一节 终身学习能力的产生与发展……119
第二节 医师终身学习能力的内涵与意义……121
第三节 终身学习能力的培养与评价……122

第三篇 临 床 篇

第一章 健康与疾病……128
第一节 健康与亚健康……128
第二节 疾病……129
第三节 健康促进与健康管理……130

第二章 病人角色……133
第一节 病人角色概述……133
第二节 病人的就医行为……135
第三节 病人的心理活动……137
第四节 病人的权利与义务……139

第三章 疾病病因……143
第一节 病因的概念……143
第二节 引起疾病的外在因素……145
第三节 疾病发生的内在条件……148
第四节 医源性疾病的病因……150

第四章 疾病预防与控制……154
第一节 疾病预防……154
第二节 疾病控制……158
第三节 全球健康……163
第四节 健康中国……165

第五章 疾病常见症状……169
第一节 发热……169
第二节 咳嗽……172
第三节 胸痛……173
第四节 心悸……175
第五节 发绀……177
第六节 呼吸困难……179
第七节 水肿……181
第八节 恶心与呕吐……183
第九节 腹泻……185
第十节 腹痛……187
第十一节 黄疸……189
第十二节 晕厥……191
第十三节 肥胖……193
第十四节 咯血……195
第十五节 呕血……197

第六章 疾病诊断技术……199
第一节 病史采集……199
第二节 体格检查……205
第三节 辅助检查……208

第七章 临床基本操作技能……214
第一节 临床基本操作技能简介……214
第二节 医学生临床基本操作技能的培养……224
第三节 临床基本操作技能的评价方法……225

第八章　临床诊疗思维 ... 228
第一节　临床诊疗思维的重要性 ... 228
第二节　疾病诊疗的临床思维方式和方法 ... 230
第三节　误诊和误治 ... 235

第九章　病人治疗 ... 238
第一节　治疗学概述 ... 238
第二节　临床治疗准则 ... 241
第三节　治疗方法与分类 ... 243

第十章　病人急救 ... 247
第一节　急救基本理论 ... 247
第二节　急救基本技术 ... 250

第十一章　病人护理 ... 268
第一节　护理学的形成与发展 ... 268
第二节　病人护理的理念与目标 ... 268
第三节　病人护理的理论基础 ... 269
第四节　病人护理的范畴与内容 ... 274
第五节　病人护理的基本方法与模式 ... 276
第六节　护理基本操作技术简介 ... 278

第十二章　病人康复 ... 279
第一节　康复和康复医学 ... 279
第二节　康复评定和康复治疗 ... 282

第十三章　病人临终关怀 ... 286
第一节　衰老与死亡 ... 286
第二节　临终关怀的产生与发展 ... 288
第三节　临终关怀的目的、目标及对象 ... 289
第四节　临终关怀的服务模式及服务方法 ... 292

第十四章　早期临床实践 ... 294
第一节　早期临床实践概述 ... 294
第二节　叙事医学在早期临床实践教学中的应用 ... 301

参考文献 ... 303

绪 言

早在19世纪80年代,为了弥合基础和临床脱节、理论和实践脱节、医学生临床经验匮乏、临床学习带入感缺乏的现象,各国开始引入早期接触临床的医学教育改革措施,将原来高年级才接触临床实践的培养进程调整为在低年级就有机会接触临床实践,这是一项伟大的改革举措。这一培养机制的引入,使得医学教育在"以医学生为中心"的转变过程中迈进了一大步。"临床医学导论"就是在这样的改革浪潮中应运而生,并且成为最具代表性和广泛影响力的课程。

"临床医学导论"是一门专门针对低年级临床医学专业本科生开设的课程。低年级本科医学生还没有深入接触医学专业知识学习,因而无法融入临床实践当中。"临床医学导论"课程的开设使医学生能够提前接触到临床,增强其对医学专业知识的学习兴趣,使其了解临床医学整体概念及教育意义,了解与病人的沟通技巧,正确认识医患关系,初步熟悉临床常见症状和临床诊疗思维,培养医学生为人行医的责任感、使命感,最终实现培养出合格临床医生的目标。

《临床医学导论》教材第5版的核心思想体现为"三导",即导医学、导医师、导临床。第一篇医学篇:介绍医学的起源与发展、现代医学专门分科、医学模式与目标、卫生健康服务体系和高等医学教育系统,新增添了医学与人文的内容。第二篇医师篇:对医师岗位胜任力进行了总体介绍,并对临床技能、职业精神、人际沟通能力、信息与管理能力、团队合作能力、科学研究能力和终身学习能力进行逐项介绍。第三篇临床篇:以诊断学中症状学扩展成疾病症状学,并简介疾病诊断、诊断思维、疾病治疗、疾病康复、疾病预防等内容,为学生早期实践提供工具。

本版教材借鉴了国内外医学教育的先进经验,聘请国内各专业的知名专家学者参与撰写,体例严谨,结构新颖。在内容编写上将基础医学与临床医学知识进行整合,同时增加了人文教育和医学发展史的内容,培养以病人为中心的医师职业精神,逐渐引导医学生向医生角色的转变。在医师篇,与时俱进地加入了第三代医学教育改革的最新成果,让医学生能够系统、全面地学习和了解中国临床医师岗位胜任力的内涵与要求,在学习的初期确立明确的发展目标。在临床篇,疾病常见症状一章增加了问诊要点。层次分明,深入浅出,通俗易懂,使医学生学习知识的同时,初步学习为病人服务的本领,在早期临床实践中树立以病人为中心的医学诊疗思想。

一、医学篇

在医学篇中,给医学生提供了对医学的整体认识,使其了解"医学"到底是一门什么样的科学,当今医学发展的大方向和主流思想是什么,正所谓"厚积薄发"。"欲知大道,必先为史",第一章医学的起源,能够使学生增加相关历史知识的学习,开拓眼界,了解医学古今中外的历史进程,加深医学生对医学学科背景知识的理解和认知。现代医学专门分科与进展讲述了基础医学和临床医学的分科演变过程,给医学生描绘了现代医学的学科分布与布局,为医学生具备完整的医学知识体系打下良好基础。增加了"医学与人文"一章。人文始终是医学的重要内核,医学人文是医学和人文学科的交叉实践,对医学史、医学哲学、医学伦理学、医学社会学、医学法学等学科有重要的衔接作用。当病人需要医疗照护时,他们更多的是需要被关怀和照顾。通过与人文关怀结合,可以把"坚硬"的理论知识转化为"柔软"的医学实践。因此,我们迫切需要将医学人文教育融入医学教育的全过程,加强医学教育体系建设,使之适应时代的发展需求——让医学人文精神回归医学教育的核心。卫生健康系统和高等医学教育系统讲述了与医学生关系密切的两大系统的现况、特征与发展改革趋势,这为医学生自身定位、自身发展奠定了良好的基础。在这两章中,都充分融入了卫生健康系统和高等医学教育系统改革的最新进展,如"5+3+X"的最新医学生培养模式,使医学生能够了解国家七部委联合下发的最新、最重要的相关文件政策,让医学生更加与时俱进,顺应时代潮流的发展,主动去顺应制度的改变,找到自己的位置,实现自己的人生目标。

二、医师篇

"胜任力"一词由美国哈佛大学 David McClelland 教授于1973年首次提出,岗位胜任力是指能将某一工作中有卓越成就者与普通者区分开来的个人的深层次特征。在医学教育中,其宗旨是通过临床实践教学使医学生能深刻认识医疗岗位的需求,发挥主观能动性,提高临床知识、临床技能、人文素养以及创新能力,从而具备较强的岗位胜任力。以岗位胜任力为导向的人才培养模式为临床医学人才培养提供了全新的思维模式和有效的运行方式。纵观国际医学人才培养模式变化格局,深化医学教育改革,以岗位胜任力为导向,逐步适应"诊断-治疗"模式向"预防-医疗-保健-康复"模式的转变,突破"基础-临床-实习"传统三段式医学课程体系,重视对学生的健康管理能力、预防干预能力和社区卫生保健能力的培养已经成为新时代医学教育改革发展的大方向。

临床医师岗位胜任力的建设是国际上第三代医学教育改革的丰硕成果,顺应时代发展,符合医学人才培养需求。中国医科大学作为国内首个建立中国临床医师岗位胜任力的研究机构,在对全国31个医科大学和医院进行实证研究,以及在全国专家代表多次研讨论证的基础上,构建了中国临床医师岗位胜任力通用模型,提出了中国医师岗位胜任力八大核心要素:临床技能与医疗服务、核心价值观与职业素养、疾病预防与健康促进、人际沟通能力、信息与管理能力、医学知识与终生学习能力、团队合作能力、科学研究能力,为培养中国临床医师岗位胜任力提供了框架性标准。本篇正是以此框架为基础,进行内容编撰,为医学生明确了什么样的医生才是一名好医生,提出了好医生的标准,帮助医学生深刻理解医师岗位胜任力的丰富内涵与实际意义。

三、临床篇

新时代我国卫生健康事业发展致力于把"以治病为中心"转变为"以人民健康为中心",把卫生健康事业的使命任务由过去单纯的"救死扶伤"拓展到"全方位全周期健康服务"。因此,第5版教材第三篇临床篇着力于阐明健康与疾病的内涵与关系,从病因、预防、疾病症状、到诊断技术和诊断思维、治疗、急救、护理以及最后的康复和临终关怀,完整地呈现医疗活动的全图景。该篇的内容帮助医学生全面和系统地了解疾病的发生发展过程,引导医学生充分理解和体会"以病人为中心"的医学诊疗理念和"以人民健康为中心"的卫生健康发展理念。

"临床常见症状"一章是本篇的特色章节,包含了15种常见疾病症状,是最吸引学生的地方,也是最核心的部分。通过这部分的学习,医学生能够掌握简单的问诊要点与疾病史采集方法,初步理解症状所联系的生理病理变化及其临床意义,更为医学生参与早期临床实践奠定了重要基础。"纸上得来终觉浅,绝知此事要躬行",学生有了课堂上学习的医学理论知识,更需要做到理论与实际相结合。因此,"临床医学导论"课程中包含的早期临床实践模块为医学生提供了适宜的接触真实临床的机会与环境。经过临床实践中的"千锤百炼",不断进行体会与反思,只有这样才能成为一名合格的医生。通过这样一门专业引导性的课程,让学生提前接触医疗环境,提前接触病人,从而激发学习兴趣,提高学生学习信心,有利于学生自主学习和终身学习能力养成。

　　"临床医学导论"课程是临床医学生开始学习生涯具有启蒙性、引导性和引领性的课程,为广大中国医学生学习提供了一个提早接触临床的机会,为培养中国医生生力军奠定了基础,必将为培养出新时代中国好医生做出应有的贡献。最后,希望医学生能够在"临床医学导论"课程的学习过程中勤于学、敏于思,坚持博学之、审问之、明辨之、笃行之,以学益智、以学修身、以学增才。

(闻德亮)

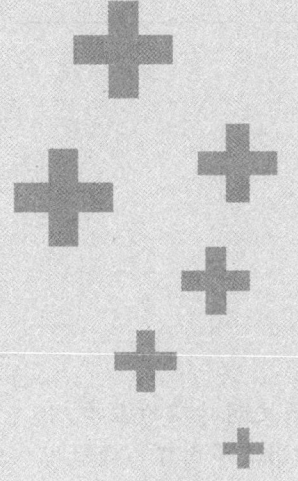

第一篇
医学篇

第一章 医学的起源与发展

本章要点

本章主要介绍了医学的起源与发展历史,包括史前医学、文明古国的医学、古典文明时期的医学、中世纪医学、医学革命与近现代医学体系的奠基、西方医学的传播及其对传统医学的影响等内容。通过本章的学习,学生要对医学的发展及基本规律有初步的认识,并了解具有奠基性意义的医学成就。

第一节 史前医学

一、医药卫生的萌芽

人类的疾病与人类的历史一样久远。为了生存与发展,人类需要祛除病痛、维护健康,医药活动随之展开。先民以兽皮为衣,御寒挡风,有其防治疾病和保健作用。在距今 200 万年前的早期猿人阶段,人类已经知道用火。火的使用和取火方式的发明,对人类的生存、发展和卫生保健来说,有着革命性的意义。用火来照明、取暖、除湿,使人类可以迁移到寒冷地区,扩大了生存空间;火可以驱赶虫兽,烧烤食物,使食物更富多样性。火还被用于医疗保健,当先民们受寒、腹痛、关节疼痛时,会用温热的石块、草灰等进行局部热敷,这是灸熨法的起源。

早期人类对于自然界知之甚少,会误食有毒植物而出现中毒症状,甚至引起死亡。经过长期的尝试,逐渐积累了辨别食物和毒物的一些经验知识,并认识到一些食物、草木的治疗作用。最开始的药是从植物开始的,中国自古称药物为"本草",欧洲则称药物为"drug",即干燥的草木。

生育健康强壮的后代,是种族繁衍的希望。族内婚俗盛行时,先民们逐渐意识到近亲婚配所生的子女会出现发育不良、畸形,甚至会夭折。中华民族的先祖很早就提出了"血族婚配,子女疾夭,同族婚配,其生不繁"的道理。文身习俗在婚姻制度上有重要意义,由于不同氏族有不同的图腾和文身,可以有效地防止血亲通婚。

二、原始的医药卫生文化

医药卫生的发展与人类的社会、劳动工具的进步密不可分。石器不但是生产劳动工具,而且是最早的医疗工具之一。先民们用砭石来热熨、按摩、切割痈肿,也用骨针、竹针放血排脓。在世界各大洲均发现了史前时期的钻孔颅骨,推测其钻颅的目的是试图从颅内释放出邪恶和恶魔。有些颅骨孔的边缘存在明显的骨组织生长愈合的痕迹,说明病人钻颅之后存活了一段时间。

新石器时代,人类开始有意识地采用谷物、果实酿酒。我国的文字"醫"(医)从"酉",《黄帝内经》记载用汤液、醪醴治病,《汉书·食货志》称"酒为百药之长",可见酒与古代的医药有密切关系。

原始社会积累的医药卫生经验通过民俗、神话等方式口口相传下来。中国有伏羲氏制九针、神农尝百草等神话传说。古希腊神话中也有医神阿斯克勒庇俄斯(Asclepius)及他的女儿卫生之神海金娜(Hygiene)、医药女神帕那刻亚(Panacea)的传说。

在旧石器时代晚期,原始宗教意识已经产生。"巫师"主持巫教活动,也用医药防治一些疾病。繁写汉文"毉"字,反映了医巫传承的印记。

第二节 古代文明时期的医学

一、古埃及医学

二、古巴比伦医学

三、古印度医学

四、中国上古时期医学

甲骨文是迄今为止中国发现的最早古代文字,包含殷商时期对人体结构、疾病认识的资料,目前发现记载有疾病的323片,415辞,有疾首、疾目、疾耳、疾齿、疾腹等20余种疾病。甲骨文" "(龋)字表示牙齿上的窟窿是虫蛀引起的,比其他文明古国的类似记载要早700~1 000年。

周族在占筮的基础上,形成了《周易》文化体系。其中的阴阳、八卦理论对医药及卫生的影响最为深远,涉及疾病治疗、整体观、防微杜渐等观点和卫生保健知识。

阴阳五行学说与医学的结合,反映了中国医学古朴的辩证唯物思想。五行的记载,最早见于《尚书·洪范》,书中记载:"五行:一曰水,二曰火,三曰木,四曰金,五曰土。水曰润下,火曰炎上,木曰曲直,金曰从革,土爰稼穑。润下作咸,炎上作苦,曲直作酸,从革作辛,稼穑作甘。"五行相生的次序:木火土金水;相克的次序:木土水火金;五行相乘相侮是不正常的相克现象,相乘是五行的相克次序发生过强的克制而引起的异常,如木乘土;相侮是五行相克次序发生相反方向的克制,即对克我一行的反侮,如金虚木侮。

据《左传·昭公元年》记载,春秋时秦国名医医和为晋侯诊病时提出阴、阳、风、雨、晦、明"六气"病因论,"天有六气,降生五味,发为五色,征为五声,淫生六疾。六气曰阴、阳、风、雨、晦、明也。分为四时,序为五节,过则为灾。阴淫寒疾,阳淫热疾,风淫末疾,雨淫腹疾,晦淫惑疾,明淫心疾。""六气"病因论是后世"六淫"病因论之滥觞。

在药物方面,周代的药物品种增多,用药经验日益丰富。《周礼·天官》载有:"以五味、五谷、五药养其病",据汉代郑玄注:"五药,草木虫石谷也",是对药物的初步分类。在我国现存文献中,最早旁涉药物的书籍是《诗经》,所载大部分动植物,虽未明确可用以治病,但其中百余种为后世本草著作所收录。《山海经》中记载了数十种药物,可分为内服、外用两大类,内服中有"服"有"食",外用包括佩带、沐浴、坐卧和涂抹等法。在临证治疗方面,食养、药疗、酒剂及针刺火灸等,在商周时期已广泛使用。

夏商时期已经提倡讲究卫生。周代,"头有创则沐,身有疡则浴",把沐浴用作一种治疗方法。《礼记》中要求饭前洗手,用餐时不对面说话,不剩饭,不随地吐痰。在环境卫生方面,建设了水井、沟渠等设施,全国各地发掘的古水井不可胜数。

夏、商、西周时期，医事活动日渐频繁，出现了朴素的"三世医学"(即针灸、药物、脉学)理论，医事制度形成并不断发展。医疗工作的专业化和巫术迷信的日趋衰落，使医学得以摆脱巫术的羁绊，走上独立发展的道路。据《周礼·天官》，宫廷医师已有食医、疾医、疡医、兽医之分，还建立了一整套医政组织和医疗考核制度，如根据医师全年医疗优劣，制订级别和俸禄。专职医师的出现与医事制度的建立，有利于医药经验的积累与交流，促进对疾病的认识和医疗技术的提高。

第三节　古典文明时期的医学

一、古希腊医学

二、亚历山大利亚医学

三、古罗马医学

四、中国古典医学

战国秦汉时期是中国医学体系奠基的重要时期，中医学走上了系统化和理论化的道路。

在中医学基础理论方面，《黄帝内经》标志着中医理论达到了系统化的新阶段。《黄帝内经》(简称《内经》)是托名黄帝及其臣子岐伯、雷公、鬼臾区、伯高等论医之书，包括《灵枢》和《素问》两部分，各9卷81篇。该书总结了战国以前的医学成就，在整体观、恒动观、经络学、藏象学、病因病机学、养生和预防医学以及诊断治疗原则等各方面，为中医学奠定了理论基础。

《黄帝八十一难经》(简称《难经》)，相传为秦越人撰，约成书于西汉末期至东汉之间。该书是以问难形式解释古医药的理论著作，包括脉诊、脏腑、阴阳、五行、病能、营卫、俞穴、针灸以及三焦、命门、奇经八脉等理论疑难问题。涉及人体正常生理、解剖、疾病、证候、诊断、针灸与治疗，以及阴阳五行学说等种种疑难问题的论述。《难经》对后世伤寒学说与温病学说的发展产生了一定的影响，其诊断学、针灸学的论述也一直被医家所遵循。

在药物学方面，《神农本草经》集东汉以前药物学术经验之大成，被后世誉为"本草学经典"。该书分为"序录"和"正文"两大部分，"序录"是关于药物学的总论，"正文"逐一对药物的名称、性味、主治病症、产地、别名等进行了分类记述。

在实践医学体系方面。司马迁《史记》中的"扁鹊仓公列传"记载了扁鹊、淳于意两位名医。战国时期医家秦越人扁鹊，随长桑君学医，承其《禁方书》，行医于各诸侯国。他随俗为变，根据当地的实际需要开展医疗。淳于意为西汉临淄(今山东淄博)人，因曾任齐国的太仓长，故名仓公。淳于意记载了大量"诊籍"(即诊病的簿记)，记录了病人的姓名、年龄、性别、职业、籍里、病状、病名、诊断、病因、治疗、疗效、预后等，反映了他在医案记录上的创造性贡献。

东汉张仲景(150—219年)的《伤寒杂病论》在外感热病和内科杂病等辨证论治方面的理论与实践，被历代医家奉为圭臬。《伤寒杂病论》中以六经论伤寒，以脏腑辨杂病，形成了一套理法方药齐备、理论与临床相结合的体系，建立了辨证论治的基本规范，确立了四诊、八纲、脏腑、经络、三因、八法等辨证论治的基本理论。张仲景被后世医家尊称为"医圣"和"医方之祖"。

两汉时期，中医外科有了较大的进展。华佗(公元2世纪—3世纪初)兼通各科，尤以外科为胜。他创用麻沸散麻醉病人进行手术，被尊称为"外科学鼻祖"。华佗注重养生和预防保健，并身体力行，总结并创造了"五禽之戏"，仿鹿、熊、虎、猿、鸟的动作，操练强身。

战国秦汉时期，针灸学已成为一个重要的学科，出现了《针经》《诊脉法》《黄帝明堂经》等著作。养生保健在实践与理论上均有发展,长沙马王堆出土的《导引图》《养生方》《却谷食气》《合阴阳》《杂禁方》《胎产书》《杂疗方》《十问》《天下至道谈》等,皆为养生方书。

在医事制度方面。战国时秦国率先设立了"太医令",负责中央官员的疾病诊治,并掌管地方郡县的医疗事宜。各地都设有医长,对太医丞负责。药府中的药长主持药物之事,设有药藏府储存药物。公元前213年,秦始皇下令焚书,但明文法定医药卜筮之书不在焚烧之列,使得医药书籍得以保存和流行。

汉代医官中职位最高者为太医令丞,负责与管理方药者各司其职,管理方药者又有典领方药和本草待诏之分。典领方药侧重于方剂的研制,以供宫廷方药之需。而本草待诏则主要为皇家采集各种药材。诸侯王府的医政仿照中央,设有太医、侍医、医工等。

第四节 中世纪医学

一、中世纪时期的阿拉伯医学

二、中世纪的欧洲医学

三、中世纪的中国医学

与欧洲中世纪早期科学文化的缓慢发展相比,中国从西晋至五代的近700年间社会经济文化发展迅速。虽也有战乱,但相对稳定,尤其是唐朝的经济文化达到历史上的空前繁荣,医药学也迅速发展。

(一)医学理论

三国两晋南北朝时期,中医脉学专著大量涌现。王叔和《脉经》为我国最早的论脉专著,全书共10卷,97篇,10万余字。该书确立了寸关尺三部定位脉诊和常见脉象24种,对中医脉学从理论到临床进行了全面总结,使脉学理论与方法统一化、系统化、规范化,从而成为中医学中独特的诊断方法。

两晋隋唐时期,对病因证候的探讨取得了长足的发展。隋代医家巢元方所著《诸病源候论》(亦作《巢氏病源》)是我国历史上第一部系统论述病因证候理论的专著。全书50卷,67门,收载证候1 739种,分别论述内、外、妇、儿、五官等科各种疾病的病因和证候。该书是继《内经》之后医学基础理论的创造性成就,在病因学方面突破了前人笼统的"三因"说法,例如,指出一些传染病是内外界的有害物质(乖戾之气)所致,绦虫病(寸白虫病)是因吃了不熟的肉类或生鱼所致。

宋金元时期,战乱频繁,人口流动性大,医家中产生了"古方新病不相能"的观点。根据自身的临床实践,医学家提出各自的理论主张,其中有代表性的是"金元四家"。寒凉派代表人物刘完素(1110—1200年)提出"火热论"的病因学说,主张"降心火,益肾水"的治疗原则,多用寒凉药物;攻下派代表人物张从正(1156—1228年)主张疾病为"邪气"引起,主张治疗以攻病除邪为首要,提出汗、吐、下攻病三法;补土派代表人物李杲(1180—1251年)提出"内伤脾胃,百病由生"的主张,多采用补益脾胃、升举中气的方法;滋阴派代表人物朱震亨(1281—1358年)提出"阳有余阴不足论"和"相火论",主张避免相火妄动,节制情欲、色欲等,以保养"阴分",创制了滋阴降火之剂。另外,"易水学派"张元素(1151—1234年)提出"运气不齐,古今异轨,古方今病,不相能也"的见解,重视脏腑辨证、温补疗法。

(二)临床各科

两晋南北朝时期随着内科临证医学的迅速发展,医方书大量出现,影响较大的有《肘后备急方》《小品方》《范汪方》《僧深师方》等。葛洪《肘后备急方》中对传染性疾病有很多发现。该书所载治疟药常山、青蒿经现代研究证明有抗疟特效。我国科学家屠呦呦受书中"青蒿一握,水一升渍,绞取汁服"的启发,和同事改进了提取方法,低温提取青蒿素成功,获得2015年诺贝尔生理学或医学奖。《肘后备急方》还记载了被狂犬咬伤用狂犬脑敷创口后不复发之方,体现了人工免疫的思想。

隋唐五代随着对病因认知及辨证治疗水平上的提高,在内科杂症的临床治疗方面获得了丰富经验。唐代最杰出的医药学著作是孙思邈(公元581—682年)的《千金要方》和《千金翼方》,合称《千金方》。《千金要方》成书于公元652年,共30卷,232门,收集医方5 300多首,包括诊断、针灸、食治、预防、卫生等多方面内容,集唐以前医方之大成。孙思邈晚年又作《千金翼方》一书,除对《千金要方》进行补充外,另收载药物800余种,对药材学方面记述详尽。孙思邈很重视医德,其《大医精诚》是中医学中讲求医德的经典之作,地位不逊于西方医学的希波克拉底誓言。

宋朝曾多次组织官员、学者集体编纂医书,使医书得以保存并流传。《太平圣惠方》是北宋朝廷令尚药奉御王怀隐等集体编著的第一部大型方书,全书共100卷,分1 670门,录方16 834首,是一部理论联系实际,具有理、法、方、药完整体系的医方著作。该书广泛流传,作为方剂学教科书达数百年之久。

宋金元时期,外科的理论、辨证、施治技能上都有了一定进步,提出了"内消"和"托里"等原则。对肿瘤的病因及防治方面,积累了很多经验。"癌"字最早见于宋代《卫济宝书》(公元1170年)中,南宋杨士瀛的《仁斋直指方论》(公元1264年)叙述了癌症的特征。宋代,骨伤科与外科并列为医学分科。元代骑兵征战造成外伤、骨折、脱臼者多,客观上促进了骨伤科的发展。危亦林的《世医得效方》(公元1343年)是现存记述骨科最详细的著作。该书对麻醉法的记述,是我国较早记录全身麻醉法的文献。

妇产科自宋代始发展成独立的专科,陈自明的《妇人大全良方》为我国第一部比较完善的综合性妇产科专著。宋代,太医局专门设立"小方脉"科。钱乙的《小儿药证直诀》为我国第一部儿科专著。

(三)药学

陶弘景(公元452—536年)的《神农本草经集注》打破了三品分类法,按药物的自然属性,以玉石、草木、虫、兽、果菜、米食、有名未用七部分类。全书三卷,收载药物730种,是对药物知识的综合整理。他还创用了"诸病通用药"的分类方法,按药物作用分为70类,便于临床应用时参考。

唐高宗时期,史苏敬(公元599—674年)撰成《新修本草》(又称《唐本草》),是我国第一部国家颁行的药典,总计54卷,收载药物八百余种,将药物分为9类,即玉石、草、木、禽兽、虫鱼、果、菜、米谷、有名未用。正文部分详细论述药物的性味、产地、主治和用法,增加了一些进口药物,如安息香、龙脑香、胡椒、底野迦(阿片)等。本书颁行后流传全国,成为对药物规范性要求的依据。

开宝六年(公元973年),宋太祖诏令修纂本草,成书《开宝本草》,是宋代官修药典。宋太祖为之作序,由国子监镂板刊行。公元1100年左右,宋唐慎微著《经史证类备急本草》,全书共31卷,收藏药物1 746种,是《本草纲目》问世之前的本草学范本。

(四)针灸

皇甫谧(公元215—282年)总结了春秋战国以来的针灸学经验与成就,撰成《黄帝针灸甲乙经》12卷,128篇,为中国现存最早的全面系统的针灸学专著。该书分为基本理论、临床治疗两部分,对脏腑与体表器官关系、津液运行、虚实补泻、脏腑阴阳配合、望色察病、音乐对内脏器官的影响等问题都做了阐述,对每个穴位的位置、取穴方法和针刺深度作了说明规定,奠定了针灸学科理论基础。

宋金元时期,针灸学得到大力发展。宋仁宗天圣初年(公元1023年)诏令翰林医学院医官、尚药奉御王惟一(公元987—1067年),考次针灸法,铸造针灸铜人,作为针灸之准则。王惟一对人体解剖、腧穴位置、经络走行、针灸主治等进行研究,撰成《铜人腧穴针灸图经》3卷。天圣五年(公元1027年)主持设计铸造针灸铜人模型两具,将经络腧穴刻画其上,名为"针灸腧穴铜人"。铜人平时发挥着穴位规范化的作用,也是教学、考试时的珍贵教具。据记载,铜人体表涂蜡、体内注水,令被试者针刺,如取穴准确,针入而水流出;取穴不准,则针不能刺入。

(五)法医学

宋元时期,我国法医学成就卓著。宋元朝廷制订、发展法医检验制度,如元代的儒吏考试程式全文24字中与法医学有关的有4个字"尸、伤、病、物",计53条。"尸"相当于尸体检查,"伤、病"相当于活体检查,"物"相当于物证检查。宋慈的《洗冤集录》(1247年)是我国乃至世界上最早的法医学专著,全面记载了人体解剖、尸体检验、现场检验、某些机械性死伤原因的鉴定,列举了用以自杀或他杀的药物,以及急救、解毒等方法。自13世纪问世以来,沿用600多年,并被译成朝、日、英、法、德、俄、荷兰等多国文字。

(六) 医事制度与医学教育

到了南北朝,形成了较为完善的自上而下的医官等级系统。隋唐医事制度主要有三个系统:一是为帝王服务的尚药局和食医,二是为太子服务的药藏局和掌医,三是为百官医疗兼教育机构的太医署及地方医疗机构。除了从师学医以及从医世家之外,官办的医学教育在南北朝已有出现,并形成制度。隋唐时期开创并发展了学校式的医学教育模式。唐太医署可视为中央医科大学,属太常寺主管。行政管理上有太医署令,相当于校长,令设置丞,相当于副校长。分为五个科:其医、针、按摩、咒禁、药园,有不同的学制和课程设置。

宋代医事行政与医学教育各设机构,翰林医官院掌医政和医疗,太医局管理医学教育。熙宗九年(公元1076年),王安石变法时期,设立了太医局"卖药所"(向百姓出售药品),另设"修合药所"两处负责药物的炮炙与加工。后来,"卖药所"改称"医药惠民局","修合药所"改称"医药和剂惠民局"。公元1130年南宋也设"和剂局",全国各省市均效仿成立药局。疾病流行期间,常免费供应药物。药局方书刊行了《太平惠民和剂局方》,为推广成药、普及医药知识发挥了作用。金元时期,金仿宋制设惠民局,负责制剂发卖汤药,施医药于平民。

第五节 医学革命与近现代医学体系的形成

一、人体解剖学的创建

在14世纪左右,欧洲发生了以文艺复兴(renaissance)为特征的思想文化运动。人们希望复兴古希腊、罗马传统,渴望追求思想自由和言论自由,文化与思想都得到了很大的发展。以艺术为先导,带动了自然科学和医学的进步。画家们认识到只有直接研究人体才能发现并真实展示人体的美,开始研究肌肉及骨骼的知识,并进行解剖工作。意大利画家达·芬奇(Leonardo da Vinci,1452—1519年)据说解剖过约30具尸体。他所绘制的解剖图谱准确而精美,不仅画下了每一根骨头、每一条肌肉,描绘了心脏、消化道、生殖器官和子宫内胎儿的情况,还研究它们的作用。他曾经将蜡注入心脏以观察房室的形状,否定了盖伦的心肺相连说。可惜,这些图谱及手稿在他生前并未公开,直到19世纪末才陆续被发现,对人体解剖学的建立并无贡献。

人体解剖学真正的奠基者是比利时学者维萨里(A. Vesalius,1514—1564年)。他曾求学于法国的蒙彼利埃和巴黎大学,对于解剖委以仆人之手深感不满,决定自己寻觅尸体进行解剖研究。1537年,维萨里在意大利帕多瓦大学获得博士学位并留校任教。他指出盖伦的解剖学大部分基于动物解剖,对于人体的描述多不完善甚至错误。1543年,维萨里出版了解剖学著作《人体的结构》(*De humani corporis fabrica*),书中配有大量精美插图,奠定了人体解剖学基础(图1-1-1)。全书一共驳正了盖伦的错误达200余处,但是维萨里的观点也受到了传统盖伦主义者的激烈反对,迫使他离开了大学的讲堂。

自维萨里始,在大量尸体解剖的基础之上,解剖学家和外科医师有机会认识到器官异常的表现,病理解剖学由此诞生。意大利帕多瓦大学的莫尔加尼(G.B. Morgagni,1682—1771年)是18世纪病理解剖学的代表人物。他认为,疾病的原因不是四体液学说所指的黏液改变,而是器官的变化。他的《论疾病的部位与原因》以书信形式,详细记述了病人

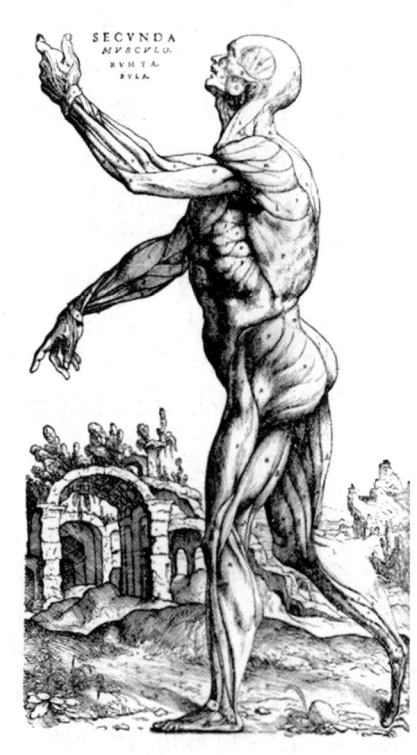

图1-1-1 维萨里的《人体的结构》插图

的生活史、得病经过以及尸体解剖中各器官情况,把患病器官的变化同病人生前的临床症状联系起来。莫尔加尼注意到了正常器官与病变器官解剖上的区别,指出器官的解剖学改变会引起相应的功能改变,其以病灶定义疾病的思想影响至今。

二、生理学与血液循环的发现

在人体功能测量方面,帕多瓦大学的教授桑克托瑞斯(Sanctorius,1561—1636年)首次将量度观念应用到医学中。在伽利略发明的基础上,他设计了最早的体温计和脉动计,分别用于测量人体的体温和脉搏。桑克托瑞斯设计制造了一杆房间大小的大秤,可以容纳自己坐在里面。通过这杆秤,他对不同时刻、条件下的体重进行测量研究,坚持了30年之久。他发现即使不进食、不排泄,体重也会发生变化,解释为不易察觉的出汗现象所致。这是近代新陈代谢研究的开始。

17世纪,西方医学史上最重要的事件是英国医师哈维(W. Harvey,1578—1657年)发现了血液循环。哈维起初在剑桥大学学医,后来到意大利帕多瓦大学求学。他根据实验,证明心脏是血液循环的原动力。哈维假定:左、右心室分别容纳血液2盎司(1盎司=29.57 mL),脉搏每分钟跳动72次,这样1 h脉搏跳动$72×60$次$=4\,320$次。在1 h内,从左心室流入主动脉的血量和右心室流入肺动脉的血量就分别为2英两$×4\,320=8\,640$盎司,约折合540英磅(1英磅$\approx 0.453\,6$ kg)。如此大量的血液远远超出饮食所能提供的最大限度,也远远超出人体体重,哈维提出唯一的合理解释就是血液是循环的。哈维利用各种动物反复进行实验研究,证实了自己的猜想。1628年,哈维发表了《论动物心脏与血液运动的解剖学研究》(*De motu cordis et sanguinis in animalibus*),否定了前人关于心脏和血液的理论。血液循环学说的发现标志着生理学成为一门科学。

三、机械唯物主义与医学学派

机械唯物主义萌芽于文艺复兴时期,形成于17世纪,18世纪进入鼎盛时期。机械唯物主义主张用力学观点解释一切,把自然界各种客观事物的属性都看作是机械作用的结果,认为人的生命和活动也都遵循机械规律。例如,拉美特里(La Mettrie,1709—1751年)的《人是机器》应用了机械原理来解释人体机能,卡巴尼斯(Cabanis,1757—1808年)的《人的肉体和精神的关系》认为意识主要依赖于人的生理功能和内部器官的转动而产生,大脑可以分泌思想,正如肝分泌胆汁一样。

物理学、化学和生物学等自然科学的进步,对传统的医学理论产生了重大影响。在17世纪出现了三个主要的医学学派。①物理医学派(iatrophysics):也称自然科学派,主张用物理学原理解释一切生命现象和病理现象。代表人物笛卡尔认为:"宇宙是一个庞大的机械,人的身体也是一部精细的机械,从宏观到微观,所有物体无一不是可用机械原理来阐明的"。②化学医学派(iatrochemistry):把生命现象完全解释为化学变化。创始人海尔蒙特(B. Helmont,1577—1644年)认为生理功能纯粹是化学现象,人的每一个特定动作都是由"精力"(bla)支配的。③活力论学派(vitalis):代表人物斯塔尔(G. Stahl,1660—1734年)认为,生物体各种现象不受物理、化学原则所管辖,而是由一种完全不同的物质——感觉性灵魂(sensitive soul)所支配,灵魂有时也称为活力(anima),化学变化也受活力的支配。

四、临床医学的发展

在中世纪,医师等级分明,内科医师地位高而外科医师地位低,内科医师可以穿长袍,外科医师则只能穿短褂。外科医师又分两等,做膀胱结石术的医师地位较高,做放血术或替人取除胼胝体一类小手术的医师地位较低。文艺复兴时期,外科技术的进步提高了外科医师的地位。

法国理发师兼医师巴累(A. Pare,1517—1592年)在长期的军医实践中,总结了许多外科新经验。传统的外伤治疗处理伤口时用铁器烧灼、沸油冲洗,在尚无麻醉法的情况下给伤员造成了极大的痛苦。巴累主张创伤后的出血不必用烧灼法,用结扎法即可。他还提出了人造假肢和人造关节的设想,其著作《创伤治疗》是外科学上的一大进步。

亨特兄弟是英国外科学的重要人物。1762年,威廉·亨特(W. Hunter,1718—1783年)首次描述了动静脉瘤。约翰·亨特(J. Hunter,1728—1793年)在鹿角上做了侧支循环实验,为治疗动脉瘤提供了依据,他将实验方法引入外科手术,被称为"会思考的外科医师"。

荷兰的布尔哈弗(H. Boerhaave,1668—1738年)被认为是18世纪最伟大的临床医学家。他认为,医学的基本目的在于治愈病人,竭力提倡医师应该回到病人身边。在他的倡导下,重新掀起了重视临床医学的风气。在医学理论上,布尔哈弗是位折衷主义者,既利用化学派的知识和观点,也不排斥物理学派。他充分利用病床教学,在病理解剖之前,尽量给学生提出临床的症候与病理变化的关系,成为临床病理讨论会(clinical pathological conference,CPC)的先驱。

在18世纪,虽然医学知识比以前进步了,但诊断方面并没有大的改进,直到叩诊法的出现。叩诊法的发明人是奥地利医师奥恩布鲁格(L. Auenbrugger,1722—1809年),他受到器官分类和找病灶思想的影响,对于用叩击法来发现病理变化很感兴趣。1761年,他发表了《由叩诊胸部而发现的不明疾病的新考察》,成为诊断学历史上的经典之作。

第六节 西方医学的传播及其对传统医学的影响

伴随着欧洲的科学革命、工业革命和社会革命,西方医学(简称西医)也发生了革命性变化。现在看来,将西医称为科学医学或现代医学或许更为恰当,但"西医"一词有其特定的历史价值,因为它曾是西欧、北美的医学体系,并从这些区域而扩展到全世界。

一、西方医学的全球化进程

在近几个世纪里,西医在全世界迅速扩展。究其原因,主要有三个主要因素,即西方国家的探险、殖民活动,帝国主义的文化统治以及发展中国家的现代化运动。此外,还有非政府组织,如教会、个人、慈善机构和国际医学组织在其中的作用。

在19世纪,欧洲医师认为自己的医学体系是最先进的,其他医学则是原始和落后的。这种优越感主要来自西方科学技术的进步和生物医学的发展。在美国、澳大利亚、新西兰等地区,殖民者按欧洲国家的模式建立起新社会,西医体制也随之移植过来。医师按欧洲方式开业、建医院以及培训医学生。直到19世纪80年代,美国医学教育依然依赖欧洲,大量学生赴欧洲留学学医。当地的土著医学仅仅作为土著文化的一部分得以保存,应用范围十分有限。

19世纪末,列强在非洲加大了对殖民地资源和劳动力的掠夺,影响其进程的热带病开始受到重视。他们将欧洲的环境卫生和公共卫生措施引入殖民地军队和欧洲人定居点,并建立了一个新的医学分支——热带医学。在客观上,热带医学的建立,推动了传染病和寄生虫病研究的迅速发展。

而中国、日本等独立国家,对待西方科学与医学的态度是矛盾的。一方面,认为西方科学技术与医学是先进的,希望借此抵御列强的控制并实现自身现代化;另一方面,又担忧西方文明消解了本国传统。

二、西方医学在中国的传播

西医在中国的传播,是与贸易和传教紧密联系的,其中传教士起到了主导作用。16世纪中叶,葡萄牙人在澳门设立的西式医院和麻风病院,是近代西医输入中国的源头。明末,意大利传教士利玛窦(P. Ricci,1552—1610年)在《西国记法》中介绍了西医的神经学说,指出记忆在人的脑部,在当时的中国知识界影响很大。

英国传教士医师郭雷枢(T. Colledge,1797—1897年),最早建议英美教会派遣传教士医师作为来华传教的先遣队。1835年,美国传教士伯驾(Peter Parker,1804—1888年)在广州开办了"眼科医局"(后改名"博济医院"),成为在华历史最久的西医院。伯驾因成绩突出而升任美国驻华大使,被称为"以一把手术刀打开了中国大门"的传教士医师。

传教士为中国培养了第一批本土西医。中国近代第一位西医是拜伯驾为师的关韬，后成为中国首位西式军医，第二次鸦片战争期间在清军中任职。中国第一位西医留学生是黄宽，1857年获英国爱丁堡大学医科博士学位后回国行医。

在鸦片战争之后，西方医学大规模输入中国。受不平等条约的保护，传教士在通商口岸建立了教会医院和医学院。第一所教会医学校是广州的博济医学堂（1866年，中山医学院前身），之后陆续开办的有苏州医院医学校、上海圣约翰书院医学系等。这些医学院校规模比较小，培养学生人数不多。

20世纪以后，教会医学教育大为发展，在1900—1915年间，已建立教会医学院校23所，护士学校36个，其中有影响的院校有广州夏葛女子医学校、北京协和医学堂、成都华西协合大学医学院、长沙湘雅医学院、上海震旦大学医学院、山东齐鲁大学医学院等。

传教士医师编译医学著作、出版医学刊物，促进了医学知识的传播。合信（B. Hobson）翻译的《全体新论》《西医略论》《内科新说》和《妇婴新说》等西医著作对于中国医学界有很大影响。1868年，嘉约翰（J. Kerr）在广州编印《广州新报》，1884年改名为《西医新报》，是中国最早的西医刊物。1886年，在华传教士医师成立了中国博医会（China Medical Missionary Association），是中国最早的西医学术团体。1886年，该会创办《博医会报》，成为传播西医研究的重要刊物。虽然这些在华传教会的活动带有浓厚的宗教色彩，但在客观上为中国培养了不少西医人才，对西医在中国的传播和发展以及中国的卫生保健事业起到了积极作用。

在"师夷长技以制夷"思想的指导下，洋务派兴办新式学堂，向欧美派遣留学生，引进和传播西方近代科学技术，其中西方医学是重点之一。1865年，北京同文馆开办医科，聘请英国医师德贞任教，主讲解剖学、生理学。1881年，直隶总督兼北洋大臣李鸿章在天津开办了中国第一所官办医学校，1893年改为"北洋医学堂"，后又改称"北洋军医学堂"。20世纪初，中国近代化医学科学体系逐渐形成。1915年，具有西医背景的中国医师们在上海成立了中华医学会，宗旨是"促进医学科学在中国的传播，唤起民众对于公共卫生和预防医学的兴趣"，同时出版了《中华医学杂志》。

作为国家医学体系的主导部分，中国近代卫生管理制度自清末开始逐步建立起来。1905年，清政府在巡警部下设立卫生科，这是中国政府第一个专管公共卫生的机构。1911年，在著名医学家伍连德（1879—1960年）的倡导下，疾病预防制度在东北最早建立。当年4月，伍连德在沈阳主持了我国第一次国际学术会议——国际鼠疫大会，会议及其提议建立的北满防疫处，对于公共卫生和预防医学在中国的创立具有重要的历史意义。

1928年11月，南京国民政府设立了卫生部，下设总务、医政、保健、防疫、统计五司。同年12月，南京政府公布了《全国卫生行政系统大纲》，规定各省设卫生处，市县设卫生局，各大海港及边境重要口岸设立海陆检疫所。自此中国国家卫生行政制度初步确立，比较完整的近代化医学体系基本形成。

三、明清时期的中国传统医学

西医在中国的早期传播对中国传统医学的影响并不大，中医学依然沿着原先的轨迹发展。

明代是我国药物学发展的重要时期，李时珍《本草纲目》的问世成为里程碑。李时珍（1518—1593年）因三次乡试未中举，而弃科考从医。博览群书、亲自种药尝药，历经30余年，"书考八百余家，稿凡三易"，写就《本草纲目》。该书系统地总结了中医药物学知识，记载药物1 892种，附图1 109幅，载方11 096首。创设了纲目编写体系，以正名为纲，下设释名、集解、气味、主治等八个栏目，纲举目张，有条不紊。按照"由贱至贵"的原则，将药物分为16部60类。该书反复再版，并被翻译成多国文字出版。

明清时期，传染病大规模流行，在医学界形成了温病学派。明代的吴有性撰写了《瘟疫论》（1642年）是我国第一部论治急性传染病的专著。吴有性认为，传染病的病因不是外界的气候变化，而是"天地间别有一种异气所感"。在清代，温病最终从伤寒中脱离出来成为独立的辨治体系。

中医的另一个重大发展是使用人痘接种术预防天花。虽无明确记载，但一般认为中国早在16世纪初期就发明了种痘术,清初已普及。人痘接种术后来传到俄罗斯、朝鲜及土耳其等国家,并通过土耳其传到英国,但因副作用较大及偶有接种后死亡者,应用受到一定限制。1796年,英国的乡村医师詹纳(E. Jenner,1749—1823年)改用牛痘接种术预防天花成功,被世界各国所接受。1980年,世界卫生大会宣告天花已被完全消灭,这是人类依靠自己的力量消灭的第一种传染病。

四、中国传统医学的困境

近代中国内忧外患,尤其是甲午战争的战败,给国人以极大的震撼。日本经过明治维新跃进世界列强之林的事实,使得许多人士认为中国欲求富强之道,必须抛弃传统封建文化、向西方学习。中国学术界围绕着阴阳、五行这两个古代哲学概念,展开了存废大讨论,批判的锋芒时常波及中医。

提出"废止中医"言行最为激烈的是余岩(1897—1954年),他认为日本近代医学的兴盛,是因为废止了汉方医的结果,只有废止中医,中国的医药卫生事业才能发展。1929年2月,国民党政府召开第一次中央卫生委员会议,会上讨论了有关废止中医药的提案共4项,其中余岩的《废止旧医以扫除医事卫生之障碍案》中提出的限制中医的措施大致包括:年满50岁以上、行医20年以上的中医,发给特种营业执照,限用15年,逾期作废,但不准诊治法定传染病及发给死亡诊断书;1930年底之前,50岁以下的中医必须到卫生部登记,给予执照,准许营业,但必须在1933年年底之前,接受医事卫生训练处为期5年的补充教育,结业后发给证书,无此证停止营业;不准宣传中医,禁止登报介绍中医,检查新闻杂志,禁止非科学医学的宣传;禁止成立中医学校。提案通过后,立即引起全国中医药界的强烈反对。3月17日,上海召开了全国医药团体代表大会,成立了联合赴京请愿团,向国民党政府提出取消决议的要求,上海中医药从业人员罢工半日以示抗议。迫于压力,提案当时未执行,但不到半年,教育部下令中医学校一律改称中医传习所,卫生部下令将中医医院改为医室,禁止参用西药和西医器械。

"洋务派"在对待中西医关系的问题上,采取了较为慎重的态度。李鸿章在1890年为《万国药方》所作的序中,虽然极力推崇西医的优点,但也提出应当"合中西之说而会其通,以造于至精极微之境"。这是较早关于"中西医汇通"的提法。在中医界也相继有人提出过"改良中医""中医科学化""创立新中医"等主张。至今,如何发挥中医学在现代医学体系中的价值依然是一个值得探讨的问题。

(陈 琦)

数字课程资源:

拓展阅读 教学PPT 自测题

第二章 现代医学专门分科与进展

本章要点

本章主要讲述了18世纪以来机械唯物主义哲学思想和科学技术发展对医学发展的影响,并对基础医学和临床医学主要内容的研究与应用情况做了介绍。学生在学习过程中,要重点掌握18世纪以来影响医学发展的主要因素,熟悉临床医学进展,了解基础医学进展。

第一节 影响医学发展的主要因素

18世纪以来,对医学发展产生直接影响的因素主要有两大方面:一是机械唯物主义的哲学思想,二是科学技术的迅速发展。而后者对医学科学的进步有着更直接的作用。

一、机械唯物主义对医学科学的影响

近代机械唯物主义的产生和发展首先是科学技术不断进步的产物。它是一种比古代朴素唯物主义更高级的唯物主义,是以反对神学和经院哲学为己任的哲学。最具有代表性的人物是法国人拉美特里,《人是机器》一书是他的代表作。拉美特里在书中应用机械原理解释了人体的各种功能。机械唯物主义者对生命现象的解释对于医学科学摆脱宗教、经院哲学以及唯心主义哲学家的影响无疑起到了积极的作用,促进了科学的发展。但是,这种哲学把复杂的生命现象简单地用机械学来解释,从而导致只看现象、不看本质的后果,具有一定的局限性。

二、科学技术领域的迅速发展

(一)自然科学的三大发现及其对医学发展的影响

19世纪自然科学的三大发现是近代欧洲自然科学发展的必然产物。这些发现对于自然科学本身以及医学科学都具有重大意义。由于它揭示了自然界的辩证性质,因此对于辩证唯物主义自然观的确立也是至关重要的。

1. 能量守恒与转化定律　迈尔(Mayer,1814—1878年)是最早提出能量守恒定律的科学家之一。1840年,迈尔担任去爪哇海船的医生。当船驶到赤道附近时,他发现海员静脉血液要比在欧洲时鲜红。他由此推论,在炎热条件下人体需要的热量少,食物氧化过程减弱,即体内耗氧量减少,静脉血含氧量增多而

导致血液呈鲜红。这使他认识到食物中的化学能可以转化为热能。19世纪70年代,这条定律被确定为"能量守恒与转化定律",使这条自然界最基本的规律之一在表达上更加完善。

能量守恒与转换定律的建立证明了能量守恒与转化不仅适用于物理学中的机械运动,同时也适用于包括人在内的生物界的物质代谢运动。在定律发现的过程中医学家和生理学家的实验和论证,充分地说明了这一点。19—20世纪的许多生理、生化方面的成果都遵循着这条定律而获得成功。

2. 生物进化论　1859年,英国生物学家达尔文(Darwin,1809—1882年)出版了《物种起源》一书,建立起生物进化的理论。达尔文经过多年的实际调查和比较性研究,证明了自然界的各种生物皆为自然选择的结果。自然选择(包括人工选择)是生物进化的唯一途径。"物竞天择,适者生存"是生物界发展的基本规律。达尔文进化论的建立有力地冲击了物种不变的形而上学观点和上帝造万物的宗教神学传统。因而遭到了许多具有传统学术观点的科学家和宗教界的反对,但对社会的进步起到了积极的推动作用。

生物进化论的建立第一次解决了人类的起源问题,使人类对自身有了更深刻的认识,这对以研究人为对象的医学科学意义极为重大。在达尔文之后,德国科学家海克尔(Haeckel,1834—1919年)在研究有机体的胚胎发育时发现,生物的胚胎发育过程反映了其各种系进化的各个主要阶段。这一论点不仅成为生物进化论的重要证据,同时也有力地推动了胚胎学的发展。

3. 细胞学说的建立　细胞学说在19世纪的建立经历了从结构到功能,从简单到复杂的一个漫长的探索过程。这一过程同时伴随着光学显微镜的不断更新和发展。1665年,英国学者虎克(Hooke,1635—1703年)提出细胞概念。他在《显微谱志》一书中描述了在显微镜下第一次看到的细胞的情形,他在观察软木时发现许多排列有序的蜂巢样结构,便将这种结构称为"cell"。到19世纪,光学显微技术得到了稳步发展,使人们有机会更详细地观察细胞。1839年,德国动物学家施万(Schwann,1810—1882年)发表了《关于动植物结构和生物相似性的显微研究》。至此,细胞学说建立起来。

细胞学说的确立和光学显微镜技术的发展对促进基础医学发展意义更为重大。从形态学的意义讲,它使许多旧领域的研究达到了新的水平,即更微观的细胞水平,从而分化出一些新的学科。然而,细胞学说确立的意义还不仅仅是关于有机体构造的学说,而且还是有机体发育的学说。"预成论"曾是最有影响的学说。一位学者曾宣布在显微镜下看到精子内有预成的微型(即精源预成论),使人类在发育问题上一直笼罩着一层神秘的面纱。细胞学说和胚胎学的研究证明,卵子和精子原来只是简单的细胞,在发育过程中细胞本身可以复制,这个复制过程称为细胞分裂,胚胎发育过程就是细胞分裂分化的过程。

(二) 现代科学技术的进步及其对医学发展的影响

20世纪以来,科学技术迅猛发展,量子论、相对论和基因论成为20世纪科学的三大奠基理论。同时,以电子技术、计算机技术和激光通信技术为代表的信息技术又把人类带入了信息时代。科学技术的发展极大地推动了生命科学的进步。而生命科学的高度发展及其与其他科技的结合正在改变着整个世界的面貌。作为生命科学最重要组成部分的生物医学在这场革命的带动下,从基础理论到临床诊断和治疗等各方面都发生了深刻的变化。

近代医学经历了16—17世纪的奠基,18世纪的系统分类,19世纪的大发展,到20世纪与现代科学技术的紧密结合,发展为现代医学。现代的医学科学技术,不只是研究一个个事物,一个个现象,而是研究事物、现象的变化发展过程,研究事物相互之间的关系。由"整理材料"的科学,发展成为严密综合起来的体系。

20世纪医学的特点是一方面向微观发展,如分子生物学;一方面又向宏观发展。在向宏观发展方面,又可分为两种:一是人们认识到人本身是一个整体,二是把人作为一个与自然环境和社会环境密切相互作用的整体来研究。20世纪以来,基础医学方面成就最突出的是基本理论的发展,它有力地推进了临床医学和预防医学的进步。治疗和预防疾病的有效手段在20世纪才开始出现。20世纪医学发展的主要原因是自然科学的进步。各学科专业间交叉融合,成为现代医学的特点之一。

20世纪初青霉素的发现对疾病的治疗产生了重大意义。1928年,英国细菌学家弗莱明(Fleming,1881—1955年)不慎使他培养基上的葡萄球菌被青霉菌污染了,而他却惊奇地发现青霉菌周围的葡萄球菌溶解消失了,因此断定是青霉菌的代谢物质——青霉素产生的杀菌作用。以后经过他人的深入研究,青霉素于1943年成功用于人体疾病的治疗。以后,其他种类抗生素也相继出现。目前,人类发现的抗生素种类已达数千种,临床上常用的也有几百种之多,而且在不断更新换代。

电子计算机是现代科学技术取得的最显著的成果。在医学领域,最具有影响的电子计算机应用技术是计算机层析成像(CT)的发明,它的应用使临床医学诊断大大向前推进了一步。目前,计算机的应用已渗透到医学的各个方面,并不断得到发展。

生命科学领域的基因工程是20世纪以来最伟大的科学创举之一。由美国、英国、日本、法国、德国和中国科学家共同参与绘制的人类基因组序列图经过13年的努力已于2003年4月完成。基因研究的结果在医学领域很快得到了应用,转基因技术已广泛用于培养能产生各种人类所需生物物质的、具有某种或某些特殊性状的或用于满足实验研究或临床治疗需要的转基因动植物;基因诊断技术也已广泛用于许多疾病的诊断;基因疗法可治疗上百种疾病,特别是免疫系统疾病和遗传性疾病。目前,科学家们正在进一步研究运用基因疗法治疗癌症、心脏病、帕金森病及获得性免疫缺陷综合征(AIDS,简称艾滋病)等疑难病症。基因枪技术将用于基因治疗。疾病基因和功能基因的研究将成为今后研究的重点。另外,干细胞技术、纳米技术、组织工程等高新技术也正在广泛开展和逐步完善。

随着人们对生命科学中基因及基因组(即人类全部基因)、蛋白质组、生物大分子及大分子体系、多种复杂系统结构与功能、生物信息传递和转化规律的阐明,人类将在不同程度上做到控制发育、生长、衰老等生命过程,保护和改善生态环境,预防和控制疾病,优化人类生育和智能。与此同时,在医学领域,以分子生物学为纽带的基础医学研究将继续深入;临床医学中的高科技及高新技术,如基因疗法、同异体器官移植等将得到更广泛的应用;老年医学会越来越引起人们的重视,揭示人体衰老机制将成为重要研究课题;预防医学将不断得到加强。另外,"未来预测医学"的发展将为疾病预防创造良好的条件;新医学,即"思想"治病将进一步为人们所认识;质子治癌技术正在悄然成熟;太空医药工程将为医药工业开拓广泛的前景。未来的医学发展将为维护和促进人类健康提供更加可靠的保障。

第二节 基础医学进展

基础医学(basic medical science)也称为临床前科学(preclinical science),是指与临床医学和预防医学实践有关的医学基础理论诸学科的总称。基础医学是研究机体正常结构和功能,各种因素对机体的影响和疾病的发生、发展与转归规律的学科群。基础医学主要包括人体解剖学、组织学与胚胎学、人体生理学、生物化学、细胞生物学、免疫学、微生物学、寄生虫学、病理学、病理生理学、医学遗传学和药理学等。

随着社会的进步和科学技术的发展,基础医学也不断得到发展。当前基础医学发展总的趋势是,分子生物学作为基础医学的纽带继续向各分支学科渗透,形成了医学分子生物学、免疫学、神经科学、人体遗传学等前沿学科竞相发展的局面,同时推动了临床医学和预防医学的发展。现重点介绍以下学科的进展情况。

一、细胞生物学

细胞生物学(cell biology)是从细胞、亚细胞和分子三个水平研究细胞生命活动的科学。细胞是生命活动的基本单位,细胞生物学在三个不同水平上把细胞的结构和功能结合起来,以动态观点来探索细胞的各种生命活动,深入了解生物体的生长、发育、分化、繁殖、运动、遗传、变异、衰老和死亡等基本生命现象。

细胞生物学是现代四大前沿生命学科之一,在医学科学中占有重要地位。例如,肿瘤细胞的生物学特性及其发生的机制便是细胞生物学的重要研究课题,缺血性心脏病和脑血管病可能是由于动脉内皮细胞的变化而引起的动脉粥样硬化所致,人体衰老时细胞与生物大分子的基础等都是细胞生物学要深入探索的问题。细胞生物学另一个与医学关系很密切的内容是由淋巴细胞杂交瘤技术获得的单克隆抗体在临床诊断和治疗上的越来越广泛的应用。

从20世纪80年代末以来,生物大分子结构和功能的研究又取得很大进展,一批重要的生物大分子、大分子复合物和超分子体系的三维结构陆续得到解决。这些进展促进了细胞结构和功能调控在分子水平上的研究。活细胞内蛋白质的折叠、分选和定向运输、跨膜信号转导、细胞骨架、核基质和核酸代谢、细胞周期调控以及细胞器作为一种分子机械的驱动机制等方面的研究都有飞速的进展。在研究方法上，分子遗传学方法和细胞生物学形态定位方法的紧密配合，已成为现代细胞生物学在方法学上的特点。另一方面，用各种分子遗传学和基因工程方法（重组 DNA 等）对高等生物的发育和遗传的研究也取得了出乎意料的进展。尤其是近几年发展起来的"反向发生遗传学"方法的应用，使在高等脊椎动物身上直接研究未突变基因在发育中的作用成为可能。这一重大突破打开了从低等到高等，在不同门类的动物身上广泛进行发育和遗传研究的局面。

目前，对细胞的结构和功能活动又要从基因组的结构和功能活动中寻找解答。真核细胞基因组结构及其功能调控是未来细胞研究的核心问题。另一方面是基因产物如何构建成细胞结构，以及如何调节和行使细胞功能，这两方面的研究将构成 21 世纪初分子细胞生物学的主要内容。

二、生物化学与分子生物学

生物化学（biochemistry）是运用化学的理论、技术及物理学、免疫学等原理和方法来研究生物体的化学组成及其变化的科学。分子生物学（molecular biology）源于生物化学，是通过研究生物大分子（蛋白质、酶、核酸等）的结构及其相互作用来认识生命现象的本质。分子生物学的研究促进了分子医学的发展及人类对"分子病"的认识。总的来说，分子生物学兴起的时间虽然不长，但它的影响已渐渗透到生物学和医学各个领域，产生了一些新兴学科，如分子遗传学、分子细胞学、分子药理学、分子病理学、分子免疫学等。这将对医学的发展起到推动作用。

医学分子生物学的发展与生物学的发展是相互依赖和相互促进的。每一项医学上的重大成就都来自生物学上对某个问题认识的深化。大量医学重大前沿课题的解决，如脑的奥秘、生育的控制、肿瘤的防治、免疫反应、器官移植、新药研制、心血管疾病、艾滋病的防治等，都离不开分子生物学的研究，如对阿尔茨海默病基因定位的成功就是一项重大突破。

阐明人类基因组，并阐明其在染色体上的位置，破译人类全部遗传信息的研究目前已完成。当人类基因组研究日趋成熟之际，生物学家们的研究重点已经从提示生命的所有遗传信息转移至整体水平上对生物功能的研究。因为生物功能的主要体现者是蛋白质，而蛋白质有其自身特有的活动规律，仅仅从基因的角度来研究是远远不够的。因此，1994 年有人首先提出"蛋白质组学"的概念。蛋白质组学是研究细胞内所有蛋白质及其动态变化规律的科学，是从更为深入的一个层次上去认识生命活动的规律。21 世纪，人们将研究生物大分子（蛋白质、基因）的结构、功能与许多重大疾病的关系，从动态的、整体的角度阐明这些重大疾病的机制，在分子水平及细胞水平上探讨人类重大疾病的诊断、防治和新药开发等，以推动医学的更大发展。

三、病原生物学

病原生物学包括微生物学（microbiology）、寄生虫学（parasitology）及传染病基础理论的确立等内容。

医学微生物学是研究与医学有关的微生物的生物学性状、传染致病机制、免疫学基本原理、诊断技术和特异的防治措施等，以达到控制和消灭传染性疾病和微生物免疫性疾病，保障人类身心健康的目的。医学微生物学的内容包括医学细菌学、医学真菌学、医学病毒学和药用微生物学等。生命活动的基本规律大多数是在研究微生物的过程中首先被阐明的。如肺炎链球菌的转化试验，论证了 DNA 是生物遗传物质基础；而 DNA 双螺旋结构的确定，遗传密码的揭露以及中心法则的建立，从指导思想到实验方法都与微生物学有密切的关系。21 世纪，微生物作为深入研究生命本质的重要材料，仍将发挥难以替代的作用。

当今，在医学微生物方面不断发现一些新的病原体。如 20 世纪 60 年代发现蛭弧菌，70 年代发现军团病病原菌，80 年代初发现幽门弯曲菌。医学病毒学研究已发现有 20 个科的病毒与目前还没找到很好治疗方法的人类疾病有关,其中多数为有包膜单链RNA病毒。艾滋病病毒的发现震惊了全世界。据联合国艾滋病规划署2010年全球艾滋病报告,全球新增艾滋病感染者和艾滋病死亡的人数均呈下降趋势。但数量仍不容忽视,报告提供的数据显示,截止到2009年底,全球共有艾滋病病毒感染者3 330万人。

始于2002年底,主要发生在我国和东南亚地区的"传染性非典型肺炎",是一种传染性很强的呼吸系统疾病。世界卫生组织将其命名为"严重急性呼吸综合征(severe acute respiratory syndrome,SARS)"。近年又相继出现了人禽流感、甲型H1N1流感等疾病。目前,对这些病原微生物的来源、入侵、复制、传播以及它们引起机体损伤中的许多问题还在进一步研究探索之中。

总之,随着分子病毒学的突飞猛进,人们对病毒的分子本质有了更深入的了解,为以核酸分子生物学技术为主的新的治疗方法开辟了全新的途径。病毒基因结构与功能研究的成果,使病毒的诊断抗原已发展为重组抗原、合成肽抗原而提高了诊断的特异性与敏感性。当代医学微生物学科发展的趋势是,一方面向纵深发展,从细胞水平进入分子水平;另一方面又同其他生命类型研究以及生态系统研究结合,探讨微生物之间以及微生物与其他生物之间的相互作用,促进宏观研究领域的拓宽。

人体寄生虫学是研究人体寄生虫的形态、结构、生活活动和生存繁殖规律,阐明寄生虫与人体及外界环境因素的相互关系的科学。

当今,寄生虫病仍是对人类健康构成危害较大的一类疾病,特别在热带、亚热带地区的发展中国家。在六类热带疾病中,除麻风病外,疟疾、血吸虫病、丝虫病、锥虫病及利什曼原虫病皆为寄生虫病。当前,各学科的理论和技术的发展促使寄生虫研究向多方向发展,将进一步阐明寄生虫病临床与预防医学中的许多现象和问题,从本质上认识寄生虫病的发病机制和防治原则,在诊断和治疗上将有所突破;有可能从生态系统的水平,找到更符合人类利益和更有效地控制寄生虫病流行的途径。

四、免疫学

免疫学(immunology)是研究免疫器官、免疫细胞及免疫分子的结构及其免疫生物学功能的科学。研究的主要内容是:机体的免疫系统及其功能、机体对抗原免疫应答及调节、免疫学新技术、免疫性疾病的发病机制及防治方法。免疫学是研究人体免疫现象的原理和应用的一门基础和应用基础科学。免疫学发展迅速,已成为医学的前沿学科。目前免疫学的研究正以机体、细胞水平向分子、基因水平发展,并逐步形成了许多独立的分支学科,如免疫生物学、免疫化学、肿瘤免疫学、移植免疫学等。

从20世纪中叶至今,免疫学科逐渐形成。对免疫系统和免疫应答系统的认识逐渐完善。随着对淋巴结、脾、骨髓免疫器官的认识,胸腺又被确认为中枢免疫器官。对小淋巴细胞、骨髓中的干细胞以及免疫细胞类型有了更深或新的认识,对免疫应答的认识逐渐完善。免疫应答始于免疫细胞对抗原的识别、激活、分化,并以产生生理性或病理性效应而告终。20世纪70年代以来,免疫学已由整体水平向细胞分子水平迅速迈进,分子免疫学已成为免疫学发展的热门。

五、医学遗传学

医学遗传学(medical genetics)是研究人类疾病与遗传的关系,研究人类遗传病形成的机制和遗传方式、诊断、治疗、预后、复发风险和预防的科学。

经典遗传学在20世纪初取得很大进展,通过家系调查已搞清许多遗传病的遗传方式。在分子生物学兴起后,人们逐渐能够在基因层次上探讨遗传病的发病机制。以后陆续明确了许多疾病是由于基因缺陷导致产生缺陷的功能蛋白(如血红蛋白及各种酶),最后引起各种相应的症状(如贫血及各种代谢障碍)。优生优育是医学遗传学研究的目的之一。在揭示遗传病发生机制的同时,已有数百种遗传病能够得到产前诊断,并通过遗传咨询降低遗传病在群体中的发生率,提高了人群的整体遗传素质。医学遗传学也将为治疗疾病带来方法上的突破。例如,利用基因工程技术可以生产人类治疗疾病所必需的生长激素、胰岛素等药物。医学遗传学还在司法鉴定,如亲子鉴定、犯罪鉴定中起着无可替代的作用。分子遗传学家还在研究将正常基因引入遗传病患者的可能性及途径。

六、药理学

药理学(pharmacology)是研究药物和机体(包括各种病原体)之间相互作用的规律及其原理的科学。药理学的主要任务是阐明药物作用机制、改善药物质量、提高药物疗效、开发新药、发现药物新用途并为探索细胞生理、生化及病理过程提供实验资料。

目前所开发的新药品种很多,新药来源包括天然产物、半合成及全合成化学物质。可根据有效药物的植物分类学寻找新品种进行筛选或从有效药物化学结构与药理活性关系推断,定向合成系列产品,然后进行药理筛选。近年来对机体内在抗病物质(蛋白质成分),利用 DNA 基因重组技术(即将 DNA 的特异基因区段分离,并植入能够迅速生长的细菌或酵母细胞),获取了大量所需蛋白药物。今后,药理学将针对疾病的根本原因,发展病因特异性药物治疗,更加有效地治疗疾病。基因工程药物研究的开发重点将从大分子蛋白质类药物,如胰岛素等的分子蛋白质,转移到寻找较小分子蛋白质药物。

此外,基础医学其他学科领域,如人体解剖学、组织与胚胎学、生理学、病理学、病理生理学等方面的研究与应用也都取得了很大的进展。

第三节 临床医学进展

一、临床医学学科进展

临床医学(clinical medicine)以疾病为研究和诊治对象。临床医学通常是指诊断学、治疗学、内科学、外科学、妇产科学、儿科学、皮肤科学、口腔科学、眼科学、耳鼻咽喉科学、传染病学、肿瘤学、中医学和护理学等。临床医学根据疾病的特性、诊断和治疗的技术、手段再作相应的分科。

(一) 内科学

内科学(internal medicine)是临床医学中一门涉及面广和整体性强的学科,是临床各学科的基础,又与临床各学科有着密切的关系。

内科学一般按呼吸、循环、消化、泌尿、血液、内分泌等系统分为二级学科,如呼吸内科、消化内科、心血管内科等。原属于内科学范畴的传染病、神经系统疾病、精神病、职业病等已由内科学分出成为独立的学科。

目前,内科学在病因和发病机制的认识、诊断技术和治疗方法上都有了很大的更新和发展。例如,近年来已从染色体中基因内 DNA 分析的水平来认识白血病和珠蛋白生成障碍性贫血的发病机制,发现了 1 型糖尿病、强直性脊柱炎等的发病与人白细胞抗原(HLA)某些位点有密切关系。此外,由于应用染色体显带技术,已发现遗传病和免疫病中新的综合征 30 余种。在检查和诊断技术方面,高效液相层析、放射免疫、酶联免疫吸附测定和酶学检查技术的建立和完善,使测定体液中微量物质或药物成为可能。单克隆抗体为诊断提供了新的手段。纤维内镜的采用提高了对一些疾病的早期诊断和确诊率。此外,计算机层析成像(computerized tomography,CT)和磁共振成像(magnetic resonance imaging,MRI)、放射性核素检查等都大大提高了疾病的诊断水平。在预防和治疗方面,近些年出现了免疫疗法,如免疫抑制药或增强药的使用、骨髓移植等,显著地提高了对白血病的治疗效果。细胞因子用于感染、癌症、病毒性肝炎等疾病的治疗;基因治疗则为恶性肿瘤、先天性遗传疾病患者带来了福音。"血液净化"技术的改进和应用,使急、慢性肾衰竭,一些中毒和容量超负荷状态的治疗大为改观。体外振波法击碎肾和胆结石,可替代部分外科手术治疗。另外,生物医学工程技术已用于生产高纯度的治疗药物。

(二) 外科学

外科学(surgery)是医学科学的一个重要组成部分。外科一般以需要手术或手法为主要疗法的疾病为对象。按病因,外科疾病大致可分为损伤、感染、肿瘤、畸形、其他性质的疾病 5 类。

外科学按人体部位又分为腹部外科、胸心外科,按人体系统分为骨科、泌尿外科、神经外科、血管外科、按年龄分为小儿外科、老年外科,按手术方式分为整复外科、显微外科、移植外科,按疾病性质分为肿瘤外科、急症外科等。

19世纪之前,外科非常落后。疼痛、感染、出血等主要基本问题未得到解决,这限制了手术的数量和范围。19世纪中叶,解剖学的发展及麻醉法、防腐法和无菌法的应用,对外科学的发展起了决定性的作用。

目前,外科手术已由切除、修复外科进入有限化、显微化和置换化外科阶段。有限化就是尽可能缩小手术的范围,减少所造成的创伤和生理干扰。各种内镜的操作、经皮穿刺和立体定向等技术就是最好的例子。显微化是指精细的切除和修复。显微外科技术不但用于各种组织和器官的移植,细微血管、淋巴管和神经的吻合,也将是各外科分支学科的基本技术。置换化是用各种生物或非生物材料,取代人体各种病变或毁损的组织和器官。与此同时,切除和修复技术也有了很大提高。各学科的交叉渗透、分化重组以及新型设备的开发已成为促进外科发展的重要因素。近年来,其他学科研究的新技术和新方法也被引进而应用于外科,如流式细胞仪DNA含量测定、细胞形态测量术、单克隆抗体、微量元素分析和免疫组化技术等已成为外科临床和基础研究不可缺少的手段。另外,近几年开展腹腔镜胆囊切除术以后,应用范围已扩大到阑尾切除术、疝修补术、肠肿瘤切除术等手术。临床上已综合应用多种新技术和新设备同时进行治疗,如用水射刀、超声刀(CUSA)和微波进行肝癌切割等。

二、临床重大疾病诊治基础研究进展

(一)恶性肿瘤

在传染病得到控制的国家,恶性肿瘤已成为第一或第二位死亡原因。根据2018年最新发布的全国肿瘤登记及死因监测结果显示,2014年全国新发恶性肿瘤病例数约380.4万例,发病率为278.07/10万;死亡229.6万例,死亡率为167.89/10万,发病率和死亡率仍处于上升趋势。

临床肿瘤学发展非常迅速,细胞培养、杂交瘤、基因工程等技术起到了关键作用。细胞病理学奠定了癌的病理诊断基础,酶学与免疫学的进步推动了肿瘤标志物的研究,单克隆抗体的出现提高了癌的诊断水平。对癌细胞的代谢、细胞动力学和药代动力学等研究促进了化学治疗的进步。近年来,免疫学与生物学技术的进步导致癌的第四种疗法——生物疗法的形成。基因治疗亦已进入临床试验阶段。

(二)心血管疾病

心血管疾病被称为人类的一大"杀手",其发病率和病死率在逐年上升。《中国心血管病报告2014》显示,我国心血管疾病患病率及死亡率持续上升,2013年我国心血管疾病占居民疾病死亡构成在农村为44.8%,在城市为41.9%,居各种疾病之首。

近年分子生物学和细胞生物学的发展,促进了分子心血管病学的形成,在一定程度上从分子水平阐明了这些疾病的发病机制,开展了心血管疾病基因治疗的研究。血管成形术(如经皮腔内冠状动脉成形术、激光冠状动脉成形术、经皮腔内冠状动脉溶栓术等)不仅是阻塞性血管疾病血管再通的安全易行、效果确切的成熟治疗措施,而且已超越血管疾病的范畴,扩大应用于治疗各种瓣膜性疾病、严重心律失常和某些先天性心脏病等。介入性心脏病学是心脏病治疗学发展的重要里程碑。介入治疗越来越显现出它的优越性和先进性,因其疗效确切、成功率高、并发症少,一直以来深受患者和医生的青睐。随着科技进步、技术创新,已经逐步发展成熟为支架植入、切割球囊技术、冠状动脉内旋切旋磨术以及血栓抽吸术+远端保护装置、激光血管成形术及先天性心脏病(简称先心病)封堵术等,成了冠心病、先心病、瓣膜性疾病、心律失常以及周围血管疾病的常用诊治方法。

(三)慢性呼吸系统疾病

慢性呼吸系统疾病主要包括哮喘(asthma)及慢性阻塞性肺疾病(chronic obstructive pulmonary disease, COPD)。《中国居民营养与慢性病状况报告(2015)》显示,2012年慢性呼吸系统疾病全球死亡人数为400万,占因慢性病而死亡人数的10.7%。

目前,对慢性阻塞性肺疾病的研究已从病理解剖和病理生理学逐步发展到细胞和分子水平。研究发现,感染与吸烟可增强蛋白酶活性,与肺气肿发生有关;缺氧使有关细胞释放血管活性物质,与肺源性心脏病有关;气道炎症、细胞因子的参与在哮喘发病中起到重要作用。

另外,在临床重大疾病诊治基础研究方面,病毒性疾病、创伤和烧伤、龋齿和牙周病等疾病的研究也取得了很大的成就。例如,各型病毒性肝炎检测技术的建立,以及乙肝和甲肝疫苗的问世;创伤愈合的研究已进入分子水平,发现了多种生长因子;已弄清龋齿主要由变形链球菌族所致,促进了龋齿疫苗的研制等。

三、临床重要领域研究进展

(一) 神经生物学

神经生物学是一门在各个水平,研究人体神经系统的结构、功能、发生、发育、衰老、遗传等规律,以及疾病状态下神经系统的变化过程和机制的科学。它涉及神经解剖学、神经生理学、发育神经生物学、分子神经生物学、神经药理学、神经内科学、神经外科学、精神病学等。神经生物学的内容非常丰富,研究进展很快,揭示人脑的奥秘无疑是当代和未来自然科学面临的最大挑战之一。

神经科学的研究已深入到细胞和分子水平。随着工业化、都市化,精神疾病有增多趋势。在精神疾病的神经生物学研究中,发现了内源性吗啡样物质——内啡肽,它是20世纪70年代神经科学的主要成就之一。其后又发现某些精神疾病与某染色体异常有关。近些年对应激引起的神经内分泌和神经免疫变化做了大量研究。神经系统疾病研究的问题有脑损伤机制与脑保护,中枢神经损伤功能重建等。随着人口老龄化,老年性神经系统疾病,如阿尔茨海默病(老年性痴呆)逐渐突出。近些年来,发现一些神经营养因子可能有助于延缓神经元进行性退变和促其功能恢复作用。另外,我国在针刺的神经机制方面的研究也正在深入开展。

(二) 临床免疫学

免疫学在临床医学中日益受到重视,它包括疾病的免疫介导机制、免疫缺陷性疾病及免疫重建、生物应答调节因素和生物疗法。

目前发现,风湿性疾病、系统性红斑狼疮、肾小球肾炎、肝炎的慢性化、糖尿病等病与免疫介导有关。此外,血液系统的自身免疫性溶血性贫血、特发性血小板减少性紫癜均与机体产生某些自身抗体有关,即不正常的免疫反应或异常的免疫刺激引起免疫过程紊乱而致病。艾滋病的发现引起人们对免疫缺陷疾病与免疫重建前所未有的重视。艾滋病病毒(HIV)的成功分离,促进了对此病的发病与诊治的研究。生物应答调节因素(包括免疫调节剂、细胞因子等)能修饰宿主-肿瘤相互关系,改变宿主对肿瘤的生物应答,从而产生治疗效应。近年发现的细胞因子,如干扰素(IFN)、白细胞介素(IL)等已逾百种,成为当前最活跃的研究领域之一。

(三) 智能医学

近年来,人工智能正在迅速走进我们的生活。我们的日常生活已经很难脱离人工智能的范畴,其在医学中也得到了越来越广泛的应用。结合人工智能和医学的发展方向,提出了智能医学的概念,即使用人工智能的工具和方法,辅助或替代人类实施医疗行为的科学。智能医学时代的到来将会对现有的医学模式带来颠覆性的改变,经验性、重复性的操作将在很大程度上由机器替代医师来完成,医师将从实施者、操作者,变成设计者、监督者。

人工智能可以在多个环节发挥作用,如医学影像识别、生物技术、辅助诊断、药物研发、营养学等领域,目前应用最为广泛的当属医学影像识别。人工智能在医学影像识别方面的应用首先是涉及图像,如B超、CT、病理专业等,其次是内镜诊断领域已经开始了实践。在临床医疗智能决策方面的应用主要体现在设计用来辅助医生在诊断时进行决策的支持系统,这种主动的支持系统通过对病患至少两种以上的数据进行分析,为医生给出诊断建议,医生再结合自己的专业进行判断,从而使诊断更快、更精准。在医疗智能语音方面,2015年Science首次报道了使用人机对话进行心理疾病的咨询和治疗取得成功,它通过人工智能的深度学习代替心理医师对心理障碍的患者进行疏导和治疗。在"互联网+医疗"的应用方面,以互联网医疗为创业方向的公司研发打造智能医疗服务平台,为用户提供预约挂号、在线咨询、远程会诊、电子处方、慢性疾病管理、健康消费、全科专科诊疗等线上线下结合的健康医疗服务。

另外,在临床重要领域研究方面,计划生育与优生学研究、衰老机制与延缓衰老的研究等方面也取得了很大的进展,已进入基因水平。例如,在基因水平认识由遗传病引起的婴儿先天性缺陷;已发现了与衰老有关的衰老基因,发现了可加速衰老的生长停滞蛋白等。

四、临床医学中高新技术进展

(一)生物技术产物

分子遗传学理论与技术的进步,促使基因工程的诞生,并成为生物技术最核心的部分。目前,用基因工程可生产的主要药物见表1-2-1。

表1-2-1 主要基因工程药物

种类	作用
细胞因子	用于改善肿瘤、病毒感染治疗效果及促进组织新生
心血管药物与骨形成蛋白	具有溶血栓、血管舒张和降压、治疗心肌梗死等作用
激素类	如人绒毛膜促性腺激素(HCG)已用于临床诊断
重组疫苗	如新型乙肝疫苗、甲肝疫苗等

在杂交瘤技术与单克隆抗体研究方面,单克隆抗体用于疾病的诊断,灵敏度高,特异性强,精确。单克隆抗体用于寄生虫病、传染性疾病和自身免疫病的治疗,尤其在肿瘤治疗方面发展较快。单克隆抗体也用于肿瘤定位诊断研究。另外,单克隆抗体与药物结合物以及与毒素结合物治疗的研究仍处于探索阶段。

(二)医学影像技术

医学影像学是物理学、数学与电子计算机信息处理和图像重建技术相结合的产物。它包括许多种断层扫描技术,其应用范围涉及放射学、超声诊断和核医学等学科领域。随着计算机技术的飞速发展,与计算机技术密切相关的影像技术的发展日新月异,医学影像学已成为医学领域发展最快的学科之一,医学影像学设备全面走向数字化。

常规X线正在从胶片转向计算机放射摄影(computed radiography,CR)和更为先进的直接数字化放射摄影(direct digital radiography,DR)的数字化时代。CT扫描除常规的横断面图像外,同时可以作细腻的三维重建、仿真内镜、CT血管成像(CTA)、灌注成像及手术立体定向等。MRI也从早期的永磁体、低场强发展到现在的超导、高场强,分辨率在常规扫描时间下提高了数千倍,磁共振血管成像(MRA)已成为常规检查项目,同时灌注、弥散、功能成像以及磁共振波谱(MRS)技术已逐步开展。超声从黑白超声发展到彩色多普勒血流显像(color Doppler flow imaging,CDFI)、超声声学造影、介入超声和三维超声成像等,进一步拓宽了超声的应用范围,并使诊断水平不断提高。单光子发射计算机化断层显像(SPECT)、正电子发射断层成像(PET)和PET/CT的应用使得影像学能够观察到组织功能代谢的变化及分子水平的病理生理变化。

(三)器官移植技术

器官移植是20世纪生物医学工程领域中最具划时代意义的技术,是当前发展最快的领域之一,已使众多身患绝症者得以健康生存。环孢素等免疫抑制药和长效器官保存液的发明是重要因素之一。目前,肾移植5年有功能存活率达75%,肝移植为70%;长期存活者,肾移植达31年,骨髓移植达20年,肝移植为24年,心脏移植为23年,胰腺移植为16年,胰肾联合移植为13年,单肺移植为8年,双肺移植为7年。

目前,器官、组织与细胞移植的研究方向包括:①移植免疫学,需要了解HLA抗原中,哪些在排斥反应中起最主要作用等内容;②细胞移植,目前胰岛、骨髓、肝、脾、脑细胞已成为移植学中的新热点;③脾移植;④胚胎器官移植;⑤新器官保存液的研制;⑥异种移植。

(四)显微外科技术

利用光学放大仪器(手术显微镜或放大镜)、显微手术器械和显微缝合材料进行精细的手术称为显微外科。显微外科技术的发展扩大了手术领域,提高了难度较大的颅内复杂病变手术的成功率,并使某些过去不能手术的疾病得到治疗的机会。脑血管疾病手术治疗进展比较突出。脑动脉瘤的手术病死率由 50%~80% 降低到 3% 左右。颅外-颅内动脉吻合术的成功为治疗缺血性脑血管病开辟了新的途径。脑胶质瘤特别是恶性胶质瘤的治疗和重型颅脑损伤的治疗也有一些进展。显微外科技术发展很快,周围神经修复、显微血管吻合技术的发展,使移植及再植外科达到新的水平,活骨游离移植成为现实。目前,断肢(指)再植成活率达 90%,足趾移植成活率达 95%,游离骨关节移植成活率达 85%。

（五）**生物材料与再生医学**

所谓生物材料,指的是本着医疗目的,通过诊断、修复、治疗或者更换人体组织器官帮助病人实现康复治愈或增强病人体质功能的材料。生物材料已由最初取材于自然界已有的物质材料,发展到通过再生医学技术进行再生复制可用材料,在取材上不断创新突破,解决了原先原生态材料带来的医学隐患,减轻了病人的免疫排斥反应,帮助病人更好地恢复身体健康。

随着医学技术的不断发展,生物材料已经从第一代、第二代发展到生物材料第三代,特征变化从生物惰性到生物活性再到生活活性和降解性相结合,生物材料的迅速发展是人类医学建设的一大进步,解决了很多医学难题。第三代生物材料通过生物方法将人体的某些基因激活,帮助人体保持健康、延迟衰老,依靠细胞分子水平为人体创造组织再生和修复的功能。第三代生物材料目前还在研究兴起中,也属于再生医学的研究领域。

（宋高臣）

数字课程资源：

拓展阅读　　　　教学 PPT　　　　自测题

第三章 医学模式、医学目的和责任

本章要点

本章阐释了医学模式的概念和医学模式的演变：神灵主义医学模式、自然哲学医学模式、机械论医学模式、生物医学模式、生物-心理-社会医学模式，以及生物-心理-社会医学模式产生的背景与对医学实践的影响和指导作用。阐释了医学目的的概念，重提医学目的的背景和对医学目的的新认识。阐释了医学责任的概念和影响医学责任的因素。

第一节 医学模式

一、医学模式的概念

模式（model）是指从事物中抽象出某些特征，构成关于某种事物的标准形式。建立模式是科学研究的一种方法，人们通过建立模式去分析和阐明事物的关系与本质，对人们观察、分析和解决问题起着指导作用。因此，模式也是人们认识客观事物发展规律的世界观和方法论。

医学模式（medical model）是对健康观和疾病观的一种高度哲学概括，是解决医学问题的方法论。医学模式的核心是医学观，它研究医学的属性、结构、功能和发展规律，是人们对医学总体特征的基本认识，也是指导医学实践活动的基本观点。医学模式是人们主观上、头脑里的一种观念模式或思维方式。医学工作者总是自觉不自觉地运用某种观念模式将他们的知识和经验应用于医学实践活动。医学模式体现在医学认识观和行为方式上，影响医疗服务、医学教育、医学研究、医学管理等活动的价值取向。

二、医学模式的演变

医学模式是在医学实践活动和医学科学发展过程中逐步形成的，并被学者总结概括出来的理论成果。它取决于当时所处的历史阶段科技和医学的发展水平以及人们对健康与疾病问题的认识程度。在人类历史上，医学的发展过程经历了原始医学、经验医学、近代（实验）医学和现代医学等几个阶段，医学模式也因之而不断演化。

以下是历史上医学模式演变过程中所出现的几种主要的医学模式。

(一) 神灵主义医学模式

神灵主义医学模式(spiritualistic medical model)产生于人类社会的早期阶段。自从有了人类,就有了疾病,也就有了防病治病的医疗活动。在生产力极其低下、对大自然以及自身的认知和掌控能力都极为羸弱的原始社会里,日月、山川、风雨、雷电、洪水、干旱等自然现象使人们认为世界上存在着超自然的神灵。同时人们也因为对人的生命、疾病、死亡等都无法理解而备感神秘莫测。因而当对人体的粗浅认识无法解释更为复杂的生命现象时,人们便转而祈求神灵的帮助。认为生命和健康乃神灵所赐,疾病和灾祸则是神灵的惩罚,或是魔鬼进入人体所致。死亡是"归天",是天神召回灵魂。要祛病除疾、避免鬼神作祟或逃脱祖先的惩戒,需靠巫医的巫术驱鬼逐疫。要想健康长寿,就必须行善积德来感动神灵。并认为死亡不过是灵魂和躯壳的脱离。在这种医学模式的支配下,人们对疾病的治疗主要采用巫医巫术,有时也使用一些药物或体操疗法。这种巫医混杂的习俗就是神灵主义医学模式。这种原始的医学模式在当今世界的某些落后地区或特殊人群中仍有一定的影响力,在医学不能解决所有的健康问题的当下,仍然有人寄希望于神灵的保佑。

(二) 自然哲学医学模式

由于生产力的发展和对自然以及人类自身的不断认识,在逐步摆脱原始宗教束缚的同时,人们对宇宙世界有了比较客观的认识和粗浅的理论概括,产生了朴素唯物的自然哲学观。而对人体生理、病理知识和临床实践经验的积累,使人们对健康和疾病的认识也开始发生变化,由以宗教神学为主导的巫医巫术逐渐发展为以古代自然哲学理论为基础的古典医学理论体系,注重人与自然统一的天人合一思想和整体观念。如中国古代的阴阳五行学说,不但用于观察自然现象,而且也用于说明人体的生理病理现象,并用于指导疾病的诊治和预后的判断。又如西方医学之父希波克拉底提出的"四体液"病理学说,认为有机体的生命取决于4种体液:血、黏液、黄胆汁和黑胆汁;4种体液平衡,则健康;失衡,则生病;引起体液失衡的原因主要有先天、环境和营养失调等;并认为人体内存在一种"自然痊愈力",可以帮助体液恢复平衡。

自然哲学医学模式(nature-philosophical medical model)为医学摆脱宗教神学的束缚创造了条件,为古代医学知识和经验的积累、继承和升华提供了基础,从而使古代医学理论体系的建立和发展成为可能。但随着时代的进步和医学及医疗技术的不断发展,由于尚未认识到实验验证的重要程度,其局限性也日益突出,主要表现为在自然哲学医学模式的支配下,医学发展的主要动力靠的是经验的积累,从而导致医学研究在很长的一段时期内徘徊在经验积累的桎梏里。中国的传统医学就是以自然哲学医学模式为基础发展起来的。

(三) 机械论医学模式

机械论医学模式(mechanistic medical model)的产生与机械唯物主义的形成密切相关。17世纪和18世纪,自然科学开始兴起和进步,其研究首先从最简单的运动形式——机械运动(即力学)开始。当时的科学家对于一切自然现象,都用力学的原则来解释,使得全部自然科学都带有浓厚的机械论色彩,医学更不例外,因为机械唯物主义的代表人物多半是医生,如拉美特里、卡巴尼斯等。这种医学模式,用机械论解释健康与疾病现象,认为人体是自己发动自己的机器,并不是什么特别高贵神秘的东西,人和动物的不同在于"多了几个弹簧和齿轮";生命活动就是机械运动,保护健康就是保护机器;疾病是机器某部分出现故障、失灵,医生的任务就是修补机器。

机械论医学模式对于医学科学摆脱宗教、经验哲学以及唯心主义的影响无疑起了积极的作用,在机械论医学模式的影响下,通过实验研究,医学分科有了很大进步,如哈维发现了血液循环,莫尔加尼创立了病理解剖学,奥恩布鲁格发明了叩诊法。但机械论医学模式的缺陷也是显而易见的,即完全用力学尺度来衡量有机体的过程,把复杂的生命现象简单地用机械原理来解释,甚至认为思维活动也是一种机械运动,宣称"大脑似乎在有机地分泌思想,就像肝分泌胆汁一样",从而忽视人类机体的生物复杂性和社会复杂性,导致了对人体观察研究的机械性与片面性,割裂了局部与整体、形态与功能、生理与病理、内部与外部、人与自然界的有机统一。

(四) 生物医学模式

18世纪后,由于生物学理论、显微技术的建立和应用,奠定了近代实验医学的基础。如施莱登发现了植物细胞，施万发现了动物细胞，菲尔绍建立了细胞病理学。在人体结构学方面，把人体分解为系统、器官、组织、细胞、生物大分子进行研究成为可能；在功能学方面，从定性研究发展到精密的定量研究。同时，解剖学、组织学、生理学、病理学、细菌学、寄生虫学以及免疫学等学科相继建立和发展，生物学科体系逐步形成，使人类对健康与疾病的认识逐步深化，各种疾病的病因、病理和发病机制被逐步揭示。19 世纪自然科学的三大发现（能量守恒和转化定律、生物进化论、细胞学说）揭示了自然界的规律，打破了机械唯物主义的形而上学观点，也为自然科学的研究成果应用于医学领域创造了条件。当时工业化进入高峰，都市化进程加速，在欧洲工业化开始较早的国家中卫生问题特别是传染病问题突出。19 世纪下半叶开辟了细菌学时代，先后发现了多种病原菌（炭疽芽胞杆菌、伤寒沙门菌、麻风分枝杆菌、霍乱弧菌、白喉棒状杆菌、破伤风梭菌、肺炎链球菌、鼠疫耶尔森菌等）。当时人们对付传染病的主要概念是"流行病学三角模式"，即保持宿主、环境和病因三者之间的动态平衡，平衡破坏即可生病。这种维护生态平衡的观念，称为生态学模式（ecological model）（图 1-3-1）。由于生态学模式的三个因素都从纯生物学角度分析和研究健康与疾病现象，如病因是生物病因；宿主是人或动物，都是生物；环境只局限于自然环境；分析问题常用微观

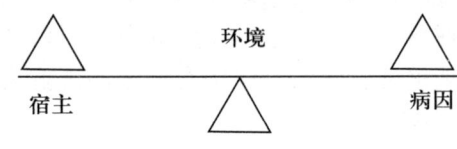

图 1-3-1 生态学模式

分析方法，强调宿主的生理和病理过程，而忽略心理和社会因素的影响。所以，生态学模式又称为生物医学模式（biomedical model）。这种模式在近代医学中一直占据统治地位，极大地推动了医学科学的发展。

生物医学模式从其对人体的健康和疾病的细节、本质和规律性的认识来说，是个巨大的进步，它为人类的健康、生存和繁衍立下了丰功伟绩。20 世纪上半叶，在生物医学模式的指引下，采用预防接种、杀菌灭虫和抗菌药物三个主要武器进行疾病防治，只几十年的工夫，就使急、慢性传染病和寄生虫病的发病率和死亡率明显下降，取得了以控制急、慢传染病和寄生虫病为主的第一次卫生革命的胜利。必须注意的是，虽然传染病的发病率与死亡率已明显下降，但对国内外传染病发生发展的新动向仍不可麻痹大意，掉以轻心。例如，一些老的传染病如结核病，原已被控制，近年来又在 5 大洲蔓延，其中最严重的发病地区是南亚和东南亚。

但是，生物医学模式强调了人的生物性，忽视了人的社会性，脱离了人的整体性，过分强调生物因子在疾病发生、发展上的作用，忽视了病人的心理和社会因素。20 世纪以来，由于心理学和社会科学的发展及其对医学的渗透，心因性和社会因素性的疾病显著增加，系统论的创立，科学技术和医学的进步，使仅仅以生物医学模式来认识健康问题已经不能完全适应社会发展的要求。

（五）生物-心理-社会医学模式

随着对新的医学模式的呼唤，许多学者相继提出不同内容和形式的现代医学模式，其中以布卢姆（Blum）的环境健康医学模式以及拉隆达（Lalonde）和德威尔（Dever）的综合健康医学模式较具代表性，并在实践活动中逐步完善而形成生物-心理-社会医学模式（bio-psycho-social medical model）。后者产生于 20 世纪 50 年代以后，但由于人们认识的滞后作用，直到 20 世纪 70 年代，生物-心理-社会医学模式才被人们认识和提出。

1. 生物-心理-社会医学模式产生的背景　早在 20 世纪 40 年代，第二次世界大战期间，苏联列宁格勒在被德国法西斯军队围困的日子里，高血压暴发流行。英国伦敦每遭受一次空袭后就出现大批消化性溃疡和急性消化道出血的病人，这些疾病都是由战争恐怖心理所致，进一步揭示了社会心理因素在疾病发生发展上的重要作用。四五十年代，心理学特别是实验心理学有了很大发展，如著名的布雷迪（Brady）对猴子因情绪紧张而发生消化性溃疡的实验，此后，医学心理学和社会心理学均有很大进展。同时，社会医学也获得巨大进步，该学科的建立成为医学科学的一次革命。社会医学主要研究社会因素与健康和疾病的关系以及防治疾病的社会措施。研究结果揭示，社会因素决定疾病的发生、发展和转归；它可使自然因素的作用减弱或增强；并可使人产生不同的心理，而影响内稳态；还可通过婚姻等影响遗传因素。社会医学的基本思想逐步渗透到疾病预防、治疗、康复等各个环节。

20 世纪 50 年代以来，由于第一次卫生革命的胜利，急、慢性传染病和寄生虫病的发病率和死亡率明显下降，心因性和社会因素性疾病显著增加，疾病谱和死亡谱发生了根本性的变化。在现代工业化社会中，急、

慢性传染病和寄生虫病已不再是威胁人们健康的主要疾病,而心、脑血管疾病,肿瘤和意外死亡已上升至头3位。表1-3-1显示,美国在1900年时,传染病中的流行性感冒(简称流感)肺炎和结核病分别为第1、2位死因,至1981年时,则已降至第7和11(其他死因)位死因;而心脏病、肿瘤、意外死亡则由1900年的第3、6、7位死因上升至1981年的第1、2、3位死因。我国城市居民主要死因顺位的调查亦显示,从20世纪50—90年代的40年中,死亡率较高的前3位死因由呼吸系统疾病、传染病和消化系统疾病转变为恶性肿瘤、脑血管病和心脏病。这些疾病与心理紧张、生态失衡、环境污染、吸烟、酗酒等心理、行为和社会因素关系极为密切。至于意外死亡(包括交通事故、暴力等)、吸毒、饮食不合理、滥性、家庭瓦解等则更直接来自心理和社会因素。1991年,世界卫生组织对全球主要死因的调查结果显示,不良生活方式和行为占60%,环境因素占17%,生物遗传因素占15%,卫生服务因素占8%。表1-3-2显示,与心理和社会因素密切相关的不良生活方式和行为,也已成为我国引起死亡的主要危险。人类在继续进行第一次卫生革命的同时,迎来了以预防慢性非传染性疾病为主的第二次卫生革命。如何以系统论为指导,用整体观念研究慢性非传染性疾病的防治问题已是当务之急,刻不容缓。

表1-3-1　美国的主要死因和年龄调整死亡率(1900年和1981年)

1900年		1981年	
主要死因	每10万人口死亡率	主要死因	每10万人口死亡率
流感肺炎	210	心脏病	188.5
结核病	199	肿瘤	132.3
心脏病	167	意外	34.9
脑卒中	134	脑卒中	34.3
腹泻	113	慢性阻塞性肺疾病	16.7
肿瘤	81	自杀	11.7
意外	76	流感肺炎	11.2
糖尿病	13	肝硬化　慢性肝病	10.4
自杀	11	糖尿病	9.3
谋杀	1	谋杀	8.2
其他死因	775	其他死因	18.4
全部死因	1 779	全部死因	572.0

表1-3-2　中国四大危险因素与8种主要死因的关系(%)(1岁以上,男女合计)

死因	不良生活方式和行为	环境因素	卫生服务因素	人类生物学因素
心脏病	47.6	18.1	5.7	28.6
脑血管病	43.2	14.8	6.0	36.1
恶性肿瘤	45.2	7.0	2.6	45.2
意外死亡	18.8	67.6	10.3	3.4
呼吸系统疾病	39.1	17.2	13.3	30.5
消化系统疾病	23.8	17.0	28.4	28.4
传染病	15.9	18.9	56.5	8.8
其他	8.7	19.6	18.9	52.9
合计	37.3	19.7	10.9	32.1

资料来源:梁浩材《全国19个城乡点的典型调查》结果(1981—1982年)。

心脏病研究结果提示,社会的、心理的、生物学的、理化的因素在高血压、冠心病的发生和发展中起重要作用,危险因素应包括社会文化因素和个人行为、性格紧张状态等心理因素。全世界每年有590万人发生恶性肿瘤,世界卫生组织总结后认为,需要用"行为和社会措施"进行防治。表1-3-1的数据表明了医学模式转变的历史背景和社会对新医学模式的期待。1977年,美国罗彻斯特大学精神病学和内科学教授恩格尔(Engel)提出的医学模式:对生物医学的挑战中,率先提出需要创立一种有别于生物医学模式的新模式,即生物-心理-社会医学模式。他批评传统的生物医学模式只依据病人身体检查和化验参数是否偏离正常值来诊治疾病,而忽略了心理和社会因素对这些参数的影响。并指出:"生物医学模式逐渐演变为生物-心理-社会医学模式是医学发展的必然"。

2. 生物-心理-社会医学模式对医学实践的影响和指导作用　生物-心理-社会医学模式既把人看作"自然人",又把人看作"社会人";既把疾病的发生和发展看作是一种生物学状态的变化,更看作是心理状态和社会适应性的变化。生物-心理-社会医学模式的建立,将有助于解决传统的生物医学模式所难以解决的问题,以满足人类发展医学、防治疾病、促进健康和提高生活质量的目的。生物-心理-社会医学模式产生后,对医学和卫生工作产生了深远的影响和重大的指导作用。

在临床医学上,生物-心理-社会医学模式要求临床医生摆脱孤立的生物医学思维方法,改变过去见病不见人、治病不治人、不关心病人周围环境的偏向,从病人的社会背景和心理状态出发,对病人所患疾病进行全面的分析和诊断,从而制订出整体性、综合性的治疗方案,进行多层次的整体治疗和多途径的综合治疗,以提高治疗效果。

在预防医学上,生物-心理-社会医学模式要求预防工作者更深入地认识社会大系统对预防医学子系统的作用。从某种意义上说,许多预防工作能否奏效,社会因素起了决定性作用。要用"社会大卫生"观念指导预防工作,明确全社会多部门参与,卫生系统发挥专业指导作用,并充分认识预防医学事业本身就是社会事业。要改变预防保健工作只重视物理、化学、生物等自然因素的作用,而忽视不良的心理、行为以及社会因素对人群健康影响的认识误区和工作盲区,把预防医学从生物病因为主的预防保健扩大到生物-心理-社会综合的预防保健,从而进一步提高预防保健工作的水平和质量。中国传统医学提倡"治未病",体现了预防为主的思想,综合考虑了导致疾病的生理、心理、环境等方面的原因及预防策略,体现了中华民族传统的养生文化。

在卫生服务上,生物-心理-社会医学模式的影响可归纳为"四个扩大":①从治疗服务扩大到预防保健服务。如贯彻"健康四大基石"——合理膳食、适量运动、戒烟限酒、心理平衡。又如实行三级预防——初级预防,即病因预防,以防止发病;二级预防,即"三早"(早期发现、早期诊断、早期治疗);三级预防,即临床预防,争取使病人病而不残,残而不废。②从生理服务扩大到心理服务。要求医务人员重视心理治疗,掌握心理服务的基本知识和技能,为病人提供咨询、安慰和调适等服务。③从院内服务扩大到社区服务。要求医生从在医院内坐等病人上门求医转变为医生走出医院,深入社区为广大居民服务。并要求淡化医院一、二、三级划分的等级观念,实行医疗中心和社区卫生服务中心相结合,同时大力发展社区卫生服务中心。④从医疗技术服务扩大到社会服务。要求医疗机构开展心理咨询和行为指导、老人保健上门服务、饮食指导等,使医疗机构同时也是预防机构、咨询机构和健康教育机构。

在医学教育上,生物-心理-社会医学模式提供了弥合裂痕、改革医学教育的契机。要建立以人为本,全面发展,基础医学、预防医学、临床医学有机贯通,医学与人文社会科学交叉融合的开放式医学教育体系。要加强对非预防医学专业学生的预防医学教育,开设社会医学、医学社会学、卫生经济学、卫生法学、自我保健医学等课程,开展第二课堂和社会实践活动,让医学生接触社区,认识国情,了解社会。此外,要加强全科医学专业教育,培养能防能治、能医能药、医护结合、技能多样的通科人才。

2003年,在我国和其他30多个国家和地区流行的严重急性呼吸综合征(SARS,又称传染性非典型肺炎),其来势之凶猛,蔓延之迅速,危害之严重,再次引起世界各国对传染病的极度关注。再如,传染病致病菌对抗生素产生的抗药性,2010年开始又出现了几乎对现有所有的抗生素都有抗药性的"超级细菌"。凡此种种无不提示我们,虽然我们倡导占据主导地位的生物医学模式转变为生物-心理-社会医学模式,但决不意味着生物医学模式已经过时。在对疾病尤其是传染病的防治上,生物医学模式过去起过主要作用,在当前和今后仍将发挥重要作用。在对肿瘤等疑难病症的防治研究中,基因靶向治疗、精准治疗都是以人的生物因素为切入点。对抑郁症等心理疾病的研究中,医学界也是致力于寻找它的生物学特点,期望通过高科技手段,以有效的药物、心理、行为治疗达到治愈的目的。生物-心理-社会医学模式和生物医学模式两者并非互相排斥的关系,而是一种包容、补充、完善的关系。

第二节 医学目的

一、医学目的的概念

医学目的(medical goal)与健康观和疾病观密切相关,而医学模式又与健康观和疾病观紧密关联。因此,对医学目的的认识与理解是全面认识和把握医学模式的重要前提。正确认识医学目的将更加全面、准确地认识医学模式的理论框架和实践活动,正确地引导医学步入健康发展的轨道,合理地界定医学实践活动的领域和范围,公平有效地配置和利用卫生资源,促进医学科学和卫生事业的可持续发展。

医学目的是指在特定的历史条件下,人类对医学的发展和医学应实现的目标及其手段的认识和概括。

医学目的具有如下特征:由于医学目的源于医学实践,指导医学实践,又受医学实践的检验,因而它具有实践性;由于人类对医学目的的认识取决于一定历史阶段生产力和科学技术的发展水平和医学科学的发展状况以及人们的认识水平,因而它具有历史性和阶段性;由于人们对医学目的的认识,是一个循环往复、逐步提高的过程,必然伴随着社会历史的发展和人们认识的深化而不断发展和演变,因而它具有发展性;一般来说,如果医学目的能正确反映一定历史阶段上医学的发展水平以及与之密切相关的社会经验、科技、文化的性质和特点,它就具有客观真理性;又由于医学目的是一种人类的愿望、追求和奋斗目标,因而它具有对客观反映的主观超前性。

人类的医学终极目的是一致的,但不同国家、不同地区的不同时期,应根据自身的条件和特点确定适合自身情况的医学目的。因此,医学目的可区分为广义的和狭义的、宏观的和微观的、理想的和现实的、社会的和具体的等。总之,医学目的是一个动态发展、广泛多元、内容丰富、层次多样、错综复杂的结构体系。应根据时代的发展要求,确定不同国家和地区的卫生工作目标,制定相应的卫生方针政策。健康中国"2030"就是当今我国制定的到2030年要实现的卫生工作目标。

二、重提医学目的的背景

医学是研究人类生命过程以及同疾病作斗争的一门科学。医学自产生以来,一直以"救死扶伤、防病治病、延长寿命"为目的。长期以来,医学发展为实现医学的这种目的提供了可能,也满足了人们的这一愿望与追求。医学的目的是什么?这个问题的答案似乎是不言而喻、无可争议的,以往也很少有人专门讨论过这个毋庸置疑的问题。但是随着社会的进步、医学的发展、卫生需求的变化和人们认识水平的提高,这个不成问题的问题又被重新提了出来,并且衍变成波及全球的大讨论。

引发这场医学目的大讨论的背景殊为复杂。首先,是发达国家普遍出现了"医疗危机"。所谓"医疗危机",主要是指医疗保健费用的增长速度超过了社会生产力发展的速度,给国家财政带来了沉重的负担。例如,美国1993年的医疗费用是9 000亿美元,占国内生产总值的14%;1994年突破了10 000亿美元。虽然美国人付出了如此昂贵的代价,但他们享有的医疗卫生保健质量远未达到理想的水平,在不少方面反不如医疗卫生费用远比美国低、医疗卫生质量反比美国高的一些国家。例如,欧洲有12个国家在防治癌症死亡方面就比美国做得好,有26个国家循环系统疾病的死亡率比美国低,有14个国家的男性期望寿命和6个国家的女性期望寿命高于美国等。同时,美国尚有4 100万人(约占其当时总人口的1/5)未能得到基本的医疗保障。医疗费用的急增与医疗效益的低下,已经尖锐到非解决不可的地步。有的学者抨击"医疗危机"为医学目的之"最严酷的背离""医学的报应",甚至认为医学走上了"歧途或末日",以至于美国政府将之视为国内施政的首要问题。

"医疗危机"不仅发生于发达国家,发展中国家也难于幸免。以我国为例,20世纪70年代,我国用很低的投入基本解决了国民的基本卫生需求,一度成为第三世界依靠自己的力量解决卫生保健问题的样板。自20世纪80年代实行经济体制改革以来,国内生产总值和人民收入都有较大幅度的增长,人民生活水平从温饱型向小康型转变,全国各大医院的病房、医疗设备、医务人员的收入也发生了巨大改变。然而,与70年代相比,我国的卫生保健水平在世界上的排名不但没有上升,反而大幅下滑。2000年,世界卫生组织公布的一份年度报告显示,中国的医疗照顾水平在全世界排名仅为第144位。2006年有调查显示:"看病难,看病贵"成为我国各类投诉问题之首。有67.2%的中国百姓认为2007年我国最需改进的是医疗问题,高居各类调查问题的首位。

"医疗危机"产生的原因是多方面的。随着医学模式的转变,许多国家,尤其是发达国家,威胁人们健康的主要是心血管病、脑血管病、恶性肿瘤等,针对这些疾病发展起来的医疗技术常常是十分昂贵的。再加上暴力、车祸、工伤、残疾、社会病和老年病的不断增加,医疗费用难免不断上涨。"医疗危机"的另一个重要原因是医疗高技术的滥用。许多高技术诊疗手段的成本较高,如CT、MRI检查,心脏起搏器安装,器官移植,骨髓移植,肾透析等。由于技术主义的影响和市场经济的利益驱动,"小病大查""验单一大排,检测项目挨个来"的现象普遍存在,高技术的过度使用反而造成了"高消耗、低效益"的困境。

其次,尽管医学科学和技术的发展日新月异,但仍有许多疾病尚无法诊断与治愈,人还是不可抗拒地遵循自然规律而患病、衰老、死亡,那种不惜任何代价去治疗不治之症,千方百计地延长生命价值极低的病人的寿命,以牺牲病人的尊严为代价去维持植物人的生物学生命,诸如此类,究竟是不是医学的目的?人类应该如何去对待生老病死?如何提高和改善生命质量?如何公平合理地分配有限的卫生资源?这些都对医学的目的提出了质疑。

再次,人类不能消灭一切疾病。一种疾病消灭了,另一种疾病又产生了。人们庆幸消灭天花的喜悦尚未消退,更为可怕的艾滋病、SARS和禽流感又接踵而来;当恶性营养不良症趋于消亡时,营养过剩与脂肪积聚过多症却已产生。可以说,疾病是人类进化发展过程中的苦难,这种苦难将永远伴随人类。要想消灭疾病,特别是要想很快消灭某些疑难病、慢性病,这是一种不切实际的幻想。拘泥于传统思维,花费大量的卫生资源在这些疾病的研究与诊治上,而又难以对这些疾病的患者提供恰当的服务,这也是值得反思的一个医学目的问题。

上述医学技术发展的回顾,医疗服务还存在着重治轻防、重治轻护、重硬技术轻软管理的倾向。因此,对于医学科学技术发展价值观的考虑也是十分必要的。

三、对医学目的的新认识

这场医学目的讨论的发起人是美国科学院院士、哲学家卡拉汉(Callahan)。他领导的纽约哈斯廷斯中心(The Hastings Center)在研究了世界各国医疗卫生保健状况后,对医学的发展提出了4个方面的假设:①所有国家或迟或早都将发生一场医疗系统的危机;②现代医学并不能很好地解决人类疾病、衰老和死亡问题;③现代医学错误地把治愈疾病和阻碍死亡视为其首要目标;④追求良好的健康与治愈疾病和减轻痛苦是有根本区别的。卡拉汉在客观地分析了现代医学发展所面临的困境和危机后,指出要解决这些矛盾和危机,必须重新审视医学的目的。为此,他提出了3个令人深思的问题:①医学研究的未来目标究竟是什么?②什么应该是医疗服务的未来目标?③医学教育的未来目标是什么?

为了对此展开讨论和达成共识,1996年,该中心组织召开了有14个国家参加的医学目的讨论会。会议提出,必须改变目前世界范围内卫生服务的优先选择,将重视治愈和高科技转移到预防保健上来,尤其是应将公共卫生和预防疾病作为优先选择的重点领域。会议通过了《医学的目的:确定新的优先选择》宣言,其中将医学目的分为4个方面:①预防疾病和损伤,促进和保护健康;②解除由疾病引起的痛苦和疼痛;③对疾病的保健和治疗,以及对不治之症的保健;④避免早死,追求安详死亡。这种新的医学目的可概括为:治疗疾病,延长寿命,降低死亡率;预防疾病,减少发病率;提高生活质量,优化生存环境,增进身心健康。其特征为:①将促进和提高全体居民的健康状况作为主要目标,而不仅仅是医治患病的人群;②新的健康目标包括生理、心理、社会适应性等全方位的良好状态,而不仅仅是没有疾病;③对疾病的认识更加客观,认为医学本身和医学的目的并非要消灭疾病,而是应减少疾病,预防疾病;④视死亡为人类生活的组成部分,人伴随哭声而来,应面带微笑而去,提供安乐和舒适的死亡也是医学目的之一;⑤更加重视生命质量的提高,注重维护有意义的生命质量,有选择地阻止死亡,而不仅仅单纯追求寿命的延长。

第三节　医　学　责　任

一、医学责任的概念

医学责任(medical responsibility)是指在特定的历史条件下,人类对医学所提出的要求,也就是医学所应承担的社会义务。

医学责任不同于医学目的。医学目的是医学实践活动所要达到的目标,而医学责任则是在实现医学目的过程中医学所表现出来的作用范围、能力和权力。

二、影响医学责任的因素

人类的健康需求是无限的,而医学责任却是有限的。只有正确认识医学责任的有限性,才能准确地给医学以科学的定位。影响医学责任的因素主要有如下几个方面。

(一)医学的范围

人类社会的发展表明,医学水平的提高并没有减少健康问题,反而有更多的健康问题摆在医学面前。造成这种状况的原因之一是由于随着医学发展而减少的仅仅是影响健康的极其少数几种疾病(如天花是诸多传染病中唯一被消灭的传染病),而新的病种(如艾滋病、SARS、埃博拉出血热等)仍在不断出现,而且影响健康的因素远非几种疾病,还有许多其他因素,远远超出了医学研究的范围和职能。医学无法阻止自然灾害,无法避免战争,无法减少交通事故或其他意外伤害,无法改变恶化的生态环境和生存环境,无法缓解越来越激烈的社会竞争和心理压力,也无法降低暴力、酗酒、吸毒、性滥交等社会病,而这些因素恰恰是目前威胁人类健康的大敌。

就医学研究本身而言,其研究范围是极其有限的。且不说在人类整个知识体系中,即使在生命科学领域里,医学也仅占一席之地。尽管医学的研究范围随着社会的发展、科技的进步和健康需求的提高而不断地扩展;医学与其他相关学科互相渗透融合,出现了许多交叉学科、边缘学科和综合学科;医学体系在迅速膨胀,迄今已发展为5类医学:第一医学——临床医学和生理医学;第二医学——预防医学;第三医学——康复医学;第四医学——自我保健医学;第五医学——全科医学。但无论如何扩展,医学也无法解决健康问题的无限性与医学范围的有限性之间的矛盾。

从保护健康的主体方面来讲,对人类健康的保护不仅仅是医务人员的事,也是每个社会成员的事,是全社会的事。在2003年我国抗击SARS的斗争中,各级政府加强领导、高度重视,相关部门密切配合、相互支持,广大医务人员恪尽职守、奋力救治,社会各界广泛参与、群防群治,谱写了一曲曲众志成城、共抗SARS的壮丽诗篇,就是最好的例证。

(二)医学的能力

与其他科学一样,医学的能力也必然取决于基础科学,特别是基础医学的研究与医学技术的进步。伴随两者的有机结合和恰当运用,医学能力在逐渐增强。由于新的医学知识和新的医疗技术不断投入临床,医学能力也相应地在不断增强,并在预防疾病发生、降低发病率和病死率、减轻疾病痛苦、呵护人类健康、促进人类繁衍、提高生命质量、延长人类寿命等方面做出了有目共睹的贡献,但这并不意味着医学的局限性与人们对医疗能力的完全期盼之间的矛盾将随之而化解。在增长的医学能力对于健康保护作用不断增强的同时,任何人都不可以因此而把医学能力无限夸大。时至今日,现代医学中存在的未知领域太多,医学能力能解决的健康问题仍然十分有限。从宏观的层面来看,人类尚未制造出任何一个有生命的细胞,而生命的起源、遗传与变异、脑的结构与活动规律等重大课题仍待攻克。而从具体的医疗情况来看,仍然有许多常见病的病因不明、发病机制不清,缺乏早期诊断手段,缺乏有效的治疗方法。许多创伤性检查手段的风险性,某些药物的毒副作用,慢性病病变过程的不可逆转性,临终阶段的高投入、低效益等,凡此种种,都给病患带来了一系列的疑惑与不解。

面对这一现实,医务人员一方面必须理智地看待医学能力的局限性,不可过分强调现实的医疗水平,而另一方面也要加强对社会的宣传与解释,引导公众科学、客观地看待医学能力与病患医疗需求之间的矛盾。在以最高的人道、医德标准,尽心尽力为病患提供最好的医疗服务的同时,适时强化与病患之间的交流与沟通,尽最大努力化解医学能力与患者对治疗结果期盼之间的矛盾,明明白白地将医学能力与对人体了解的局限性传达给患者,取得患者的谅解与配合,从而达到一个医患之间都满意的医疗结果。

(三)医学的权利

权利和义务相互伴随。医学所承担的社会义务就是保证顺利实现医学目的和医疗任务。为此,社会赋予医学以特定的权力,如信息获取权、诊断权、处方权、手术权、干预患者行为权、宣告患者死亡权等。但医学的权力同时也是十分有限的,它无法解决医学资源分配不公、医疗支付水平不足的现实;不能消除假药、庸医、商业贿赂、医疗腐败等;无力解决因病致贫、因病返贫等社会问题;对于人工授精、体外授精、代理母亲、亲子鉴定、器官移植、安乐死、听任死亡、脑死亡标准等生命伦理学的难题,也必须服从医学伦理原则,并在一定的时空条件下和范围内有限地加以行使。医学不能左右政治、经济、科技、文化、教育等因素的变化,不能影响人类心理,对社会因素性疾病的控制也十分有限。因此,无论赋予医学以何种权力,医学也只能作用在有限的社会范围内,不可能,也没有必要取代社会其他行业部门的作用。科学发展决定了医学权力的局限性,也同样必然决定了医学对于人类健康责任的局限性。

(冼利青　张友元)

数字课程资源:

　　📖 拓展阅读　　　　✏️ 教学PPT　　　　📝 自测题

第四章 医学与人文

本章要点

通过本章的学习,使学生了解人文、医学人文的内涵,熟悉医学人文的历史发展,明确医学人文发展过程中面临的挑战。

医学不仅仅是科学,它是注入人文灵性的科学,是一种灵性和科学到了至高境界后的艺术化人文科学。医学中的人文要素是贯穿医学发展史始终的核心。然而,在医学技术迅猛发展的背景下,医学人文的发展与传承面临着巨大的挑战。随着疾病谱的变化和医学模式的转换,对医学人文关怀的呼声越发为医学界乃至全社会所重视。

第一节 医学人文内涵

一、人文与医学人文

人文,指人性、人的情感和人的文化修养。古希腊人认为,人只有经过社会理想人性的培养,和优雅艺术的教育和培训,才能成为适应社会发展需要的人才。在中国,"人文"一词最早出现在《易经》中,《易经》贲卦的象辞上讲:"观乎天文以察时变,观乎人文以化成天下。"所谓人文,强调的是人类社会运行所形成的秩序和伦理规范。

医学的研究对象和服务对象是人,医学即人学。医学的人文属性是指医学将人的生命和价值置于核心地位的属性,是对人的生命、人格、尊严、价值的尊重,即"病人的利益至上""以病人为中心"。多数研究者认为医学人文是一种伦理观,它强调在医学实践中关心、同情、爱护和尊重病人,保护病人的权利,实现人的平等。医学人文是医学的一种本质属性,是医学发展的理性回归,是医学教育的重要基础。因此,提升医生的人文素养,就是提升其对病人生命的保障能力。医学科学技术指导医生进行正确的诊断与治疗,医学人文保证医生为病人提供优质全面的诊断与治疗。

一般认为医学人文具有"医学人文精神"和"医学人文关怀"两个含义。前者是人类的终极关怀和人性的提升,包含医疗行业的职业精神等;后者则体现为伦理价值以及良好的医患关系。自中华人民共和国成立以来,尤其是《"健康中国 2030"规划纲要》发布之后,在医疗卫生事业的发展过程中,我国逐步形成以"一切为了人民健康"为核心的完整医学人文思想体系。

二、医学人文的价值

医学的价值是多元的,除了基本价值之外,医学的价值还可以分为手段价值和目的价值、功利价值和非功利价值、现实价值和理想价值、经济价值和文化价值等。这些根据不同的标准划分的医学价值形态,最终均要趋向于医学人文价值。医学人文价值是指医学对人、文化和社会全面发展,特别是对人的生存、发展、自由和解放等方面的需求。从本质上而言,对于生命的关爱,以人为本是医学人文价值的核心,体现了人类对于人性的终极追求。

医学人文价值的实现是建立在医学自身伦理道德基础之上的,更需要所有医疗行业从业者对人文精神和职业精神的坚持。首先,医学伦理道德是社会一般道德在医学领域中的具体表达,是医务人员自身的道德品质,也是维系医务人员与病人、他人、集体及社会之间关系的行为准则、规范的总和。它是医学文化经过长时间的积淀形成的,并且始终围绕医疗行业从业者的职业活动和与医学相关的社会活动展开的。其中,医学伦理学是运用一般伦理学原则解决医疗卫生实践和医学发展过程中的医学道德问题和医学道德现象的学科,从传统医德学到医学伦理学,再过渡到生命伦理学,医学伦理学的内容得以不断扩展和丰富。

其次,医学人文精神是医学人文观念层面的核心内涵,而职业精神是医学人文精神的重要组成部分。职业精神是人们对于所从事职业信念的坚持和理想的追求,在职业素质的构成中居于核心地位。对于医生而言,医生的职业精神是其职业行为和职业规范要求的内动力。古今中外医学代表人物的事迹和论著都展现了这些医学典范良好的职业精神。对于所有医疗行业从业者而言,最重要的职业精神就是人文精神,而人文精神也是他们的一种基本素养和精神依托。以"以人为本"为核心的人文精神主要体现在职业精神中以下五个方面:

1. 道德精神　医学首先是"人"学。要强调以人为本,珍视生命,尊重病人的人格、权利、精神需求与情感满足。就是要坚持患者至上的原则,尊重病人的自主权和隐私权。扶危济困、治病救人是做人的追求,更是一名医生的义务,医生要在工作中体现美德和价值。人文精神在医生身上最重要的体现就是"为人善良、关爱病人",对病人的痛苦能将心比心,用心去和病人沟通,用医术去为病人服务。

2. 科学精神　医学是研究人的健康的科学体系。复杂性、实践性、高风险性是医学专业的特点。科学精神要求医生终身学习,勤于思考,勇于创新,精益求精,永不满足现状,不断提高教学、科研能力和医疗质量,做一名卓越医生。

3. 公正精神　公平和正义是人类的永恒追求,是社会文明的标志,也是经济发展和社会稳定的保障。提高人民群众健康素质,逐步实现"人人享有基本医疗卫生服务"的目标,是维护社会公平正义的重要举措,是构建社会主义和谐社会的一项重要任务。公正精神作为医生职业素质的基础,主要表现在医生从事医务活动中公平的态度和正直的作风。公平态度要求医生平等对待病人,不歧视病人,不过度医疗。正直作风要求医生不谋私利,廉洁行医,勇于承认和改正错误。

4. 合作精神　现代医学已经发展为一个复杂的社会大系统。医疗卫生工作已由个体活动转到团体活动。生物-心理-社会医学模式要求全社会的合作与行动。这里需要医生与医生的合作,医生与护士的合作,医生与患者的合作,医院与疾病控制和公共卫生部门的合作,卫生行业与教育、文化、法律、环保部门的合作。坚持"开放就是发展,合作就是共赢"的理想,为了人民群众的健康事业共同奋斗。

5. 艺术精神　医学的理想目标是科学与人文的融合,医生的职业理想目标应是真善美的追求者和实践者。人体的结构与功能,都是相当精美的艺术品。中药的配伍和西药的调剂,都需要艺术的权衡与选择。一个成功的外科手术,实质是一次精美艺术品的雕刻。医学实践还需要绘图和摄影的知识与技能。文学艺术的情感与美感,音乐书画的梦幻与神韵,都会给医生带来思维的敏感、灵感与启示。临床工作需要文学艺术。临床医生应具备较高的艺术素质,努力成为文学家、艺术家。

第二节 医学人文的历史发展

一、古代医学人文的兴起与发展

"医学之父"希波克拉底(公元前460—前377年)是古希腊一位博学多才的医生,同时也是西方医学伦理学的奠基人。他的主要著作《希波克拉底文集》,是研究古代希腊医学的最重要典籍。文集收录的《希波克拉底誓言》,原是西方医生在开业行医仪式上宣读的有关医学道德的誓言,以后各个历史时期的誓言,都以《希波克拉底誓言》为蓝本,成为医生从医活动的职业理想和道德规范。《希波克拉底誓言》及文集中对医学道德的论述,对西方各国医学道德产生了长期的、深远的影响。《希波克拉底誓言》的核心与精华是"为病家谋利益",并作为医学道德活动的最高标准和行为准则,在此基础上提出了一整套医德行为规范。

罗马医学全面继承并发展了古希腊《希波克拉底誓言》的医学道德的思想和理论,代表是古罗马医生盖伦(Calen,130—200年),他"研究医学,抛弃娱乐,不求身外之物"的诺言,影响了世代医家。由于地中海文化的交流和商业贸易的发展,阿拉伯医学学习、沿袭了希腊医学,并使之在公元6—13世纪这一漫长历史时期逐渐本土化、民族化,形成了具有浓郁希腊色彩又具有阿拉伯特征的医学道德新体系。犹太医生迈蒙尼提斯(Maimonides,1135—1204年)就是这一体系的卓越代表,他的《迈蒙尼提斯祷文》是医学伦理学史中的杰出文献之一。

与西方医学人文的兴起与发展不同,中国的医学人文形成与发展是与中华文化传统紧密相连的。中华民族历史悠久,底蕴深厚,最早《黄帝内经》就指出"天覆地载,万物悉备,莫贵于人",体现了以人为中心的思想。而其中的《黄帝内经·素问》金匮真言论篇更是指出"非其人勿教,非其真勿授,是谓得道",告诉世人,医学的根本目的是治病救命,不要教无法诚信为病人诊治疾病的人学习医术,也不要教无法忠于医学职业的人学习医术。

公元前43年汉元帝刘奭提出以"质朴、敦厚、逊让、有行"作为考核医生的主要标准。汉末医学家张仲景《伤寒杂病论》自序中明确提出医药方术"上可疗君之疾,下可救贫贱之厄,中可保身长全";三国时期的董奉在庐山行医,给病人看病不要钱,只要求病人看好一场大病栽种五棵杏树,看好一次小病栽种一棵杏树。久而久之,在董奉住宅周围长成一片大杏林,后世文人便把"杏林"当作为仁德为怀,医术高超医生的象征。

唐代大医学家孙思邈(581—682年)所著《备急千金药方》中的"大医精诚""大医习业"等名篇,全面论述了医家道德准则,是我国医学史上最全面、最系统的医学道德文献,是我国医学道德思想发展的一座里程碑,被誉为"东方的希波克拉底誓言"。

到了明代晚期,医学道德得到长足发展,真正形成较为完整的理论体系。我国的医学道德学说开始接受行与思、理论与实践相合的研究方法,开启了一个全新的时代。李梴的"本于古而不泥于古"、龚信的《医学十要》、张璐的《医门十戒》、程钟灵的《医学心悟》都是这一时期的代表作品。明代名医陈实功(1555—1636年)所著《外科正宗》的"医家五戒十要篇"更是提出了十分具体的医学道德规范,曾被美国华盛顿乔治大学组织出版的《生命伦理学百科全书》附录收录,与《希波克拉底誓言》《迈蒙尼提斯祷文》共同列入人类最早成文的古代医学道德文献中。

中国古代医学人文的形成,受到儒家文化、道家文化、佛教文化的深刻影响,特别是在中国文化占重要地位的儒家文化。"医乃仁术""泛爱众""举乃和柔,无自妄尊"等儒家主张,"布施得福,治病济人"的佛家教诲,以及"累功积德,乐善好施,度人为先"的道家信条都润泽了我国医家的思想行为,共同构成了中华医学人文的思想宝库。

这些高尚美好的医学道德观念,影响着一代代医务工作者的理论探索和临床实践,流传至今,仍具有强大的生命力和重大的现实意义。

二、近现代医学人文的发展

近代,欧洲文艺复兴思潮和马丁·路德的宗教改革冲破了中世纪宗教和封建统治,发起人道主义的运动,医学的迅速发展和卫生事业的社会化,对医学道德提出新的要求,医务人员的行为准则从个体到集体,又从国家到国际,内容和范畴不断延伸扩大,医学伦理学的国际化趋势逐渐形成。在这一背景下,德国柏林大学教授胡佛兰德(Hufeland,1762—1836年)提出了救死扶伤、治病救人的《医德十二箴》;1791年,英国学者托马斯.帕斯瓦尔专门为曼彻斯特医院起草了《医院及医务人员行动准则》,并于1803年针对医院内部的人员关系等问题出版了专著《医学伦理学》,为医学伦理学教育的科学化和普适性奠定了基础。1847年,美国医学会成立并同时制订了《美国医学会医德守则》,其内容涉及:医生对病人的责任,病人的权利与义务,医生对其他医务人员的责任,医务人员和医务界对公众和社会的责任与义务等。

1939年12月,毛泽东在延安写下了《纪念白求恩》一文,热情歌颂了伟大的国际主义战士白求恩大夫的精湛医术和高尚医德。毛泽东号召向白求恩同志学习,学习他对人民极端的热忱,对工作极端的负责任,白求恩精神成为全体共产党员和医务工作者投身革命和卫生事业的不竭动力。1941年,毛泽东为中国医科大学第十四期学员题词"救死扶伤,实行革命的人道主义"。毛泽东的文章和题词,为医务工作者树立了光辉的榜样,为医疗卫生行业指明了前进的方向,为新民主主义革命和社会主义建设时期医学道德建设奠定了理论基础。

第二次世界大战结束以后,德意日法西斯战犯受到审判,其反人类罪行世人皆知。尤其是纳粹医师罪行被审判以后,医师职业道德的特殊性和重要性再次引起人们的高度关注。针对第二次世界大战期间纳粹医师对战俘进行惨无人道的人体实验的罪行,1946年制定了著名的《纽伦堡法典》,确定了关于人体实验的基本原则。

1948年,世界医学会在日内瓦召开会议,大会以《希波克拉底誓言》为基础,起草了一个关于职业医师道德规范的誓言,形成了《医学伦理学日内瓦协议法》,要求签约国医师共同遵守。后经修改,形成著名的《日内瓦宣言》,标志现代伦理学的诞生。

1949年,世界医学会在伦敦召开大会,通过了《世界医学会国际医学道德守则》,对医师的一般守则、医患关系、医师之间的关系等三个方面做出具体规范。

1953年7月,国际护士协会制订了《护理学国际法》。

1968年8月,世界医学协会在悉尼召开会议,通过《悉尼宣言》,对死亡的概念、诊断和器官移植的道德规范做了原则性规定。

1975年10月,世界医学协会在东京召开大会,通过《东京宣言》,规定了医师在对拘留犯和囚犯进行诊治疾病时的行为准则。

此后,世界医学协会、世界卫生组织、联合国教科文组织等机构,多次召开会议并通过相应宣言和决定,对有关领域医学活动做出进一步的规定。1998年经世界卫生组织和世界医学联合会批准,世界医学教育联合会组织立项,并于2001年6月发布了《本科医学教育全球标准》。该标准包括9个主领域和36个亚领域,其中在"行为和社会科学以及医学伦理学课程"亚领域中,要求各医学院必须安排适量的行为科学、社会科学、医学伦理学和卫生法学等相关课程,使学生有能力进行合乎伦理道德的医疗实践。2002年美国内科基金会、ACP(American College of Physicians)基金会和欧洲内科医生联盟共同研究并发布了《新世纪的医师职业精神—医师宣言》(Medical professionalism in the new millennium:a physician charter),获得了包括中国医师协会在内的,来自多个国家和地区的超过100个国际医学组织认可和联署。

为了保证我国医学教育质量和社会声誉,促进医学教育和卫生事业健康发展,1991年,中国国家教育委员会高等教育司颁布《医学生誓言》。此后,全国医学院校学生入学教育的医学生宣誓活动,成为一种必须举行的仪式。在2010年中国医师协会更是颁布了《中国医师宣言》,其内容包括平等仁爱、病人至上、真诚守信、诚实正直、精进审慎、积极创新、宽厚包容、博采众长、发扬协作、团队精神、廉洁公正、正确处理各种利益关系、充分利用有限的医疗资源和终生学习等,从而定义了医师职业精神的核心价值观。

2016年，教育部临床医学专业认证工作委员会出版的《中国本科医学教育标准临床医学专业(2016版)》一书明确提出：临床医学专业本科毕业生应能够根据《中国医师道德准则》为所有病人提供人道主义的医疗服务；应能够掌握医学伦理学的主要原理，并将其应用于医疗服务中；能够与病人及其家属、同行和其他医生专业人员等有效地沟通伦理问题；应能够了解并遵守医疗行业的基本法律法规和职业道德。

中华人民共和国建立以后，我国的医学人文思想体系的"一切为了人民健康"的核心逐步得到确立。在发展医疗卫生事业的过程中，特别是进入新时代以来，这一医学人文思想体系得到了进一步的完善，形成了包括人民健康至上的指导思想、公平可及的普惠价值理念、救死扶伤的人文情怀和尊医重卫的社会氛围的有机整体。

第三节 医学人文的当代挑战

一、人文关怀

《西氏内科学》作者开宗明义的第一句话就是"医学，是科学和科学方法与行医艺术融为一体的职业"。而医生职业要求医生应当将病人的利益放在自己的利益之上，也是业内人士应有的社会责任。美国内科医学会和欧洲内科学联合会共同建议医生职业应该强调三个基本原则：病人利益第一，病人自主，社会公平。美国内科学协会曾经颁布内科医生的职业规范：置病人的利益在自己的利益之上，同时，还有责任在行医施治、传徒授技中保持最高的医技水准；有责任对病人的利益或康乐保持积极的心态和行为；有责任对社会的健康需求做出认真的反应。所以，医生不能光凭自己的医疗技术和娴熟的处理方式来诊治病人，还应让病人相信，医生是把自己当作普通人来看待的，而不是仅仅作为一个病人来看待的。医生必须乐于满足病人的要求，乐于为病人的长期求治承担责任。

关于医患关系，国内很多大家都发表过自己的见解。中国工程院王振义院士曾反复强调："爱心和好的医术是医生必备的两个素质。"而中国工程院首席院士顾玉东教授也指出："爱心是医患关系最好的润滑剂！关爱病人就是医患关系的本质。"我国临床血液学专家林果为教授也曾说过："一个医生很真心很诚恳地对待一个病人，病人是看得出来的，会相信的。"事实上，所有的名医大师都在自觉践行着"病人利益第一"的基本准则。虽然我们的职业大环境发生了翻天覆地的变化，但医者仁心的初衷不能改变，医者坚守和奉献的信念也不能改变。

在传统的医疗服务中医师做出诊疗决策，病人只能被动地服从，广大医疗卫生专家认为这种"家长式"的医生是不合时宜的。充满人文精神的医学提倡的是医生与病人积极互动的医患关系模式。这种模式要求医生在疾病的诊疗过程中心怀对病人的人文关怀，尽其职责，在做出医疗决策时充分考虑病人的利益，给予病人较多的决定权，并帮助病人行使这些权利。而病人则应该充分尊重和信任医生，把自己的健康和生命放心地托付给医生。这种医患关系模式是避免决策分歧和建立和谐医患关系的基础。显然，实现此种医患关系模式需要医患双方共同努力，而从医生的角度而言，医生应该：

(1) 将病人的利益放在首位，贯彻"以病人为中心"的理念；

(2) 与病人进行良好的沟通，包括将医疗决策中的关键部分，如拟采取的诊疗措施的效果、风险、花费等实事求是地详细地向病人及其家属介绍；帮助病人及其家属分析和权衡分析可能的诊疗方案的利弊，协助病人形成决策；

(3) 尽力满足病人对呵护和尊重的需求，降低因病人的身体心理受到疾病侵害而导致的医疗过程中的风险。

二、基因伦理

1909年丹麦遗传学家约翰逊(Wilhelm Ludwig Johannsen)提出"基因""基因型"概念。1935年，德国威廉皇家学会科学家德尔布吕克(Max Delbruck)等人提出基因是决定遗传的物质基础,基因是"遗传质"。1990年人类基因组计划正式启动。基因研究与基因技术进入了快速发展的阶段。人类基因组测序工作以及人类基因的应用存在一系列伦理问题,比如人类基因组所蕴含的遗传信息和隐私权问题、人类基因组图谱的使用与人的社会权利的问题,人类据基因组信息的医学解释与心理压力以及名誉损害问题,还可能出现对于某些个体或某些群体的歧视,甚至可能会被滥用,滋生和助长种族主义(如纳粹主义等)。因此,开展人体基因研究要求特殊的保密和隐私保护,以降低歧视发生的可能性,规避对社会中可被确认的人群造成集体风险。为此,1990年国际人类基因组织为此专门成立了人类基因组计划伦理、法律和社会问题研究机构,预测和研究人类基因组计划对个人和社会的意义、考察将人类基因组绘图和排序后可能引发的伦理、法律和社会后果。1997年联合国教科文组织通过了《人类基因组与人权问题的世界宣言》,这一有关人类基因组研究的重要文件申明人类基因组自由研究的界限在于不可逾越的人权。

随着基因技术的日益成熟,基于基因的诊疗也逐步成为医生治疗疾病、改善病人生活质量的重要手段。目前发展较为成熟,应用也较为广泛包括体细胞基因治疗、生殖系基因治疗、增强基因工程和优生基因工程。其中,基因工程,特别是生殖细胞基因增强工程,伦理争议最大。这种技术是引入特定基因作为后代遗传素质的一部分,并且可以通过生育活动继续传递下去。人类的基因将不再完全是父母基因的自然结合。因此,人类将可以掌控自己的进化历程,换言之,人类将变成有意识设计的产物。目前国际上主要的法律和伦理均禁止生殖系基因工程技术的应用。在1982年1月第26次欧洲议会上通过的第943号建议明确指出,"未来世代所要求的权利是未知的,其价值观念和信念体系可能不同于现代",所以"要确保后代遗传物质不被人工干预的权利"。2005年,第59届联合国大会批准通过的《联合国关于人类克隆宣言》明确指出,禁止应用可能违背人类尊严的遗传工程技术。

事实上,突飞猛进的科学技术必须在伦理规范和道德的指引下才能促进人类的幸福。人类基因工程技术有可能改变人类长期形成的生命观与世界观,伦理道德秩序以及社会组织的基本形态。而各种传统伦理观念几乎都缺乏对于人造生命现象准确的说明和规定,所以尽管在现有道德框架下建立管理基因技术的有效规范是困难的,却也是亟须我们解决的问题。

三、安乐死

"安乐死"(euthanasia)一词是17世纪英国哲学家F.培根(1561—1626年)创造的。它来源于希腊语"euthanatos",是指安宁、无痛苦的死亡。面对一个病魔缠身、治愈无望、极度痛苦、濒临死亡的病人,是不惜一切代价维持其生命,还是遵从其意愿,让其无痛苦地安然离世——安乐死,这是一个能够触动每个人类个体心灵的问题,是医学问题,是法律问题,也是医学人文学的重要课题。

在宗教和世俗传统里,既有支持也有反对安乐死的思想。希伯来人认为,生命是天生宝贵的,没有神的指令生命不能被毁坏。在禁止安乐死的同时,犹太人也接受两种尊严地死亡的思想,即照顾濒死者和放弃治疗让濒死病人自动死亡。基督教是反对自杀和安乐死的。从早期教会至奥古斯汀(354—430年)时期的基督教神学作品中,基督教赞扬忍耐和意志坚定的品格,主张在困境中保持信仰和希望,因此对于安乐死是持反对态度的。19世纪中叶,在这种思想的影响下,美国医学会提出"不应该因疾病无法治疗而放弃病人,病人住院本身可能是高度有意义的……甚至在致命疾病的最后阶段,为其缓解疼痛和其他症状,为其安抚精神苦恼。"事实上,许多在诊断临终疾病、保持希望和缓解疼痛的"科学"培养下成长起来的医生,并不赞同安乐死。

进入20世纪以来,欧美各国都有人积极倡导安乐死,还发起了相关的组织和运动。1936年,英国率先成立了自愿安乐死协会。1938年,美国成立了无痛苦致死协会。1939年9月,现代西方精神分析学派的创始人,奥地利心理学家西格蒙德·弗洛伊德(Sigmund Freud)自感疾病已无可挽救时,向医生提出安乐死的要求,最终以自愿安乐死的方式结束了自己的生命。

自20世纪70年代起,随着医疗水平迅速提高,许多复苏技术相继问世,挽救了不少以往无法复苏病人的生命,也使很多人的死亡由自然事件演变为医学事件,再次引起了人们关于"安乐死"的讨论。1967

年,美国建立了安乐死教育基金会。1976年,国际安乐死讨论会在日本东京举行,会议宣称要尊重人的"生的意义"和"死的尊严"的权利。1988年,我国首次安乐死学术讨论会在上海举行,会议取得了积极而有意义的成果。从20世纪90年代起,美国、澳大利亚、西欧等一些国家开展了安乐死的立法活动,并引发激烈争论。1994年11月,在美国俄勒冈州的一次全民公决中,通过了尊严死亡法。这项法律使得安乐死和医生协助自杀在一定的条件下不再是非法行为了。1997年,俄勒冈尊严死亡法案在第二次全民公决中,再次获得通过,俄勒冈成为当时全美第一个允许安乐死的州。2001年4月10日荷兰议会一院(上议院)以46票赞成、28票反对、1票弃权通过了安乐死法,这标志着荷兰成为世界上第一个安乐死合法化的国家。

来自医学、伦理学和法学多个领域的专家和学者不断加入关于安乐死的讨论,对于安乐死的理解不断被深化。目前,普遍接受的安乐死过程可以描述如下:患不治之症的病人在危重濒死状态时,由于难以忍受躯体和精神的极端痛苦,在病人或其家属的合理及迫切要求下,经过医生、权威的医学专家机构鉴定确定,符合法律规定,按照法律程序,用人为的、仁慈的医学方法使病人在无痛苦状态下度过死亡阶段而终结生命。安乐死的本质不是决定生与死,而是决定人在死亡时是痛苦还是安详。安乐死的目的是通过人工调节和控制,使死亡过程呈现一种理想状态,避免肉体和精神的痛苦折磨,使濒死病人获得舒适和安宁的感受。

尽管对安乐死的争论没有停息的迹象,但安乐死的价值已在三个方面得到大多数人的认同:

(1) 安乐死有利于病人:根据上面的描述,安乐死对象主要为患有不治之症且处于危重濒死状态的病人,主要包括脑死亡者、"植物人"状态的病人、濒死者、终末期患者和有严重缺陷的新生儿等等。对于脑死亡者来说,所有的复苏和支持疗法都无法维持脑死亡者仍是一个完整意义上的"人"。而为一些罹患不治之症痛苦不堪的病人,与其提供各种先进的医疗手段治疗延续他们的痛苦与绝望,还不如在这种极度痛苦的情况下满足他们的安乐死意愿,使之安然离去。

(2) 安乐死有利于死者家属:一方面,在最大限度减少病人所受痛苦的同时,安乐死还可以缓解了病人家属的焦虑心理和心理负担,达到精神上的解脱。另一方面,安乐死还可以减轻病人家庭的经济负担,不在一个无意义的生命在过度消耗有意义的生命,透支家属未来的生活质量。

(3) 安乐死有利于医疗卫生资源的合理分配:任何一个国家对于卫生保健事业的投资都是有限的,医疗卫生资源的分配必须遵循公正和效用原则。实施安乐死,可以把用于维持无意义生命的医疗资源节约下来用在其他有康复希望的病人身上,提高整个医疗行业的运行效率。

四、利益冲突

目前,利益冲突已成为医学研究、临床实践和医学教育领域中一个备受关注的关键词。所谓"利益"是人们采取行动适应环境进而得以生存的动因,是想要某一特定物体、行动或状况,广泛存在的欲求或意图。

事实上,医务人员、病人与药品和医疗器械企业有着共同的利益。他们都有动机通过发展新的知识和发展更有效的诊疗方法,从而达到治病救人、改善病人生命质量的目的。但是,由于医务人员、病人与药品和医疗器械企业各个相关方都持有符合自身利益的目标,所以,尽管各相关方共同利益一致,在实际中还是很可能产生利益上的冲突的。

医学研究、临床实践等各个领域都会不可避免地出现利益冲突。如何面对这一现象,分析利益冲突的伦理困境,进而指定有效的解决策略或方案是一个巨大的挑战。为了确保医疗服务的效果和效率,我们必须建立一种机制鼓励医药企业、医学研究人员或医生进行符合道德准则的合作,避免各方为了自身利益而忽视医学的目的。为了避免利益冲突造成的不利影响,耶鲁大学的学者提出了六项原则:禁止直接向患者或者有处方权的部门或者个人推广产品;杜绝礼品礼金;临床医生、科研机构以及医院必须公开从医药企业获得的资助信息;禁止药品企业资助医生进行继续教育;为了确保医药企业资助的临床研究保护病人志愿者的权益,所有研究均应公开透明,遵守机构评审小组、数据安全与监督小组和指导委员会的相关规定;坚持言论自由,加强交流。

在医疗卫生领域中,利益冲突无处不在,卫生行业的每一位从业者都应有充分认识和自觉警惕,重视自身的人文伦理修养。只有如此,医务人员、病人与药品和医疗器械企业才会高效达成拥有共同的利益。

(丁 宁)

数字课程资源:

拓展阅读　　　教学 PPT　　　自测题

第五章　卫生健康服务系统的改革发展

本章要点

通过本章的学习,使学生对世界及我国卫生组织机构及主要职能有一定的了解,对我国深化医药卫生体制改革的历程,目前深化医药卫生体制改革的指导思想、目标、原则、重大举措及需要进一步突破的关键问题和改革的阶段性成果有初步了解,加深学生对我国今后医药卫生体制改革方向的认识。

第一节　卫生组织机构

在全世界190余个主权国家中,几乎没有任何两个国家的卫生健康服务系统是完全一致的,不同国家的卫生健康服务系统与本国的政治、经济、文化和社会环境等有着密切的关系。在建立和完善卫生健康服务系统时,政府起着无可替代的作用,不同的体制,政府的作用不同,势必导致卫生健康服务系统的各异。

由于世界人口的流动性,疾病尤其是传染性疾病的传播性,为了指导和协调国际卫生健康工作,1948年成立了世界卫生组织(World Health Organization,简称WHO)。

一、世界卫生组织

世界卫生组织是联合国下属的一个专门机构,总部设置在瑞士日内瓦,只有主权国家才能参加,是国际上最大的政府间卫生组织。世界卫生组织的宗旨是使全世界人民获得尽可能高水平的健康。主要职能包括:促进流行病和地方病的防治,提供和改进公共卫生、疾病医疗和有关事项的教学与训练,推动确定生物制品的国际标准。

世界卫生组织大会是世界卫生组织的最高权力机构,每年5月在日内瓦召开一次。主要任务是审议总干事的工作报告、规划预算、接纳新会员国和讨论其他重要议题。

执行委员会是世界卫生大会的执行机构,负责执行大会的决议、政策和委托的任务,它由32位有资格的卫生领域的技术专家组成,每位成员均由其所在的成员国选派,由世界卫生大会批准,任期3年,每年改选1/3。根据世界卫生组织的君子协定,联合国安理会5个常任理事国是必然的执委成员国,但席位第3年后轮空1年。常设机构秘书处下设非洲、美洲、欧洲、东地中海、东南亚、西太平洋6个地区办事处。

所有接受世界卫生组织宪章的联合国成员国都可以成为世界卫生组织的成员。其他国家在其申请经世界卫生大会简单的投票表决,多数通过后,就可以成为世界卫生组织的成员国。在国际关系事务中不能承担责任的地区,根据世界卫生组织成员国或其他能够对该地区的国际关系承担责任的权威基于该地区自身利益制定的申请,该地区可以作为预备成员进入世界卫生组织。世界卫生组织成员国按照区域分布,目前共有193个成员国、2个准成员、6个观察员。

中国是世界卫生组织的创始国之一。1972年,第25届世界卫生大会通过决议,恢复了中国在世界卫生组织的合法席位。1981年,世界卫生组织在北京设立驻华代表处。中国的世界卫生组织合作中心已达69个,位居世界卫生组织西太平洋地区国家之首。2017年,世界卫生组织向中国政府颁发"社会健康治理杰出典范奖",以纪念中国爱国卫生运动开展65周年,表彰爱国卫生运动取得的辉煌成就。

二、我国的卫生组织机构

随着我国卫生事业的不断改革与发展,逐步形成了一套具有中国特色的、比较健全的卫生组织机构,为保障人民健康发挥了重要的作用。我国的卫生组织机构分为卫生行政组织、卫生行业组织和群众性卫生组织三大类。

(一) 卫生行政组织

卫生行政组织是各级政府或部门行使卫生管理的职能机构。

1. 国家卫生行政管理部门

(1) 国家卫生健康委员会:长期以来,我国卫生事业的国务院主管部门是卫生部。2013年,为了加强全人口卫生健康的管理,时国家卫生部与国家计划生育委员会合并重组为国家卫生与计划生育委员会,作为主管卫生与健康工作的国务院组成部门。中国共产党第十九次全国代表大会以后,为了推进全民健康工作,实现健康全过程、生命全周期的保障,国务院进一步对相关部门进行重组,2018年3月设立国家卫生健康委员会。其主要职责是拟订国民健康政策,协调推进深化医药卫生体制改革,组织制定国家基本药物制度,监督管理公共卫生、医疗服务、卫生应急,负责计划生育管理和服务工作,拟订应对人口老龄化、医养结合政策措施等。

(2) 国家中医药管理局:是政府管理中医药行业的国家机构,隶属于中华人民共和国国家卫生健康委员会。其主要职责是拟订中医药和民族医药事业发展的战略、规划、政策和相关标准,起草有关法律法规和部门规章草案,参与国家重大中医药项目的规划和组织实施。承担中医医疗、预防、保健、康复及临床用药等的监督管理责任。组织开展中药资源普查,促进中药资源的保护、开发和合理利用,参与制定中药产业发展规划、产业政策和中医药的扶持政策,参与国家基本药物制度建设。

(3) 国家医疗保障局:根据我国医疗卫生体制改革的需要,2018年5月3始正式挂牌。其主要职责是拟订医疗保险、生育保险、医疗救助等医疗保障制度的政策、规划、标准并组织实施,监督管理相关医疗保障基金,完善国家异地就医管理和费用结算平台,组织制定和调整药品、医疗服务价格和收费标准,制定药品和医用耗材的招标采购政策并监督实施,监督管理纳入医保范围内的医疗机构相关服务行为和医疗费用等。

2. 按照国家卫生行政管理部门设置,我国在省、自治区、直辖市,地级市、自治州、盟,县、县级市、区、旗等层面也垂直设立与国家卫生行政管理部门相对应的管理机构。

(二) 医疗卫生机构

医疗卫生机构是依法成立的从事疾病诊断、治疗活动的卫生机构。

1. 统计分组 医疗机构分为医院、基层医疗卫生机构、专业公共卫生机构、其他共4大类。

(1) 医院:包括综合医院、中医医院、中西医结合医院、民族医院、各类专科医院和护理院。

(2) 基层医疗卫生机构:包括社区卫生服务中心(站)、乡镇(街道)卫生院、村卫生室、门诊部、诊所(医务室)。

(3) 专业公共卫生机构:包括疾病预防控制中心、专科疾病防治机构、健康教育机构、妇幼保健机构、急救中心(站)、采供血机构、卫生监督机构、计划生育技术服务机构。

(4) 其他医疗卫生机构:包括疗养院、医学科研机构、医学在职教育机构、医学考试中心、人才交流机构、统计信息中心等卫生事业单位。

此外，医院按照登记注册类型分为公立医院和民营医院，公立医院指经济类型为国有和集体办的医院，民营医院指公立医院以外的其他医院，包括联营、股份合作、私营、台港澳投资和外国投资等医院。

2. 我国医疗卫生机构概况　根据《2017年中国卫生和计划生育统计年鉴》，截至2016年10月底，全国医疗卫生机构数达983 394个，其中医院29 140个，基层医疗卫生机构926 518个，专业公共卫生机构24 866个，其他机构2 870个。

3. 我国医院的现状

(1) 医院的类型分布：在我国目前的29 140家医院中，综合性医院占所有医院总数的61.8%，专科医院占22.8%，中医医院占11.9%。

(2) 医院的区域分布：中国人口主要分布在中东部地区，占人口总量的70%以上；而按城乡划分，2017年从城乡结构看，城镇人口占总人口比重（城镇化率）为59%，乡村常住人口占总人口比重的41%。我国医院分布数量特征与人口地域分布特点基本一致，大多数医院分布在中东部地区，其中东部医院11 221家，中部医院8 500家，西部医院9 419家，中东部医院占医院总数的67.8%。综合性医院中，分布在东部的6 625家，分布在中部的5 093家，分布在西部的6 302家，中东部综合性医院占综合性医院总数的65%。而分布在城市的医院数是15 500家，占医院总数的53.2%；分布在农村的医院数是13 640家，占医院总数的46.8%。其中分布在城市的综合医院数是8 754家，占综合医院的48.6%；分布在农村的综合医院数是9 266家，占比是51.4%。农村综合医院的比例高于城市，这是与城乡医疗卫生需求密切相关的，由于城市居民对医疗卫生精细化服务水平的需求，势必导致城市的专科医院较多，而综合医院数略低于农村。

(3) 从经营性质来看：我国"非营利医院"约占医院总数的大多数，达65.4%(19 065家)。随着人民生活水平的提高，医疗卫生服务需求呈多元化趋势，"营利性医院"最近几年增长速度较快，从2010年的5 096家增长到2016年的10 075家，占比达到34.6%。

(4) 从登记类型来分：在所有医院中，公立医院12 708家，占43.7%；民营医院16 432家，占56.3%。

(5) 按医院等级分：医院等级划分标准，是我国依据医院功能、设施、技术力量等对医院资质评定指标。全国统一，不分医院背景、所有制性质等。按照《医院分级管理标准》，医院经过评审，确定为三级，每级再划分为甲、乙、丙三等，其中三级医院增设特等，因此医院共分三级十等。一级医院是直接为社区提供医疗、预防、康复、保健综合服务的基层医院，是初级卫生保健机构。其主要功能是直接对人群提供一级预防，在社区管理多发病常见病现症病人并对疑难重症做好正确转诊，协助高层次医院搞好中间或院后服务，合理分流病人。二级医院是跨几个社区提供医疗卫生服务的地区性医院，是地区性医疗预防的技术中心。其主要功能是参与指导对高危人群的监测，接受一级转诊，对一级医院进行业务技术指导，并能进行一定程度的教学和科研。三级医院是跨地区、省、市以及向全国范围提供医疗卫生服务的医院，是具有全面医疗、教学、科研能力的医疗预防技术中心。其主要功能是提供专科(包括特殊专科)的医疗服务，解决危重疑难病症，接受二级转诊，对下级医院进行业务技术指导和培训人才；完成培养各种高级医疗专业人才的教学和承担省以上科研项目的任务；参与和指导一、二级预防工作。在所有的医院中，三级医院2 232家，二级医院7 944家，一级医院9 282家，基本符合金字塔结构。三级医院基本上以公立医院为主，民营医院只有172家。

(三) 群众性卫生组织

群众性卫生组织是发动群众参与卫生管理、开展卫生工作的组织保证。按其性质和职责，可分为：

1. 由国家机关及人民团体的代表组成的群众卫生组织　如爱国卫生运动委员会和初级卫生保健委员会。

爱国卫生运动委员会是领导爱国卫生运动的组织机构。中央和各级组织都设有此机构，在中国共产党的领导下，具体负责爱国卫生运动的开展。爱国卫生运动是以除四害、讲卫生、消灭疾病为中心的群众卫生运动，是中国提高全民族科学文化水平，保护人民健康，保证社会主义现代化建设的一项重要措施。随着国家建设的发展，爱国卫生运动所涉及的范围更加广泛。爱国卫生运动委员会的主要职能是拟定、组织贯彻国家和地方公共卫生和防病治病等的方针、政策和措施；统筹协调有关部门及社会各团体，发动广大群众，开展除四害、讲卫生、防病治病活动；广泛进行健康教育，普及卫生知识，提高卫生素质；开展群众性卫生监督,不断改善城乡生产、生活环境的卫生质量;检查和进行卫生评价,提高人民健康水平。

2. 由卫生专业人员组成的学术性团体 如中华医学会、中华预防医学会、中医学会、中华药学会、中华护理学会及中国防疫协会、中国农村卫生协会等,这类卫生组织执行卫生政策,主要是通过团结各级各类医务工作者,开展各种学术活动,促进各项卫生事业的发展。

3. 由广大群众卫生积极分子组成的基层群众卫生组织 如中国红十字会、中国卫生工作者协会和中国农村卫生协会等,主要是发动群众开展卫生工作,宣传卫生知识,组织自救活动等。

第二节 全球卫生健康服务系统发展趋势

一、全球卫生健康服务的社会环境分析

(一) 人口老龄化

人口老龄化是全球面对的最严峻的社会问题之一。21世纪初期,世界有接近6亿老年人,为50年前记录的数目的3倍。到达21世纪中叶,预计将有约20亿老年人。全球老年人口每年以2%增长,快于整体人口增长速度。2013年世界的中位数年龄为26岁;2050年,预计世界中位数年龄将到达36岁。随着人口老龄化状况的日益扩大,养老问题得到各国政府和社会越来越多的重视,要求与养老问题紧密相连的卫生健康服务也要做出变化。

(二) 亚健康状态

按照世界卫生组织关于健康的定义:健康不仅是指没有疾病,还要有完好的心理状态和社会适应能力。世界卫生组织近年公布的一项全球性调查结果表明,现代社会人们生活方式发生改变,处于亚健康状态的人口较多,全世界符合真正健康标准的人口仅占总人口的5%,医院诊断患各种疾病的人占总人口的20%,其余75%的人处于亚健康状态,健康问题日益引起世界关注。卫生健康服务系统,不仅要服务于防病、治病,更要服务于生命全过程、健康全周期。

(三) 气候变化和污染加重人类健康隐患

世界范围内,每年约200万人死于空气污染。水资源和空气污染的后果,将会在未来10年间越来越明显地显现出来。一方面,污染会使得人们更加注重疾病防治,增加医疗健康支出;另一方面,人们在由污染带来的疾病的治疗上投入也会有所增长。

(四) 发展中国家的贫困问题不容忽视

尽管在过去10年,全球减贫取得了显著成效,但世界上仍有亿万人口挣扎在生死存亡的边缘,备受饥饿困扰。目前,世界上仍有10亿人口生活在每天1美元标准以下的严重贫困中。大面积贫困所造成的最不幸的后果是,有8亿人口食不果腹。长期食物不足与严重缺少除劳动力以外的其他资产使他们依然在疾病和人为或自然灾害面前束手无策。这些极端贫困人口是一个徘徊在生死存亡边缘的群体,他们大部分居住在发展中国家。在这些国家,人平均寿命低,婴儿死亡率高,儿童传染病猖獗,而免疫接种仍未普及,腹泻十分普遍。其重要原因,是尚有2/3的人得不到安全供水和不能享有最起码的卫生设施。另外,仅在非洲地区,每年至少有100万儿童死于疟疾。

二、全球卫生健康服务系统

面对世界新的政治、经济、社会和环境状况,世界卫生组织提出了21世纪人人享有卫生保健的全球卫生总目标,并制定了全球卫生政策。

(一) 基本政策

1. 确认健康是一项基本人权,是全世界的一项目标。
2. 人民有权,也有义务参加卫生保健的计划和实施。

3. 政府对人民的健康负责。

4. 各国发展卫生事业,主要依靠自力更生,但也需要国际支持和协作,因为在卫生工作方面没有一个国家能完全自给自足。

5. 确认卫生是社会发展的组成部分,实现这一目标,不能只靠卫生部门,而要依靠社会各部门的密切协作。

6. 必须充分利用世界资源推动卫生工作及其发展,促进卫生方面的国际合作。

(二)卫生系统发展目标

1. 改善居民健康状况。

2. 缩小居民健康水平之间的差距。

3. 提高卫生工作的效率。

4. 提高用户的满意度,尽量满足其合理要求。

5. 保证个人、家庭及社区免受经济损失,提高卫生服务效率。

6. 在卫生服务的可得性与可及性方面实现社会公正。

然而世界各国卫生健康服务系统差别很大,在发展中国家,有近2/3的人口得不到任何长期的卫生保健。在多数国家,卫生保健设施集中于大城市,服务于一小部分人口,而忽略了为大多数人服务的初级卫生保健。各国之间卫生人员的发展差异也很大。

按照世界银行2016年的统计,全世界平均卫生费用支出占GDP比重9.9%,美国是卫生费用占GDP比重最高的国家,占比达17.1%。瑞典和瑞士也达到11.9%和11.7%。法国和德国的比重达到11.5%和11.3%。在亚洲,日本和韩国的卫生费用占GDP比重为10.2%和7.4%。中国卫生总费用占GDP的比重是6.2%。不过,卫生总费用虽然能体现一个国家医疗卫生筹资水平,但却并不一定能体现医疗卫生体系的效率高低。在亚洲,新加坡卫生费用占GDP的比重只有4.9%,和非洲国家埃塞俄比亚处在同一水平,但新加坡的人均预期寿命在2015年达到了83岁,排名全球第8。从新加坡的案例可以发现,如果仅仅是卫生总费用单方面变大,却无法换回更好的国民健康水平,这或许意味着现有的医疗卫生服务体系正变得低效。世界银行有报告认为,"一些高收入国家的经历表明,如果没有适当的控制,过快的卫生支出增长会加重个人、企业、政府的负担,难以持续"。因此,世界主要经济体国家都在不断地推进医疗卫生体制改革,以实现卫生健康服务系统的效率、公平和可及。

第三节 我国的医药卫生体制改革

一、医药卫生体制改革的基本原则

1. 坚持以人为本,把维护人民健康权益放在第一位。

2. 坚持立足国情,建立中国特色的医药卫生体制。

3. 坚持公平与效率统一,政府主导与发挥市场机制作用相结合。

4. 坚持统筹兼顾,把解决当前突出问题与完善制度体系结合起来。

二、深化医药卫生体制改革的总体目标

建立健全覆盖城乡居民的基本医疗卫生制度,为群众提供安全、有效、方便、价廉的医疗卫生服务。

到2011年,基本医疗保障制度全面覆盖城乡居民,基本药物制度初步建立,城乡基层医疗卫生服务体系进一步健全,基本公共卫生服务得到普及,公立医院改革试点取得突破,明显提高基本医疗卫生服务可及性,有效减轻居民就医费用负担,切实缓解"看病难、看病贵"问题。

到2020年,覆盖城乡居民的基本医疗卫生制度基本建立。普遍建立比较完善的公共卫生服务体系和

医疗服务体系,比较健全的医疗保障体系,比较规范的药品供应保障体系,比较科学的医疗卫生机构管理体制和运行机制,形成多元办医格局,人人享有基本医疗卫生服务,基本适应人民群众多层次的医疗卫生需求,人民群众健康水平进一步提高。

三、医药卫生体制改革的主要措施

(一) 完善医药卫生四大体系,建设覆盖城乡居民的基本医疗卫生制度

1. 全面加强公共卫生服务体系建设　建立健全疾病预防控制、健康教育、妇幼保健、精神卫生、应急救治、采供血、卫生监督和计划生育等专业公共卫生服务网络,完善以基层医疗卫生服务网络为基础的医疗服务体系的公共卫生服务功能,建立分工明确、信息互通、资源共享、协调互动的公共卫生服务体系,提高公共卫生服务和突发公共卫生事件应急处置能力,促进城乡居民逐步享有均等化的基本公共卫生服务。

确定公共卫生服务范围,完善公共卫生服务体系,加强健康促进与教育,深入开展爱国卫生运动,加强卫生监督服务。

2. 进一步完善医疗服务体系　坚持非营利性医疗机构为主体、营利性医疗机构为补充,公立医疗机构为主导、非公立医疗机构共同发展的办医原则,建设结构合理、覆盖城乡的医疗服务体系。

大力发展农村医疗卫生服务体系,完善以社区卫生服务为基础的新型城市医疗卫生服务体系,逐步承担起居民健康"守门人"的职责。健全各类医院的功能和职责。优化布局和结构,充分发挥城市医院在危重急症和疑难病症的诊疗、医学教育和科研、指导和培训基层卫生人员等方面的骨干作用。有条件的大医院按照区域卫生规划要求,可以通过托管、重组等方式促进医疗资源合理流动。建立城市医院与社区卫生服务机构的分工协作机制。逐步实现社区首诊、分级医疗和双向转诊。充分发挥中医药(民族医药)在疾病预防控制、应对突发公共卫生事件、医疗服务中的作用。建立城市医院对口支援农村医疗卫生工作的制度。

3. 加快建设医疗保障体系　加快建立和完善以基本医疗保障为主体,其他多种形式包括医疗保险和商业健康保险为补充,覆盖城乡居民的多层次医疗保障体系。

建立覆盖城乡居民的基本医疗保障体系。城镇职工基本医疗保险、城镇居民基本医疗保险、新型农村合作医疗和城乡医疗救助共同组成基本医疗保障体系,分别覆盖城镇就业人口、城镇非就业人口、农村人口和城乡困难人群。鼓励工会等社会团体开展多种形式的医疗互助活动。鼓励和引导各类组织和个人发展社会慈善医疗救助。积极发展商业健康保险。鼓励商业保险机构开发适应不同需要的健康保险产品,简化理赔手续,方便群众,满足多样化的健康需求。

4. 建立健全药品供应保障体系　加快建立以国家基本药物制度为基础的药品供应保障体系,保障人民群众用药安全。

建立国家基本药物制度,基本药物全部纳入基本医疗保障药物报销目录,报销比例明显高于非基本药物。规范药品生产流通。

(二) 完善体制机制,保障医药卫生体系有效规范运转

为保障医药卫生体系有效规范运转,建立 8 项体制机制,即所谓的"八柱"。

1. 建立协调统一的医药卫生管理体制。
2. 建立高效规范的医药卫生机构运行机制。
3. 建立政府主导的多元卫生投入机制。
4. 建立科学合理的医药价格形成机制。
5. 建立严格有效的医药卫生监管体制机制。
6. 建立可持续发展的医药卫生科技创新机制和人才保障机制。
7. 建立实用共享的医药卫生信息系统。
8. 建立健全医药卫生法律制度。

四、医药卫生体制改革的总体成效

新医改方案实施以来,以建机制为重点,把建立分级诊疗制度、现代医院管理制度、全民医保制度、药品供应保障制度、综合监管制度5项制度作为基本医疗卫生制度统筹推进,推进医改向纵深发展。

1. 分级诊疗制度建设方面　结合实际推进供给侧结构性改革,优化调整医疗资源布局,基本实现村村有卫生室,乡乡有卫生院,建设综合性区域医疗中心,发挥辐射基层作用;加快建设城市紧密型医联体、县城医疗共同体、跨县域专科联盟和边远贫困地区远程医疗协作等模式的医疗联合体。截至2016年底,全国有205个地级以上城市开展相关工作,超过17万城市医务人员到基层执业。以家庭医生(团队)签约服务为突破口,在4个直辖市和266个地级市启动试点,以老年人、慢性疾病患者、妇幼等重点人群为切入点,做实做细服务包,让群众乐于接受签约服务,让基层医务人员乐于提供签约服务。到2016年底,试点城市家庭医生签约服务覆盖率达到22%以上,重点人群达到38%以上。

2. 公立医院改革方面　县级公立医院综合改革从311个试点县起步实现全覆盖,城市公立医院综合改革试点城市由17个增加到200个,综合医改试点省由4个扩大到11个,形成区域联动推进改革的良好效应。全面推开公立医院综合改革,全面取消药品加成,告别"以药补医"时代;按照"腾空间、调结构、保衔接"的步骤稳步调整医疗服务价格,实现新旧机制平稳转换。开展薪酬制度改革试点,体现医生劳务价值。严格控制医疗费用不合理增长,建立以质量为核心、公益性为导向的医院考评机制,实行处方点评,严控大处方。推进同级医疗机构检查检验结果互认,公立医院医药费用增幅从2012年的23.3%降至2016年的10%以下。推动各级各类医院制定章程,落实公立医院经营管理自主权,改善医疗服务,建立权责清晰、管理科学、治理完善、运行高效、监督有力的现代医院管理体制。

3. 基本医保制度建设方面　启动建立了疾病应急救助制度,大病保险制度从无到有,基本建立起基本医保、大病保险、医疗救助、疾病应急救助、商业补充保险等相互衔接的医保制度体系,织密筑牢了覆盖城乡13亿多人的全民基本医保网。截至2016年,政策范围内住院费用报销比例稳定在75%左右,超过1 000万人次从大病保险制度受益,疾病应急救助制度累计救助患者近60万人,有效避免了"等钱救命"等冲击社会道德底线事件的发生。同时,按照覆盖范围、筹资政策、保障待遇、医保目录、定点管理、基金管理"六统一"原则,完成城乡居民基本医保整合,实现异地就医住院费用直接结算。组织制定了1 200多个疾病诊治的临床路径,已在7 700多家医疗机构实施,基本覆盖常见病和多发病,促进诊疗过程规范化、标准化,为推进按病种付费改革打下了扎实的基础。

4. 药物供应保障制度建设方面　改革定价体制,取消绝大部分药品政府定价,药品价格主要由市场竞争形成。对部分专利药品、独家生产药品由国家开展价格谈判,首批谈判药品降价50%以上。改革流通体制,综合医改试点省和公立医院改革试点城市率先推行"两票制"(从生产企业到流通企业、从流通企业到医疗机构各开一次发票),推动药品加价透明化。完善公立医院药品集中采购工作,新一轮采购平均降价15%左右。改革供应机制,建立紧缺低价药品定点生产制度,已定点生产的7种药品供应充足。改革使用机制,国家基本药物制度在基层全面实施并向大医院延伸,在所有政府办基层机构和88%的村卫生室实施基本药物制度并实行零差率销售,基本药物目录品种由307种增加到520种,保证公平可及。

5. 综合监管制度建设方面　进一步优化社会办医环境,在发展规划中为社会办医预留空间,修订医疗机构管理条例和医师执业注册管理办法,优化审批流程,落实"先照后证",探索建立区域注册制度,推动并规范医师多点执业和有序流动。截至2016年底,民营医院数量占医院总数超过56%,门诊量占全国门诊总量的22%。全国有6.1万名医生注册多点执业,到社会办医疗机构执业的占43.4%,到基层医疗机构执业的占66.3%。启动京津冀医疗机构、医师和护士电子证照试点,实行医疗机构、医师和护士执业全过程、动态化管理。

五、医药卫生体制改革的深化与发展

(一)新时期卫生与健康工作方针

2016年8月,全国卫生与健康大会召开。这是21世纪以来我国召开的第一次卫生与健康大会,会议确定了新时期卫生与健康工作方针,即以基层为重点,以改革创新为动力,预防为主,中西医并重,将健康融入所有政策,人民共建共享。

(二)"健康中国2030"规划纲要

2016年10月,《"健康中国2030"规划纲要》颁布,确定了"共建共享、全民健康"的建设健康中国的战略主题,并确立了战略目标:

1. 到2020年,建立覆盖城乡居民的中国特色基本医疗卫生制度,健康素养水平持续提高,健康服务体系完善高效,人人享有基本医疗卫生服务和基本体育健身服务,基本形成内涵丰富、结构合理的健康产业体系,主要健康指标居于中高收入国家前列。

2. 到2030年,促进全民健康的制度体系更加完善,健康领域发展更加协调,健康生活方式得到普及,健康服务质量和健康保障水平不断提高,健康产业繁荣发展,基本实现健康公平,主要健康指标进入高收入国家行列。到2050年,建成与社会主义现代化国家相适应的健康国家。

3. 到2030年具体实现以下目标:

(1)人民健康水平持续提升　人民身体素质明显增强,2030年人均预期寿命达到79.0岁,人均健康预期寿命显著提高。

(2)主要健康危险因素得到有效控制　全民健康素养大幅提高,健康生活方式得到全面普及,有利于健康的生产生活环境基本形成,食品、药品安全得到有效保障,消除一批重大疾病危害。

(3)健康服务能力大幅提升　优质高效的整合型医疗卫生服务体系和完善的全民健身公共服务体系全面建立,健康保障体系进一步完善,健康科技创新整体实力位居世界前列,健康服务质量和水平明显提高。

(4)健康产业规模显著扩大　建立起体系完整、结构优化的健康产业体系,形成一批具有较强创新能力和国际竞争力的大型企业,成为国民经济支柱性产业。

(5)促进健康的制度体系更加完善　有利于健康的政策法律法规体系进一步健全,健康领域治理体系和治理能力基本实现现代化。

(三)"十三五"深化医药卫生体制改革规划

2016年12月,在总结"十二五"医改取得的成绩和经验的基础上,为全面深化医药卫生体制改革,推进健康中国建设,制定了"十三五"深化医药卫生体制改革规划。按照《"十三五"深化医药卫生体制改革规划》,到2020年深化医药卫生体制改革主要目标见表1-5-1:

表1-5-1　到2020年深化医药卫生体制改革主要目标

序号	指标内容
1	居民人均预期寿命比2015年提高1岁,孕产妇死亡率下降到18/10万,婴儿死亡率下降到7.5‰,5岁以下儿童死亡率下降到9.5‰
2	个人卫生支出占卫生总费用的比重下降到28%左右
3	分级诊疗模式逐步形成,基本建立符合国情的分级诊疗制度
4	力争所有社区卫生服务机构和乡镇卫生院以及70%的村卫生室具备中医药服务能力,同时具备相应的医疗康复能力
5	力争将签约服务扩大到全人群,基本实现家庭医生签约服务制度全覆盖
6	基本建立具有中国特色的权责清晰、管理科学、治理完善、运行高效、监督有力的现代医院管理制度,建立维护公益性、调动积极性、保障可持续的运行新机制和科学合理的补偿机制

续表

序号	指标内容
7	公立医院医疗费用增长幅度稳定在合理水平
8	基本医保参保率稳定在95%以上
9	建立医保基金调剂平衡机制,逐步实现医保省级统筹,基本医保政策范围内报销比例稳定在75%左右
10	医保支付方式改革逐步覆盖所有医疗机构和医疗服务,全国范围内普遍实施适应不同疾病、不同服务特点的多元复合式医保支付方式,按项目付费占比明显下降
11	基本建立药品出厂价格信息可追溯机制
12	形成1家年销售额超过5 000亿元的超大型药品流通企业,药品批发百强企业年销售额占批发市场总额的90%以上
13	对各级各类医疗卫生机构监督检查实现100%覆盖
14	完成本科临床医学专业首轮认证工作,建立起具有中国特色与国际医学教育实质等效的医学专业认证制度
15	所有新进医疗岗位的本科及以上学历临床医师均接受住院医师规范化培训,初步建立专科医师规范化培训制度
16	城乡每万名居民有2~3名合格的全科医生,全科医生总数达到30万人以上
17	医疗责任保险覆盖全国所有公立医院和80%以上的基层医疗卫生机构
18	基本公共卫生服务逐步均等化的机制基本完善
19	全面落实政府对符合区域卫生规划的公立医院投入政策,建立公立医院由服务收费和政府补助两个渠道补偿的新机制,细化落实政府对中医医院(民族医院)投入倾斜政策,逐步偿还和化解符合条件的公立医院长期债务

(张 勤)

数字课程资源:

拓展阅读　　教学PPT　　自测题

第六章 高等医学教育系统的改革与发展

本章要点

本章重点介绍国外和国内高等医学教育系统的现状,医业的特殊性决定医学教育有其特殊性,介绍高等医学教育的规律与特点,医学教育国际视野与改革,更新医学目标与医学观念,高等医学教育改革要适应医学目标的新要求,为社会培养高素质的医学专门人才。

医学教育(medical education)是培养医学实践者的高等教育活动,即是培养一名医生的过程。包括从在医学院校教育开始,到毕业后住院医生培训和专科医师培训,以及继续医学教育全过程。

目前国际医学教育界的共识为:医学教育是培养医学人才的三阶段连续统一体的终身教育过程。第一阶段是医学院校教育或称为基本医学教育(undergraduate medical education or basic medical education),指医学生在医学院校中接受人文科学、基础医学和临床医学等多学科的教育,掌握医学的基础知识、基本理论和基本技能;第二阶段是毕业后医学教育(post-graduated education),医学生从医学院校毕业以后,进入医院或医疗机构接受住院医师规范化培训,同时考取执业医师执照,一般经过3年到几年通科培养,合格后再向专门方向发展,成为专科医师或全科医师(家庭医生);第三阶段是继续医学教育或称继续职业发展(continuing medical education 或 continuing professional development),指在完成毕业后医学教育成为执业医师以后,为跟上医学科学的发展和社会需求,继续不断更新专业能力的终身自我教育过程。这三个不同的阶段应紧密地衔接,形成连续统一的医学教育过程。

中国传统的医学教育始于南北朝,至今已有1 500多年的历史,培养了一大批中医学人才,造就出一些中医学名家,为我国民族大众解除病痛做出贡献。19世纪以后,西方医学传入中国,外国教会在各地陆续办起医院,创办医学校。西方医学教育随即引入中国。1866年美国教会在广州创办了博济医学校,1881年清政府在天津开设医学馆,继之,1903年在北京京师大学堂内增设医学馆。1914年美国洛克菲勒基金会成立中华医学基金会,并于1915年办协和医学堂,这以后全国各地陆续建立一批西医学院校。

中华人民共和国成立后,基本上确立了高等医学教育(西医和中医)、中等卫生教育、研究生和进修教育等形式的医学教育结构,形成了一套完整的多层次的医学教育体系。在发展现代医学教育的同时,又奠定了中医药教育基础,发展了边疆和少数民族地区的医学教育。

第一节　高等医学教育系统的国内外现状

一、全球高等医学教育现状

2010年11月,《柳叶刀》杂志发表长篇报告"面向新世纪的卫生人才:实行转化教育强化相互依存世界中的卫生系统服务"(Health Professionals for a New Century: Transforming Education for Health System in an Interdependent World)。文章介绍当时全球共70亿人口,每年共有2 420所医学院校培养出389 000名医学毕业生(表1-6-1)。值得注意的是,印度、中国、西欧以及拉丁美洲和加勒比地区医学院校数量庞大,与之相比,中亚、中欧和东欧以及撒哈拉以南非洲地区则医学院校数量稀少。

表1-6-1　各国医学教育机构毕业生与卫生劳动力一览表

	人口（百万）	学校数量估计值		每年毕业生数量估计值（千）		劳动力（千）	
		临床医学	公共卫生	医生	护士/助产士	医生	护士/助产士
亚洲							
中国	1 371	188	72	175	29	1 861	1 259
印度	1 230	300	4	30	36	646	1 372
其他	1 075	241	33	18	55	494	1 300
中部	82	51	2	6	15	235	603
高收入亚太地区	227	168	26	10	56	409	1 543
欧洲							
中部	122	64	19	8	28	281	670
东部	212	100	15	22	48	840	1 798
西部	435	282	52	42	119	1 350	3 379
美洲							
北美	361	173	65	19	74	793	2 997
拉丁美洲/加勒比海	602	513	82	35	33	827	1 099
非洲							
北非/中东	450	206	46	17	22	540	925
撒哈拉以南非洲	868	134	51	6	26	125	739
世界	7 035	2 420	467	389	541	8 401	17 684

按照主要地区显示了医学院校的密集度。最充足的地区是西欧、北非和中东以及拉丁美洲和加勒比地区,而撒哈拉以南非洲地区和部分东南亚地区则学校数量较少。国家之间医学教育机构的分布严重不平衡。印度、中国、巴西和美国各自拥有150多所学校,占据了世界总数的35%。31个国家却没有医学院校,其中9个国家位于撒哈拉以南非洲地区。44个国家仅有1所医学院校,其中17个国家位于撒哈拉以南非洲地区。世界上将近一半的国家没有或仅有一所医学院校。

医学院校的全球分布并不与人口和疾病负担的世界分布相一致。亚洲集中了大部分世界人口压力,而非洲则集中了全球主要的疾病负担(以伤残调整生命年[DALYs]为指标)。医学院校的分布却并不与国家人口规模或疾病负担大小相匹配。

二、中国高等医学教育现状（大陆地区）

中华人民共和国成立60年来，医学教育事业有了很大的发展。初步建立了包括在校医学教育、毕业后医学教育、继续医学教育的连续统一体的高等医学教育体系。1950年，我国仅有44所医学院校，发展到2017年，我国大陆地区举办临床医学本科专业的院校总数为177所，其中中央部属综合大学医学院校23所，地方省属独立设置医学院校和综合大学医学院共122所，民办医学院校32所。2017年，这些院校的临床医学专业本科招生总数为7.33万人。

我国卫生技术人员1950年仅有61万余人，到2017年年末，卫生技术人员已经有898.8万人，其中执业（助理）医师339万人，注册护士380.4万人。2017年，每千人口执业（助理）医师2.44人，每千人口注册护士2.74人；每万人口全科医生1.82人，每万人口专业公共卫生机构人员6.28人。千人口医师数基本达到世界的平均水平，这支队伍为满足人民群众的医疗卫生服务需求，加强公共卫生与疾病防治，为我国社会主义事业发展做出了重要贡献。2017年，党中央积极推进健康中国建设，深化医疗卫生体制改革取得阶段性重大成效，公共卫生、疾病防控、医疗卫生服务能力逐步提升，生育服务管理、中医药等工作得到加强，综合监督水平不断提升，城乡居民健康水平持续提高。从2016年到2017年，我国居民人均预期寿命由76.5岁提高到76.7岁，孕产妇死亡率从19.9/10万下降到19.6/10万，婴儿死亡率从7.5‰下降到6.8‰。

20世纪末，中国进行了高校管理体制改革，原来隶属于卫生部管理的11所西医院校中有9所并入教育部所属综合性大学，形成了综合大学医学院和单科及多科性医学院校举办医学教育的格局。中国的医学院校绝大部分都是公办的，部属院校基本都收归国家教育部管理。此外，还有归省和直辖市管理的院校，如北京市属的首都医科大学，辽宁省属的中国医科大学，黑龙江省属的哈尔滨医科大学，天津市属的天津医科大学等。近几年国家实施医教协同战略，由教育部、国家卫生健康委员会牵头，与各省和直辖市共建十几所医学院校，投入更多资源，为加强健康中国建设，计划培养一批高素质高端医学人才。

目前我国医学人才培养规格多样。现阶段培养医生的教育模式主要有五年制高等医学本科教育和八年制高等医学博士教育，加上三年制高等医学专科教育为补充的三种模式。1978年我国建立学位制度后，医科学位教育中设立了医学学士、医学硕士和医学博士学位。1997年，国务院学位委员会通过实施临床医学专业学位后，又将医学学位分为医学科学学位和医学专业学位两种。医学科学学位分为学士、硕士、博士三个层次，医学专业学位分为专业硕士和专业博士两个层次。

2017年，国务院办公厅"关于深化医教协同进一步推进医学教育改革与发展的意见"指出，医学教育改革目标，到2020年，医学教育管理体制机制改革取得突破，医学人才使用激励机制得到完善，以"5+3"（5年临床医学本科教育+3年住院医师规范化培训或3年临床医学硕士专业学位研究生教育）为主体、"3+2"（3年临床医学专科教育+2年助理全科医生培训）为补充的临床医学人才培养体系基本建立，全科、儿科等紧缺人才培养得到加强，公共卫生、药学、护理、康复、医学技术等人才培养协调发展，培养质量显著提升，对卫生与健康事业的支撑作用明显增强。到2030年，医学教育改革与发展的政策环境更加完善，具有中国特色的标准化、规范化医学人才培养体系更加健全，医学人才队伍可基本满足健康中国建设需要。

第二节 高等医学教育的规律与特点

2017年，国务院办公厅"关于深化医教协同进一步推进医学教育改革与发展的意见"提出指导思想："紧紧围绕推进健康中国建设，贯彻党的教育方针和卫生与健康工作方针，始终坚持把医学教育和人才培养摆在卫生与健康事业优先发展的战略地位，遵循医学教育规律和医学人才成长规律，立足基本国情，借鉴国际经验，创新体制机制，以服务需求、提高质量为核心，建立健全适应行业特点的医学人才培养制度。"这里提出的"遵循医学教育规律和医学人才成长规律"非常重要，无论医学院校的教师，还是医学生都应当了解它，都应当遵循它，才能保证医学教育人才培养的质量。

一、医学专业的特殊性决定医学教育的特殊性

医学的服务对象是人，医疗服务关系到人的生命，医学是非常特殊的职业，因此，医学教育为医学培养的人才更具有特殊规律性，具有与其他领域不同的特点。英文的 occupation 与 profession 都可翻译为职业，但实际是有区别的。Occupation 指的是一般的职业，它的本质倾向于应用知识技能，做重复性、例行性的操作为主。但 profession 通常指需要较高教育水平的职业，要靠深厚的素养与判断，去运用广博的知识，帮人解决问题，判断在 profession 担任极为重要的角色。在历史上，西方归纳在 profession 的有医师、律师与宗教圣职者三种，现今，profession 或 professional 已扩展到涵盖各领域的学者专家。将 profession 译为专业，以有别于 occupation 职业。

在当今社会民生里最重要的是人民健康，世界卫生组织对健康下的定义是身体、社会、心理的适应。达尔文强调在较低等的动物界里，生存原则是弱肉强食与适者生存；他认为只有人的社会，才真正有伦理与道德的规范，人类社会的结构，要建立在利他主义的基础上。医学专业是维护别人健康与生命的专业，是最具代表性的利他生涯职业。医学与法律学等都属于专业教育即专业学校（professional school）。医学教育有其特殊性，这特殊性来自医学专业的特殊性。

二、高等医学教育的规律与特点概述

2002 年，我国台湾学者黄昆岩教授执笔的《医学教育白皮书》提出医学教育的特殊性体现在 9 个方面：修业年限比一般科系长；教育内涵应包括一般大学教养教育、基础医学教育及临床医学教育三单元，以满足医业兼有科学与艺术属性之要求；临床医学教育多半在教学医院进行；临床医学教育保持浓厚的师徒制特色；世界先进诸国的医学院评鉴过程特别谨慎而复杂；医学与生物技术之国际交流活动比任何其他学域热络；医学教育为医学通才教育，住院医师训练年限因各专科而异；一个国家每年需要培育多少医师，必须受政府人力评估与调整，国际医学界认为医师过多，会导致医疗品质之下降；医学系毕业生，与任何行业的毕业生相比，很少跳出医学领域。

2006 年，教育部重点大课题"中国医学教育管理体制和学制学位改革研究"，由北京大学王德炳教授主持，课题组报告提出，医学教育的规律和特点有 7 个方面：医学的服务对象是人，医学教育的质量要求更高，医学生应具备全面的素质；医学教育具有很强的实践性，必须有合格的实验室、临床教学基地等；医学教育成本较高，需加大投入，实施精英教育；医学教育周期较长，应当实行长学制；医学教育需要足够的优秀的师资力量；医学教育是一个连续统一的整体，是一种终身教育；医学教育的国际交流合作性较强。

高等医学教育学制规律基本是长学制，但是世界范围各国在校医学教育学制不尽相同，多数在校医学教育为 6~8 年，其中 6 年以上学制国家占 73%。

表 1-6-2 比较了 4 个国家的医师培养的年限。

表 1-6-2　4 个国家医师培养的年限比较

国家	入学前教育	院校教育		毕业后教育		
	通识教育	基础医学	临床医学	住院医前期	住院医师	专科医师
美国	本科毕业 4 年	2 年	2 年	1 年（考执照）	2~7 年	2~3 年
英国	高中毕业	2 年	3 年	1 年获注册	2~3 年	全科途径 1 年，专科途径 4~6 年
法国	高中毕业	2 年	4 年	—	全科途径 2~2.5 年	专科途径 4~5 年
日本	高中毕业	4 年	2 年	2 年（考执照）		4~6 年

三、国际视域下医学教育改革的趋势

现代医学教育的奠基人是美国医学教育家 Abraham Flexner。100 多年前也就是 1909 年,Flexner 受美国卡耐基基金会委托对北美 155 所医学院校进行现场调查,18 个月后发表著名的报告即《美国和加拿大的医学教育:致卡内基基金会关于教育改革的报告》(*Medical Education in the United States and Canada:A Report to the Carnegie Foundation for the Advancement of Teaching*)。报告使美国的医学教育发生了革命性的变革,各州按照报告提出的医学教育标准对 155 所院校进行院校认证,之后关闭了一半不合格的医学院,开启了美国的医学教育从带徒培训向以大学为基础的现代医学教育模式的转变。这个报告提出的医学教育模式"基于大学的教育,两年的科学基础教育,两年的临床实习教育",100 年来一直是北美的医学教育的模式,使得美国医学教育迈上世界优秀的台阶。

1 个世纪以来,科学技术的发展,医学实践的深入和科学化,药理学和技术的迅猛发展,人类学习理论的进展,医生在复杂的卫生保健系统中的角色一方面变得更宽泛,另一方面变得更专门化。同时卫生服务系统的变化,经济和卫生政策的变化,都对医学教育产生影响。人们经常问:现在的医学教育能适应外界环境的变化吗? 能有效地培养出合格的富有同情心的医生吗?

2010 年,像 100 多年前支持 Flexner 对美国医学教育的调查一样,美国卡耐基基金会先进教学项目组聘请美国著名医学教育专家,对美国的 130 所医学院校抽样 11 所展开调查,调查涵盖了附属教学医院。按照 Flexner 的现场调查方法以及访谈法,在对美国医学教育的现状深入调查的基础上,于 2010 年代表卡耐基基金会发布《教育医师——号召医学院校和住院医师教育改革报告》。

报告中提出未来医学教育的新视野和 4 个目标:

1. 标准化与个性化　100 多年前的 Flexner 医学教育的模式为:"两年的基础科学教育,接着两年的临床实习",已经通过国家系统的医学教育认证被强化,成为现代医学教育模式,不能动摇。然而,现在的医学教育也应当有所改变,在强调学习结果和综合能力的标准化的同时,应当为学生和住院医师在学习过程中提供个性化的机会,例如在交叉领域迅速跟进的可能性,科学实验,政策学习,教育学研究等,以反映当代医师角色的广泛性。

2. 多角色的整合化　在临床工作的医师必须不断地整合他们的知识技能和价值观,而且医师还可能是教育者、倡导者、革新者、研究者和团队管理者。医学生和住院医生需要理解和准备成为多方面角色,将责任、知识和技能进行整合,他们在基础、临床和社会科学的学习经验应当被整合到临床实践中。医学生应当在早期即接触临床,住院医师在他们的实践中应当更重视科学和循证。

3. 追求卓越的责任感　包括医疗机构和医师个人,都需要培养不断提高医疗卫生系统质量的思维习惯。帮助医学生和住院医师在终身职业实践中发展和完善良好的习惯。医学院和教学医院应当支持培训中的医师进行系统革新的需求。

4. 职业认同的形成　培养医学生的职业价值行为和精神是医学教育的脊梁,它的基础建设是临床能力、人际交流能力、伦理与法律等。推向成绩卓越、责任感、人道主义和利他主义的期望目标。

以上 4 个目标追求标准化和个性化,多角色的整合化,追求卓越的责任感,职业认同形成,也可以说概括了当今高等医学教育改革与发展的趋势。

第三节　我国高等医学教育教学改革的方向

高等医学教育教学为什么要进行改革? 改革的动因是什么? 改革的方向是什么?

一、传统的医学教育观念受到风险变化诸多挑战

2003 年 SARS 在全世界 30 多个国家肆虐,大家都记忆犹新,这是人类进入 21 世纪后经历的第一次严

重的全球公共卫生危机。我国人民在党中央和政府的领导下,采取各种果断应急措施,取得了抗击SARS斗争的重大胜利,SARS之后,中央又采取加强公共卫生的计划,为人民健康建筑铜墙铁壁。但是,从总结经验教训的角度看,在SARS流行过程中人们的心理恐慌造成的心理创伤不亚于社会经济造成的损失。心理学家认为,恐慌产生的第一个原因是这个突发事件让人们不知如何去应对。第二个原因是人们不能从"医学"得到指导和帮助,特别是当医务人员受感染的比例较大时,人们对"医学包打天下"的神话产生了动摇。人们不禁要问:"为什么医学解决不了问题? 医学能解决什么?"这些问题是对传统的生物医学理念的直接挑战。

几十年来传统医学观念被称为"诊断－治疗"模式(diagnose-treat model)。医学院校设置医学专业也称为"医疗专业"(后来改为临床医学专业)。这个模式的前提是对疾病或病理的科学研究都能寻找到生物学病因,消灭了病源就能预防疾病,从而保证健康。第二次世界大战以后,医学取得了很大的成功,众多科学研究成果取得不容怀疑的巨大成就,因此,医学变得更加"雄心勃勃",展现给世人一幅幅神话图像。只要有足够的钱、足够的能量和科学热情,没有什么疾病是不能治愈的和缓解的。医学就是治疗疾病,延长寿命。的确,现代医学应用高新技术,不断革新诊断和治疗方法,超声波、影像诊断和生物免疫学检验的应用,使诊断的正确性大大提高。内镜手术、心导管治疗及显微外科的应用、人工器官与器官移植技术的开展以及各种新药物的不断研发,使许多疾病的治疗有了重大突破。似乎医学已经对人们的健康"包打天下"。

事实上,医学的进步仍面临着新的问题和新的困境。20世纪70年代以来,全世界新发现传染病有30多种,以艾滋病为例,联合国2002年11月公布,全世界艾滋病病毒携带者和患者总计达4 200万人,艾滋病传播速度惊人。另外,一些曾经被征服的传染病又卷土重来。我国每年新增结核病60万人,死亡20万人。在我国,性病也有死灰复燃之势。目前,医疗费用高涨,医疗保险制度不健全,医疗高新技术带来的负面影响(如器官移植、生殖克隆技术等带来伦理问题)等,成为新的挑战。

随着医疗卫生改革的深入,医疗高新技术的广泛应用,以及病人维权意识的增强,现代社会医患关系日趋紧张。医疗纠纷越来越多。

面对这些困境,采取的对策往往是组织管理层面上,要求财政经费支持和政策调整以及加强医学科学的研究等,这些都是必需的,但是从认识论上看,我们必须重新审视长期以来占统治地位的传统的诊断－治疗模式。正是这一模式观念影响了思维方式与医学实践。

那么,传统的医学观念与模式的缺点是什么?

第一,把病人看成疾病的载体。认识疾病过程就是把病人分解成器官、系统、组织、分子、基因等,忽视了病人作为人的整体,忽视人的社会、心理因素的综合作用。医生永远是主角,病人永远是配角。这种"诊断－治疗"模式,扭曲了医生与病人的关系。事实上,国内外资料一致承认:目前医疗确诊率只有70%左右,各种急诊的治疗成功率也只有70%。因此,医学对机体的认识是有限的,很多病只知其然不知其所以然,有的虽知其所以然也没有治疗手段。在SARS流行初期,包括世界卫生组织都难以明确病因和治疗方法。为此,人们付出了血的代价,也使人们重新认识到医学的高风险性。传统医学目标把疾病和死亡看成是医学的"敌人",因此,人们对医学期望值太高。如果疾病诊治不成功,就认为医生水平不高或不负责,从而引发医患关系矛盾。这实质上是对传统目标的挑战。

第二,传统的医学观念重治疗,轻预防,轻保健。2003年SARS过后,广东省卫生厅发表的一份报告——《广东传染性非典型肺炎防治策略的思考》中指出:第一条主要教训是医务人员普遍缺乏自我保护意识。在SARS流行早期,医务人员在诊治病人,特别是诊治呼吸道疾病病人的过程中,普遍没有戴口罩、穿隔离衣,更没有严格按照要求,采取病房通风、消毒隔离等防护措施,导致许多医务人员在诊治SARS病人过程中感染SARS。截至2003年2月9日,广东省共报告病例305例,其中医务人员发病105例,占34.4%;医务人员发病最高的河源市某医院早期医务人员感染占当地发病总数的72.7%。这是多年来重治疗轻预防传统模式产生的恶果,是值得吸取教训的。据美国Robert基金会2000年报告:生活方式占影响美国人健康与疾病因素的50%,环境因素占20%,遗传因素占20%,医疗因素仅占10%。

第三,传统的健康理念是片面追求维持人的完美状态。但这只是一种美好的愿望,根本不能完全达到,因为人的一生从出生到正常死亡经历各种阶段,各阶段都有不同的健康标准,必然伴随各种慢性疾病直至死亡。因此,新的"医学目标"提出:"健康的概念是指身体和精神的和谐与完整的体验"。

传统医学手段的三大法宝"杀菌灭虫、预防接种、药物手术"对慢性疾病无能为力。因此,医学不得不重视加强对病人的健康教育、行为干预、健康促进,以及发展社区卫生保健系统,以维持人生不同阶段的健康标准,直至安宁死亡。

综上所述,由于现代医学科学的迅猛发展,高新技术带来的伦理学、文化和法律等相关问题,以及巨大社会经济压力给医学带来的巨大挑战,我们必须加速推进医学教育改革。

二、我国高等医学教育教学改革的方向

(一) 医学教育教学改革要适应"诊断 – 治疗"模式向"预防 – 医疗 – 保健 – 康复"模式的转变

传统的医学目标产生传统的医学课程。传统的西医学课程体系有100年历史,主要是以学科为中心,如解剖学、生理学、生物化学、病理学等。实行"基础 – 临床 – 实习"三段式教学模式,适用于传统的"诊断 – 治疗"模式。1999年调查全国69个医学院校的课程计划显示,必修课最多达到51门,平均38门,总学时平均3 600学时。理论课与实验课相比最高1∶0.9,最低1∶0.29,提示我国医学教育是基本以传授知识为主的教育。新的医学目标体现一体化模式,要求突破传统医学课程体系,更要重视对学生健康教育能力、预防干预能力、社区卫生保健能力等的培养;近几年开设了预防医学、流行病学、健康教育与健康促进、康复医学、社区医学等新必修课程;打破"老三段"教学模式,实行基础与临床整合、理论与实践结合的新课程体系。实行基础整合课程,早期接触临床实习,后期回归基础实习,加强预防保健实习,开展以问题为中心的教学模式等尝试,具体体现了医学新目标的要求。

(二) 医学教育教学改革要适应由"以疾病为中心"转为"以病人为中心"再转向"以人民健康为中心"的医学新理念

医学新目标处处体现以病人为中心,预防为主,健康促进,关怀病人,缓解痛苦,对不能治愈的病人给予照料,直至临终关怀,重视人的一生中不同阶段的生活质量,提高健康理念,矫正不良行为和方式,增强自我保健能力,就是新的卫生服务方向,而传统的医学课程体系显然不适应这个方向。1999年的调查显示,69个医学院校中开设医学心理学的占47.8%,医学伦理学占34.8%,卫生学占34.8%,社会医学占5.8%,老年医学占2.9%,卫生管理学占1.4%,这显然造成了学生知识结构的缺陷。医学教育改革要根据缺什么补什么的原则,新的教学计划中加强人文社会科学与医学结合的课程,教育学生如何以人为本,关心体贴病人,树立高尚的医学职业道德与素质,以适应医学服务的大方向。

(三) 医学教育教学改革要适应现代社会疾病谱的变化

现代社会疾病谱提示我们既要重视感染性疾病,更要重视慢性疾病管理。传统医学课程体系对慢性疾病的教学不重视表现在,医学生临床实习集中在三级医院,重视专科实习,重视对疑难危重病的实习,使学生产生错觉,只有药物和手术治疗病人才是医生的技能,这是违反现代疾病谱变化的。因此,医学教育改革要安排学生到一级、二级医院及初级卫生服务场所实习,学习对慢性疾病的防治,学会健康教育、健康促进的策略与手段,以适应社会对医生的要求。

(四) 医学教育教学改革要适应新型医患关系的变化

新型医学目标要求医患关系从医生为主导、病人绝对服从型,转为医生为引导、病人主动参与型的新型医患关系。实践证明,只有病人主动配合,才能克服疾病,才能达到人生不同阶段的健康标准。

我国传统医学教育几乎没有设置专门的"医患关系"或"交流技能"课程,而在发达国家都已设置相关课程。美国中华医学基金会提出的国际医学教育最基本要求七项中就有一项"交流技能"。因此,我们设置了相关课程,并且采取措施在临床教学实习各个环节中注意训练与培养医患交流技能,包括团队合作技能等。

(五) 医学教育教学改革必须切实加强职业道德与临床能力的培养

当前国内一些医学院校为了照顾毕业生考研究生或就业的需要,而不重视最后一年的毕业实习,采取

"放羊"式的实习,直接削弱了学生临床实践能力的训练。为了保障临床能力训练,我们要对实习学生要求通过毕业实习严格考核,实行"出科考核、客观结构化临床考试(OSCE)和综合理论考试"三位一体毕业考试方式,从而使毕业生参加国家执业医师考试取得优异成绩。只有加强临床能力培养,才能完成"治疗和护理"的医学目标。

总之,21世纪的医学是具有光荣职业使命的医学,是适度谨慎的医学,是适应多元化社会的医学,是尊重人的选择和权利的医学。2016年,中共中央国务院发布的《"健康中国2030"规划纲要》中提到有关加强健康人才培养培训时指出:"加强医教协同,建立完善医学人才培养供需平衡机制。改革医学教育制度,加快建成适应行业特点的院校教育、毕业后教育、继续教育三阶段有机衔接的医学人才培养培训体系。"高等医学教育教学改革适应健康中国的要求,为社会培养高素质的医学专门人才,这是高等医学教育教学改革的根本方向。

(孙宝志)

数字课程资源:

　　拓展阅读　　　　　教学PPT　　　　　自测题

第二篇
医 师 篇

第一章　医师角色与医师岗位胜任力

本章要点

本章介绍担当好医师角色是我国新时期社会对医生的殷切期待，了解什么是好医生角色的标准。掌握医师岗位胜任力的基本理论，理解我国医师岗位胜任力的主要内容和要素。

"角色"一词源于戏剧，自1934年米德（G.H.Mead）首先运用角色的概念来说明个体在社会舞台上的身份及其行为以后，角色的概念被广泛应用于社会学与心理学的研究中。社会学对角色的定义是："与社会地位相一致的社会限度的特征和期望的集合体"。社会学对角色的解释是："角色是社会对特定身份的人的行为期待"。

医师，担负着"除人类之病痛，助健康之完美"的神圣职责，具有崇高的社会地位。社会对其角色有着特别的期待和要求。医师只有理解社会对医师本人角色的期待，按照社会对其角色的规范要求从事医务活动，才能承担好医师角色，不断提高医疗服务水平，助人类健康之完美。

第一节　医师角色

一、社会对医师角色的期望

每个人要是得了病，到了医院都期望遇见一名好医生，态度和蔼，体贴关怀，医术高明，能解决健康问题的医生，这就是人们对医师角色的期望。多年来，我国医疗卫生系统涌现出许许多多的感动中国的好医师，受到人们的爱戴。但是，在医疗改革的过渡时期，无论大病小病，患者都愿意涌向大城市大医院看病，有的医生每天看近百名患者，看病时头也不抬，就开出一大堆检查单，让患者东跑西颠，患者非常不满意。这也是进行医疗体制改革的原因之一。有些患者为了能跟医生进行充分交流，不管有无必要，都花高价挂特需专家号，可见，患者多么希望和医生交流。医生不仅是生命的工程师，更应是患者心灵的按摩师。令人遗憾的是，今天的医学进步了，医患之间的情感却疏远了，好医师的角色淡漠了。

我国是一个有近14亿人口的发展中国家，随着经济发展和人民生活水平的提高，城乡居民对提高健康水平的要求越来越高。"健康是促进人的全面发展的必然要求，是经济社会发展的基础条件。实现国民健康长寿，是国家富强、民族振兴的重要标志，也是全国各族人民的共同愿望"。医师在健康中国建设中处于关键的角色。2016年，党中央国务院发布的《"健康中国2030"规划纲要》中关于提升医疗服务水平和质量提到:"全面实施临床路径管理,规范诊疗行为,优化诊疗流程,增强患者就医获得感。推进合理用药,保障临床用血安全,基本实现医疗机构检查、检验结果互认。加强医疗服务人文关怀,构建和谐医患关系。依法严厉打击涉医违法犯罪行为特别是伤害医务人员的暴力犯罪行为,保护医务人员安全。"可见,医师角色好坏直接关系人民的健康,关系到千家万户的幸福,是重大民生问题。担当好医师角色是新时期社会和人民对医学服务的殷切期待。

2018年,国家卫生健康委员会和中国医师协会将每年的8月19日设立为"中国医师节",进一步彰显党和人民对广大医务人员的关爱和厚望,我们要大力弘扬"敬佑生命,救死扶伤,甘于奉献,大爱无疆"的卫生健康职业精神,立志当一名人民满意的卓越的医师。

二、医师角色的标准

好医师角色的标准是什么?通常人们都认为医师的角色就是治病者、医疗服务者,治好病就是好医师。

我国古代思想家、教育家孔子说过"君子不器",意思是说:君子不像器具那样(只有某一方面的用途)。古代的器皿专用化程度很高,就酒具而言,用于盛酒的、温酒的、冰酒的、喝酒的都不同。孔子认为,君子不应该像器皿一样,只具备一种功能。君子是孔子心目中具有理想人格的人,即君子在个人品性修养时,不可像器物一样只针对某些特别的目的,而必须广泛地涉猎各种知识,培养各种才能;在个人之气度与态度方面,不应像器物一般,仅有一定的容量,须要以宽广的胸襟来看待万事万物;在待人处事的原则方面,则不应像器物一般定型而一成不变,须因时因地制宜,采取最适宜的行为举止以收取最大最好之成效。这种君子何尝不是人们心目中的好医师的多方面角色的形象?我们常常说外科医师不能满足于当"手术匠",也是这种含义。有一种"手术匠"天天做手术,缺乏和病人深入交流,也不重视学习,忽视知识更新,忽视科学研究,因循守旧,固执己见,这种"手术匠"必将落伍,不是好医生。我国古代药学家李时珍说过:"欲为医者,上知天文,下知地理,中知人事,三者俱明,然后可以语人之疾病。"可见,医师角色是多方面的角色。

现代医学的发展往往滞后于人类疾病的发生和发展,有人称现代医学是爬行学科。这就使得很多就医的病人得不到满足和欣悦,如高血压、糖尿病、痛风、关节炎、骨质增生等常见病,都是目前现代医学仍然无法实现完全治愈的,医师所能做的,就是利用医学干预手段控制其发展,维持健康。某些媒体的报道,却往往过分渲染"攻克""治愈",而忽视了很多无法治愈的病例。这就容易使病人对"治愈"的期望值过高,迷信"医学是万能的",如果医生治不好这个病,就不是好医生,甚至发生严重的医患冲突。人体是世界上最复杂、最精密的生物机器。尽管科技发展日新月异,但从总体上看,人类对于自身生命规律的认识尚处于童年时期。医学是一门不完美的科学,是一门向着完美前进、无限接近但永远达不到完美的科学。医学具有复杂性、不确定性、多变性,即便是很多常见病,由于个体差异的存在,其结果也有难以预测的一面。因此,医生是一个高风险职业,包括诊断风险、用药风险、手术风险等。即便是西方发达国家,临床疾病的确诊率也仅为70%左右,即有30%左右的误诊率。

100多年前,著名美国医生爱德华·利文斯顿·特鲁迪奥(Edward Livingston Trudeau)(1848—1915年)献身于肺结核的研究和治疗,被称为结核病学家。他死后葬在纽约州的撒拉纳克湖畔(Saranac Lake),他的墓前刻有墓志铭:"To cure sometimes, to relieve often, to comfort always."流传甚广的非常简洁而富有哲理的中文翻译为:"有时去治愈,常常去帮助,总是去安慰。"后来的医生为这三句话所感动,100多年来很多医生到他的墓前瞻仰。在撒拉纳克湖畔,特鲁迪奥医生建立了一个结核病疗养院,他本人作为一名结核病患者,终生致力于结核病研究并死于结核病的医生,发出了这样的感慨,感叹医学力量的有限,同时道出了一个医生的天职角色。这个墓志铭真实地表达了一名道德高尚的医生对待病人的心态,字里行间体现了一种理性的谦卑、职业的操守和医学人文的朴素境界。有时、常常、总是,像三个阶梯,一步步升华出3种为医的境界。"有时去治愈"这句话坦言了医学的局限。这种局限既来自每个生命现象个体的复杂性和不确定性,也来自医生作为普通人而并非神的特性,袒露了医学作为科学的发展性、延伸性。"常常去帮助"这句话规范了医生的职业态度,医生的职业职责就是帮助病人。"总是去安慰"这句话是指除了治病工作,医生需在病人面前展现出关爱、友善、良好的感知,即使不能治愈病人,安慰总是有作为的。

我国现代外科学创始人和器官移植学科奠基人已故的裘法祖院士于2005年在一次会议上曾提出了"好医生的标准"。他说：一个好医生最重要的一条就是能否把病人当作自己亲人一样对待，急病人所急，想病人所想。现在病人看病负担很重，而有的年轻医生太多依赖各种检查报告和化验单看病，不愿意亲自检查病人，甚至病人都没有看就敢去开刀。裘法祖院士还说："医生有三种，只看报告不看片子的不是好医生，先看报告后看片子的是较好的医生，先看片子再看报告的才是好的医生。"裘法祖院士还随手掏出放在衣袋里精心保存着的《左传》，上面有一段话：太上立德，其次立功，再次立言。裘法祖院士指着解释说，立德，就是指做人；立功，指做事；立言，指做学问。所以说，先做好人才能做事、做学问。好医师首先应是个有爱心、有同情心的好人。

裘法祖院士引的话出自我国公元前左丘明的《左传 襄公二十四年》："太上有立德，其次有立功，其次有立言，虽久不废，此之谓不朽。"晋国执政者范宣子问鲁国大夫叔孙豹说："古人有言曰'死而不朽'，何谓也？"叔孙豹说："豹闻之，太上有立德，其次有立功，其次有立言，虽久不废，此之谓不朽。"这段话的意思是，范宣子问叔孙豹说："古时候有人说，有的人死了却能永久存在下去，永不磨灭，这说的是一种什么情况呢？"叔孙豹回答说："我听说，作为一个人最高层次有树立德业，第二层次有建立功勋，第三层次有著书立说，只要实现，即使经历再长的时间也不会被废弃，这就叫作这个人虽然死了，却能永久存在下去，永不磨灭。"此话千百年来，不断激励着后来人积德行善、建功立业，形成高尚进取、积极健康的人生观念。

老百姓求医看病，除了希望解除生理上的病痛，也希望得到医生的情感关怀。哪怕是一句温暖的问候，一个真诚的眼神，一个亲切的手势，就足以令病人感动。对于病人来说，医生虽不可能治愈所有疾病，但至少要有一颗仁慈的心，不乱开药，不乱检查，认真负责对待。然而，对于某些医生来说，这样简单的要求有时候竟也成了病人的奢望，这确实是当今医学界的悲哀。古代中医学家张仲景说过："进则救世，退则救民，不为良相，亦当为良医。"因此说，立德树人是好医生的首要标准。

世界医学教育联合会于2003年颁布了《毕业后医学教育全球标准》，其中提到医师培养目标："医师应具备良好职业素质和该学科基本能力以及扩展能力，能不断有效地改善医疗服务质量，处理疾病问题，促进病人健康。培训过程中还应当促使他们成为所选医学领域的学者，为终身学习、继续教育和专业发展奠定基础。进一步强化受训者的医师人文素养培养和职业精神教育，具备良好的医德医风，构建健康、和谐的医患关系。培训过程中应当培养医生职业自律性，促使医生能按照病人和群众的最大利益行医。"以上这些都是好医生的角色标准，我们都应当理解与践行。

第二节 医师岗位胜任力理论与模型

前面提到医师角色是新时期社会和人民对医学服务的殷切期待和好医生的角色标准。那么，如何培养医学生的角色转化成为好医生，涉及医师的培养模式和培养内容。

一、临床医师岗位胜任力理论背景

许多在日常临床工作中承担指导实习医生以及低年资医生工作的医生都曾提出这样的疑惑，一些在学校期间课业成绩非常优秀的学生在进入临床工作阶段后却不能较好地完成自己的任务，尤其表现在沟通能力不足和不能尽快建立与自身特点相符的临床思维等方面的欠缺。这些能力的缺失对临床医生的工作效率以及顺利开展临床工作都有一定的影响。什么决定一个职业的特点，什么决定一个人能否胜任岗位要求？我们先要了解什么是"胜任力"。

"胜任力"（competency）也翻译为"能力""职能""胜任素质"。岗位胜任力是指拥有足够的技能、知识来履行特定任务或从事某一活动，在组织中有效地承担一个岗位所需的知识、技能和性格特点的特殊组合或是"能够最直接影响工作效率的行为"。

胜任力在管理领域的研究与应用最早可追溯到泰勒在1911年通过"时间-动作研究"对胜任力进行的分析。泰勒建议管理者用时间和动作分析方法去界定工人的胜任力是由哪些成分构成的，同时采用系统的培训和发展活动去提高工人的胜任力,从而提高组织效能。美国哈佛大学心理学家麦克·利兰在1973年发表的文章《测试胜任力而非智力》中给出了胜任力的定义:"胜任力是指与工作或工作绩效或生活中其他重要成果直接相似或相联系的知识、技能、能力、特质或动机。"

20世纪七八十年代,在欧美国家,由于医务人员低劣操作导致的医疗事故和医疗质量问题引起了公众广泛关注,更导致了胜任力在医学领域研究的逐渐展开。2002年,Epstein和Hundert为临床医生的胜任力做出了定义:"胜任力是在日常医疗服务中熟练精准地运用交流沟通技能、学术知识、技术手段、临床思维、情感表达、价值取向和个人体会,以求所服务的个人和群体受益。"

为了适应社会对健康需求格局的改变,在世界范围内,医学课程模式正在逐步由以知识结构和过程为基础的模式向以能力为基础,以岗位胜任力为基础的方向发生演变。至今,美国、加拿大、英国都已经完成针对临床医生岗位胜任力要求制定的评价指标体系或指南。2001年,美国毕业后医学教育认证委员会(ACGME)根据毕业后医生的核心能力评价教育质量,实行基于成果导向的医学教育,公布了基于能力的培训目标,要求在病人诊治、医学知识、人际沟通能力、职业素养、基于实践的学习与改进这些基于大系统的实践的6个核心能力上培训、考核住院医师。英国医学总会(GMC)发布的《良好医疗实践》(Good Medical Practice),在2013年的版本中修订为4个核心领域:医学知识技术和表现、医疗安全与质量、沟通与合作、维护信任。加拿大皇家内科及外科医师学会(RCPSC)在2005年发布了以"更高的规格,更优秀的医生,更优质的医疗"为主题的《2005年加拿大医生胜任力架构》(CanMEDS 2005 Physician Competency Framework)。标准主要将医生的角色分成7类:专业人士、沟通者、合作者、管理者、健康促进者、学者、医学专家。在这些背景下,中国医科大学牵头获得教育部和原卫生和计划生育委员会(2018年重组为卫生健康委员会)的立项,联合全国31个省、自治区、直辖市的32所医科院校组成的课题组,以完成三年住院医师通科培训后的医学院校毕业生为研究对象,以强调未来年轻的临床医生"能做什么?""应具备怎么样的能力"为目的,探讨合格医生的岗位胜任力。项目于2012年启动,在2014年12月完成了中国临床医生岗位胜任力模型的构建研究。向全国8 800名临床医生,4 000余名以医院行政人员、护士、患者组成的利益相关方发放调查问卷。并请全国各地不同层次医疗机构中的临床医生共219人参与访谈。组织全国医学教育专家完成了对模型二级指标的修订工作。通过课题组接近3年的研究工作,完成了对中国临床医生岗位胜任力模型的构建研究,项目成果《中国临床医生岗位胜任力模型构建与应用》出版。项目系统地描述了临床医生所需要具备的知识、技能、个性特征等八大岗位胜任力。

二、中国临床医生岗位胜任力模型与八大要素(图2-1-1)

要素一:临床技能与医疗服务(clinical skills and patient care)

1. 完整、准确地采集重要的病史。
2. 全面系统和规范地进行体格检查。
3. 能正确选择医学检验和检查项目。
4. 熟练运用基本操作诊断程序。
5. 向上级医生规范地口头报告临床遇到的问题并能分析解释。
6. 运用临床思维做出医疗决策,采用合理的诊断和治疗计划。
7. 能识别并能进行一般急、重、危患者的现场抢救。
8. 必须参与医疗质量保证系统以促进患者安全。

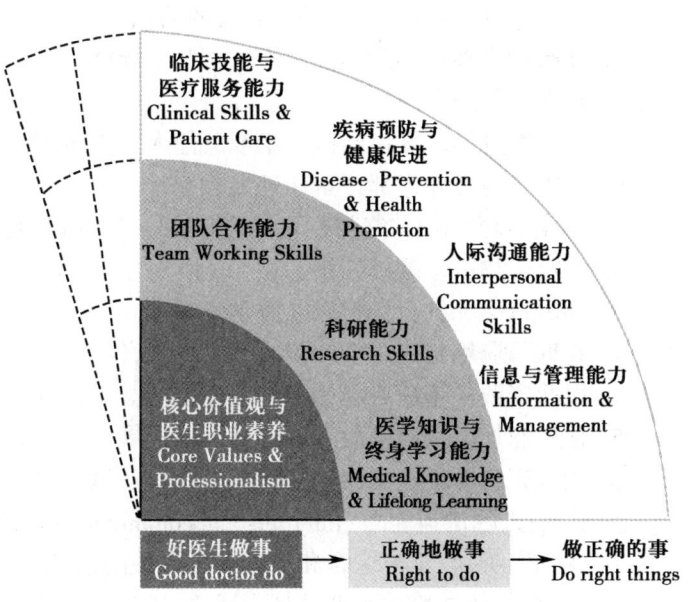

图2-1-1 中国临床医生岗位胜任力模型

要素二：疾病预防与健康促进（disease prevention and health promotion）
1. 发现和及时按规定上报传染病。
2. 做好慢性非传染性疾病管理和健康教育。
3. 掌握与宣传群体健康相关的生活方式、环境和社会等因素。
4. 了解自己的职责，与卫生系统管理人员合作。
5. 了解医疗卫生体制的结构和功能。
6. 熟悉社会医疗卫生保障体系。
7. 合理利用有限的医疗卫生资源。
8. 了解公共卫生政策对人群健康的影响。
9. 了解国际卫生状况和全球健康。
10. 积极参与健康教育与健康促进。

以下 * 为基层医生能力的专门要求

11*. 建立与维护社区居民健康档案。
12*. 主动了解社区和人群健康需求和健康状况。
13*. 开展基本的精神卫生服务（心理咨询与治疗）。
14*. 组织指导社区健康教育工作。
15*. 组织指导社区护理工作。
16*. 组织开展家庭卫生服务（访视、咨询、换药）。
17*. 了解卫生财政政策。
18*. 保护社区重点人群（老人、妇女和儿童）。
19*. 做好社区卫生服务各项登记统计分析总结。
20*. 了解社区人口动态。

要素三：信息与管理能力（information and management）
1. 利用不同数据库途径检索收集组织分析有关医学信息分级行为表现。
2. 有效利用信息技术进行医护与病人教育。
3. 合理控制病人医疗费用。
4. 有效安排自己的工作和职业生涯规划。
5. 时间管理，有计划性地处理自己的活动。
6. 在医疗实践中不断提高组织协调和领导能力。
7. 掌握一门外语。
8. 应用教育学的知识向医学生或其他人员提供辅导及实习管理。
9. 积极参与专业内部评审和外界检查。

要素四：医学知识与终身学习能力（medical knowledge and life-long learning）
1. 学习生物医学基础知识。
2. 学习行为和社会科学以及医学伦理学。
3. 掌握与应用临床医学知识。
4. 执业实践中不断更新知识和专业技能。
5. 积极参加继续医学教育与继续职业发展。
6. 能认识自身优缺点，并不断改进自己在专业上的不足之处。

要素五：人际沟通能力（interpersonal communication skills）
1. 注意倾听、收集与综合和患者问题有关的信息。
2. 理解、信任并尊重患者及其家属。
3. 保护患者隐私权。

4. 维护患者知情权,有技巧地获得患者的知情同意。

5. 妥善应对在医护过程中产生的伦理问题。

6. 安抚患者的愤怒和误解的情绪。

7. 积极预防和化解医患矛盾。

8. 有技巧地向患者传达负面消息。

9. 与患者和家属共同做出决策。

10. 有效口头表达和传递信息能力。

要素六:团队合作能力(team work skills)

1. 必须和同事合作,尊重他们的能力与贡献。

2. 以团队合作的方式制订患者的诊疗计划。

3. 关心和乐于帮助同事。

4. 了解团队中其他人的角色和职责。

5. 善于协调与团队成员的关系,避免发生冲突。

6. 与其他科室建立良好的合作关系。

7. 能适当参与其他专科的小组会议。

要素七:科学研究能力(research skills)

1. 在职业活动中具备批判性思维能力、创造精神和对事物进行研究的态度。

2. 理解医疗活动中应考虑到问题的复杂性、不确定性和概率。

3. 用批判性的思维处理各种来源信息,恰当地做出医疗决策。

4. 能综述学术文献,传播和应用知识。

5. 能提出问题、假设,培养创造性思维和创新能力。

6. 积极参加本专业领域的科研活动。

7. 积极撰写并发表科研文章。

要素八:核心价值观与医生职业素养(core values and professionalism)

1. 在职业生涯中坚持一切为人民健康服务的宗旨。

2. 培养核心价值观,包括利他主义、追求卓越和淡泊名利。

3. 真诚守信,责任心强,热爱自己的职业。

4. 具有同情心,患者至上,维护患者权利、隐私和利益。

5. 能够行业自律、廉洁公正。

6. 具备严谨、细致、敏锐的洞察力。

7. 具备耐心和耐力,具备良好的心理调适和抗压能力。

8. 认识和杜绝任何与营利性利益相关的行为。

9. 公平而合理地运用各种医疗服务资源。

10. 具备正当的职业防护意识。

11. 保持自我保健能力。

本书第二篇将对医生岗位胜任力的八大要素逐一展开讨论,以供医学生学习理解与应用。

(田 蕾 孙宝志)

数字课程资源:

拓展阅读　　　教学PPT　　　自测题

第二章 医师职业精神

本章要点

本章将从医师职业精神的发展、定义与内涵、培养与评价三个方面全面地介绍职业精神的重要意义及具体要求。深刻理解医师职业精神的内涵与外延，医师职业精神的要素及准则；了解医师职业精神的发展，评价及培养目标与方法。

医师是对医务工作者的统称，是指接受过系统的高等教育或长期从事医疗卫生工作，需要其具备相应知识能力，参加相应考试或考核，经国家卫生行政部门审核，取得执业医师资格或助理执业医师资格，依法注册后在医疗、预防机构中工作的专业技术职业者。医师承担着诊治病人、发展医学科学和预防保健的责任。人们把医师称为"白衣天使"，是病人以性命相托的一种信任，也是社会赋予医师的神圣使命和责任，同时，也表明了对医务人员医德修养的更高要求。

作为专门职业者的医师，其职业发展经历了漫长的历史过程，职业精神的内涵和标准也随着时代的变化而变化，但以人为本、病人至上的观念是历代医师始终不变的精神追求，医德高尚、技术精湛是医师的终身奋斗目标。进入21世纪以来，在世界范围内，随着医疗服务体系的变化，原有的生物医学模式向现代的生物-心理-社会医学模式的转变，对医疗卫生服务人员提出了新的要求。在医学科学技术进步对临床医师的专业技能素质提出更高要求的同时，医疗职业出现信任危机、医患关系紧张、医学终极目标的模糊等问题的出现，迫切要求现代临床医师提高职业精神。通过本章的学习，可使学生了解医师职业精神的主要内涵及标准，了解医师职业精神在医师职业发展中的重要性及与社会的契约关系，熟知职业精神的评价及培育方法。

第一节 医师职业精神的沿革

传统医德发展历史悠久，其强调的是医师的道德品质，是一种典型的美德伦理思想。随着市场经济和现代生物医学技术的迅猛发展，现代医学职业已经发展成为一个高度分化的专业领域。医学职业不仅受外在市场经济环境的影响，也面临着社会、经济、文化、制度多方面的挑战，对于医师的要求不再是仅仅具有高尚的品德，而需要医师具有社会契约性质的专业素养。因此，医师群体的准入、胜任和医疗行业的自律变得尤为重要。对于医师的医学职业素质要求正处于从传统文化观念向现代思想观念转变的关键时期，我们有必要了解医师职业精神的由来和重要意义。

一、医师职业精神的前身

二、现代医师职业精神的发展

随着现代医疗体系和社会环境的发展与变化,医师的职业道德和专业要求都受到了挑战,除依靠法律和法规的约束外,还需要建立适应时代要求的现代医学职业精神,提高医师个人的职业素养,强化医师行业整体对职业精神的意识,所以,现代社会中的医学从业人员应该尽快完成从医德医风到职业精神的思想转变。

(一)现代医师职业精神的起源

20世纪80—90年代,美国医疗系统被指出过度治疗,过于依靠技术等,使得医师成为医疗中的商人,因此提出了反对商业化的医师职业精神。由于概念模糊,医学界内部于20世纪90年代对职业精神的内涵进行研讨和界定,确定了9个构成医师职业精神的具体行为,包括:医师需将自己的利益服从于他人的利益;医师需坚持较高的伦理道德标准;医师需要响应社会的需求,并且医师的行为反映了他们与社会的社会契约;医师要注重核心人文价值,包括诚实正直、关心和怜悯、利他主义和同情心、尊重他人和诚实守信;医师为自己和同事承担责任;医师承诺持续追求卓越;医师表现出对学术的承诺,并不断提升所在领域的发展;医师要处理实践中复杂和充满不确定性的事情;医师要对自己的行为和态度进行反思。医师只有遵守这些行为准则,才算履行了他们对病人、社区和行业的义务。

通过对医师职业精神的初步界定,体现了职业精神对于病人及社区的重要性,奠定了职业精神扎根于行业性质和医师工作的基础,反映了社会对医师职业精神的渴望。

(二)《新世纪的医师职业精神——医师宣言》的提出

21世纪,随着以学会为代表,主要为美国的部分医学会、医学基金会和欧洲内科医学联盟对职业精神的核心要素的关注不断增加,2002年,《新世纪的医师职业精神——医师宣言》进一步明确了医师职业精神的定义和内容,开始了建立医师职业精神评价等研究,到目前已有36个国家和地区的120个国际医学组织认可和签署了这一宣言。各医学院校也积极响应,在课程设置上,增加职业精神相关课程。

《新世纪的医师职业精神——医师宣言》是医师职业精神研究的标志性文献,是医疗行业与社会订立的盟约,其向社会承诺的3个原则和10项责任,使职业精神的研究更加具体和更具可操作性;其关注职业精神的核心要素,关注医学院校在职业精神发展中的推动作用,为职业精神的发展揭开了新的篇章,标志着职业精神的培养和评价的研究与应用开始进入正式的轨道。

2010年至今,对于职业精神的研究超越了关注个人行为和职业精神本身,更加着眼于整个复杂的医疗体系和社会背景,不仅关注个人的行为动机,更关注医师所处的医疗体系和复杂的社会背景,关注医学科学的发展对医师职业精神带来的影响。

三、我国医师职业精神的发展

2005年,中国医师协会正式签署《新世纪的医师职业精神——医师宣言》,加入推行《医师宣言》的行列。中国医师协会认为,《医师宣言》所提出的3项基本原则和10条职业责任完全符合世界各国医师职业道德要求,在医患矛盾突出的今天,实施《医师宣言》不仅是医师行业自律的体现,而且也有助于医师良好社会形象的树立。

2010年,中国医师协会颁布《中国医师宣言》,其内容包括平等仁爱、病人至上、真诚守信、诚实正直、精进审慎、积极创新、宽厚包容、博采众长、发扬协作、团队精神、廉洁公正、正确处理各种利益关系、充分利用有限的医疗资源和终身学习等。《中国医师宣言》的颁布为引领并践行医务工作者的职业精神提供指导,是我国医师职业精神发展的里程碑事件。

目前,我国的医药卫生改革及医学教育改革正在深入发展。国务院《关于深化医药卫生体制改革的意见》中指出:要加强医德医风建设,重视医务人员人文素质培养和职业素质教育,大力弘扬救死扶伤精神。

我国医学教育改革和发展的纲领性文件《中国医学教育改革和发展纲要》(2001—2015)提出,医学教育改革中至关重要的是提高医学生的综合素质,尤其是加强医学生的医学人文素质和医学职业精神素养教育已成为共识。

2016年8月19—20日的全国卫生与健康大会上,习近平总书记指出,我国广大卫生与健康工作者应弘扬"敬佑生命、救死扶伤、甘于奉献、大爱无疆"的精神。近年来,我国卫生与健康工作者全心全意为人民服务,特别是在面对重大传染病威胁、抗击重大自然灾害时,他们临危不惧、义无反顾、勇往直前、舍己救人,赢得了全社会赞誉,医师职业精神得到了更高层次的体现。

与聚焦于情感沟通、价值理念和互相理解等视角的医德不同,医师职业精神更侧重于实践执行、制度建设、促进社会公平,从而实现医疗行业对社会的承诺。在现代社会中,医疗行业必须完成从狭隘的医学职业道德到医师职业精神的现代性转变,包括从个体到医学或医师共同体的转变、从个体的道德自律到行业自治的转变、从道德到法律的转变、从医学家长制到病人自主权的转变以及从注重个人健康到公共健康、再到社会责任的转变,如此才能适应现代社会对医学人文的需要,才能适应并应对社会环境对医疗行业的挑战。

第二节 医师职业精神的定义与标准

医师职业精神源自英文"medical professionalism",是我国学者借鉴国外研究成果,且使用频率越来越高的一个专用名词,它需要将患者的利益放在首位,通过行业自律和专业培训达到和维持技术胜任等,是医学对社会的契约的基础。在过去很多年当中,医师职业精神的定义一直备受关注,但是仍然没有达成广泛认可的统一定义。本节将系统介绍国际上各权威机构对职业精神的定义与标准。

一、美国内科医师协会

早在20世纪80年代,美国内科医师协会(American Board of Internal Medicine,ABIM)就建立了职业精神研究项目,致力于对职业精神定义的初步探索,提出了"利他、可信、卓越、责任、服务、荣誉和尊重"等职业精神要素,使医疗行业对职业精神的理解达到了新高度,促进了医师职业精神的培养与评价机制的发展。1995年,美国内科医师协会出版了《美国内科医师协会医师职业精神计划》。

美国内科医师协会对职业精神发展影响最大、传播范围最广的是2002年发表的《新世纪的医师职业精神——医师宣言》,自此正式开启了职业精神发展的新浪潮。《新世纪的医师职业精神——医师宣言》提出了3个原则和10项责任,3个原则即病人权益至上、病人自主和社会公平,10项责任即提高业务能力的责任、对病人诚实的责任、为病人保密的责任、和病人保持适当关系的责任、提高医疗质量的责任、致力于提高医疗可及性的责任、对有限的资源进行公平分配的责任、学习科学知识的责任、通过解决利益冲突而维护信任的责任以及对职业尽责的责任。

2009年,美国内科医师协会联合美国医师协会(American College of Physicians,ACP)和医学职业精神研究院(Institute on Medicine as a Profession,IMAP)在《医师宣言》的基础上,探索能切实促进和提高医疗卫生质量的职业精神定义。近年来,美国内科医师协会已将视角从研究职业精神本身和个人行为延伸到了机构和更为复杂的社会背景层面,致力于研究领导者、医疗机构、医疗政策对于医师职业精神的形成和促进医师内在动力的影响,并从机构管理、组织策略和信息公开三个方面讨论了医师职业精神在21世纪医疗改革中的联系与作用。

二、美国毕业后医学教育认证委员会

美国毕业后医学教育认证委员会(Accreditation Council for Graduate Medical Education,ACGME)在1999年就将加强医师职业精神作为住院医师和研究生教学的要求,以实现在教学中不断对职业精神进行探索。

2002年,美国毕业后医学教育认证委员会发布了住院医师的六大核心能力,分别是:"病人护理""医学

知识""实践为基础的学习与提升""人际沟通技巧""职业精神"和"系统地实践",职业精神作为其中一项核心能力被单独列出,自此确立了职业精神在医学教育中的重要地位。美国毕业后医学教育认证委员会认为,医师履行职业精神需要致力于执行专业职责,严格恪守伦理规范,以及面对不同病人群体需要保持高度敏感性。同时列出了职业精神的一些相关含义,包括尊重、关心、诚实、正直,最大限度地保证病人的利益,对病人的种族、年龄和残疾保持敏感性,以及超越自身利益的对病人和社会的同情心和责任心。

现在,美国毕业后医学教育认证委员会仍一直致力于对每种胜任力最好的实践标准进行完善,并将六大核心能力与医师临床成果进行融合,不断推动医师职业精神及其他胜任力的发展。

三、世界医学教育联合会

世界医学教育联合会(World Federation of Medical Education,WFME)成立于1972年,作为代表医学教师和医学教育机构的国际组织,致力于倡导医学教育最高的科学和道德标准。1998年,世界医学教育联合会启动了国际医学教育标准项目,并于2003年正式颁布《世界医学教育联合会本科医学教育全球标准》,在2013年重新发布了修订版本。该标准虽未直接提出职业精神的具体定义和标准,但在标准的9个领域和36个亚领域中,均强调了医师的职业精神理念和医学伦理相关要求。如在"教育结果"部分,该标准规定医学生在毕业时必须具有以下几方面的能力:基本的知识技能和态度,在各类医疗服务系统执业的适当基础,在医疗服务领域的未来角色定位,后续的毕业后培训,终身学习的决心和能力,满足社区的医疗需求、卫生系统和其他社会责任的要求。该标准还要求学生掌握医学伦理学等与行医密切相关的内容,以及具备胜任医师多重角色的职业精神。

该标准依据不同国家和地区及教学机构的需求和亟待解决的问题进行修订和补充,从医学教育角度阐述了医师职业精神的多方面内涵,强调依据社会需求与期望培养医师,妥善应对日新月异的医学理论知识与技术,培养医师终身学习的能力,培训医师应用新信息技术的能力,根据医疗卫生服务体系的变化调整医学教育,为医师职业精神与医学教育的融合奠定了基础。

四、加拿大皇家内科及外科医师学会

加拿大皇家内科及外科医师学会(Royal College of Physicians and Surgeons of Canada,RCPSC)自1929年起一直致力于通过制定和执行医学教学的标准来保证医疗卫生的水平和质量,其制定的《加拿大医师能力框架》(CanMEDS 2005 Physician Cometency Framwork)提出,医师应该扮演7种不同的角色,以应对医学模式的转变和医疗实践的挑战:即医疗专家、交流者、协作者、管理者、健康促进者、研究者和职业者,其中医疗专家是核心角色,其他6个角色像花瓣一样在四周围绕,起辅助作用。加拿大皇家内科外科医师学会将医师能力框架中的职业精神描述为三个方面:医师必须正直、诚实并富有同理心地为病人提供高质量的医疗服务,要有个人的以及人际间的恰当的职业行为表现,实践符合医师伦理要求的医疗服务,认为医师应当提供最佳、合乎伦理的医疗实践,医师的个人行为应符合社会期待,符合医疗规范与法律法规的要求。

五、英国医学总会

《良好医疗实践》(Good Medical Practice,GMP)是由英国医学总会(General Medical Council,GMC)提出,对医师临床实践所需的基本能力做出描述,并向病人描述他们所应该期待的医师行为与病人义务的医师行为规范。文件要求一个好的医师必须具有竞争力,不断更新自己的知识和技能,与病人和同事建立良好关系并且诚实正直。《良好医疗实践》将对于医师职业精神的要求融入"临床医疗""保持良好的医疗实践""教学与培训、评价与测量""与病人的关系""与同事的合作"等各个方面,指出医师应当保持胜任力并不断更新知识和技能;与病人、同事保持良好关系;诚实正直;在与病人的互动关系中,要尊重病人的隐私和个人尊严,应当尽最大努力让所有的病人享受到尽可能好的医疗服务;公平对待并且尊重同事等。规范指出,诚实、正直并值得信赖是医师职业精神的核心。

此外,美国国家医学考试委员会(National Board of Medical Examiners,NBME)、美国医学院协会(Association of American Medical Colleges,AAMC)和世界卫生组织(World Health Organization,WHO)均对医务人员提高医疗服务质量过程中医师职业精神的水平提出了要求和培养目标。

六、我国医师职业精神的定义

职业精神的定义与标准是一个开放的不断演进的系统,我们应该以发展的眼光从多视角不断改进,使得医师职业精神作为医师与社会的契约,在医疗卫生事业的不断发展中发挥巨大的潜力和作用。我国医师职业精神的发展可以借鉴发达国家职业精神发展的成功经验,在已有的传统医师道德要求的基础上,结合我国的社会文化背景,通过在医学生和医师中进行系统的职业精神教育和评价,不断更新与发展中国医师职业精神内涵及标准。

我国有学者早在2006年就提出,医师职业精神是指从事医疗行业相关的医务人员所具有的特定职责。医师职业精神是医学科学精神和医学人文精神的统一。其中,医学科学精神是科学精神在医学中的具体体现,主要表现为医学的实证精神、理性精神、创新精神、怀疑批判精神和献身精神。医学人文精神是人文精神在医学中的具体体现。孙福川在《伦理精神:医学职业精神解读及其再建设的核心话语》中指出,医师职业精神可以理解为医者在医学实践中创立和发展并为整个医学界乃至全社会所肯定和倡导的基本从业理念、价值取向、职业人格及其职业准则、职业风尚的总和。鲁琳、樊民胜在《中国医师职业精神的传统文化探析》中指出,医师职业精神的本质体现为医务人员对病患的无私之爱和对社会的高度责任感。中国传统医学道德观念的形成和发展受到儒家、道家、佛家思想文化广泛而深刻的影响。儒家生命神圣、道家尊生养生、佛家悲天悯人的伦理思想表现为一种善德,行善原由也正是这种厚德载物的具体体现。

2010年,中国医师协会颁布《中国医师宣言》,其内容包括平等仁爱、病人至上、真诚守信、诚实正直、精进审慎、积极创新、宽厚包容、博采众长、发扬协作、团队精神、廉洁公正、正确处理各种利益关系、充分利用有限的医疗资源和终身学习等,定义了医师职业精神的核心价值观。

2012年,中国医科大学医师职业精神研究课题组启动了关于探索适用于我国经济社会背景下的医师职业精神指标体系和行为准则的构建研究,是在行为框架下的医师职业精神价值观与内涵的进一步延伸。开发的医师职业精神指标体系包含了"同情、尊重、交流与合作""正直、廉洁、有强烈责任感""追求卓越"和"公平分配医疗资源、履行人道主义、恪守伦理准则"4个维度,并形成了包含40个条目和20个条目的完整版指标体系及具有更高的使用灵活性的简版指标体系。

医师职业精神是科学精神和人文精神的统一,它是医患关系的本质,是维持公众对医疗行业信任的核心。在职业精神发展历程中一再呼吁对医师职业精神进行改革与发展,以维持医师职业的价值。虽然每个时期每个机构所提出的职业精神的定义和标准都反映出了某个时代或某个地区的独有特点,但是其核心仍是相同的,即病人利益的首要性和医师自身利益的服从性,并且长期以来对职业精神的诠释主要均包括:利他主义、尊重、诚实、正直、尽职、荣誉、卓越和责任感。

在2002年,《新世纪的医师职业精神——医师宣言》提出后,开启了医师职业精神发展的新浪潮,从国际权威视角给出了职业精神的3个原则和10项责任,为当代医师提出了21世纪医学职业道德的行为规范和行为准则,提供了具有可操作性的职业精神标准,得到了国际广泛认可。此后,对于医师职业精神内涵的诠释逐渐发展,形成了具体的行为框架,使职业精神的标准不再是空洞的意识形态,而成了可测量的框架,促进了职业精神的培养与评价机制,落实了医师职业精神课程在医学院校的实施。

尽管在不同文化背景和地区下,职业精神的概念化有重叠的部分,但是由于医师所在的医疗系统的差异、可获得的医疗设备和技术的差异、经济状况的差异以及医师所服务的社区疾病谱的差异等,职业精神概念上的差异性仍然不容忽视。加之近年来,对于职业精神的诠释已经逐渐转向机构、社会、政策等大背景下,应该结合每个国家和地区的社会环境,给出符合其时代和社会特征的职业精神定义与标准。在《新世纪的医师职业精神——宣言》颁布以后,各医疗领域在其总纲领和原则的基础上,也发展出了具有自身特色的医师职业精神定义与标准,如急诊医学中的医师职业精神、儿科医师的职业精神、口腔医师的职业精神等,医师职业精神的发展变得更加深入和具体。

第三节　医师职业精神的培养与评价

职业精神对医疗行业与社会如此重要,因此,无论是在院校教育阶段,还是在毕业后教育阶段和继续教育阶段,都必须使医学生或医师认真学习职业精神的内涵及评价机制,使职业精神反映到医师实际的行为与态度中来,并对医师进行评价与反馈,形成以评价为驱动的职业精神培养体系。

一、医师职业精神的培育

职业精神的价值观和行为是所有医疗实践的内在重点,职业精神内容应明确纳入学校的课程中。欧美国家的医学院校已经将职业精神作为医师的核心能力加以培养和评价,并对医师职业精神教学方法进行了较为深入的研究,且在实践中加以应用。医师职业精神因其涵盖的要素抽象,很难深刻地理解内涵及具体表现形式。因此,目前国外已经在职业精神的教学中应用多种方法,如引导反思法、经验式学习法、榜样示范教学法、基于问题的教学方法、研讨会学习法、小组讨论学习法、互动讲座学习法和影音会诊分析学习法等。以下通过对国外应用较多的5种职业精神教学方法进行介绍,帮助学生进一步地应用和自我引导学习。

1. 引导反思法(guided reflection method)　是现代教育改革的一种教学理论思潮,一方面通过反思活动使教师逐步成熟,获得全面发展;另一方面要求学生也成为反思实践者。在反思活动中,学生的学习能力得到发展,从而主动进入深层学习并取得高效的学习成果。教学实验中,一年级的学生通过3周见习,提出两个关键的事件,经过充分的准备后,学生对这些事件中的医疗行为与英国综合医学委员会提出的"医师责任"进行反思对比。结果显示,在医学生职业精神教育中,引导反思法在众多的教育活动中是一种非常有影响力的方法,学生们通过这种学习方式不仅了解和分析了什么是医师应该具备的职业精神,而且还理解了拥有职业精神对医师的重要性。

2. 榜样示范教学法(role model/modeling)　榜样示范是指在医学教学中,医师们有意识地或者下意识地表现出的行为,对医学生在学习过程中的态度、行为、伦理和价值观产生的影响,这些行为甚至可对医学生的职业生涯产生深远影响。榜样示范不同于导师教学,榜样示范往往是以正在做的某件事为例,给学生以启示和教导。榜样示范教学法具有形象、生动、实际、以情感人、以行动人等优点,因此,这种教学方法较容易获得医学生的心理认同,可满足医学生的情感和体验需要。一个优秀的榜样示范,不仅可以给未来的医师们以职业行为上的激励和正确的引导,而且是最有效实现教育目标内化的方法。另外,榜样示范教学法在正式课程、非正式课程和隐形课程中均可应用。

3. 基于问题的教学方法(problem-based learning,PBL)　由美国神经学的Barrow教授于1969年在加拿大多伦多的麦克马斯特大学首创,是以问题为基础、学生为中心、教师为导向、围绕问题的解决而进行的一种教学方法。PBL目前是全世界医学院校公认的一种先进的教学方法。早在1993年,英国医学总会(GMC)就提倡在基础的医学教育中应用PBL。2007年,英国格拉斯哥大学医学院在医学生前三年的课程中,将职业生涯学习课程与职业精神课程相整合,并运用PBL,在只有8名学生的小班实施这种整合课程,采用半结构式的访谈法,在低年级的授课教师中,每6名教师中选取1名,在学生中选取3名学生组成讨论组进行访谈。研究结果显示,参与到这种教学模式的导师和学生认为,他们的职业精神意识得到不同程度的提升。

4. 研讨会学习法(workshops)　医师的职业精神从概念上来说较为抽象,研讨会学习法,以及类似的小组讨论学习(small group discussions)、互动讲座(interactive lectures)、影音会诊分析学习(videotaped/films consultation analysis)与传统的教学模式相比,可使职业精神的教学更加生动形象。目前,这4种教学模式在发达国家应用较多,且认为这种互动的教学模式,不仅可以培养医学生积极思考问题、解决问题的能力,还可以提高医学生团队合作能力、创新能力和科学的临床思维。

5. 经验式学习法(experiential learning theory,ELT) 经验式学习理论把学习定义为一个经验改造并创造知识的"过程",可为学习者提供一个完整的学习过程模型。"经验式学习"强调在学习过程中"经验"的核心作用。ELT模型包含两个辩证关系模式用以掌握经验:具体经验(concrete experience,CE)和抽象概括(abstract conceptualization,AC);两个辩证关系模式通过反思性观察(reflective observation,RO)和积极试验法(active experimentation,AE)相互转化经验。这种学习的4个阶段可称为Kolb学习周期模式。2007年,加拿大的Cynthia等专家将经验式学习法与临床病人参与相结合,通过让学生制定一个"使命宣言",增加医学生在见习期间的经验,学生通过积累实习期间的经验,互相交流自己的职业目标,以提高职业精神。

医学是一门实践性较强、经验需求较多的学科,因此,与医学职业精神相关的课程应从入学后的第一学期就开始讲授,并在之后的临床学习阶段继续学习。在医学职业精神的教学中,很难单独应用某一种教学方法实现医学职业精神的提高,同时也很难证明出哪一种教学方法比另一种更有效。较为有效的方法就是将这些教学方法与课程相结合,充分发挥各种教学方法的优点,将课程教学大纲重新整合和设计。

首先,在对职业精神知识内涵教学方面可综合应用引导反思法和经验式学习法,深化内涵理解;在关于其外延技能方面,可应用PBL、互动讲座等方法,强化训练,提升学生实践参与能力;在表现和态度方面可应用榜样示范教学法、影音会诊分析学习法等,以直观的现实案例,触动和影响学生,进而加强其职业精神。然后,教师通过教学档案和小组教学等方法,对学生的职业精神学习情况进行了解,对教学内容进行及时的反馈和调整。职业精神培养方法整合模式见图2-2-1。

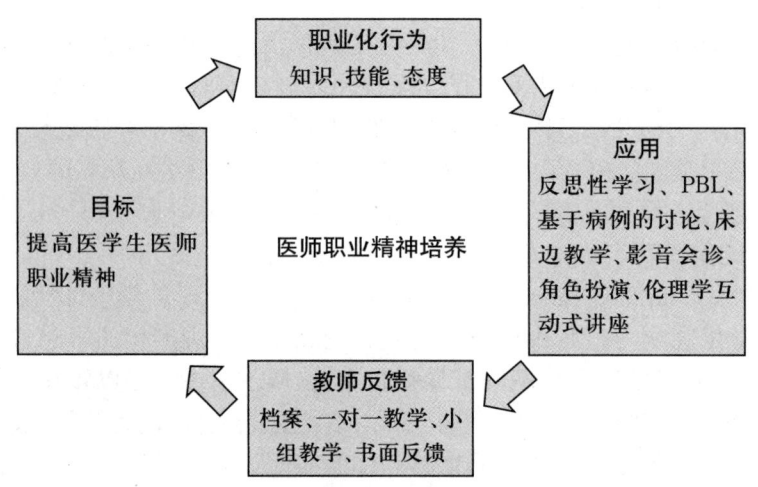

图2-2-1 职业精神培养方法整合模式图

此外,为了更好地了解哪种或哪几种教学方法更有效,需要对医学生和医师的职业精神进行评价,这样不仅可以对学生的学习程度、教师的讲授水平、课程的设置及教学方法进行反馈,更可对医学职业精神的发展和医学教育的改革起到指导作用。

医师职业精神的发展不仅需要在职业精神的内涵研究、评价方法和培养方法上进行深入研究与实践,更需要在制度与环境上采取保障措施。如何为医师职业精神的发展保驾护航是目前医学教育专家和管理者面临的主要挑战。以下是几个重要的影响因素:

1. 环境与制度支持 制度与文化既可以促进医师职业精神,也可以颠覆其发展。医学教育是在一个复杂的环境中进行的,它受到医学机构和医疗系统中多方面因素的影响与制约,任何教育上的改变都需要建立文化、经济、制度方面的政策保障。建立一个职业精神教学大纲需要医学院和医院的大力支持,必须由决策者进行教学空间、教学时间和财政资源的分配,以保障职业精神培养和评价体系的建立。

2. 认知基础 作为职业精神的主体,医学生和医师必须了解职业精神的本质、历史根源、与社会发展的关系、维持职业精神发展所应尽的义务等。

3. **体验式学习** 医学教育的主要目标应该是为医学生提供适当的机会来进行反思并获得经验，必须为学生、住院医师提供在安全的环境中讨论职业精神问题的机会。

4. **连续性** 在本科阶段和住院医师阶段的整个课程体系中都必须注重医师职业精神的培养。以这种方式，职业精神的显性知识和隐性知识的增长将平行于其他领域知识的增长而发生。职业精神是医学的核心，必须在整个课程体系中以一体化的方式进行教学与培养。

5. **教师发展** 为了保证榜样示范的有效性，我们必须保证榜样的正确性，所以教师需要正确理解医师职业精神的内涵与行为标准。此外，教师需具备必要的知识和技能来教授学生，所以教师发展是必不可少的。

二、医师职业精神的评价

国际上，医师职业精神已逐步成为继医学知识和临床技能的另一个医疗工作者的核心胜任力。20世纪七八十年代，美国学者开始研究医学职业精神教育，主要涉及职业精神的定义、内容、教育和测评。"没有评价，就没有提高"，随着职业精神在医疗中的重要地位不断凸显，医师职业精神的评价研究已经成为实现最终培养和提高医师职业精神目的的必经之路。近年来，国际上对于医师职业精神评价的相关研究已经涉及所有评价人群，包括医学生、住院医师和医师，涵盖了整个医学人才的教育学习生涯。另一方面，对于医师职业精神评价已涌现了大量的实证研究，对进一步培养与提高策略的实行和制定提供了重要的研究基础与有益参考。

（一）医师职业精神的评价内容和要素

要对职业精神进行评价，就不得不考虑到医师职业精神内涵和外延的多维和整体性。而医师职业精神在发展之初，对其含义或定义的讨论就从未停歇。因此也产生出多种职业精神的定义模型，相应的，根据不同的定义模型衍生出不同的医师职业精神的评价研究内容、评价要素的框架。尽管大多数的职业精神定义框架包含了相似的核心元素，但是不同的框架模型对这些核心元素的描述方法及分类却不尽相同，下面列举总结了现代3个相对具有代表性的不同职业精神定义模型下的评价研究内容和要素（表2-2-1）。

在以定义要素为导向的评价框架中，医学伦理原则是奠定整个医师职业精神的前提基础。在严格恪守医学伦理原则的基本条件之上，良好的医患关系、同事合作关系，和信赖感所产生的效应才能够得以体现。放在最后的完善与提高则是近年来维持和不断提高医师职业精神的新主张，同时也根据延伸扩展到个人工作学习所触及的多个层面提出了不同的具有针对性的定义和要求。在医师职业精神评价中，虽然职业精神有其自身可以通过传统知识测验的基础性概念，但是职业精神更多关乎医师的行为，而不仅仅限于对医师职业精神概念和知识的简单了解。因此，在构建医师职业精神评价体系中，除了基础的认知要求外，建议根据Miller金字塔模型将职业精神评价根据不同的完成提现程度划分等级，从而引导使医师职业精神真正体现在真实场景中的医疗行为。

2007年，美国国家医学考试委员会（The National Board of Medical Examiners，NBME）提出了直接评价可观察到的职业化行为的评价理论框架，即以行为为导向的框架，进一步完善了原有的原则为导向的评价理论框架。强调具体的职业化行为，是医学职业精神的直接外在表现，利于设定标准加以评估和测试。在以行为为导向的框架中，每个条目分别置于不同的维度中，通过使用理论或者因子分析法进一步理解隐含概念，从而便于在培训中组织评价及反馈。此理论框架一经提出便得到了国际上的广泛关注，对此后医师职业评价研究也产生了深远的影响。

（二）职业精神的评价方法 🌐

（三）医师职业精神评价体系模型

尽管在医师职业精神评价研究中，已开发出大量的评价方法与技术，但是能够对量表的评价目的进行分类的认知模型却非常有限。下文将对应用较多的KSA（knowledge，skills and abilities）模型和Miller金字塔模型进行介绍。

表 2-2-1　不同职业精神定义模型下的评价研究内容和要素

以定义要素为导向的框架	以原则为导向的框架	以行为为导向的框架
医学伦理相关原则： 　正直/廉洁 　保密性 　道德理性 　尊重人权/遵守行为准则 医患沟通*： 　尊重多样性和独特性 　礼貌/耐心 　同情心/同理心/移情 　行为方式/举止 　患者参与临床决策 　保持专业界限* 　他人利益平衡* 与其他同事的沟通： 　团队精神 　尊重多样性和独特性 　礼貌/耐心 　行为方式/举止 　保持专业界限* 　他人利益平衡* 信赖感： 　义务、责任感 　准时 　有组织性 完善与提高： 　自身：自我反省与评价、寻求反馈、终身学习 　他人：提供反馈与教学、组织管理、领导力 　系统：倡导、寻求和相应审计结果、先进理念	卓越： 　具有临床胜任力 　致力于提高医疗质量 人道主义： 　尊重 　同情 　同理心 　正直/廉洁 责任感： 　正直/廉洁 　高度自律 　公共服务/倡导 利他主义： 　将患者的利益放在首位 　公共服务/倡导	学习与提高： 　对自身的表现与行为寻求自我反馈 　热衷于自我学习 　承认自身知识与能力的局限性 关怀/与患者沟通： 　鼓励患者说出问题与要求 　对患者信息保密 　照顾患者的需要 跨专业交流/合作： 　以合理的方式倾听并回应他人 　认可并赞许他人的贡献与成就 　以恰当的方式与同事及合作者进行沟通，讨论 管理责任： 　需要时能够迅速回应 　愿意为了集体承担额外的工作 　准时完成书面交流

在考虑到测量的内容之前，应当充分到医师职业精神是一个多角度、多方面的综合体，应当使用系统框架来进一步定义职业精神的复杂的、可测量的特性。而传统的 KSA 分析模型不足以反映职业精神所囊括内容的丰富性和复杂性，因此提出将"能力"替换成"态度"，并在此基础上加入"行为"，作为其他三个方面的外在表现形式。下面是对该评价模型包含内容的举例：

　　知识：学习并理解核心的职业精神伦理原则。
　　技能：在接触患者时可以表现出富有同情的回应。
　　态度：积极遵守患者自主权以及知情同意权。
　　行为：切实地进行自我评价及医疗服务质量的提升。

Miller 金字塔则提供了另一个可以呈现职业精神评价目的（targets）的可发展的综合性评价模型。它原用于评价临床胜任力/临床表现/临床技能，但在评价医师职业精神方面也具有适用性。Miller 金字塔将学习过程中从知识积累到实践能力的发展分为 4 个层次。最底层是对理论知识的认知（Knows），第二层是知道如何做（Knows how），第三层是能够在教学环境中做到（Shows how），金字塔的顶端是真实工作环境中的实际表现（Does）。图 2-2-2 中展示了 Miller 金字塔评价模型与评价方法之间的关系。

在医师职业精神评价中，对处于 Miller 金字塔不同层次的特定知识、技能和行为进行具体的描述和定义对于确定评价的核心元素会大有益处。建立学习目的与评价目标之间的有效联系就成了当下之需。同时，

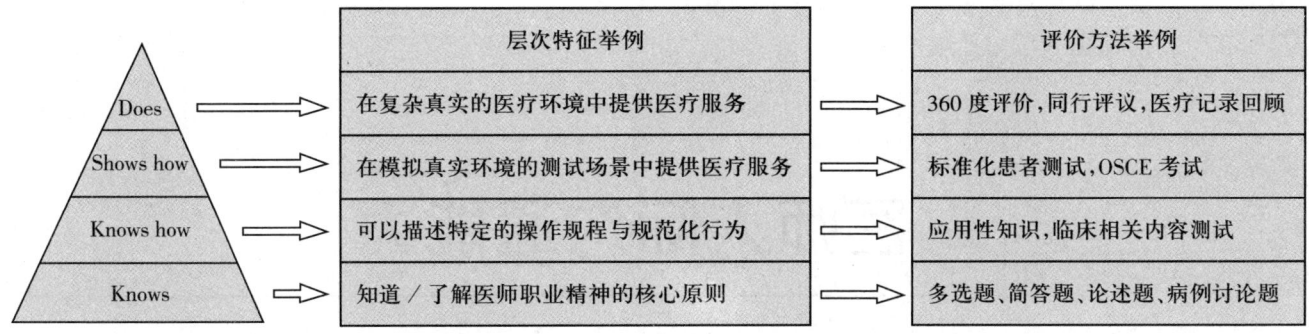

图 2-2-2　Miller 金字塔评价模型与评价方法关系图

无论使用综合方法还是单一具有针对性的方法对医师职业精神进行评价,充分理解 Miller 金字塔层次间的内部联系和相互依存关系,对于正确解释评价结果也是至关重要的。例如,考生在标准化病人(standardized patient,SP)考试中进行临床决策的熟练程度(属于 shows 的层面)会受到之前考生学习到的临床知识与技能的影响。在这样的测试内容中,会包含对相关主题的认知,例如知情同意和相关的临床技能(属于 Knows how 层面),也会包含知道如何引入话题,如何评估患者对此的理解程度。这些都是未来的在正式场景中良好操作表现的前提基础。但是,在 SP 部分考试得到较低的分数,并不一定意味着考生的基础知识和技能考试的分数很低,同样的,这部分考试得到较高的分数也不一定保证考生在接下来一个层次的考试中会有非常优秀的临床表现。一般而言,在金字塔底层的良好表现是上层优秀表现的必要前提,但不是充分条件。

(闻德亮)

数字课程资源:

　　📖 拓展阅读　　✏️ 教学 PPT　　📝 自测题

第三章 医师人际沟通能力

> **本章要点**
>
> 本章阐释了医疗实践中的人际关系与沟通,阐述人际沟通的含义、意义、形式、原则及医患关系、医际关系以及医社关系的概念、特点及其沟通;阐释了医患沟通及医患关系的法律实践;阐释了医师人际沟通能力的培养与评价。

第一节 医疗实践中的人际关系与沟通

一、人际沟通概述

二、医疗实践中的人际关系与沟通

医疗实践中的人际关系是一般人际关系在医疗领域的具体体现,主要包括医患关系、医际关系和医社关系。

(一)医患关系

1. 医患关系概述

(1)医患关系概念:医患关系是指从事医疗职业的人员与患者在医疗实践中形成的各种关系的总和。是"医""患"双方在医学诊疗中结成的特定的人际关系,其实质是利益共同体。两者的共同目标是战胜病痛,早日康复。

医患关系有狭义和广义之分。狭义的医患关系,特指医生与患者之间的关系。广义的医患关系是指以医生为中心的医务人员群体(包括医生、护士、医技人员及医务管理人员的医方)与以患者为中心的群体(包括患者、患者的亲属、监护人及其所在的工作单位的患方)在疾病诊疗、预防、保健活动中所建立的一种相互关系。

(2)医患关系内容:包括①技术方面:指在诊疗技术实施过程中医务人员与患者的相互关系。如在病史采集、体格检查、实验室检查、临床诊断、制订治疗方案工作中与患者建立的相互关系。②非技术方面:主要指医患双方的相互信任、相互悦纳的情感关系。在此方面,医患双方是平等的。患者对医院及医务人员是否满意,主要从服务态度、医疗作风、医德修养等方面进行评价。两者之间相互依赖,相互影响。

2. 建立良好医患关系的重要性

(1) 良好的医患关系是顺利开展医疗活动的保证:在诊断方面,有充分的信息交流,容易收集准确的病史资料。在治疗方面,患者依从性高,遵从医嘱是治疗成功的关键之一,患者的合作是取得预期疗效的重要因素。

(2) 良好的医患关系可以营造良好的心理气氛:医患双方增进了解,心情舒畅,可减轻或消除患者因疾病造成的心理应激、心理压力,减轻痛苦,使其变被动配合为主动参与。

(3) 有益于保持和增进医患双方的心理健康:建立良好的医患关系需要医者树立立体的现代生物-心理-社会医学模式诊治观,需要医方具有广博的专业知识和精湛技术,需要医方具备良好的道德品质、心理素质,这是建立良好医患关系的重要前提,是建立和谐医患关系的重要保障。

在处理医患关系时,还要注意医患关系的新变化,如人机化趋势、经济利益化趋势、需求多元化趋势以及维权法律化趋势等,这些都是医疗实践中存在的影响医患关系的重要因素。

3. 医患关系模式 目前在世界范围内,主要有以下三种医患关系模式。

(1) 萨斯-荷伦德模式:这是由美国医学家萨斯、荷伦德在长期医学实践中总结的一种医患关系模式,通过将医生与患者之间比做家庭、朋友间关系的方式形容医患关系。

表 2-3-1 医患关系模式

类型	医生地位	患者地位	应用范围	类似关系
主动-被动型	有权为患者做什么	被动接受做什么	重危急症无意识患者	父母与婴儿
指导-合作型	告诉患者要做什么	要求合作做什么	急重有意识患者	父母与青少年
共同参与型	医患一起做什么	医患主动成为伙伴关系	慢性病略懂医者	成人之间

(2) 维奇模式:美国学者罗伯特·维奇也曾提出三种医患关系模式(表 2-3-2)。

表 2-3-2 维奇医患关系模式

类型	医生地位	患者地位	应用范围
工程模式	相当于一名工程师		只根据科学事实从事医疗实践,完全不考虑其他主观因素
教士模式	充当家长角色,具有绝对权威	无选择自由	
契约模式	医患之间的关系受一种非法律形式的有关责任与权利的契约的制约,医患双方有一些共同的利益,分享道德权利与责任,并分别对各自做出的决定负责		医生在未经患者许可的情况下,不能采取重大的医疗措施,而一些具体的技术细则则由医生负责

(3) 布朗斯坦模式:1981 年,布朗斯坦教授在"行为科学在医学中的应用"一文中提出了两种医患关系模式——传统模式和人道模式(表 2-3-3)。

表 2-3-3 布朗斯坦医患关系模式

类型	特点
传统模式	具有绝对权威
人道模式	强调应该把患者看成是一个有思想、感情、需要和权利的完整的人,应尊重患者的意志、权利和尊严,充分发挥患者的主观能动性,让患者自己决定自己的命运并对自己的健康负责

目前我国比较常用的是采取萨斯-荷伦德模式。

4. 医患关系遵循的原则

(1) 彼此信任、相互交流：相信医患之间可以建立彼此信任的关系，患者是可以交流、沟通的。

(2) 尊重患者的人格、信仰、文化：不以医生本人的价值取向评判患者的价值观和生活态度，尊重患者的人格、信仰和文化。

(3) 理解患者的行为和情绪反应：从生物－心理－社会医学模式出发，充分理解患者的疾病行为和情绪反应。

(4) 辅以人文态度和关怀：在诊断和治疗过程中，以人文关怀的态度给患者切实的医疗帮助。

(5) 把医患关系看作是一种动态关系，不断适时调整：理解医患关系是一个动态的关系，医生应根据情况适时做出调整。

(6) 仅限于医疗帮助，不能超越：医患关系是围绕着疾病的诊疗而形成的，也只应局限于求医和提供医疗帮助的过程，不能发展任何超出此范围的人际关系。

（二）医际关系

在医疗实践中，医际关系是发生最频繁、联系最密切的一种人际关系。它既包括直接从事医疗实践的医务人员之间的关系，又包括医务人员与行政管理人员、后勤人员之间的关系；就医务人员来讲，又有医生之间、医护之间、医护与医技之间的相互关系。建立良好的医际关系和沟通至关重要。我国历代医家都十分重视同道之间的关系，把它作为医德修养的重要内容。

1. 医生之间的关系与沟通　医生之间的相互关系，从总体上看是平等的。但从具体的工作、业务角度看，又包含着合作、指导、师承、协助、领导这样一些交往方式。它取决于交往双方职务、职称上的差别。当对这种差异作不正确的理解，在交往中加以无限制扩大的时候，医生之间的关系就会违背相互平等的原则，出现事实上的不平等。例如，在某些医疗部门，对疾病诊断处理意见的正确与否往往不是取决于事实，而是取决于职称、职务的高低，职称较低的人不敢充分发表自己的意见而屈从于某些"权威"。医生之间的关系发展与其他人际关系一样，必然要受到社会政治、经济、文化等多种因素的影响。如社会风气不正，也同样会使医生之间的关系变得复杂化，上下级医生之间的关系也可以变得庸俗化，明明是业务上的指导与被指导关系，却变成一种依附与支使的关系。这种不正常现象对于医疗组织目标的实现及个人业务水平的提高都是不利的。

医生之间关系的建立和发展不仅受到社会环境的影响，还受到交往沟通规律的直接影响。一般人际交往沟通中的相似性原则、相近原则、相悦原则、互补原则在发展医生之间的关系中也同样适用。而个人素质如道德素养、业务水平、性格、气质等也会影响医生之间关系的发展。医务人员在交往沟通中不仅注重能力、学识，更注重人品。因此，在建立医生之间的关系中，尤其值得强调和推崇严于律己、宽以待人、谦虚谨慎、不骄不躁的品质。

2. 医护关系与沟通　医护关系是指医生与护士的关系。医护关系从本质上讲是一种行业内的专业分工关系，也是一种平等的合作共事的关系。传统的医护观念认为，医护关系是一种主从关系，即医生是发号施令的主人，护士是服从指令，执行命令的仆人。医护关系实际上成了一种支配与被支配的关系，这种看法的产生有一定的历史原因。在医疗实践中，医生与护士之间的沟通问题比较常见。造成这个问题的一个很重要的因素是医生与护士常常互不了解对方的任务与职责。有时候该医生自己做的事情，医生却以为是护士的任务。另一个问题是医生与护士之间的地位不平等问题。当医生向护士交代任务的时候，有时候说得不是很清楚，护士也没有请医生说得更清楚些。医护关系从人格上讲应当是完全平等的，之所以从事两种不同医疗职业，这完全是社会分工以及医疗系统的内部分工的结果，也是医疗活动和医学发展的需要。在医疗活动中，医护间又是一种工作内容与专业性存在着差异的同事关系，这种职业差别主要不是他（她）们自身的原因造成的，而是由分工不同造成的。伴随着这种差别，医生在检查、诊断及一部分治疗中扮演主角，而护士在护理、照顾及另一部分治疗中扮演主角，而这种角色职责的不同与医疗活动一定阶段的工作内容有关。根据医疗规范规定，对于医嘱，护士有执行义务，但同时也有监督和参与决策的权力，护士应当尊重和执行医生的决策，医生也应当尊重护士的意见。因此，医护间应当是一种协作、配合关系，而不是主从或其他关系。

(三) 医社关系

1. **医社关系概念** 医社关系就是指在社会发展过程中,出于对人类整体健康的维护,在医学家、医疗卫生单位乃至整个医学界与社会公众、社区乃至政府之间发生的具有道德意义的社会关系。通过这种关系,医学向社会扩展了自己的责任,社会为医学的发展提供了支持,规范了其发展方向和目标。建立良好的医社关系不仅是社会的需要,更是医学本身的需要。作为医师必须开阔自己的视野,更多地着眼于对有害健康的因素的研究,而不是只执着于对恢复健康方法的探求,这就是医学的社会责任。医学的社会化趋势:一是全科医师的出现,二是发展社区卫生服务[又称社区健康服务(community-based health care)]。原卫生部等10部委于1997年7月发布的《关于发展城市社区卫生服务的若干意见》中提到:"社区卫生服务是社区建设的重要组成部分,是在政府领导、社区参与、上级卫生机构指导下,以基层卫生机构为主体,全科医师为骨干,合理使用社区资源和适宜技术,以人的健康为中心、家庭为单位、社区为范围、需求为导向,以妇女、儿童、老年人、慢性病人、残疾人等为重点,以解决社区主要卫生问题、满足基本卫生服务需求为目的,融预防、医疗、保健、康复、健康教育、计划生育技术服务等为一体的,有效、经济、方便、综合、连续的基层卫生服务。"根据1978年世界卫生组织在《阿拉木图宣言》中强调的初级卫生保健应该从个人、家庭和社区开始的思想,许多国家开始发展社区卫生服务。由于这是一种全方位的基层医疗卫生服务和公共卫生服务,覆盖了人的整个生命周期的各阶段、各方面的健康促进与疾病防治,显然与医院专门针对危、重、急症病人的救治功能有很大区别,体现了医学的社会化趋势。

2. **医社关系的新变化** 随着社会的现代化和医学的社会化,扩大了医疗卫生事业与各部门、各行业之间的联系。协调好医社关系已成为社会安定与进步的重要因素。20世纪以来,在医学领域内出现了三个引人注目的变化:

(1) 医学模式的转变:即生物医学模式向生物-心理-社会医学模式的转变,重视了人的社会属性,把人作为包括自然环境和社会环境在内的生态系统的组成部分,从生物的、心理的、社会的水平来防治疾病,以增进人类健康。这是人类认识医学的一次飞跃,标志着以保障健康为中心的第二次卫生保健革命的到来,具有划时代的意义。

(2) 健康观的转变:在新的医学模式指导下,健康观念已经发生了根本的变化,对健康的认识,已由"健康就是无疾病"转变为"健康是身体上、精神上和社会上的完好状态,而不是没有疾病和虚弱现象"。基于医学的对象由个体转向了整体,由"防治观"转向"健康观",这就对医学如何更好地为人类健康服务、为社会发展服务,提出了更高的要求。

(3) 社会疾病观的转变:包括:重视社会因素与疾病发生、发展的关系;随着大工业生产的发展,公害越来越威胁着人类的健康,疾病谱及死因谱也有了很大改变,不再仅是由特定损害引起的疾病,还包括社会性、心因性的文明病。心血管疾病、恶性肿瘤、老年疾病及医源性疾病已成为严重威胁人类健康的大敌。生活方式不健康、家庭生活不和谐以及不良行为和习惯等也都构成了对人类健康的重要威胁。

总之,三大观念的转变,不仅扩大了医学的服务范围,也扩大了医务人员与社会各方面的联系。传染病预防、流行病调查、职业病防护、疾病普查、群众保健等,都需要医务工作者深入社会,与社会各阶层、各行业、各部门的人广泛接触和联系。因此,研究调整医社之间关系的道德规范,建立和谐的医社关系,对于促进医学的发展,保障人民的健康和社会的安定与进步,具有重要的意义。

第二节 医患沟通与医患关系的法律内涵

一、医患沟通

(一) 医患沟通概念

医患沟通指医患双方在诊疗活动中围绕着病人的疾病诊疗和健康问题以及相关因素(服务、费用等)运用语言或非语言符号系统进行信息全方位、多途径交流的过程。

医患沟通的目的在于,在诊疗活动中,以病人为中心,以医方为主导,将医学与人文结合,通过双方有特征的交流,使医患双方达成共识并建立信任合作关系,达到维护健康、促进医学发展的目的。

(二) 医患沟通特点

医患沟通是医患之间进行的一系列有目的、有互动的沟通行为,具有以下特点:

1. 特定的沟通主体(医生),这个主体既可以是医院,也可以是医务工作者,当然更多的是指医生。

2. 特定的沟通对象(病人),即以生理上有病痛、存在着"应当得到关心照顾"的病人或者病人的亲属、朋友作为沟通对象。

3. 特定的沟通内容(疾病诊疗),即以疾病和健康作为主要和重要沟通内容。

4. 特定的全方位的交流(诊疗信息、感情交流等),它不仅是传递诊疗信息的知性发言,也包括分摊心理感受、缓解心理负担、润滑人际关系的感性发言,更包括通过语言、肢体等行为,分摊感觉的交际发言。

(三) 医患沟通的意义

1. 医患沟通是医患双方的共同需要　医患沟通是医疗机构的医务人员在诊疗活动中与病人及其家属在信息、情感方面的交流,是医患之间构筑的一座双向交流的桥梁。医疗机构是治病救人的场所,在这里,有许多医务人员,有许多病人和家属。在这里,医患沟通无时不在,无处不有,医患沟通是医患之间不可缺少的交流。

2. 医患沟通是适应现代医学模式转变的需要　随着医学模式的转变,医患关系也多以"共同参与型"形式出现,医患双方相互尊重、平等相待。要求医生既要重视生物、遗传、创伤等因素对病人身心健康的损害,又要重视心理、社会因素对病人身心健康的损害,还要尊重病人的意愿,真正做到以病人为中心,而加强医患双方的沟通交流是实现这一转变与要求的基础。

3. 医患沟通是构建和谐医患关系的需要　医患双方本质上是利益共同体,其目的是诊治疾病、维护健康,延长寿命。但医学实践是具有一定危险性、伤害性和未知性的诊疗活动,在生命过程中和许多疾病中还有很多方面没有被人类完全认识,有的虽已被认识但还缺乏有效的治疗方法,加之人体结构与病理变化的复杂性和个体差异性,医生在诊疗疾病的过程中难免会有一定的不确定性,而病人由于缺乏医学专业知识,又迫切希望恢复健康的心情,常常对诊疗效果期望过高,不能很好地、客观地理解医学诊疗活动的特点。在这种情况下,医患双方及时沟通交流,才能取得病人理解、支持进而更好地配合。因此,建立互信的合作伙伴关系,化解医患矛盾,避免或减少医患纠纷,构建和谐医患关系就显得尤为重要。

4. 医患沟通是塑造医院与医生良好形象的需要　在医患沟通交流过程中,医生将医院先进的医疗理念、医疗设备、医疗技术与优质的服务等介绍给病人,不仅是宣传提升医院形象的需要,同时也是给予病人的人文关怀,是与之建立良好关系的关键。让病人感受到医院的温暖和医务人员的热情与周到,从而对医院和医务人员形成良好的印象并口口相传,使医院和医者的知名度扩大,在社会上形成良好声誉。因此,加强医患沟通是塑造医院和医务人员形象的重要前提。

5. 医患沟通是依法行医的需要　《中华人民共和国执业医师法》《医疗事故处理条例》对医生的告知义务做了要求,《中华人民共和国侵权责任法》规定:医务人员在诊疗活动中应当向病人说明病情和医疗措施。需要实施手术、特殊检查、特殊治疗的,应当及时向病人说明医疗风险、替代医疗方案等情况,并取得病人或家属书面同意。这意味着,医生在诊疗活动中必须履行告知义务,让病人获得足以合理判断的医疗信息。可见,医患沟通不仅是道德要求,更是法律要求。有助于病人及其家属进行心理准备,即便以后出现不令人满意的结果,也能够理解和正确对待。

(四) 医患沟通的内容与方法

1. 医患沟通的内容　医务人员通过医患沟通,能促进医患共同目标的实现。针对就医者的需求,医患沟通应该包括以下内容:向病人及家属介绍自己、科室及医院,并建立伙伴关系;采集病史,获取疾病及相关信息;介绍疾病诊断、主要诊疗计划与措施;介绍要接受检查的目的、结果及注意事项;介绍疾病治疗效果及预后及可能引起的后果;介绍药物的不良反应;介绍手术方式、手术并发症与意外以及规范措施。对需行手术的病人,与病人及家属沟通的内容包括:介绍医疗药品费用情况;倾听病人叙述对诊疗的意见、建议及其他要求;回答病人及家属想要了解的问题,使其增强对疾病诊疗的信心。除此而外,医务人员还要加深对当前医学技术的局限性、风险性的了解,让病人及家属心中有数,从而争取他们的理解、支持和配合,保证临床诊疗活动的顺利进行。

2. 医患沟通的方法

(1) 需要医患双方相互了解:病人与医生角色的不同决定了两者的所思所想不同。要想建立良好的医患关系,必须要求双方以诚相待,互相尊重,建立诚信。

病人最为重视和关心的是有关疾病的诊断、预后、病因等医疗信息,而医生们却容易大大低估病人对预后和病因信息的期望;反而高估了病人对治疗和药物疗法的期望,病人的个人信息需求没有被引发出来。

(2) 需要医者具备5种基本能力:要想做到医者所说的内容被病人理解或较为准确地理解,需要医者提升和锻炼5种能力。

1) 职业化的态度和服务能力:这是对一名医生最起码的职业素质要求,是医患沟通的重要基础。

2) 非语言信息的表达与解码能力:正确地向病人展示非语言信息和正确理解病人表露出的非语言信息,都是至关重要的。取得病人的信任后,在与其交流的过程中,准确地运用肢体语言、面部表情,可以收到事半功倍的效果。

3) 学习与养成主动倾听的能力:有效沟通的两个重要因素说与听,一是为了更好地引发对方说,一是为了更好地理解对方。美国著名成人教育家戴尔·卡耐基说过:商业会谈并没有什么特别的秘诀,最重要的就是注意倾听对方的谈话,这比任何阿谀奉承更为有效。这是一个普遍道理,却有着深远意义,而真正认识到这点并真心去做的人却寥寥无几。医者研习认真倾听的意义在于,习惯于在心中默默地提炼对方谈话中的关键词,轮到自己表达时,会达到一语中的的效果。

4) 训练口头表达的能力:口头表达在生活中随时可以练习。如与家人的表达,需用亲密热烈的语言,体现一种亲情;与同事的表达,需用温暖热情的语言,体现一种友情;与上级的表达,需用诚实严谨的语言,体现一种尊重和服从。当然,在实践中还要注意语调的高低、语速的快慢以及与环境相符合的情景。

5) 谈判与化解冲突的能力:如果做到前面4点,第5点就不是什么问题了。

(3) 需要医者遵循五个原则:传递的信息必须明确,传递的信息必须准确,传递的信息必须是病人所需的,传递信息要有计划性,传递信息应双向反馈。

(4) 需要医者做到沟通时的因人而异,区别对待:对不同性别、不同年龄、不同病况的病人传递信息时,需要选择不同的沟通方式、不同的沟通用语,才能达到沟通效果。

(五) 医患沟通的技巧

1. 语言技巧　使用得体称呼及文明语言,善于引导病人交谈,讲究交谈方式,语言表达清楚适当,注意谈话中的及时反馈,处理好谈话中的沉默,不轻率评价他人的治疗,战胜自我提高技能。

2. 非语言技巧　安排好交谈场地,建立良好的第一印象,重视目光的交流,注意面部表情,讲究身体姿态,肢体动作,注意交谈的距离与位置,保持适当的接触,理解病人的非语言信号。

(六) 医患沟通的基本原则及影响因素

1. 医患沟通的基本原则

(1) 以人为本原则:其实质是尊重人性,尊重生命。在医患沟通与交流中,以人为本是首要的。现代医学"以病人为中心"是尊重人性和尊重生命理念的体现。在现代社会中,病人的就医需求逐渐从单纯的生理需求向生理、心理、社会的综合需求转变,病人不仅需要优秀的医疗技术服务,还需要从心理上得到关怀与尊重。这是社会大众对以人为本理念的呼唤。

(2) 诚信原则:诚信是一个社会赖以生存和发展的基石,也是医患沟通的基础和根本。医患之间要做到诚信,首先要相互信任。作为医者特别要注意去赢得病人的信任,因为信任在治疗中发挥着重要作用,决定了病人能否与医务人员很好地配合。作为患方也应该信任医者,这既是对医者尊重的需要,也是确保治疗效果的需要。其次要相互负责,医生对病人要有高度的责任心,病人同样要对自己的疾病负责,不能认为治病是医生的事,与己无关,病人应该与医生一道共同承担起治病的重任。

(3) 平等原则:平等是医患双方共同的前提。首先,作为医患关系的双方,不管是医务人员还是病人,都是平等的社会人,两者只是承担的社会角色不同,都拥有人的尊严,需要同情、理解和尊重。其次,病人不是机器,不是医者的加工对象,他们有思想、有头脑,尊重病人对诊治的要求和意见,不仅能使医患关系比较融洽,也有利于调动病人的积极性,使其更好地配合医生的治疗,以利于提高诊疗效果。

(4) 整体原则:随着社会竞争的激烈,人们的心理社会问题、心理障碍日趋突出,临床各科疾病中涉及的心理因素也越来越多。医生在对疾病进行诊断、治疗时,除了要考虑生物学的因素之外,还要考虑心理、社会诸多因素的作用。不但要考虑人的自然属性,还要考虑人的社会属性,要把病人看成是身心统一的社会成员,在进行医患沟通时,要从整体层次进行沟通,全面了解病人情况。应积极引导与鼓励病人全面、客观地描述其症状与感受,同时如实告知疾病带来的其他影响,以便双方全面沟通,从而提供更全面、整体的医疗服务。

(5) 同情原则:医务人员对病人是否有同情心,是病人是否愿意与医务人员沟通的关键。就病人而言,总认为自己的病痛很突出,希望得到医务人员的同情,而医务人员则因为职业的原因"司空见惯",容易表现出淡漠。如果病人感到医务人员缺乏同情心,他(她)就不会信任医务人员,不能与医务人员进行有效的沟通。即使有沟通,也是仅限于单纯的看病层面,而不会涉及深层次的内容。所以,医务人员只有对病人怀有同情心,才能和病人有共同语言,从而与病人进行有效沟通,而从有效沟通层面上获取的信息才是真实可靠的。

(6) 保密原则:为病人保守秘密是传统的医德规范,也是医患沟通中应遵循的重要原则。医务人员在询问病史和治疗疾病的过程中,常涉及病人的隐私与身体秘密,如生理缺陷、变态行为、不良生活方式、不道德行为等。对此,在不损害社会公众利益的前提下,医务人员应严守病人的秘密。在医疗实践中,有时出于保护性医疗的要求,允许医生不向病人本人直接透露不良的诊断信息,使病人保持有利于疾病治疗和康复的良好心境。但是一般情况下,这种不良信息应及时与病人亲属沟通。

(7) 反馈原则:反馈是指发出者所发出的信息到达接受者,接受者通过某种方式又把信息传回给发出者,使发出者的本意得以证实、澄清、扩展或改变。病人和医务人员谈话是一个双向沟通的过程,医务人员把所理解的内容及时反馈给病人,表示理解了病人的情感。同时,可采用目光接触、简单发问等方式探测病人是否有兴趣听、听懂没有等,以决定是否继续谈下去和如何谈下去。这样能使谈话双方始终融洽,不致陷入僵局。

(8) 共同参与原则:医疗活动的全过程需要医患双方的全程参与和良好沟通。保持畅通的信息沟通渠道,是有效沟通的前提。医务人员要耐心倾听病人的意见,让病人参与决策,通过询问病人情况做出对问题的判断与解释,并告知病人诊断结果及处理问题的计划和干预措施,病人对上述医生的处置和计划等有不清楚或不同意见均可与医生交流。此外,与病人的家属保持良好的沟通与交流,了解病人的家庭、生活情况,对于医务人员全面、准确地寻找出病因,并制订出有针对性和可行性的干预措施具有重要的价值。可以根据病人的综合情况(疾病、家庭、社会经济等因素)设计多种医疗方案,向病人及家属进行较全面的介绍,让其积极参与治疗方案的选择。对一些自身缺乏主见、本人不能理智决定、年龄尚小的病人,与其亲属加强交流,争取其以代理人的身份共同参与治疗过程,更显必要。

2. 医患沟通的影响因素　　医患沟通是建立在一定的社会、文化、经济、伦理道德和宗教信仰的基础之上的,明显受这些因素的影响。除此之外,还受以下因素的影响。

(1) 教育培训方面:传统的医学模式只注重疾病的生物方面,而对社会与心理方面关注不够,过去医学生教育课程中也缺乏正式教授学生如何与病人进行沟通的培训,很多人误认为沟通能力不需要进行学习,对医患沟通的教育培训重视不够。

(2) 医务人员方面:包括医务人员道德水平和职业志向,医务人员的人格特征、交际能力、个人品质,医务人员的医学观念、服务模式、服务态度,医务人员的心理状态、对事业和生活的满意度、自我管理能力,服务能力、医疗过失或纠纷处理方式。

(3) 病人方面：包括病人的道德价值观、文化修养、社会地位与自尊程度；病人的人格特征、个人品质与交际能力；病人的主观意愿、就医目的、对医疗服务的要求、参与能力；病人的心理状态、患病体验与就医经验，治疗的结果与满意度等。

(4) 医疗管理方面：包括医疗设置的合理性，医疗资源的可用性和可得性，医疗机构的服务与管理程序，管理制度与监督机制的完善程度，收费的合理性与监督机制。

此外，影响医患关系的因素还有医学观念、医学方法论、医学技术水平、仪器设备的应用及社会舆论等。

在医疗实践中，医患冲突是一种医患之间的矛盾状态，存在于任何医患关系的始终，即使医患关系比较完善，也不意味着医患冲突就不存在。表现出来的医患冲突典型的是医疗纠纷。造成医患冲突的原因是多方面的，常见的原因有服务态度问题（医疗纠纷的主要原因）、医疗事故与医疗差错问题、满足病人要求问题等。医患冲突的存在是正常的，但是我们可以尽量减少这种冲突，这就要求医务工作者从加强道德修养、提高服务态度、提升技术水平等方面不断予以完善，其中医生的品德方面往往是起决定作用的。

当然任何沟通技巧、语言修辞，比起懂得病人、理解病人都显得不重要。如果医者真的愿意懂得病人，始终致力于读懂病人，那么"说什么、怎么说"就不再是个问题了。

二、医患关系的法律属性

在现代社会，随着医疗改革的不断深入，各种矛盾的焦点聚焦到医患关系，此时，单纯依靠伦理道德规范指导和调整医患关系，解决医患双方的利益冲突显然不够，还需要借助法律规范调整医患关系、保护双方权益，法律正逐步走入医学，并将成为调整医患关系的重要手段之一。

(一) 卫生法律的内涵与特征

1. **卫生法律的内涵** 卫生法律是医类法律规范的总称，调整医患利益关系的卫生法律是整个卫生法律体系中的重要组成部分。卫生法律是调整在卫生活动过程中所发生的社会关系的法律规范的总称。这一概念包括两层含义：

(1) 卫生法律调整的对象是卫生社会关系：卫生法律调整的对象又包括卫生行政关系和卫生民事关系。卫生行政关系是指经卫生法律确认，具有行政意义的权利、义务内容的关系，是在卫生管理活动中产生的。卫生民事关系是指经卫生法律确认，具有民事意义的权利、义务内容的关系，是在卫生服务过程中发生的，卫生民事关系主体的法律地位是平等的。

卫生行政关系和卫生民事关系虽然是不同性质的法律关系，但两者关系十分密切。有效的卫生行政关系是良好卫生民事关系的基础，良好的卫生民事关系是有效的卫生行政关系的结果。

(2) 卫生法律是卫生法律规范的总和：我国的卫生法律是由一系列调整卫生社会关系的法律规范所构成的。目前我国主要的卫生法律法规有：《中华人民共和国食品卫生法》《中华人民共和国药品管理法》《中华人民共和国国境卫生检疫法》《中华人民共和国传染病防治法》《中华人民共和国母婴保健法》《中华人民共和国职业医师法》《中华人民共和国献血法》和《中华人民共和国红十字会法》等，还有《公共场所卫生管理条例》《中华人民共和国尘肺病防治条例》《放射性同位素与射线装置安全和防护条例》《化妆品卫生监督条例》《学校卫生工作条例》《中华人民共和国传染病防治法实施办法》《艾滋病监测管理的若干规定》《医疗事故处理条例》《医疗机构管理条例》《中华人民共和国药品管理法实施条例》《麻醉药品和精神药品管理条例》《医疗用毒性药品管理办法》《精神药品管理办法》《放射性药品管理办法》《药品行政保护条例》《血液制品管理条例》《中华人民共和国母婴保健法实施办法》《计划生育技术服务管理条例》等，此外，卫生、计划生育、药品监督、国境检疫、中医药等国家行政机关也制定发布了大量规章制度。

2. **卫生法律的基本属性与特征** 卫生法律是行政法律规范和民事法律规范相结合的法律，是在医学发展演变基础上逐步形成的专门法律，是强制性规范与任意性规范相结合的法律，是具有一定国际性的国内法。卫生法律虽然在本质上属于国内法，但由于对卫生本身共性的、规律性的普遍要求，特别是随着各国之间人员往来和贸易与合作的快速发展，任何一个国家或地区都不可能置身于世界之外，相反只能从自身利益出发，去适应经济全球化的发展趋势。因此，各国卫生法律在保留其个性的同时，都比较注意借鉴和吸收各国通行的卫生规则，使得与经济发展密切相关的卫生法律具有明显的国际性。首先，成立了一系列旨在推动"卫生法律一体化"的地区和国际卫生组织。如世界卫生组织、国际食品法典委员会、国际医学法学会等。其次，国际社会订立了大量的有关卫生的国际公约，如《国际卫生条例》《1961年麻醉品单一公约》《1971年精神药物公约》《实施卫生与植物卫生措施协议》等。

（二）医患关系的法律属性与医方法律责任

（三）医患关系的法律实践

医患关系的法律实践包括：①对患者生命权与健康权的法律保护。②对患者知情同意权的法律保护。③对患者隐私权的法律保护。④在医疗纠纷中对患方的法律保护。⑤对医方权力的法律保护。⑥医疗纠纷中对医方的法律保护。⑦医学生临床实践中的相关法规。

第三节　医师人际沟通能力的培养与评价

一、医师人际沟通能力的培养

（一）医师人际沟通能力培养的重要性

医师的人际沟通能力是他们熟练地、负责任地、有情感地完成岗位工作的基本要求。良好的人际沟通能力是顺利开展医疗工作的前提和基础。

2014年11月，教育部协同六部门联合发布《关于医教协同深化临床医学人才培养改革的意见》，进一步明确提出构建以"5+3"为主体的临床医学人才培养模式的任务。要求深化开展以岗位胜任力为导向的教育教学改革，积极推进以能力为导向的医学人才考核评价方式。岗位胜任能力的内涵研究为我国的卫生人才培养设立了适当的目标和标准，指导医学教育办学机构建立以岗位胜任力为基础的人才培养模式，而科学、客观、导向正确的考核评价方法对实现培养目标和保证培养模式与目标一致性至关重要。有了一个符合临床医师岗位需求的培养目标，就需要有符合标准的课程体系和教学方法，而考核评价就可以起到及时正确的反馈作用。因此，医师岗位胜任力的人际沟通考核及评价就显得极其重要。

（二）医师人际沟通能力的内容

岗位胜任力的培养贯穿医学生在校教育和毕业后教育，是医学教育整个过程的重要工作内容。理论上讲，岗位胜任力设计的内容应该就是其考核和评估的范围。目前我国本科临床医学专业毕业生的岗位胜任力主要包括六大维度，即医学及相关知识、临床技能与疾病预防、学术科研与终身学习能力、信息技术与管理能力、人际沟通能力、职业素质和团队合作。

医师的人际沟通能力具体包括6个方面：①能够与病人、家属、医生和其他卫生专业人员等进行有效的口头和书面交流。②在充分使病人和家属知情的前提下选择诊断和治疗方案。③注意倾听、收集和综合与各种问题有关的信息，并能理解其实质内容。④会运用沟通技巧，对病人及其家属有深入的了解。⑤安抚病人的愤怒和误解的情绪。⑥有技巧地向病人传达负面信息。

医患沟通是岗位胜任力的核心，心理学界有很多培训人际沟通的方法和测试，医学界也有医患沟通量表专门用于沟通的评估。加拿大、美国等国家的一些医学院校用行为记录的方法，将学生与病人沟通的现场进行录像，对此进行评分，再将视频回放，有助于学生纠正自己的表现。通常采用标准化病人、OSCE等方法可以评估医学生的沟通能力，通过标准化病人的反馈、病人满意度调查可以及时发现学生沟通能力的不足，进而帮助学生有针对性地提高医患沟通能力。

二、医师人际沟通能力考核与评价的原则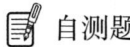

（赵　群）

数字课程资源：

　　📖 拓展阅读　　　✎ 教学 PPT　　　📝 自测题

第四章 医师信息与管理能力

本章要点

本章一方面阐述了医师应具备的信息管理能力,特别是医学信息管理能力的内涵以及信息管理能力的培养评价。另一方面阐述了医师应具备的管理能力以及如何从管理者的视角参与医疗卫生服务体系的管理工作。

第一节 医师的信息管理能力

一、信息管理能力

随着信息时代的到来,信息量、信息传播速度、信息处理速度以及信息应用的程度等都在飞速增长,信息对整个社会的影响逐步提高到极其重要的地位。信息技术的发展对人们学习知识、掌握知识、运用知识提出了新的挑战。诺贝尔奖获得者赫伯特·希曼(Herbert Seaman)指出,在过去,拥有知识意味着一个人必须将知识牢记,面临着纷至沓来的海量信息,拥有知识则意味着必须知道如何去获取有用信息。占有知识的概念已经被掌握获取知识的通道所取代。因此,查找、利用信息的能力直接决定了解决问题的能力和学习生活的质量。信息能力亦常被称为信息素养、信息素质、信息文化等。美国图书馆协会(American Library Association,ALA)进行了十余年的研究和实践探索,认为信息能力是信息时代的一种生存技能,具备信息能力的人能认识到何时需要知识,并能检索、评价和有效地利用所需的信息。具备信息能力的人是学会了如何学习的人,是能够进行终身学习的人。目前,信息管理能力被定义为:从各种信息源中检索、评价和利用信息的能力,是信息社会公民必须掌握的终身技能。

二、医学信息管理能力

21世纪是医学与生命科学的世纪,医学已成为科技领域发展进步最迅速的学科。医学是一个对信息依赖性极高的学科,医学信息更在快速发展,医学知识"老化"进程和更新周期不断加快,信息技术在医学领域日趋广泛应用,临床医疗和医学相关科研工作信息化程度越来越高,未来医师及研究人员面临着不断扩大的工作领域及日益复杂的临床诊疗和科研等工作。以医学信息管理、卫生信息管理等能力为核心的信息管理能力是今后医学人才的综合核心能力之一,将成为今后临床医疗及医学相关科研工作的重要条件和必备素养。美国医学院协会（Association of American Medical Colleges，AAMC）的医学教育目标计划（Medical School Objective Project，MSOP）指出，医学生必须具备检索、管理和利用生物医学信息以解决个体或人群医疗保健问题并做出相应决策的能力。

根据医学教育领域中著名的《全球医学教育最低基本要求（Global Minimum Essential Requirements in Medical Education，GMER）》，信息管理（management of information）能力是最基本要求之一。其具体内涵包括：①从不同数据库和数据源中检索、搜集、组织和分析有关卫生和生物医学信息。②从临床医学数据库中检索特定病人的信息。③运用信息和通讯技术帮助诊断、治疗和预防，以及对健康状况的调查和监控。④懂得信息技术的运用及其局限性。⑤保存医疗工作的记录，以便进行分析和改进。⑥懂得从不同信息源获得的信息在确定疾病的病因、治疗和预防中进行科学思维的重要性和局限性。⑦应用个人判断来分析和评论问题，主动寻求信息而不是等待别人提供信息。⑧根据从不同来源获得的相关信息，运用科学思维去识别、阐明和解决病人的问题。

我国也对医学教育中学生信息能力教育提出了要求。2008年11月，教育部、原卫生部联合颁发了《本科医学教育标准——临床医学专业（试行）》，该标准指出，毕业生应达到的基本要求中包括医学毕业生应能够"结合临床实际、能够独立利用图书馆和现代信息技术研究医学问题及获取新知识与相关信息"。同时在医学本科教育办学标准中指出，"医学院校必须拥有并维护良好的图书馆和网络信息设施，必须建立相应的政策和制度，使现代信息和通讯技术能有效地用于教学，使师生能够利用信息和通讯技术进行自学、获得信息、治疗和管理病人及开展卫生保健工作。" 2013年，中国医科大学孙宝志牵头进行的中国临床医师岗位胜任力研究结果显示，在遵循医学规律、规范性、先进性、通用性和导向性的原则下，医师岗位胜任力通用模型由八大要素组成，即临床技能和医疗服务（clinical skills and patient care）、疾病预防与健康促进（disease prevention and health promotion）、信息与管理能力（information and management）、医学知识与终身学习能力（knowledge and life-long learning）、人际沟通能力（interpersonal communication skills）、团队合作能力（teamwork）、科学研究能力（research）、核心价值观与医师职业素养（core value and professionalism）。其中，信息与管理能力为其中的重要能力之一，这与目前国际上广泛认可的医师胜任力标准相一致。中国临床医师岗位胜任力模型中关于信息管理能力内涵的表述主要包括2个指标：

（一）利用不同数据库途径检索、收集、组织、分析有关医学信息的能力

1. 具有信息意识，主动寻求而不是等待提供信息，掌握计算机操作的基础知识，能够应用常用的计算机软件及数据库。

2. 具有基本的信息查询能力，善于利用图书馆和在线医学信息资源，能够从不同的数据源中准确检索、系统收集、科学分析有关医学文献及生物医学信息，能够使用医学常用数据库。常用的医学网络数据库资源包括：

（1）中国期刊全文数据库（CNKI）：是全球信息量最大、最具价值的中文网站。据统计，CNKI网站的内容数量大于目前全世界所有中文网页内容的数量总和，可谓世界第一中文网。CNKI的信息内容是经过深度加工、编辑、整合，以数据库形式进行有序管理的，内容有明确的来源、出处，内容可信、可靠，如期刊杂志、报纸、博士硕士论文、会议论文、图书、专利等。因此，CNKI的内容有极高的文献收藏价值和使用价值，可以作为学术研究、科学决策的依据。

（2）万方数据库：是由万方数据公司开发的，涵盖期刊、会议纪要、论文、学术成果、学术会议论文的大型网络数据库；也是和中国知网齐名的中国专业的学术数据库。其开发公司——万方数据股份有限公司是国内第一家以信息服务为核心的股份制高新技术企业，是在互联网领域，集信息资源产品、信息增值服务和信息处理方案为一体的综合信息服务商。

（3）维普数据库：由重庆维普咨询公司研发，是我国开发建设最早的一个大型海量数据库。原名为《中文科技期刊篇名数据库》，收录了1989年以来国内公开出版的8 000余种期刊。2005年之前收录的期刊主要类别为科技类期刊，社会科学方面只收录了经济管理、教育科学和图书情报类，2005年以后收录结构才趋于完整。

(4) PubMed 数据库:生物医学研究领域应用最广泛也最重要的数据库,由美国国立卫生研究院(NIH)下属的美国国立医学图书馆(NLM)的国家生物技术信息中心(NCBI)开发、维护。面向全世界免费提供最新的生物医学信息,整合在 NCBI 的统一检索平台 Entrez 上,与该平台其他数据库建立无缝链接,可实现跨库检索。http://www.ncbi.nlm.nih.gov/PubMed。

(5) Web of Science 数据库检索:Web of Science 是含有引文检索的文摘型数据库和检索会议文献、化学结构、化学反应的数据库集合。

(6) 数字图书馆:是用数字技术处理和存储各种图文并茂文献的图书馆,实质上是一种多媒体制作的分布式信息系统。它把各种不同载体、不同地理位置的信息资源用数字技术存储,以便于跨越区域、面向对象的网络查询和传播。它涉及信息资源加工、存储、检索、传输和利用的全过程。通俗地说,数字图书馆就是虚拟的、没有围墙的图书馆,是基于网络环境下共建共享的可扩展的知识网络系统,是超大规模的、分布式的、便于使用的、没有时空限制的、可以实现跨库无缝链接与智能检索的知识中心。

3. 具有一定的信息深度利用能力,能够较为科学地评价医学信息资源,能够在医疗实践中发现问题,通过收集并整理各种信息资源解决实际问题。

(二) 有效利用信息技术进行医疗服务及病人教育的能力

1. 能够熟练使用电子病历(EMR)系统、医院信息系统(HIS)等医疗常用软件及数据库。
2. 遵循电子医疗记录及数据的相关法律法规。
3. 善于运用信息技术来指导医疗实践,帮助诊断、治疗、预防以及对健康状况的调查和监控。
4. 能够根据从不同来源获得的相关信息,运用科学思维去识别、阐明和解决病人的疑难问题。
5. 了解循证医学的原理及方法,根据临床实践中遇到的问题,检索有关医学信息和专业指南,特别是循证医学数据库,严格评价搜集到的信息,应用最佳证据指导临床决策。
6. 能够了解互联网医疗、人工智能等信息技术发展带来的医疗卫生新兴技术。

三、医学信息管理能力的内涵

医学信息管理能力的内涵较丰富,应包括能够判断什么时候需要信息,并且懂得如何去获取信息,如何去评价和有效利用所需的信息 4 个方面,具体归纳为以下几方面:

(一) 信息意识

信息意识指信息在人脑中的反映,即人对各种信息的自觉心理反应,反映人在信息活动过程中对信息的认识、态度、价值趋向和一定需求。信息意识决定了人们对信息反应的程度,并影响人们对信息的需求,信息意识的强弱决定了人们利用信息能力的自觉程度。医师应具备良好的信息意识,积极认识和重视信息与信息技术在临床医疗、科研和管理等中的重要作用,形成良好的信息习惯,善于捕捉、分析、判断和吸收医学领域信息知识,具备对医学信息的敏感性和洞察性能力。

(二) 信息知识

信息知识是指与信息有关的理论、知识和方法。医学生应掌握的信息知识一般包括:①医学信息基础知识:包括信息的概念、内涵、特征,医学信息源知识(不同信息源如 PubMed 等医学文献数据库、教材书、参考文献、专家诊断系统、网络医学资源等之间的特点和适用性)、医学信息检索工具知识、医学数据库知识(如医疗病例记录)等;②现代信息技术知识:包括信息技术的原理、作用、发展等及其在医学领域的应用,以及医疗、科研中涉及的信息技术知识(如医院信息系统、电子病历、现代医疗技术知识)等;③外语知识:特别是医学专业外语的阅读和听说能力知识。

(三) 信息技能

信息技能是指有效利用信息技术和信息资源获取信息、加工处理信息以及创造和交流新信息的能力。医师应掌握的信息技能包括:①常用信息工具的使用能力及信息技术应用能力:包括会使用文字处理工具、浏览器和搜索引擎、电子邮件等,以及能够运用信息和通讯技术解决医疗、科研的问题。②信息获取和识别能力:能够根据自己的需要选取合适的信息源,并掌握检索方法和技巧,采用多种方式,从信息源中提取自己所需要的有用信息的能力。③信息积累能力：指医学生自觉地、有目的地积累、储备信息的能力，应力求在物理存储相关信息的同时，将这些信息深刻记忆在脑海中，并能够在需要时随时提取。④信息表达能力：包括语言表达能力和文字表达能力。医学生不仅要能够通过课堂讨论、参加学术会议等方式口头交流传播信息，也要能够以书面形式发表论文，能让大家一起讨论共同关注的话题。⑤信息加工和处理能力：能够从特定的目的和需求角度，结合医学专业知识对所获得的信息进行整理、鉴别、筛选、重组，并以适当方式分类存储。⑥创造、传递新信息的能力：能够根据所获得整理的信息，形成新的医学信息知识体系，以便应用于医疗和科研之中，并有效地与同学、同行、教师、病人等进行沟通和交流的能力。

（四）信息道德

信息道德是指在信息获取、使用、创造和传播过程中应该遵守一定的伦理规范。主要包括：①了解与信息相关的伦理、法律和社会经济问题。②遵循在获得、存储、交流、利用信息过程中的法律和道德规范，包括遵守医学信息行为规范，尊重病人隐私，遵守病人病历文件的知识产权权益、保密和剽窃等伦理约束。

例如，临床医师应懂得一些基本的文献信息检索技巧，能够及时运用最新的医学文献来指导日常的临床实践。医学文献的数量以每年高于70%的速度递增，这种数量不断扩大的新的医学信息需要临床医师学会去筛选、阅读和评估与自己相关的重要文献，利用EndNote等工具建立个人专业文献档案。临床医师还应了解互联网上经常使用的搜索引擎、国内外热门医学站点，医学高校、医学学术机构、网上免费站点、网上电子期刊等。一名优秀的医师应能够将这些最先进的医学知识与技术应用于救治病人的临床实践中，有经验的临床医师和医学教师应能熟悉本研究领域的主要医学发展内容，而且能够广泛地吸收各方面的医学最新信息，从中找出解决具体临床问题的答案。

如今，许多医院建立起了较完善的医院局域网，计算机及网络的应用使临床医师的工作方式发生了巨大的变化，如下达医嘱和检查执行情况是通过医师工作站来完成，特别是电子病历的采用，传统手写病历的工作被高效、准确的计算机或其他终端输入所取代。因而，临床医师应较系统地掌握信息处理的基础知识、多媒体技术、图像处理、生物信息检测与分析等。在掌握信息技术的同时，医师还要能够理解信息技术在日常医疗服务活动及医学科学发展中的重要作用。现代医学的迅速发展和医学模式的转变，要求每一位医师不仅要有扎实的基本功，而且要能够通过信息技术将最新的医学知识与技术应用于医疗服务中。信息交流、获取、分析及评价能力将会在医师的整个临床诊疗活动中发挥巨大的作用（图2-4-1）。

上海市医学科学技术情报研究所曾经有一项研究是探讨哪种疾病疗法才是性价比较高的最佳方法，他们利用Ovid平台的内容做出推荐，检索研究一些心血管疾病的治疗方法，在Cochrane数据库以及Circulation杂志中发现一些证据表明，药物与外科植入支架治疗心血管堵塞同样有效。口服药物当然要比外科手术便宜得多。利用信息技术找到证据，发现性价比更高的方法，将有助于医师的诊疗活动更为科学。

四、医学信息能力的培养

（一）医学信息能力培养标准

医师信息能力培养标准是将医师应具有的信息能力具体化、细化的一个指标集合，是开展相关指标评价的基础，是评价医师信息能力、指导医师信息能力教育实践的指南。美国等西方发达国家较早开始对高校学生信息能力培养的相关研究，并制定了信息能力评价标准和指标，已经作为评价高校信息素养教育的重要评价指标，其中以美国ACRL标准、澳大利亚与新西兰ANZIIL标准以及英国SCONUL标准最为著名，也称经典信息素养评价标准。针对医师卫生信息能力标准，国际医学信息学协会（International Medical Informatics Association，IMIA）对生物医学和卫生信息学（biomedical and health informatics，BMHI）教育的建议指出，让医护人员有能力掌握信息处理、信息和通信技术的知识及技能，此建议包括两个层次，第一层次是对普通医护工作者的信息能力的要求，第二层次是专家层次，是更高要求（表2-4-1）。

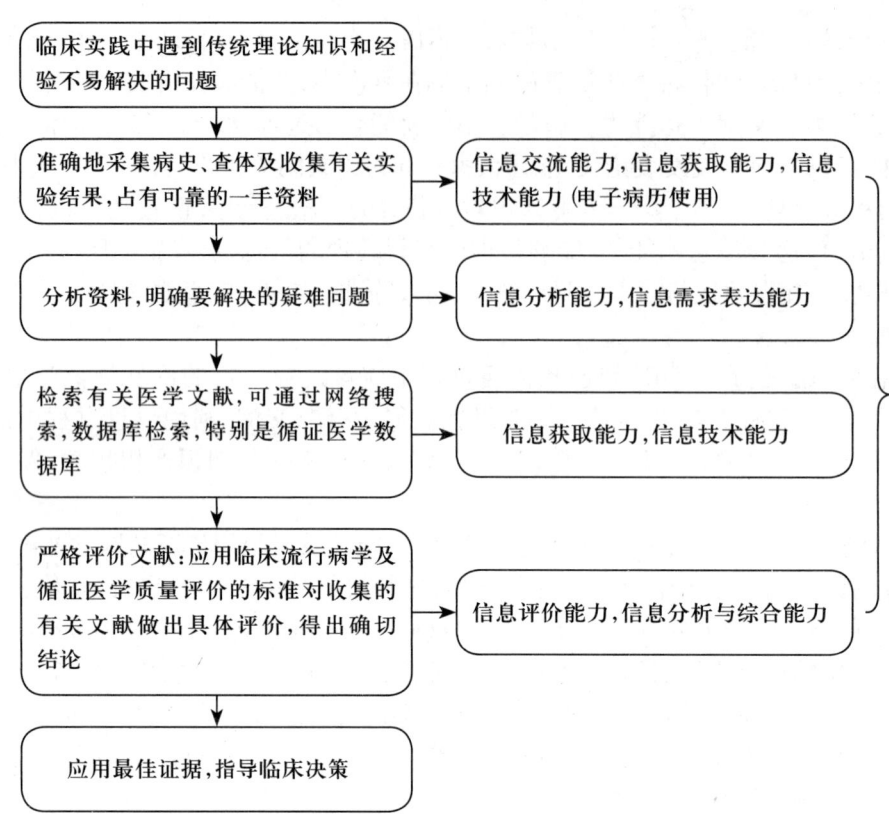

图 2-4-1　信息技术在医师临床诊疗活动各环节中的应用

表 2-4-1　国际医学信息学协会对生物医学和卫生信息学教育的建议

知识/技能—领域	一水平	
	IT用户	BMHI专家
1. 生物医学和卫生信息学核心知识和技能		
1.1　从学科和专业的角度探讨信息学的学科演变	+	+
1.2　医疗保健行业对系统性信息处理的需求,医疗保健行业里信息技术的优点和局限性	++	++
1.3　有效、负责地使用信息处理工具,支持医疗保健人员的实践和决策	++	++
1.4　使用个人应用软件处理文档,进行个人通信(包括互联网接入),论文发表和基础统计	++	++
1.5　信息素质:图书分类和系统性的健康相关术语及其编码,文献检索方法,科研方法和科研典范	++	++
1.6　医疗信息系统(如临床信息系统、基层医疗信息系统等)的特性、功能和实例	+	+++
1.7　医疗信息系统的架构:交流合作的方式和标准、组成部分的界面及整合的方式和标准、结构典范(如服务导向的结构)		++
1.8　医疗信息系统的管理(卫生信息管理、战略和战术信息管理、IT管理、IT服务管理、法律和法规事宜)	+	+++
1.9　支持病人和公众的信息系统(如病人导向的信息系统的架构和应用、个人健康档案、传感增强型信息系统)的特性、功能及实例	+	++
1.10　区域网络化和医疗共享(电子医疗、远程医疗的应用、组织机构间的信息交换)的途径与方法	+	++
1.11　适当的文件和健康数据管理原则,包括使用健康和医疗编码系统的能力,建设健康和医疗编码系统	+	+++

续表

知识/技能—领域	一水平	
	IT用户	BMHI专家
1.12 病历的结构、设计和分析原则,包括数据质量的概念、最小数据集、电子病历的架构和一般应用	+	+++
1.13 社会组织问题和社会科技问题,包括工作流/过程模拟和重组	+	++
1.14 使用原始数据、二手数据、数据挖掘的原理、数据仓库,以及知识管理来进行数据表达和数据分析的原则	+	++
1.15 生物医学模式与模拟		+
1.16 伦理和安全议题,包括医疗服务人员、管理者和BMHI专家的责任,病人数据的保密性、隐私和安全	+	++
1.17 BMHI的术语、词表、本体论和分类学	+	++
1.18 支持教学(包括灵活学习和远程教育)的信息学方法和工具,相关教育技术的使用,包括互联网和全球资讯网		+
1.19 信息系统的评估和判定,包括研究设计、(定性和定量)方法的选择和三角测量、结果和影响评价、经济评价、非预期结果、系统综述和荟萃分析、循证医学、信息学		++
2. 医学、卫生和生物科学、卫生系统组织		
2.1 人体机能和生物科学(解剖学、生理学、微生物学、基因组学,以及临床医学,如内科学、外科学等)的基本原理	+	+
2.2 从生理学的、社会学的、心理学的、营养的、情绪的、环境的、文化的、精神的角度来看构成健康的基本原理及其评价	+	+
2.3 临床/医学决策以及诊断和治疗的原则	+	++
2.4 医疗保健机构及整个医疗体系的组织、组织间层面,医疗共享	+	+++
2.5 医疗保健信息处理的政策和规章制度		+
2.6 循证实践(循证医学、循证护理等)原理	+	+
2.7 健康管理、卫生经济学、卫生质量管理和资源管理、病人安全倡议、公共卫生服务和结果指标	+	++
3. 信息学/计算机科学,数学,生物统计学		
3.1 基本的信息学术语,如数据、信息、知识、硬件、软件、计算机、网络、信息系统、信息系统管理	+	+++
3.2 使用个人电脑、文本处理和电子制表软件、易于使用的数据库管理系统的能力	++	+++
3.3 电子通讯能力,包括与其他医疗保健人员进行电子数据交换,互联网/局域网的使用	++	+++
3.4 实用信息学/计算机科学的方法,尤其是编程语言、软件工程、数据结构、数据库管理系统、信息和系统模拟工具、信息系统理论和实践、知识工程、(概念)表征和获得、软件架构		+++
3.5 理论信息学/计算机科学的方法,如复杂理论、加密术/安全性		++
3.6 技术信息学/计算机科学的方法,如网络架构和拓扑学、远程通讯、无线技术、虚拟现实、多媒体		++
3.7 医疗保健领域信息系统的界面及整合的方法、界面标准、处理多种病人标识符		++
3.8 掌握信息系统生命周期:分析、需求规格、信息系统的实施和(或)选择、风险管理、用户培训	+	+++
3.9 项目管理和变化管理(如项目规划、资源管理、团队管理、冲突管理、协作和激励、变化理论、变化策略)的方法	+	+++
3.10 数学:代数、数学分析、逻辑学、数值数学、概率论与数理统计、密码学		++

续表

知识/技能—领域	一水平	
	IT用户	BMHI专家
3.11 生物统计学、流行病学、健康研究方法,包括实验设计		++
3.12 决策支持的方法及其在病人管理、医学知识的获得、代表性和工程学方面的应用,临床路径和指南的建构及应用	+	+++
3.13 普适计算(如医疗保健中普遍的、基于传感器的和外界技术、健康促成科技、随处可见的卫生系统和周围辅助生活)的基本概念和应用		+
3.14 可用性工程、人机界面、使用性评估、信息处理的认知方面		++
4. BMHI 的选修模块和相关领域		
4.1 生物医学图像和信号处理		+~+++
4.2 临床/医学生物信息学和计算生物学		+~+++
4.3 健康促成技术,随处可见的卫生系统和周围辅助生活		+~+++
4.4 卫生信息科学		+~+++
4.5 医学化学信息学		+~+++
4.6 医学纳米信息学		+~+++
4.7 医学机器人学		+~+++
4.8 公共卫生信息学		+~+++

中国医学科学院医学信息研究所自2007年起已初步建立了《医学生信息素养能力指标体系》,主要包括7个一级指标、19个表现指标和66个指标描述,其中7个一级指标包括:①确定所需信息的性质和范围能力;②信息获取能力;③信息评价能力;④信息管理、表达和交流能力;⑤将选择的信息融入自身的知识体系,形成新知识体系,并应用于医学实践的能力;⑥终身学习的能力;⑦信息道德。

中国医科大学孙宝志教授等在中国临床医师岗位胜任力模型基础上,针对信息与管理能力这一核心能力提出根据医学生培养的不同阶段,其胜任力要求有所不同,信息能力亦不例外。在本科教育阶段,医学生需要对基本的计算机技术和文献、信息检索有所了解;在大学五年级生产实习阶段,医学生逐渐开始接触和使用医疗信息系统,因此应掌握基本系统的使用方法和需要遵循的原则;到住院医师规范化培训(规培)阶段,学生开始进行临床实际工作,应逐渐熟练使用常用的临床信息系统和数据库,并开始利用获得的信息资源指导实际临床工作,逐步进行循证医学实践。

1. 初级阶段目标　通过信息素养教育,使医学生具有初步的信息意识,能了解信息素养能力在信息社会中的作用与价值;能够明确、有效地表达信息需求,并了解利用信息的相关法律、伦理和社会经济问题;具备基本的检索技能,了解各类信息源,能有效地获取所需要的医学专业信息。

2. 中级阶段目标　通过信息素养教育,使医学生的信息意识进一步加强,能有效地选择、评价信息源;熟悉各类医学信息源,掌握常用医学数据库的使用,并能有效地获取所需医学信息;能够有效地管理、组织与交流信息,并能独立地利用信息完成一项具体的任务。

3. 高级阶段目标　通过信息素养教育,使医学生能主动有效地选择、评价和利用信息,懂得对信息进行批判性吸收和科学思维,并能有效地利用信息进行临床实践;能有效地将信息融入自身的知识体系中,重构新的知识体系,具有终身学习的观念;具有一定的科研能力,并能准确表述科研成果。

在《"5+3"模式培养临床医学人才胜任力阶梯标准及医学考试方法研究》一书中,界定了从大学四年级到住院医师培训三年结束后的医师信息能力培养与评价标准(表2-4-2)。

表 2-4-2 "5+3"模式培养临床医师信息管理胜任力阶梯标准

能力指标	大学四年级 对完成4年专业理论学习和见习学生的基本要求	大学五年级 对完成1年轮转实习的本科毕业生要求	规培一年级 完成规培一年级基本要求,取得执业医师资格	规培二年级 取得医生资格的住院医师标准,获得更高的胜任能力	规培三年级 发展目标,规培结束达到合格医师标准
利用不同数据库途径检索、收集、组织、分析有关医学信息	了解有关信息的基本术语及基础知识,能够利用常用中外文数据库或搜索引擎进行信息检索,遵循信息获取相关的伦理原则及法规	具备主动获取信息意识,能够运用合理的信息检索策略从不同类型的数据源中获得特定信息	能够根据拟解决问题选择适合的检索策略和数据源以获取所需信息,查全率、查准率较高;能够对所获信息进行筛选和综合归纳	能够根据需求准确检索、系统收集、科学分析相关信息以解决实际问题,能够对信息数据进行初步评价,理解信息技术的运用范畴及其局限性	能够有效收集、筛选、分析、利用、评价各种信息资源以完成特定任务或解决特定问题;能够批判性地评价信息及信息源的质量,将筛选出的信息融入自身的知识结构
有效利用信息技术进行医疗服务及病人教育	具备计算机、互联网、信息技术等相关基础知识,了解医疗信息系统的基本构成以及循证医学的基本原理和常用的循证医学数据库	了解电子病历系统等常用的医疗信息系统的结构、特性及功能并能够进行初步应用,遵循电子诊疗记录及数据的相关法律法规,掌握临床循证实践的一般方法	了解电子医疗、远程医疗、互联网+医疗等医学信息技术,能够熟练使用医院内部常用医疗软件及信息系统,规范存储及利用各项电子医疗记录,能够初步利用常用临床医疗数据库、循证医学数据库等获取临床证据	能够根据实际诊疗需求综合使用国内外常用的临床医疗和循证医学数据库来获取临床证据辅助进行临床决策;能够使用临床路径和专业指南来辅助进行疾病诊断、治疗和预防,以及对健康状况的调查和监控	初步了解疾病编码和分类的基本原则;能够进行基本的循证医学实践,尝试应用最佳证据指导临床决策,分析与评价从不同来源获得的相关临床证据,运用科学思维去识别、阐明和解决病人的疑难问题

（二）医学信息能力的培养

根据 IMIA 的建议,医学信息能力培养应学习相关专业课程,主要包括信息科学、计算机科学、图书馆科学、生物信息学等。强调学思结合,培养创新意识,这与医学信息能力密切相关。医学生应主动培养自己应用知识、解决问题、获取与掌握知识的能力。纵观国内外目前对医学生信息能力培养现状,两者存在较大差距,以美国为代表的西方发达国家目前对医学生信息能力培养的关注点已不仅是信息检索等信息获取手段的学习,因为这将是各学科领域人才必备技能之一,关注更多的是信息手段在实际临床诊疗中发挥的作用,如何应用信息技术辅助临床诊疗与决策,如何利用各类临床决策支持系统来提高诊疗效率,了解不同医疗信息系统间的关联和特点,并如何将它们有机地整合起来。由于医师特殊的职业性质,终身学习和自主学习对于医师的职业生涯尤为重要,而信息能力是医师或医学生主动获取知识,将科学证据与临床经验有机结合可利用的重要工具之一,因此,我国对医学生信息能力的培养应扩大视角,关注信息技术为整个医疗行业带来的新变化。

五、医学生信息能力评价

"信息素养标准化测评"（standardized assessment of information literacy）是指以国际权威的信息素养能力标准或学科专业领域与信息素养相关的能力标准为依据,科学地研究设计并证明有较高的信度和效度,用来测量个体或群体信息素养能力的测试题,包括单项或多项选择题、评估量表或评价量规等形式。目前,国外对信息素养标准化测评已经有了一些研究进展,例如,美国肯特大学的信息素养能力标准化评估项目

(standardized assessment of information literacy skillr,SAILS),提出信息素养评价可以除了采用问卷评价、标准试题测试等之外,还包括情境测试、观察法等。美国中密歇根大学(Central Michigan University)两位学者Ivanitskaya和Casey基于ACRL《高等教育信息素养能力标准》研究设计了用以测量大学生基本研究技能的"研究能力快速自评工具"(Research Readiness Self-Assessment,RRSA)。同时,RRSA项目组于2006年设计出RRSA医学版(RRSA-Health)用来专门测评医学相关学科(护理学、健康教育、营养学、医学预科(pre-med)、卫生管理学等)的大学生进行循证实践的一系列必备技能。还测量了大学生作为健康信息消费者的健康信息素养能力,包括获取健康信息的熟练度、对健康信息质量评价的能力、对于从Internet和其他电子资源获取的健康信息的利用能力以及对剽窃抄袭的认识等方面。

第二节 医师的管理能力

医师是医疗卫生服务的具体参与者,他们进行持续的医疗实践活动,分配医疗卫生资源,促进医疗卫生体制的发展,肩负重要的管理职责。医师以个体、团队成员,本地、区域或国家卫生系统参与者的身份与其工作环境相互作用,西方发达国家都明确地把管理职责确定为医学专业实践的核心要求。医师的管理能力是指医师在负责医疗工作时应具备一定的管理能力,参与组织医疗卫生服务体系的管理工作,促进医疗卫生体制健康可持续发展。医师在日常工作中作为管理者的职责涉及同事协作、资源共享和组织工作,如医疗服务流程、政策制定以及有效规划自身工作和职业生涯。因此,医师要有能力去有效地执行任务并与同事进行协作,恰当地利用有限的医疗卫生资源,积极参与医疗卫生决策的制定,胜任对下级医师及实习学生的培训和管理工作。加拿大皇家内科及外科医师学会(RCPSC)在2005年发布了最新的标准《2005年加拿大医师胜任力架构》(CanMEDS 2005 Physician Competency Framework),提出将医师的角色分成7类:专业人士、沟通者、合作者、管理者、健康促进者、学者、医学专家。医师的管理者角色被认为是医师的基本胜任力之一。在中国临床医师岗位胜任力模型中,管理能力也是八大核心能力之一,信息管理是管理能力的一个分支。

一、医师应具备的管理能力

为了能顺利完成日常的医疗工作,胜任医师这一特殊职业,医师应具备一定的管理能力,具体包括:对下级人员进行管理,制订工作计划,进行职业规划,与他人协同工作以及信息技术管理,进行压力管理和情绪管理。

(一) 具备对下级人员管理、监督、考核和评估的能力,需要适时给予客观和公正的评价与鉴定

在现在及未来,对于一名优秀的医师来说,具有一定的管理能力,愿意参加管理工作,教育、培训、评价下级医师与医学生等都是其工作的重要组成部分。为了参与管理工作,为了胜任教师的工作,医师必须全面培养自己的各方面能力,必须对自己所管理的所有人员进行适当的监督与指导,关注下级医师或医学生的日常表现,在适当时刻给予指导和帮助,最后依据其表现给出客观、准确的评价。在这个过程中,医师要了解管理学及教育学的基本理论,具有一定的组织领导能力,能够很好地处理与各类人员的关系,在医疗小组中具有一定威信,经常与下级医师或学生沟通,积极创造机会组织并参与多种形式的教学活动,包括教学查房、病例讨论会、死亡病例讨论、专题学术讲座、专项技术培训以及期刊文献俱乐部等。学习并采用多种评价方法综合评价下级医师及学生的工作表现及综合能力,包括结果性考核及过程性考核,如病历检查、操作记录与文档评价、床边考核、360度医德医风评价以及理论笔试等多种方式,不仅考核医师的知识技能,更从多角度评价医师的综合素质,考核结束后,将考核结果及时反馈给下级医师及学生。对于医师、医学生的考核管理工作必须遵循科学、严谨的原则,因为医师能力的高低直接影响医疗服务质量,如果经你评定为称职的医师在实际工作中并没有能够达到或者维持良好的医疗水准,那么,也许你正在让病人处在危险当中。

随着医师的成长,其不仅是医务工作者,还将逐渐成长为行业专家、学术专家,因此主持或参与行政、学术会议进行技术及学术交流也是必要的。会议是现代管理的一种重要手段,有助于进行决策和处理日常工作,学术会议是对学科发展的引导,是对学术成果的一种承认和肯定。医师主持和参加会议是其管理能力的重要体现,要注意思维的转变,要从医师看病的批判性思维转向决策思维,应更多地体现其业务专长,营造一种学术研讨的气氛。

(二) 团队协作与管理

随着在生物-心理-社会医学模式下对疾病的本质认识的进一步深化,临床服务供给模式也在发生变化,从过去单一的学科到寻求跨学科和跨组织的团队分析和治疗已成为主流,团队工作在卫生服务组织中越来越重要。作为团体工作的一分子,首先,医师要认识到团体工作的重要性。认识到在现代医疗卫生组织和系统中,没有协同作用,单个的医师无法当一名好医师。现代医务人员不可避免地会在不同的卫生服务团队中工作。例如,全科医师团队是由全科医师、公共卫生医师和护士组成,具有不同的知识背景、技术、技能和卫生信息以及不同专长,团队协作有利于提高社区卫生服务的工作效率和效果。因此,每一位卫生服务专业人员除了病人需要的知识和技能之外,必须有意识地培养自己的团队精神。其次,医师要学会在三种协作中与他人合作,即同科室的协作、科室之间的协作、诊疗生产链上的协作。在为病人服务的过程中,任何一名医师不能离开诊断、护理、康复中的团体配合,同时,在医术上也离不开多学科、多专业、多科室的合作,以及诊疗生产链上的上下辅助作用。

以团队为基础的组织形式可以促进卫生服务供给,可为病人提供无缝隙的、有效的服务;可以增进彼此之间的协作、支持和信赖,快速解决具有复杂性特征的各种实际问题,带来更高的组织绩效。因此,卫生服务管理者要学会在团队中与他人协同工作,同时增强管理团队的能力。

(三) 有效安排自己的工作和职业生涯规划

制订工作计划有利于减少工作中的失误,有利于明确工作目标,有利于提高工作效率和效益,有利于控制工作,是控制活动的标准和依据。制订医疗卫生工作计划应当成为医师管理者的职责之一。国外管理学家提出制订计划的"5W1H"过程,即要做什么(What)、为什么要做(Why)、何时做(When)、何地做(Where)、何人做(Who)和如何做(How)。制订工作计划需要进行全方位的分析和定位,"5W1H"是制订工作计划时应考虑的因素。计划可分为长期计划和短期计划,而制订计划所遵循的步骤包括分析形势、确定目标、考虑计划工作的前提、选择方案、比较各种方案、选定方案、制订辅助计划、编制预算。

1. 分析形势　是计划工作的起点,包括对内外环境做出评估,对未来可能出现的机会做出探讨,明确本单位的长处、短处。

2. 确定目标　目标是组织在限定时间内要取得的效果。明确的目标应包括时间、空间、数量三方面的内容,根据计划的范围和任务,需要确定一项或一组目标。

3. 考虑计划工作的前提　前提是指计划工作的假设条件,即执行计划所需要的预期环境。

4. 选择方案　是探索和调查可供选择方案的行为过程,提出合适的行动方案,应在分析现状的基础上,把选择方案的数目逐步减少,选择最有成功希望的数个方案,以提供进一步参考。

5. 比较各种方案　在确定的可选择的方案中,根据前提条件和目标,分析各方案的优缺点,进行评价和比较。

6. 选订方案　这是做出决策的关键步骤,对各种备选方案进行分析和评价后,选择明确、经济、可行的方案。

7. 制订辅助计划　选择了基本方案后,一般要有派生方案来扶持基本方案,即要制订总计划下的分计划。

8. 编制预算　使计划数量化,做出决策和确定计划后,还要将其转化为预算。例如,医院科主任负有学科带头人与管理的双重职责,制订计划、分解目标是科主任的基本功,也是科室发展的动力。科室年度工作计划是科室年度管理目标的展开与细化,既要符合科室实际情况,又要有利于长远发展。

职业生涯规划对于个人而言,是指在其职业生涯发展过程中,为了在工作中能够达到自己的职业期望而设计出自己的职业目标与规划。职业期望是对某项职业的向往,也就是希望自己从事某项职业的态度倾向，每个人的职业期望都是不同的。如果医师在自己的职业生涯中不能树立明确的职业方向、职业生涯目标并进行深入分析与规划，则会影响以后的职业发展，甚至影响整个职业生涯。

(四) 时间管理，有计划处理自己的活动

时间管理（time management）是指在时间消耗相等的情况下，为提高时间利用率和有效性而进行的一系列的活动，包括对时间进行有效的计划和分配，以保证重要工作的顺利完成，并能及时处理突发事件或紧急变化。时间管理的基本程序包括以下四点。

1. 评估　评估时间利用情况及评估个人的最佳工作时间。
2. 计划　制订具体工作目标及重点，选择有效利用时间的方法与策略，列出时间安排表。
3. 实施　集中精力，学会"一次性处理"或"即时处理"，有效控制干扰；提高沟通技巧；处理好书面工作。
4. 评价　评价时间安排是否合理有效，活动主次是否分明，有无浪费时间的情况。

当我们问医师"你很忙吗？"往往得到的答案惊人的一致："忙"。如上文所述，除了医疗工作以外，医师常常还需要花大量的时间去学习、讲课、指导学生、完成科研论文或科研项目等。实际上，这背后有三种忙碌：一种是忙碌，但尚未学会管理自己的时间，这些人常常会感觉被近乎疯狂的时间表逼疯；一种则是假装出来的忙碌，几乎已经开始把忙与成功、闲和失败联系到一起；第三种是忙碌，但已经学会应对与取舍。优秀的医师往往呈现的是第三种状态，他们具备较高的时间管理能力，会依据时间管理程序制订出适合自己的时间管理方法，建立科学、健康的工作方式，制订切实可行的目标，既不能漫不经心，也不要成为不善休息的工作狂，有张有弛，实现高效的工作模式。

(五) 情绪管理与压力管理

医师情绪管理能力是指医师通过对自身和病人消极情绪和积极情绪的有效察觉和分析，并采取合适的方法进行消极情绪的调适和积极情绪的维持，使得自身和病人处于良好情绪状态的一种能力。多种内在或者外在的因素均可能对医务人员的情绪带来直接或间接的影响，而医务人员在情绪管理方面的能力则直接影响着他们的情绪状态，这种状态既可以成为病人的心理支撑，也可能对病人的心态带来消极影响。

医师的情绪管理和其面临的压力互为影响和干预。医师不仅面临复杂多变的医疗环境、高强度的门急诊和病房工作，还承担一定的教学和管理任务，更肩负着科研和职称晋升的重大压力；与此同时，医师作为社会的一员，还扮演着其他社会角色，不同角色所承担的责任和义务也有所不同，导致其情绪状态极不稳定，严重影响着医师的生活质量和诊疗活动的顺利开展，甚至成为引发医患纠纷的重要因素。

因此，要充分认识到医师是一种高风险性、高强度和高情绪化的职业，诊疗活动是医院运营的基本活动，而医师的情绪问题会影响诊疗活动的顺利进行和开展。医师要有效疏导和转化自己的消极情绪，减少压力，而且应该从根本上采取措施，转变培训理念，体验情绪管理对诊疗效果和医患关系的影响，帮助医师自身掌握情绪管理方法和技巧，推动其情绪管理能力的培养和发展。美国已把"社会与情感""情感判断与分析"等课程列入正式教育之中，英国也设立了医师心理健康教育和精神关怀等情感教育课程。评价医师的情绪及压力状况，一是定期通过问卷调查、360度测评、病人访问等方式关注医师的精神状态，及时发现情绪问题并有效调节，帮助医师减缓、消除不良情绪，缓解压力；其次要开设有关情绪管理和压力管理的常规培训课程，医务人员可采用身心松弛法、倾诉法、移情法、换位思考法等方法进行个人情绪及压力管理。通过培训、会议、讲座、实践拓展等综合形式进行医师情绪及压力管理能力发展和培养工作，推进医师情绪、压力管理理论知识的普及与实践，使医师更好地感知与体验情绪、表达与评价情绪、调节和控制情绪、舒缓压力以及压力转化等。

(六) 信息技术管理

正如前文所述，信息管理能力是医学生的必备核心能力之一，信息管理能力是医师应具备的个人管理能力之一。医疗服务是一个对信息高度依赖的行业，任何一个卫生服务组织都要收集有关病人、资源利用及服务提供的数据。这些数据通过储存、加工，可转变为符合卫生服务组织目标的信息，然后信息通过合成转变为知识。卫生服务组织是在一个动态的环境中运作，因此必须能够不断收集所需要的信息或知识，与内外部进行沟通,应用新的或已有的知识加工信息,以便管理者和临床医师能够迅速和有效地进行决策。卫生服务管理者利用这些信息可以控制组织的财、物、人力和有形资源。对于现代卫生保健组织,成功的信息、知识、信息系统和技术管理是保障其具有竞争优势、支持临床决策、病人管理、财务管理、绩效改善、资源规划、资源配置、重点设置、策略管理以及组织过程改造的关键。

在卫生领域中,数据、信息和知识的基本目的是协助医师和管理者进行决策。例如,在一个医院中,数据、信息和知识可以被临床医师用于治疗和管理病人,具体而言,医师需要决定做何种检测,采取何种治疗和治疗程序,或者应该把病人转诊给谁以得到另一种治疗意见和辅助治疗。因此,他们的决策涉及何时提供治疗,在哪里提供,用什么材料和人力资源。此外,医师也需要获得有关他们提供服务的质量和治疗效果等方面的信息。而对系统性的卫生服务工作来说,其关注的重点包括:①物资和人力资源获取和配置;②安排工作班次;③需要遵守的政策和程序,以保证服务提供过程是有组织的、及时的;④使用最适宜的资源获得组织预期的结果,同时,这些结果能确保医务人员和病人都是安全的,医疗是高质量的;⑤满足向第三方报告,包括支付者、政府和机构的要求等。

二、对医疗工作的管理

医师的管理者角色,要求医师在提供临床医疗服务的同时,除具备一定的管理能力外,还应理解自身角色对医疗卫生体系的影响,学会以管理者的视角参与到医疗卫生服务体系中。具体而言,包括做好病人管理,控制医疗服务质量,积极参与系统性医疗质量的评价和改进,有效利用卫生资源,了解成本效益核算流程等。

（一）控制医疗服务质量

作为医疗服务提供者的临床医师、护士及相关卫生专业人员,其作用的发挥不仅影响到病人的诊疗并直接影响到卫生系统的组织绩效。不同专业的医师角色,包括临床医师、药剂师、康复师、营养师、检验与影像等医技人员、公共卫生保健人员等,都是卫生体制中不可或缺的一环,是受过不同卫生教育和职业培训的专业人员,能够根据人群健康需要提供卫生服务,是卫生组织和系统中最基本、最重要的资源,对医疗卫生服务的提供起着举足轻重的作用。控制医疗服务质量是医务人员的重要职能之一。病人将他们的健康和生命托付给医务人员,如果在质量上、管理上和组织上工作不到位,无论对病人还是组织都会产生严重的后果。

1. 医疗服务质量　就狭义角度而言,主要是指医疗服务的及时性、有效性和安全性,又称诊疗质量;就广义角度而言,它不仅涵盖诊疗质量的内容,还强调病人的满意度、医疗工作效率、医疗技术经济效果以及医疗的连续性和系统性,又称医疗卫生质量。医疗服务质量是医疗技术和管理的综合体现,非单个人的、群体性的、多方面的医院整体质量,因而带有系统性。

2. 系统性医疗服务质量的评价　系统性医疗服务质量的评价指标包括医疗服务的有效性、安全性、及时性、以病人为中心、公平性、高效性6个方面。具体而言,即主张医疗服务质量体现在提供的医疗服务基于科学的理论,可以给接受者带来好的效果;避免在救助病人的同时给他们带来伤害;减少等待时间,不仅是病人等待救治的时间,还有医务人员等待提供救治的时间;以病人为中心,即在医疗过程中,医务人员要尊重病人的个人选择、需要以及他们的价值观,并始终以病人的价值观为决策首选影响因素,在提供医疗服务的过程中,服务质量不因病人的性别、种族、居住地和他们的社会地位而不同;避免浪费,包括设备、原料、方案以及人力资源等。

3. 医疗服务质量的改进　医疗服务人员是医疗卫生机构的整体参与者,他们组织可持续的医疗实践活动,做出分配卫生资源的决定,并促进医疗卫生体制的有效发展。美国医学会的一份报告指出,要预防错误发生和提高医疗服务质量,就要求用系统的方法来改造可能导致错误发生的工作环境。

作为卫生服务的管理者角色,促进卫生服务质量改进的策略包括:

（1）提供适当的领导力,支持质量改进的价值观和愿景。

（2）推崇新的循证知识,推进改革。

(3) 改进病人保健的协调,使病人在不同的卫生服务和不同的提供者之间的转运实现无缝。

(4) 提高团队绩效。

(5) 提高信息技术应用,以促进临床信息的获取和交流。

(6) 保证员工的基础技术。

(7) 将薪酬方案与对服务质量促进的奖励联系起来。

(8) 临床治理。

(9) 创造安全的工作条件。

(10) 保证工作流程的简化和标准化。

(11) 建立与记忆关联较少的工作和系统。

(12) 使过程和产出标准成为常规工作的一部分。

(二) 有效利用卫生资源

卫生资源分配是指卫生资源在卫生部门和地区间的分布及流动,包括卫生人力、物力、财力资源和卫生服务设备等硬件资源,信息、技术、管理等软件资源。卫生资源要发挥效益必须实现合理配置。医疗卫生服务者,要有能力在分配稀缺的卫生资源时做出系统规划,努力规范医疗行为,做到卫生资源的有效利用。

1. **认识到卫生资源分配的重要性** 当前,医疗卫生资源分布呈倒金字塔形,高新技术、优秀卫生人才基本上都集中在城市的大医院,群众患病就医的可及性较差,加之医院补偿机制不健全,医院为了生存,乱开检查、乱开药现象的出现,进一步加重了"看病难、看病贵"问题,同时也浪费了一些宝贵的医疗资源。这些都是我国医疗卫生资源分配中存在的问题。为了解决卫生事业发展过程中遇到的难题和困难,作为医疗工作者应当认真分析医疗卫生资源配置主要存在的不足,结合我国国情,探索科学、合理的医疗卫生资源配置政策,有效地克服目前卫生资源配置的缺陷,提高卫生资源效益,优化病人诊治流程,从而优化卫生资源配置。

2. **提高医疗卫生服务效率** 医疗卫生服务效率是指在有限的卫生资源下,实现卫生服务系统产出的最优化,是卫生服务各项目的成果同花费的人力、物力、财力及时间之间的比较分析,是所有卫生服务相关制度与卫生服务运行各要素的适应程度。卫生服务的根本目的是在提高卫生服务效率的同时,满足服务对象的健康需求。然而,市场经济固有的竞争会导致分配不公和贫富差距的产生,市场自身又无力解决分配不公等问题。管理者角色要求医师运用管理学的方法对与卫生服务有关的人、财、物、信息、时间和业务进行有效的综合管理,使有效资源发挥应有的效用。因此,医务人员应该努力利用协调手段加强卫生服务组织内部成员、部门之间和卫生系统与外部单位的相互配合,妥善解决各种卫生利益冲突,合理配置卫生资源,提高卫生服务工作的整体效益。

3. **合理控制医疗费用** 医疗费用控制是个世界性难题,其不合理增长已成为我国医疗卫生改革及构建和谐社会所必须面对与亟待解决的重要问题。卫生服务支付方式会影响到医疗服务供方的医疗行为,既不能让医院入不敷出,又要最大限度地使病人得到实惠,要把病人医疗费用负担控制在比较合理的水平上,减轻病人负担,协调医患关系,有利于满足病人"质优价廉"的需求,更有利于国家控制医疗费用的上涨,对于提高医院的社会效益和经济效益将起到重要作用。

而针对医疗费用控制的问题,一名优秀医师要从自身角度尽可能合理控制病人的医疗费用,既要保障病人的权益,又要为国家节省医疗资源,将稀缺的医疗资源留给更需要的病人。诱导病人过度治疗,或者盲目自费用昂贵的药品、器材,关乎医师的医德问题。例如,外科手术是用进口关节,还是国产关节?是装一个支架,还是装两个支架?是用普通纱布,还是用VSD膜?是做一个CT就足够判断,还是必须加一个磁共振成像方能明确?控制不合理用药、不合理检查,是控制医疗费用不合理增长的重点之一。在医疗信息不对称的情况下,医师既充当了病人的代理人,要为病人利益考虑;同时又是医疗服务提供者,要为自己和医院的利益考虑,就容易利用自己所掌握的信息诱导病人需求,导致过度医疗和医疗费用的上升。因此,医师应具有合理控制病人医疗费用的意识,了解国家医疗收费政策及医疗资源分配方法,了解所在医院的收费标准,在不影响医疗服务质量的前提下,尽量选择高性价比的医疗服务及资源分配方法,减少不必要的检查,科学控制医疗成本,尽量节约医疗服务的费用与资源。

4. 了解成本效益核算原则　随着人力成本及耗材成本在内的医疗总成本不断的增加,只有通过严格的成本核算及对医疗价格指数进行科学、合理、精确的测算,才能真实反映医疗服务必需成本及其构成,才能够得出可靠的医疗技术服务成本,为了能胜任作为卫生服务管理者的工作,医师应当了解成本核算流程的基本规律,为制定医疗价格提供原始的依据。

(赵玉虹)

数字课程资源：

📖 拓展阅读　　　　✏ 教学PPT　　　　📝 自测题

第五章 医师团队合作能力

本章要点

本章阐释了医师团队合作能力的内涵与意义,重点论述了医师团队合作能力的概念、医师团队合作能力的培养路径,解析了医师团队合作能力的评价体系、等级分类等内容。

俗语说:"千人同心,则得千人之力;万人异心,则无一人之用。"这句话精辟道出了团队的力量、合作的力量。哈佛大学的 Atul Gawande 博士曾说过:临床医学是一项团队项目(Medicine is a team sport)。事实亦证明,医师团队合作是医学实践效果和质量的前提与保障,因此,加强医师团队合作意识和医师团队合作能力的培养是医学教育不容忽视的内容。

第一节 医师团队合作能力的内涵与意义

随着医疗卫生服务理念的创新与发展,培养医师的团队合作精神和团队合作能力变得越来越重要。现代先进的医疗是医师团队合作的医疗,各个科室之间、科室内部医师之间只有通过团结合作,才能完成高水平、高效率的医疗工作。好的医师团队,其团队成员之间能够相互配合、取长补短、团结一致,使团队合作能力最大化,充分有效地发挥医师团队作用。真正优秀的医师团队能够充分发扬团队合作精神,深入发掘和培养团队成员的合作能力,多渠道开展全方位、多层次的合作。

一、医师团队合作的内涵和意义

(一) 什么是医师团队合作

1. **团队** 关于团队,不同的专家学者有不同的理解,其内涵也在不断地发展和完善。追踪溯源,"团队"的概念最早是由美国圣迭戈大学的管理学教授、组织行为学权威斯蒂芬·罗宾斯在 1994 年提出来的:为了实现某一目标而由相互协作的个体所组成的正式群体。这样的群体能够合理利用每个成员的知识、技能协调工作,共同解决问题,进而达到大家共同的目标。

美国学者乔恩·R·卡增巴赫和史密斯在《团队的智慧》中认为:团队即为数不多的,致力于某项共同使命、同一运作目标及同一工作方法,技能上相互弥补,共同承担责任的几个人。

拉姆斯登在《群体与团队沟通》中,对团队的阐释是:团队成员应共同承担领导责任,其团队必须具有与众不同的个性特征;团队成员相互协作、共同努力,争取达到目标;团队应和其他群体以及所处的系统保持紧密联系。

团队的英文说法是"TEAM"："T"即"together（一起）"，"E"即"everyone"（每一个），"A"即"achieved"（获得），"M"即"more"（更多）；可理解为：每个个体团结在一起，将会收获更多。任何一个群体要构成团队，必须要具备几个条件：①具有共同的目标和愿望；②具有相互依赖的和谐关系；③遵守共同的规范和方法。

因此，团队就是指由若干团结一致的成员构成的正式群体，群体内各成员在知识和技能方面互相补充，致力于共同使命和具体目标，有明确的分工和工作方法，彼此信任和依赖，勇于承担责任。团队会因某种相互关联的工作关系而存在，也会因某种相互关联的工作而使个体成员紧密联合起来。如果团队成员目标一致，具有强大的集体意识和凝聚力，相互影响、彼此依赖，则团队效果远胜于团队成员个体力量的总和。

2. 合作　就是个人与个人之间、群体与群体之间为了达到共同的目的，彼此相互配合的一种联合行动方式。合作成功与否，关键在于是否具备以下基本条件：①有共同明确的目标。目标是合作的关键，有了共同的、明确的目标，合作才能顺利地开展。②相互信任，有共同的信念。共同的信念体现了合作者对完成目标的奉献精神；每个人都对合作者的品行和能力确信不疑，共同创造彼此信赖、相互理解、互相支持的良好氛围。③沟通顺畅，信息交流充分。合作者相互之间拥有畅通的信息交流方式，对共同目标、实现途径和具体步骤等有清晰、统一的认识；联合行动时，合作者严格遵守共同认可的社会规范和团队制度。④具有内外部的支持条件。合作顺利进行需要具备一定的内部与外部支持条件，以促进其生存和发展：内部支持条件包括合作者具备的知识、技能、沟通或谈判能力等，外部支持条件包括设备、通讯和交通工具及时空距离等。

3. 医师团队合作　是由医师作为构成主体的一种团队合作，主要指医师团队成员为完成某项事情或任务，达到既定目标时所显现出来的自愿合作和共同努力的一种联合行动方式，其体现的是一种集体共事的精神。医师团队合作可以把医师团队成员的所有资源和才智调动起来，自动去除一些不和谐和不公正的现象，给予那些诚心、大公无私的奉献者以适当的回报。医师团队合作如果是医师团队成员自觉自愿参加的，则产生的力量将是强大而持久的。

医师个体只有与医师团队伙伴精诚合作，才能变得强大，这就是医师团队的力量。比尔·盖茨说过，"大成功依靠团队，而个人只能取得小成功"。医师团队能够完成医师个体所不能完成的任务。一个有高度竞争力、战斗力的医师团队，必须要有医师团队合作精神。而医师团队合作精神是大局意识、服务精神和协作精神的集中体现。医师团队合作精神的基础是彼此尊重，核心是协同合作，最终效果是保证医师团队合作的高效率运转。

（二）医师团队合作的构成要素

随着医疗卫生事业的发展，人们对健康的要求越来越高，医疗活动对医师团队的合作要求也越来越严格。医师团队合作效率的高低，取决于"人（people，即医师）""目标（purpose）""定位（place）""权限（power）""计划（plan）"5个方面，这也是医师团队合作必不可少的5个构成要素（简称为5P）。

1. 人（people）　在医师团队合作中，医师是构成团队合作最核心的力量。有人认为，2位以上的医师就能构成医师团队（如社区全科医师团队服务一般是由1名全科医生和1名护士组成），也有人认为，至少要3~5位医师才能构成医师团队。医师团队目标需要医师来实现，所以医师的选择是组建医师团队非常重要的一项内容，他们的能力、技能和经验是组建医师团队时需要优先考虑的要素。

2. 目标（purpose）　医师团队合作必须有一个共同的目标，没有目标，医师团队就失去了存在的价值。医师团队的目标要跟组织的目标保持一致，把大目标分成若干小目标，把小目标再分到每个团队成员的身上，从而集众人之力实现共同目标。

3. 定位（place）　有两层意思：医师团队定位和医师个体定位。医师团队定位是指整个医师合作团队在医务活动中的地位，医师团队决策者权限的发挥，医师团队责任指向，医师团队采取的激励方式等；医师个体定位是指医师个体作为团队成员在活动中扮演的角色和承担的责任。

4. 权限（power）　医师团队成员在团队中的权限大小跟医师团队的发展阶段紧密相关。在医师团队发展的初期阶段，领导者的权限是相对比较集中的，随着医师团队越来越成熟，领导者所拥有的权限就越来越小,医师团队成员的权限相应地在不断变大。医师团队权限关系有两个方面值得重视:①医师团队的基本权限,包括人事决定权、信息决定权、财务决定权等;②医师团队的基本特征,包括医师团队的规模、医师团队成员的数量、医师团队的业务类型等。

5. 计划(plan) 是实现医师团队目标的基础和行动指南,需要慎重考虑、反复讨论。医师团队合作的实施计划有两层含义:①目标的最终实现,需要一系列实现目标的具体实施程序,对医师团队来说,即是具体的治疗行动方案;②计划一旦制订,就要严格按计划执行,每一步工作都要提前做好准备,保证医师团队工作能够顺利开展。

(三)医师团队合作的原则

医师团队合作强调的是医师团队成员之间的协同工作,故医师团队成员之间只有取长补短、共同合作,才能构建好的医师合作团队,实现医师团队合作目标。医师团队合作目标的实现和问题的解决是团队所有医师共同努力的结果。优秀的医师团队不仅需要有领导者来协调各个医师之间的分工合作,更需要医师自身的自我管理意识。

因此,建设优秀的医师合作团队,实现有效的医师团队合作,需要遵循以下 6 个原则:

1. 公平公正,宽容他人 医师团队合作中,要坚持公平公正原则,遇到问题对事不对人,坚持医师团队利益高于一切。公平公正是医师团队合作的基础,也是保证医师团队合作目标顺利实现的关键。医师团队成员之间相处讲究宽容和理解,只有彼此之间宽容理解才能使医师团队合作更加有效,医师团队合作也能走得更远。

2. 善于沟通,资源共享 医师团队一旦确立,就是一个整体,需要的是整体的综合能力。医师团队成员相互之间知识、能力、经历、综合素质等方面的差异使各成员在对待和处理问题时,会产生不同的意见和想法,这时就需要进行有效的沟通;沟通才能保证医师团队资源共享。资源共享是评估医师团队凝聚力和医师团队协作能力的依据之一,也是医师团队合作能力的客观体现。

3. 相互信任,讲究诚信 要建设一个富有凝聚力且高效的医师团队,首要且最为重要的一步就是建立医师相互之间的信任。医师团队合作注重相互信任,不管任何时候,诚意当先,有了彼此的信任,医师团队成员合作时才能以诚相待。

4. 谦虚友善,勇于奉献 主动寻找和挖掘他人身上的闪光点,欣赏他人;努力克服和改正自身的缺点和消极品质;相互学习、相互帮助,共同提高。在医师团队合作过程中,多为他人做奉献,让对方多得利,不怕自己吃小亏。

5. 接受批评,自我反省 对待医师团队成员的批评,用一种"有则改之、无则加勉"的态度,从积极方面进行自我反省,寻找自己需要改进的地方。这种态度和措施,利己利人。

6. 勇于创新,发掘潜力 培养自己的创新能力,发掘自身潜力,为医师团队的发展和壮大贡献自己最大的力量。一个有创造力、有进取精神的人,不仅能使自己与人快乐合作,还能使人愿意与你合作。

(四)医师团队合作的意义

医师团队合作是医师们为达到既定目标所显现出来的自愿合作和协同努力的精神。医师团队合作的力量是强大的,它所迸发出的智慧和创造力也是不可估量的。医师团队合作不仅强调医师个体的奉献,更强调医师团队整体的工作绩效。

1. 医师团队合作是医疗卫生事业发展的需要 现代社会已经进入了一个快速发展的时代,"知识经济""互联网+""大数据""人工智能"等给人们的生活带来了巨大的变化,对医疗卫生事业的发展也产生了深远影响。时代的发展、医学模式的转变使医师相互间的依存关系更加密切,分工也更加细密;技术、信息和知识等资源只有通过医师的相互合作才能得到不断的创新和发展;也只有通过更为密切的相互合作和交流,才能更快、更多地获得最新的技术、信息和知识。高效的医师团队合作对推动医疗卫生事业的发展至关重要。

2. 医师团队合作能适应医学科学技术发展的需求 多学科的交叉、融合、渗透与协调发展是当今医学科学技术发展的一个重要趋势。自然科学、社会科学、人文科学之间的界限被打破,彼此交叉融合在一起;

不同学科的理论和方法相互渗透、共同促进。新学科的建立、新技术的突破，常常是建立在多学科的基础上取得和形成的。随着科学技术的综合化发展，在进行医学研究和医疗活动时，与医学相关的多学科研究和多领域专家间的紧密合作已成为一种必然趋势。组建高效和谐的医师团队已成为当代医学发展的目标和内在要求，医师团队的组建可为医师施展才华提供一个崭新的平台。

3. 医师团队合作精神有利于医学科研创新团队的建设　医师团队合作精神是医师为了实现共同目标而协同工作时所展示出来的团队精神，是医师团队成员为了满足患者的健康需求、实现医师团队的利益和目标而相互协作的意愿和作风，更是医师团队得以存在和发展的精神支柱和核心竞争力。只有医师团队成员拥有了较强的团队合作精神，才能为了医师团队整体目标与利益而努力奋斗；只有通过医师团队合作才能塑造出一大批医学领域的学科领军人物和学科带头人，也才能促进医学科研创新团队的建设。

4. 医师团队合作有利于提高医师工作决策效率　医师团队合作有助于提高医师团队成员的工作效率和医师团队的决策效率。医师团队成员分工协作、各司其责，能够充分发挥医师团队成员的工作主动性和积极性，保持医师团队良好的精神风貌和积极向上的工作态度。所有医师团队成员拥有共同的目标，就会产生归属感，增强医师团队的凝聚力，提高工作效率。医师团队有相对稳定的人员构成，有助于信息传递和交流沟通，进而提高医师团队成员参与医师团队决策的主动性，提高医师团队的决策效率。

5. 医师团队合作有利于提升医师的个人能力　个人的能力是有限的，简单的事情和问题可以一个人独立完成，复杂的事情和问题就需要多个人共同协作完成。无论是医师团队医学研究还是医师团队医疗活动，都是一种团体作战，每个医师的特长和优势都能得到充分发挥，进而形成一种整体战斗力，推动医师团队目标的实现。医师个人也只有通过医师团队合作，取长补短、共同进步，才能在完成医师团队目标的同时，使自身的知识、技能、能力和综合素质等得到不断的提升。

(五) 医疗团队和团队医疗

1. 医疗团队　随着医疗模式的转变，现代医疗更加强调以人为本、以患者为中心，把能够为患者提供安全、高效、全程及整体的医疗服务作为基本的服务理念和服务宗旨；把人作为一个有机的整体，不断地改革、完善、规范医疗服务流程。为了进一步提高医疗质量、保障医疗安全，医疗卫生系统、各大医院都越来越重视整体医疗，而整体医疗的核心则是组织和建立一支专业水平强、效率高的医疗团队，进而不断提高疾病诊疗水平。

所谓医疗团队，是指把为患者服务的不同部门、不同科室中有互补技能和作用的医师从组织结构、人员分工上进行优化组合，形成的跨部门、跨科室、能够高效运作的一个群体。医疗团队这种工作模式是在医疗服务过程中兴起的，它能够充分发挥团队整体的优势和合力，为患者提供优质、高效、低耗、全方位、全过程的服务。

医疗团队的构成并不是医疗人员的简单合并组合，而是强调不同医疗部门、具有特殊专业知识技能的医疗人员，彼此依赖、配合、协作，能够发挥整体优势力量，具有不同的角色定位，共同执行医疗任务。

2. 团队医疗　医疗的本质是守护生命、救死扶伤。在医疗过程中，为了提高医疗质量和医疗安全管理水平，各医疗机构更多地采用多职种、多部门、多学科的团队医疗模式来为患者进行治疗服务。

团队医疗是医疗领域的团队合作，其本质是多学科、多职种的医疗伙伴，相互合作完成医疗任务，获取最大相乘效果。团队医疗，弥补了传统的诊疗模式强调个人技术技能的弊端和缺陷，突出了专业性、多学科、患者和协作四方面要素。例如，多学科专家组（multidisciplinary team）诊疗模式（简称 MDT 诊疗模式）即是一种典型的团队医疗，是目前肿瘤治疗领域当中非常重要的诊疗模式。MDT 诊疗模式是由多个学科专家团队组成，以患者为中心，把各个学科专家的经验、知识集中起来，运用循证医学证据，讨论制订适合每个患者个体的诊疗方案和最佳治疗模式。MDT 诊疗模式强调的是团队合作精神，成员构成包括肿瘤内科医生、放射治疗科医生、病理科医生、药剂师、营养师、护理师及终末期心理关怀师等，各学科专家之间交流信息、共享资源以确保诊疗质量。

团队医疗通过团队成员优势互补、强强联合、多学科融合的方式，不断提高诊断水平、医疗质量安全，降低医疗风险。以团队合作为基础的多学科、多职种的团队医疗，必将会更进一步推动医疗卫生事业的改革和发展。

3. 医疗团队和团队医疗的经典案例

二、医师团队合作能力的概念与作用

(一)医师团队合作能力的内涵

1. 团队合作能力的多维分解　团队合作能力是一个多维概念,不同的专家学者有不同的看法和分类。

(1) Stevens和Campion(1994)将团队合作能力划分为人际KSA(knowledge,skills and attitudes)(冲突解决、合作问题解决和沟通)和自我管理KSA(目标设置、绩效管理、计划和任务协同),共两大维度和五个大类,同时开发出了35题的团队合作KSA评价量表,使团队合作能力的评估与分析更易操作。

1) 人际KSA:KSA是人力资源管理中最常用的概念之一,概括了完成任务时必备的知识、技能和能力。其中知识是指完成任务时必须掌握的概念、词汇、常识、数据、程序和事实等,技能是指完成任务时必须掌握的思维、信息传递、人际交往等行为方式及相关工具使用方法等,能力是指完成任务时必须具备的身体特征、行为特征、思维特征、情绪特征、情感特征和人际交往特征等的总和。

团队合作离不开人际交往,人际KSA特别强调的就是人际交往过程中个人解决冲突和问题的能力、相互沟通的能力。

2) 自我管理KSA:自我管理又称自我控制,是指每个个体对自身的管理,包括个体对自己的心理、行为、思想和目标等进行的管理,是个体利用其内在力量改变自我行为的一种策略。包括目标管理、时间管理、沟通管理、情绪管理、人脉管理、健康(身体、心理等)管理、学习管理和行动管理等。

在团队合作能力中,自我管理KSA是非常重要的一项内容,包括目标设置、绩效管理、计划和任务协同等方面必备的知识、技能和能力。这些方面在团队合作目标的实现中起着至关重要的作用。

(2) Cannon-Bowers(1995)等学者根据团队和任务的一般性和特殊性,将团队合作能力划分为4个维度,分别是:情景驱动的团队能力(context-driven team contingent)、团队依附性能力(team-contingent team competencies)、任务依附性能力(task-contingent team competencies)和可迁徙的团队能力(trans portable)。

1) 情景驱动的团队能力:是指通过组织、创设特定的情景,在情景的驱动下完成团队任务和目标时所具有的团队合作能力。通常情况下,这类团队的成员相对稳定,所需完成的任务数量也相对少而单一。

2) 团队依附性能力:是指相对稳定的团队成员在共同完成各种不同类型的任务的过程中,彼此借助任务充分认识其他成员性格特质的能力。这类团队的成员也相对稳定,所需完成的任务类型不同。

3) 任务依附性能力:是指以任务为主导,在相对固定的任务的基础上,团队成员与其他不同的成员相互合作完成常规性任务时所具有的能力。由于这类团队其成员变动性相对较大,每个成员都需要具备与不断变化的成员合作的能力。

4) 可迁徙的团队能力:是指团队成员与其他不同成员合作完成不同类型任务时所具有的能力。这类团队合作能力具有在不同类型的团队和任务之间迁徙的特点,能够更好地适应环境的快速变化。

2. 医师团队合作能力的概念　医师团队合作能力是指以医师团队为基础,各医师团队成员以完成医师团队任务为目标,充分发扬医师团队精神,相互协作提升工作效益的能力。作为医师团队的成员,不仅需要有专业知识和技能,更需要有能够各尽其职、各尽其责、协调合作、顺畅沟通和共享资源的能力。准确把握医师团队合作能力的概念和内涵有助于对医师团队合作目标和医师团队合作效果进行有效的评估。

高效率的医师团队离不开医师团队成员合作能力的有效发挥。组建高效率的医师团队首要是筛选出适合医师团队的医师;其次是评估医师团队成员的合作能力并加以改造,以适应医师团队的需要;同时还要营造适合医师团队建设的环境,使医师团队合作能力能最大化发挥作用。

(二)医师团队合作能力的构成要素

医师团队合作能力是医师个体在医师团队协作过程中获得的各种知识、技能和能力。随着时代的发展,已有越来越多的医疗机构和医师个体认识到了医师团队合作能力对医师个人、医疗团队和医疗机构管理的重要性。高效率的医师团队合作离不开医师团队成员高素质的合作能力的发挥。具体来说,医师团队合作能力主要包括专业知识、专业技能和综合素质等方面的能力。

1. 专业知识和专业技能　医学是一门从预防到治疗疾病的系统学科,它通过科学或技术的手段处理人体的各种疾病或病变;它的研究领域宽广,包括基础医学、临床医学、法医学、检验医学、预防医学、保健医学、康复医学等。其中临床医学主要是以基础医学为基础,对病患的有关身体或心理的疑问、不适或疾病等问题进行诊断和治疗。作为临床医务工作者,需要掌握一定的专业知识和专业技能,包括基础医学、临床医学的基本理论、基本知识,常见病、多发病诊断处理的临床基本技能,对急、难、重症的初步诊断能力,国家卫生工作方针、政策和法规,医学文献检索等方法,等等。

所有这些医学专业知识和专业技能是每名好医师必须具备的业务素质,是医师进入临床后首先要下功夫苦练的实践本领,并且是应该在诊断治疗中熟练地使用操作的基本能力。

2. 综合素质　医师团队成员除了要求掌握熟练的基本知识和基本技能之外,还需要具备医师团队合作必需的一些综合素质:包括欣赏、尊重、宽容、平等、信任、沟通、负责、诚信等能力。

(1) 欣赏:医师团队合作离不开医师团队成员的相互欣赏和熟悉。学会欣赏他人的优点和长处是培养医师团队合作能力的非常重要的一项内容。

(2) 尊重:尊重没有高低、地位和资历的差别,尊重是医师团队成员的一种平等的态度。尊重的最高境界是平等待人、有礼有节,尊重他人又不失自我。

(3) 宽容:能消除分歧和冲突,使医师团队成员彼此包容、互敬互重、和谐共处。宽容是一种以退为进的处事方法和策略。

(4) 平等:坚持以人为本,不论地位和等级,所有医师团队成员人格上都是平等的。医师团队成员相互之间平等相待,合作时就会更加默契和团结,医师团队效益也能达到最大化。

(5) 信任:赢得他人信任和信任他人是医师团队合作的前提,这种信任不仅包括对个人品质的信任,也包含对专业能力的信任。信任是推动医师团队前进的动力,也是医师团队成员对自我的充分肯定。

(6) 沟通:是医师团队成员获得合适职位、进行有效管理、完成工作任务、实现医师团队目标时的必备素质;持续的、顺畅的沟通,是发扬医师团队成员团队精神的必要条件。

(7) 负责:即敢于担当,不仅指对自己负责,更强调对医师团队和团队成员负责,对每一项工作的细节负责。

(8) 诚信:做人的基本准则是言而有信,这也是医师团队成员必备的基本价值理念。医师之间以诚相待、相互信任是医师团队合作的基础。

(三) 医师团队合作能力的作用

医师团队合作能力对于一个医师团队来说是至关重要的。其作用体现在以下几方面:

1. 医师团队合作能力能够增强医师团队的团体力量　"一根稻草和一捆稻草"的故事非常直观形象地说明了医师团队合作能力的作用:医师团队的力量远大于医师团队每一个成员的力量,也远远大于医师团队每一个成员的力量之和。作为医师团队,不仅强调医师个人的工作成绩,更强调医师团队的整体业绩。医师团队所依赖的不仅是集体讨论和决策,它同时也强调医师团队成员的共同贡献。

2. 医师团队合作能力能够激发医师团队成员的奉献精神　共同奉献是实现医师团队目标的一个重要影响因素,是医师团队成员必备的基本能力之一。医师团队成员拥有共同奉献的精神,就会不惜一切力量为了一个共同目标去努力奋斗。只有具有一定的挑战意义且又切实可行、能让所有医师团队成员信服的目标,才能激发医师团队成员的奉献精神和工作积极性。

3. 医师团队合作能够挖掘医师团队成员的个人潜力　当医师团队成员都能够做到坦诚相待、取长补短、勇于奉献时,医师个人的能力、潜力必然会得到大大的提升,每一位医师团队成员也都能把自己最强的力量展示出来,同时医师团队的力量也会越来越强大。

4. 医师团队合作能力能够加强医师团队合作精神　通过医师团队合作,可以激发医师团队成员的医师团队合作意识和医师团队精神。医师团队精神是推动医师团队工作有效运作和发展、实现医师团队目标的内在动力,是医师团队的灵魂,其核心是团结协作。加强医师团队合作精神的建设和培养,将共同的医师团队医疗目标转化为每个团队成员的自觉行为,增强医师团队成员的向心力和凝聚力。在医疗卫生领域,疾病的诊断治疗、病人的康复、手术的成功等都离不开医师团队所有成员的共同努力。在医院文化管理工作中,医师团队精神一直是医院文化精神的集中体现。所有医务人员团结一致、共同努力的医师团队精神,将使医院在救死扶伤以及攻克医学难题等方面的优势充分发挥出来。

第二节 医师团队合作能力的培养与评价

一、医师团队合作能力的培养路径

医师的团队合作能力受到多种因素的影响,影响因素主要分为个体内部因素和外部因素两大类。个体内部因素主要包括能够获得医师团队其他成员认可和信任的知识、技能和个人品质等,个体外部因素包括医师个体所处的时代背景、医师团队氛围、单位(部门)领导重视支持程度等。因此,医师团队合作能力的培养,既要结合当前医疗改革现状和医学教育改革发展趋势,又要综合考虑到各种外部影响因素。从医疗卫生服务和教学管理的角度来说,医师团队合作能力的培养有以下4个步骤:

(一)制定医师团队目标,培养共同愿景

制定医师团队目标时,可遵循 SMART 原则:目标必须是具体的(specific)、可以衡量的(measurable)、可以达到的(attainable)、和其他目标具有相关性(relevant)和具有明确的截止期限(time-based)。制定目标后,重点就是培养医师团队的共同愿景。沃伦·本尼斯(W. Bennis)认为,愿景是团队建设时唯一最具有影响力和发挥团队合作效力的重要因素,它可以将不同的个体紧紧联结在一起。因此,在构建由不同个体组成的医师团队时,首先要有一个共同的愿景,通过共同愿景激发医师团队成员的工作积极性,明确医师团队任务,促使其有效地进行分工合作和信息共享。在医疗活动过程中,解决医学难题、攻克医学难关、保护患者的合法权益是医疗工作者的终极目标,这种目标的实现有赖于高等医学教育的改革和所有医务工作者的共同努力。

(二)营造医师团队合作氛围

亨德森(J. HG.Henderson)认为,在团队合作中,应具有开放、包容、真诚的沟通方式,共同探讨与解决问题的能力。培养和提高团队合作能力,就要营造一个医师团队合作的良好氛围,使医师能够感知到民主平等、相互支持、彼此信赖的医师团队合作环境对提高自身团队合作能力的重要性;学会接纳、理解他人的差异;乐于与他人分享自己的知识、思想和经验。

(三)搭建医师团队合作平台

创建和依托一定的平台对医师团队合作能力的培养至关重要:医师团队成员可以在该平台上交流个人经验、共享医师团队资源和信息;医师团队管理者可以通过医师团队合作平台完成发布计划、组织实施、执行任务、协调关系、反馈结果等工作,采取相应措施、完善管理制度、调动各类资源,为医师团队合作能力培养创造必要的依托条件。

(四)创建医师团队合作能力评估体系

建立医师团队合作能力评估体系是培养医师团队合作能力必不可少的一个环节。完善的评估体系的建立有利于激发他们的医师团队合作意愿,提高其医师团队合作意识。评估体系的建立可以通过不同的评估方式来实现,如自我评价、医师团队评价、医师团队成员互评、第三方评价等。每一种评估方式都可以设立不同的评估等级和评价标准。

二、医师团队合作能力培养的方法和措施

三、医师团队合作能力的评价体系

医师团队合作能力评估是指对医师团队合作产生影响的医师团队成员素质、医师团队管理能力、组织

协调能力和成果收获能力等方面进行评估。其中,评估医师团队成员的协作能力是组建医师团队、实现医师团队总体目标的重要方式之一,也是医师团队合作能力评估的重要内容。通过对医师团队合作能力进行评估,能及时有效地发现医师团队发展目前存在的问题和不足,从而在进行医师团队建设管理时可以及时采取相应措施改正这些问题和不足,帮助医师团队管理人员制定正确的决策,保证医师团队目标的达成。为了发扬医师团队合作精神,发挥医师团队合作能力,有必要对医师团队合作能力的构成要素进行详细的分析,使团队真正能够做到"1+1>2",为建设协作能力强、工作效率高的医师团队提供借鉴。

(一)医师团队成员素质

医师团队成员素质是指医师团队成员参与医师团队合作活动时所应具备的知识、技能和能力,包括医师团队成员的团队合作意识、学习能力、知识结构、专业技能、创新意识、敬业精神、人际沟通能力等方面内容。

医师团队合作意识强调的是医师团队成员为共同目标相互支持、共同奋斗的信心和勇气;学习能力是指医师团队成员自我求知、理解、记忆等的能力;知识结构是指医师团队成员所掌握的各种基础理论和专业知识构成等知识体系;专业技能是指医师团队成员完成团队任务时所具备的实践能力和理论素养;创新意识是指医师团队成员遇到问题时所表现出来的创造性思维,是顺利完成医师团队合作任务的核心要素之一;敬业精神是指医师团队成员在工作中体现出来的钻研精神和专业素养;人际沟通能力是医师团队成员进行信息交流的能力,这种能力不仅包括语言交流能力,也包括非语言交流能力(手势语、体姿语、目光语等体态语言和语音、语调等附加语言)。

(二)医师团队管理能力

医师团队管理能力是指为了顺利建设医师团队,完成医师团队任务,实现医师团队目标而进行各项管理活动时所应具备的知识、技能和能力。医师团队管理包括目标管理、决策评估、流程优化、冲突管理、容忍差异性等方面内容,医师团队管理能力渗透在整个医师团队管理过程中。

目标管理是指医师团队管理者把总目标拆分为各个成员的分目标,通过分目标的完成情况对医师团队成员进行评价和激励;决策评估是指医师团队管理者和医师团队成员对医师团队各阶段分目标和总目标的选择、分析和判断能力;流程优化是指通过分析和梳理团队核心任务和管理流程,并加以改进和完善,提高医师团队合作效率;冲突管理是指医师团队管理者识别医师团队成员之间的冲突、争执,对其进行有效的协调、沟通与管理,求同存异,避免或减少冲突;容忍差异性是指医师团队成员在接受其他成员的知识结构、习惯、态度等方面存在着不同程度的差异。

(三)组织协调能力

组织协调能力是指为了实现医师团队合作目标而进行职责和任务分工,以明确彼此的职责范围、权利大小等时所应具备的能力,包括医师团队成员的归属感、价值观、能力整合、成员配置等方面内容。

归属感是医师团队成员非常重要的心理需求,直接影响着他们的协作意识和积极性;价值观是医师个体对周围客观事物的总体评价和看法,具有相对的稳定性;能力整合是指通过某种方式把医师团队成员的知识和技能集合起来,使其成为高效、有机的整体;成员配置是按照工作任务、流程和标准,确定医师团队成员的任务、身份及相互关系的过程。

(四)成果收获能力

成果收获能力是指在完成医师团队目标任务的过程中,医师团队成员获取各种成果与成就、提升自我和创新技术时所应具备的能力。获取成果的能力是指医师团队成员在团队合作活动中获取的各种奖励、表彰和成果等。能力提升是指医师团队成员通过学习、实践而不断加强和增加的知识和技能。技术创新能力是指医师团队成员运用新概念、新思想、新方法等解决问题和矛盾冲突的能力。

四、医师团队合作能力的等级分类

根据医师团队成员的合作能力高低的不同,可以分为4种不同的等级。

(一)医师团队合作能力一级

1. 尊重并欣赏其他医师团队成员,能够融入医师团队。

2. 把个人努力和实现医师团队目标相结合,积极完成医师团队安排的任务,以实际工作支持医师团队的决定,成为医师团队中可靠的一员。

3. 积极参与医师团队讨论,善于表达自己的观点及看法,尊重他人意见,善于求同存异并执行医师团队相关决策。

4. 及时告知其他医师团队成员有关团队活动、个人行动和重要的事件,共享与医师团队相关的信息。

5. 主动学习其他医师团队成员的优秀品质,积极获取学习知识与获取信息的机会。

(二)医师团队合作能力二级

1. 积极参与营造医师团队开拓创新、互相支持和包容的良好工作氛围,加强医师团队向心力。

2. 在医师团队中起示范带头作用,采用多种不同方式提高医师团队士气、提升医师团队工作效率,确保医师团队既定目标的实现。

3. 明确阻碍医师团队目标实现的因素,并试图找寻排除这些障碍的相应对策。

4. 鼓励他人积极参与医师团队讨论与医师团队决策,提倡医师团队内部间的沟通和合作,确保医师团队目标的设定与问题的解决。

5. 支持其他医师团队成员的工作,肯定他人的能力和贡献。

6. 确保沟通渠道的畅通,使医师团队成员能够相互交流和共享医师团队知识、信息。

(三)医师团队合作能力三级

1. 根据医师团队总目标,确定医师团队建设的具体目标及规模,分配成员任务,并得以贯彻实施。

2. 争取医师团队所需的各种资源,如人力、物力、财力或有关信息等,保证满足医师团队的需要。

3. 了解医师团队成员能力和知识的差异,安排医师团队任务时,确保医师团队成员互补,既照顾到医师个人的发展,又能有效实现医师团队的目标。

4. 解决医师团队内部和外部冲突,维护和加强医师团队名誉。

5. 通过医师团队内有效的合作创造适当的竞争,提高医师团队整体绩效。

(四)医师团队合作能力四级

1. 具有个人魅力和领导气质,能够指出组织或医师团队的发展方向和目标,使医师团队成员充满工作激情,愿意为医师团队目标的实现竭尽全力。

2. 全面认识及了解医师团队成员,有效地应用医师团队运作机制,激发医师团队成员的工作热情,使其自愿跟随医师团队,努力实现医师团队目标。

3. 创建相互依赖的医师团体合作精神,合理有效地调配资源,加强医师团队成员之间的合作,以达到医师团队总目标的实现。

4. 积极创造公平竞争与精诚合作的氛围。

5. 通过各种方式塑造和宣传健康、积极、优秀的医师团队形象,使组织或医师团队能被外界或有关组织认同和推崇,如设计医师团队标志等。

(王会琴 朱慧全)

数字课程资源:

　　拓展阅读　　　　教学 PPT　　　　自测题

第六章 医师科学研究能力

本章要点

本章将从医师科学研究能力的定义与内涵、培养与评价两个方面全面地介绍科学研究能力的重要意义及具体要求。深刻理解医师科学研究能力的内涵与外延,了解医师科学研究能力的培养与评价方法。

一名真正合格的临床医师不仅要具备良好的职业素养、扎实的医学基础知识、娴熟的临床技能,同时还应有较高的科研水平。做科研和当医师有着内在联系:一名好的临床医师必然会更细致入微地观察疾病的发生发展规律、病人的病情变化和治疗反应,这样能更敏锐地发现和提出问题,产生更多科研选题思路;一名思维严谨的科学研究者才能将浩如烟海的临床资料纳入系统化的管理,才能全面地、前瞻性地收集信息,在临床工作中也才能有的放矢,把握现象背后的本质。实际上,临床医师所从事的诊断、治疗过程,在某种意义上就是临床研究的过程,如果医师没有掌握相应的科学研究知识,就会忽略一些有价值的临床资料;如果医师缺乏科研意识和长远眼光,不仅临床科研做不好,往往病历书写质量也不会高,会给病历调研带来困难。因此,科学研究能力或潜能是合格医师必备的基本素质之一。

第一节 科学研究能力的定义与内涵

科学研究作为科学技术体系的基石,是人类文明进步的动力,是新技术、新发明的先导和源泉,是现代科技、经济与社会发展的坚实后盾,是培养科学人才的摇篮。国内外对科学研究有不同的定义。联合国教科文组织用"R & D(research & development)"(即"研究与发展")来表示科学研究的概念。美国资源委员会则定义为:科学研究是科学领域中的探索和应用,包括对已经产生知识的整理统计图表及其数据的收集编辑和分析研究工作。英国牛津大辞典阐释,研究工作是为发现某事实,通过熟思与钻研而进行的查询与探索工作。我国教育部将科学研究界定为:为了增进知识,包括关于人类文化和社会的知识以及利用这些知识去发明新的技术而进行的系统创造性工作。在《现代科技管理辞典》中,科研是指任何旨在增进已有的科学知识并予以实际应用的系统的创造性工作,是科学领域中的探索和应用性。这些概念或定义的内涵和外延都非常丰富,都有合理性,但概括起来不外乎是创造知识(探索未知)和整理知识(已有知识的分析、鉴别和应用)。因此,可将"科学研究"定义为:为了增进和应用科学知识,研究人员在继承前人知识和经验的基础上,采用观察、分析、比较、推理等科学方法,在自然科学和人文社会科学领域内进行的具有创造性的探索活动。

医学是一门需要不断探索和创新的科学,因此,科学研究对医学的发展至关重要。医学科学研究是探索人体生命本质和疾病相互转化的规律,寻求防病治病和恢复健康的方法的认识活动过程。其任务是要揭示人体生命本质与疾病发生、发展的现象和机制,认识人和环境的相互关系、健康与疾病相互转化的客观规律,用生理的方法去整理感性材料,从而为防治疾病,提高健康水平提供技术、方法和手段。医学科学研究的主要内容有病因学研究、发病机制研究、形态与功能研究、症状与体征研究、诊断试验研究、治疗试验研究、预后试验研究、预防试验研究、疾病自然史研究等。例如,我国著名肝胆外科专家吴孟超最先提出中国人肝解剖"五叶四段"的新见解,为肝手术奠定了解剖学基础。因此,医学科学研究是与人类健康息息相关的,它的进步又会影响整个人类医疗事业的发展。

科学研究能力是中国临床医师必须具备的岗位胜任力之一。要想成为一名合格的医师,需要在认识医学科学普遍性的同时,更要关注医学科学的多样性、个体差异性以及医疗活动中的复杂性与不确定性。医师区别于其他专业人员的核心所在是其在掌握大量必备的医学知识基础上,还需具备娴熟的临床技能和丰富的临床经验,尤其是科学理性的临床专业思维。

《加拿大医师能力框架》(CanMEDS 2005 Physician Competency Framework)提出医师的 7 种角色中,作为学者,医师要终身致力于反思性学习,批判性地评估及应用医学信息,促进医学知识的创新、传播、运用及转化,作为老师促进学生、患者、同事、公众等多方面人员的教育。

中国临床医师岗位胜任力模型中关于科学研究能力内涵的表述主要包括 7 个指标:在职业活动中具备批判性思维能力、创造精神和对事物进行研究的态度;理解医疗活动中应考虑到问题的复杂性、不确定性和概率;用批判性的思维处理各种来源的信息,恰当地做出医疗决策;能综述学术文献,传播和应用知识;能提出问题和假设,培养创造性思维和创新能力;积极参加本专业领域的科研活动;积极撰写并发表科研文章。

教育部临床医学专业认证工作委员会颁布了《中国本科医学教育标准——临床医学专业(2016 版)》,该标准指出,医学毕业生应达到的基本要求中包括应能够"具备自然科学、人文社会科学、医学等学科的基础知识和掌握科学方法,并能用于指导未来的学习和医学实践……应用常用的科学方法,提出相应的科学问题并进行探讨"。同时在医学本科教育办学标准中指出,"医学院校必须将科学研究活动作为培养学生科学素养和创新思维的重要途径,采取积极、有效措施为学生创造参与科学研究的机会与条件。在课程计划中安排综合性、设计性实验,开设学术讲座、组织科研小组等,开展有利于培养学生科研能力的活动"。

第二节　医师科学研究能力的培养与评价

哈佛大学一位校长曾说:"有无创造性是一流人才和三流人才的分水岭"。科研思维、创新能力是 21 世纪医师必备的重要素质。医学生在学习过程中应有意识地将科研创新意识培养与基础知识的构建相结合,提高对知识的整合及综合应用能力,不断提高科学研究能力。

一、医师科学研究能力的培养

近年来,我国越来越重视对本科生创新意识和科研能力的培养。《国家中长期教育改革和发展规划纲要》中明确指出,高等教育要提高人才培养质量,应着力提高学生的学习能力、实践能力和创新能力。科研能力是创新意识、创新能力和综合素质的载体,科研能力培养也是创新性人才培养的重要途径。科研活动是一种艰苦的创新劳动,它需要年轻医学生、医学工作者去不懈努力,掌握各种科研技巧,培养科研品格和能力。为了做出高质量医学科研工作,还应不断塑造如下品格和能力。

（一）培养科研意识，转变思维模式

针对传统教学模式重知识传授，轻素质和能力培养，普遍存在对医学生科研能力认识不足，医学生科研意识不强，科研水平普遍不高等现象，目前各医学院校都在积极采取有效的措施为培养医学生科学素养和创新思维创造条件，如开设医学文献检索、医学科研设计与论文写作、自然辩证法、医学统计学等课程。通过这些课程，让学生熟练掌握文献查阅、科研选题、实验设计、辩证思维、论文撰写等基本技能。在课程计划中，安排验证性实验，体会前辈的科学思维、科学研究思路，掌握基本科研方法。安排设计综合性、设计性实验，开设学术讲座，组织科研小组，可有效地培养学生实验设计、观察测定、数据处理和综合分析能力等，对于学生严谨的科学态度、实事求是的科学精神、科学思维方式及科学的道德规范的形成均具有重要的作用。医学生应积极参加这些培养活动，培养自己的科研意识，努力训练提高自己的科研思维，掌握基本科研方法。

科学的思维方法是贯穿于科研全过程的灵魂，培养正确的思维模式至关重要。吴阶平教授曾说："解决实际问题的能力来自实践、思考、知识三者的结合。实践是第一位的，通过实践才能学到真本领。关键是如何对待实践，能否做到实践与思考结合。"思考是一种深刻、周到的思维活动。思维活动要在科学思维方法的指导下进行，即要有一个科学的思维模式。

20世纪60年代初期，福克曼（Folkman）在研究无细胞的血代用品使培养中的甲状腺细胞保持存活的能力时，在甲状腺表面放了少量兔子的黑瘤细胞。根据使用正常血液组织培养的经验，他以为黑瘤细胞会迅速生长下去，但结果却出乎意料：当黑瘤细胞长成豌豆大小的肿瘤时，便停止生长了。肿瘤为什么会停止生长？这一现象没有被福克曼轻易放过，"这个问题让我为之工作了很多年"。90年代初期，福克曼在实验室中发现了很特殊的动物模型：癌症的原发灶和转移灶的发展有密切关系，当原发灶被切除后，转移灶反而迅速生长，动物寿命更短；如果原发灶保留，尽管转移灶存在，转移灶的生长却较缓慢，动物寿命更长。这种现象其实在人体癌症中也偶然会出现。经几年的努力，他的学生奥雷利（O'Reilly）成功地分离出血管抑素，并证实了原发灶是通过分泌血管抑素来抑制远处转移灶的肿瘤血管生成，从而抑制转移灶的生长。紧接着，奥雷利又用类似的方法从另一个动物模型中分离出另一种更强有力的血管生成抑制剂——内皮抑素。血管生成抑制剂发现的成功关键是科学的思维。

（二）塑造创新人格

创新离不开智力活动，但它绝不仅仅是智力活动，它更是一种精神状态，一种人格特征。马斯洛（Maslow）指出："那种有创造力的人才是问题的本质，那么你面临的问题就成为人格转变、性格转变、整个人的充分发展问题。"

2015年，屠呦呦由于发现疟疾新疗法，成为诺贝尔生理学或医学奖的第12位女性得主。这是我国医学界目前为止所获的最高奖项，她因此而备受瞩目。屠呦呦是第一位获得诺贝尔自然科学奖的中国本土科学家，在医学领域做出了杰出的原始性创新成果，她翔实而鲜活的创新历程和独特的创新人格对于科研创新成功是非常必要和有帮助的，她身上闪现的创新品格值得我们去提炼。

要培养自己的创新人格，可从以下几方面入手：

第一，培养独立人格。提倡培养创新精神其最终目标是要培养具有创造性的人才，培养创造性人才离不开独立人格的培养。独立人格是指具有进步的思想和良好的道德品质，自觉维护人的尊严，具有独立见解和独特个性的素质品格。其特点表现为认知的独立性、选择的自主性和思维的创造性。没有独立的人格，一味追随依赖别人的观点，就不可能有创见。对大学生来讲，健康的独立人格主体应涵盖独立审视问题的能力、妥善协调各方面关系的品质、个体需要与社会需要相统一的处理问题原则以及理性思辨精神。

第二，保护个性。在教育学中，个性是指个体在其自身条件和环境的影响下，通过社会实践形成和发展起来的，使其成为自己而不是别人的心理特性的综合。而心理学认为，"个性"是"决定个人的个别性与独特性的种种特质的总和"，"有别于他人的其本身所固有的性格特征"，亦即作为人的各自的独特性。正如歌德所说："一棵树上很难找到两片叶子形状完全一样，一千个人之中也很难找到两个人在思想情感上完全协调。"创造性是个性品质的核心和灵魂,是个性中最富活力的因素。良好的个性在创造力的实现中起着极为重要的作用。具有个性的人常表现为积极改造世界、创造世界并创造自身,缺乏个性的人更易模仿他人,服从环境支配,使自己变得平庸。人的个性发展与全面发展是辩证统一的,个性发展是全面发展的要求。

第三,敢于提问。提问是个体在进行各种活动的过程中发现并自觉地提出问题的活动。几十年来,国内外关于创造性思维的研究得到了实质性的发展,特别是对其社会性和教育性的研究。一个人发现问题、提出问题能力的强弱是衡量其创造能力大小和思维能力高低的一个重要尺度。发现问题和提出问题是创新的开始,发现问题比解决问题更加重要。真正的创造往往来源于提出一个与众不同的、有科学价值的问题。韦克菲尔德(Wakefield)研究了问题发现能力与创造潜力的关系,结果发现,问题发现能力与几种创造潜力显著相关,并能够对创造潜力做出预测。

第四,培养对科学探索的兴趣。爱因斯坦曾经说过:"兴趣是最好的老师",兴趣是一个重要的非智力因素,它能有效地激励主体的创造活动。当主体处于兴趣状态时,大脑皮质的兴奋得到加强,这一状态有利于提高其学习效率与创造性。对创造的强烈兴趣,是进行创造活动最重要的心理素质之一。亚里士多德(Aristotle)认为,"思维是从疑问和惊奇开始的"。具有创新人格的人,对新鲜事物具有好奇心,对临床实践问题具有敏锐的洞察力,从而引起思考,激发探索新知识的强烈欲望。

(三)培养批判性思维

美国耶鲁大学前校长理查德·雷文(Richard Levin)曾说:"大学教师的主要工作应是教会学生如何独立思考,让大学生尤其是本科生具有批判性思维,如此,我们才会拥有创新活力。"创新思维的产生与人的批判精神具有直接的关系。思维的批判性是指对事物采取的否定态度,是从价值角度对事物进行的评价。唯物辩证法告诉我们,任何事物都是发展变化的,世界上没有永恒不变的真理,一切以时间、地点和条件为转移。马克思主义哲学理论为批判性思维提供了依据。在日常生活中,人们往往习惯于按照常规办事,不知不觉中淡化了批判意识,这是中国的教育和传统思想文化作用的结果。相信一切事物都是天经地义的,不敢怀疑,不愿唱反调,喜欢从众等思想观念普遍流行。实施创新教育,就是要逐步改变这种状况,使学生具有较强的批判精神。袁振国教授在他的《反思科学教育》一文中指出:"中国衡量教育成功的标准是,将有问题的学生教育得没问题,'全都懂了',所以中国的学生越大,年级越高,问题越少。而美国衡量教育成功的标准是,将没问题的学生教育得有问题,如果学生提出的问题是教师都回答不了的,那算是非常成功,所以美国的学生年级越高,越富有创意,越会发生奇想。这就是以问题为纽带的教育。以问题为纽带的教育,就是以激发学生产生的问题开始,以产生新问题终结。在这样的过程中,培养学生的问题意识,解决问题的知识、程序、方法,培养学生的怀疑精神和创新精神。"

科学的每一次进步,都是在后人批判地继承前人的基础上产生的,没有对牛顿经典力学的批判,就不会有爱因斯坦相对论的产生。对于教育来说,课堂上传授的固然是人类知识的精华、科学的真理,但这些知识也具有相对性和局限性,它会随着事物的发展、时代的变迁、人类认识的深化而暴露出明显缺陷。这就是我们要敢于置疑,培养批判思维的理论根据。

培养批判性思维,重点可放在三个方面。其一,培养批判精神。批判精神是进行批判思维的思想前提,我们不能想象没有批判精神的人能够产生批判性思维。批判精神主要是指坚持真理、破除迷信、冲破禁区的敢想敢干精神。要打消顾虑,大胆质疑,敢于向书本挑战,向权威挑战。其二,培养独立思考的能力。批判性思维来自独立思考,历史上的科学家、发明家无不具有很强的独立思维能力,他们在学习前人知识的基础上,通过独立思维产生出别具一格的思想,并把这些思想变成行动,创造出崭新的成果,推动人类的发展。独立思考主要是保持自己的思维个性,将"以他人为导向"的思维方式转变为"以内心为导向"的思维方式,坚持用自己的观点看世界,在自己的思考的基础上,做出有自信的选择。其三,培养求异思维的能力。求异思维是批判性思维的基础,培养批判思维必须把培养求异思维放在突出地位,有了求异思维才有对事物的批判态度,才能发现现有事物的缺陷与不足。

培养我们的思辨能力,特别是创新思维和批判性思维,是高等教育的重要一环,也是培养医学科研思维的内在要求。具有临床科研思维的学者型医师必定会对祖国和世界的医学事业发展做出巨大贡献。

二、如何做好临床科学研究

医学科学研究分为基础研究、应用基础研究、应用研究、开发研究和软科学研究5种类型，其研究方法与过程各有特点，一般包括科研选题、课题设计、课题实施、资料的整理和分析、总结、成果推广6个阶段。

临床科研是一种应用研究，临床科研的目的就是发现、提出、解决临床工作中的诊疗相关问题，维护人类身心健康，促进人的全面、协调发展。临床实践的需要就是医学科研的源泉。临床医师做科研，最重要的是要有科研意识，培养科研思维，处处留心学问。巴斯德（Pasteur）曾说："在观察领域中，机遇只垂青有准备的头脑。"问题的形成和提出有个积累和酝酿的过程，要对事物有仔细的观察和深入的了解才能真正靠近本质和规律，这样提出的问题才能击中"要害"。目前临床医学发展迅速，但仍有很多问题和难题未能解决，很多疑点未能解释，很多崭新的领域有待开拓，因此，医学生要有科研意识，做有心人，逐渐成长为一名好医师。

（一）选题

科研选题指选择和确定科学研究的课题。选题阶段不仅是科学研究的起点，还是整个医学科研过程中具有战略意义的阶段，直接关系到科研设计的成败和科研成果的价值。科研选题应该遵循需要性、创新性、科学性、可行性和效益性的原则。

选题过程大致分为以下几个步骤：

1. **提出问题** 爱因斯坦（Einstein）曾说："提出一个问题往往比解决一个问题更为重要，因为解决一个问题也许是一个数学上或实验上的技巧问题，而提出新问题、新的可能性、从新的角度看问题，却需要创造性的想象力，而且标志着科学的真正进步。"医学名家郎景和教授说："临床科研选题是关键，良好的选题是科研成功的第一步。"选题的过程也是学习知识和增长才干的过程，它能训练和培养人的思维和决策能力。提高临床选题水平，也是提高临床科研水平的最有效方法。由此可见，科研选题过程中提出问题在整个科研设计的过程中占有相当重要的位置。

2. **信息调研** 充分掌握学科背景，了解别人做过哪些类似的研究、得出怎样的结论、结论是否还有继续探究的空间是科研选题十分重要的过程。只有清楚了解才不会盲目上阵以致事倍功半。一般会在大量调研文献的同时写好相关文献综述，再从研究对象、实验设计和方法上积极思考分析，汲取有价值经验的同时完善选题工作。

3. **建立假说** 假说即对拟定研究问题的预期结果提出有待证实的假定性说明，其具有科学性、假定性和可验证性三个特点。建立假说是科研选题的中心环节。

4. **确定课题** 课题是围绕相关的构思及假说通过讨论及证明最终确立的研究题目，并向有关部门申报。

（二）课题设计

课题设计是包括课题研究构思、技术路线、具体内容指标、方法步骤、时间安排、人员分工、经费预算等在内的一整套研究方案。

1. **课题设计的主要内容** 课题设计包括技术方案设计和实施方案设计。其中技术方案设计又包括专业设计和统计学设计两大方面，两者相辅相成，缺一不可。专业设计就是运用专业理论和专业技术知识来进行的设计，着重从有关专业理论和专业技术知识出发，确定研究对象、研究因素、观察或检测指标，设想用什么样的实验观察内容来验证假设或回答有关专业问题，从而保证实验结果的有用性、创新性和先进性。统计学设计主要是运用统计学知识和方法来进行的设计，着重从数理统计理论和技术出发，科学地、合理地安排实验观察分组等，尽可能保证样本的代表性和样本间的可比性，减少抽样误差和排除系统误差，以便使实验结果进行高效率的统计分析，以最少的实验观察次数（例数）得出相对最优的结果和可靠的结论，从而提高和保证实验观察结果的可重复性、可靠性和可信性。

2. 技术方案设计 即：明确打算解决的问题是什么，应用怎样的技术方法来实现的过程，是对整个实验具有前瞻性的路线规划。

(1) 确立研究目标 研究目标是指课题设计所要达到的最终目的，即明确要解决的问题，得到怎样的预期结果。

(2) 选定研究内容 研究内容是为达到课题设计的总体目标而采取的一系列措施和步骤，即考虑如何实现设计制定的研究目标，其间一定要多方讨论并进行修正完善。

(3) 选定恰当的研究方法 研究方法的选定是要根据具体的研究内容而定，一方面要着眼于具体的实验要求，另一方面要考虑自身的设备、技术条件和自己对所选方法的熟悉程度。

(4) 设计具体实验方案 实验方案应包括研究目的，研究对象，实验方法选择，施加因素，数据的收集、整理和统计分析等在内的具体内容，尤其是涉及的观察指标和实验数据。由于科研情况的复杂，常常会发现所指定的科研方案存在某些偏差和不足，有时甚至会陷入困境或是发现一些期望之外的数据、结果，因此我们在不断修正的同时一定要总结新的观点和思路，从而丰富原有的设想。

(5) 确定技术路线 技术路线就是为达到设计的总体目标，将多个独立的实验方案有机地结合起来并逐步开展的一套实施程序。其合理性是课题研究的成败关键。

(6) 可行性分析 即研究课题正式开始之前对研究目标及方法、路线的合理性和自身所具备的条件进行综合性分析评价的过程。

3. 实验方案设计 主要解决"何时做""谁来做"的问题，主要包括以下几个方面：①课题组成员的组成与分工。②研究工作的总体计划安排与年度计划。③研究现场的选择与研究对象的来源。④研究条件的筹划与经费预算。

(三) 课题实施

科研选题和设计完成后，就要集中精力进行设计方案的实施。这一阶段是时间最长、工作最辛苦的阶段。如果说前两个阶段主要是课题负责人和部分主要研究人员参与的话，这一阶段则需要课题组全体成员共同行动和共同合作。

1. 实施方案的落实 研究课题的实施就是课题设计方案的落实，在方案设计的同时还应当从组织研究人员、时间安排、经费预算、研究条件、协调部门的多方面加以合理地协调落实，以保证项目的顺利实施。

2. 技术方案的开展 方案开展涉及具体的实验操作、实验分析和实验总结等诸多环节，基本应遵循充分准备、制定规章、规范记录、审核监督和人员培训等原则。

3. 资料的收集 收集资料的目的在于获取原始数据、提供分析数据从而推演结论，必须保证资料的真实性与准确性，以保证科研结果的真实性和科学性，因此收集资料是整个研究过程最重要的环节。

4. 质量控制

(1) 控制误差的目的：保证科研结果的真实性和可重复性。

(2) 误差的分类及控制：误差是指实测值与真值之差，统计量与参数值之差。主要分为以下几类：随机误差、系统误差和过失误差。

(四) 资料的整理和统计分析

1、资料的整理 是对零散的原始数据进行科学加工，使之系统化、条理化和科学化的过程，主要过程包括核校原始数据、资料分组和形成整理表。

2、资料的分析 根据研究的目的和资料的类型选择合适的统计分析方法进行统计描述和统计推断。

(五) 论文发表

通过总结分析实施课题所得到的认识，运用辩证的观点，围绕课题假设的中心思想，综合提炼出说明性的观点并形成一定文字性的结论，主要以学术论文的形式加以体现。论文是科研的最后产出。研究的成果也是按照出版物来确认、统计、传播，为社会所利用，所以，我们要重视论文的写作。文字表达是科学工作者的基本素质。一个"好医师"一定也是一个好作家。通过论文写作，能让我们再一次审视整个科研设计的流程,反复查阅和消化文献,总结实验的经验和教训,而且通过论文写作,能使我们的临床科研思维变得更为严谨。

(六) 成果推广

课题完成之后面临着的重要任务就是所收获科技成果的推广。广义的成果推广包括成果的鉴定、奖励、推广、保护等一系列扩大科研成果应用范围或起作用范围的活动,狭义的成果推广一般指科技成果的推广应用。无论是何种形式的推广或者奖励,我们同时必须始终注意对于自身成果的保护。

三、医师科学研究能力的评价

探索医师科学研究能力的评价内容和要素,并使用科学合理、实用性强的评价方法对医师的科学研究能力进行评价,这对于培养具有较强科技创新能力水平的医学人才,具有重要的实际意义。

(一) 医师科学研究能力的评价内容和要素

医学科学研究能力主要包括:科研选题能力、科研论文查阅和综述撰写能力、科研设计能力和科研论文写作能力。

1. 科研选题能力评价　在实际的科学研究活动中,科学问题本身产生于已知确切的事实和个人头脑中的期望之间的矛盾或距离。要提出科学问题,首先要非常清楚目前研究的国内外背景,否则就难以提出真正的科学问题。因此,在评价科学研究人员的选题能力时,可以就其提出的科学问题是否有价值和是否基于现有研究背景下的重要事实两个方面来进行考察。

2. 科研论文查阅和综述撰写能力评价　具备进行文献检索、查阅、翻译及撰写综述的能力,是医学科研工作者的基本素质,也是训练学生和医师科学思维能力的有效方法之一。在评价科研论文查阅和综述撰写能力时,可以从科研人员表现出来的基础知识水平、主观能动性和自主学习能力、外语文献检索和翻译能力,以及所撰写综述的逻辑和语言这些方面进行考察。

3. 科研设计能力评价　确立研究问题之后,需要设计实验方案来解决。在评价科研人员的科研设计能力时,可以选择主观和客观评价相结合的方式进行评价。其中,客观评价指标包括:科研意义、科研创新性、科研立题依据、研究方法和路线、科研的目标和关键问题;主观评价指标包括:科研设计的兴趣、对理论知识的理解和掌握、科学研究能力的提高、独立思考和解决问题能力的提高、团队合作精神能力的提高。

4. 科研论文写作能力评价　可以从研究人员的思路是否清晰,阐述是否清楚,结果是否真实可信,图表是否简洁明了,讨论是否有深度等方面进行考察。

(二) 医师科学研究能力的评价方式

目前,对医师科学研究能力评价的方法主要有调查问卷、档案袋、选择题、标准化口试、上级医师总体评价、360度评价、标准化病人等,以下仅对调查问卷和档案袋两种评价方式进行具体介绍。

1. 利用自设计调查问卷、量表进行自我评价　设计和发放关于科研素质与能力评价的调查问卷,让学生根据自己对调查内容的了解及掌握程度填写,问卷的内容可包括课题设计、资料收集、数据库建立、统计图表、论文写作等。此外,还有国外学者研制的用于评价科学研究能力的量表。例如,研究自我效能量表(Research Self-Efficacy Scale,RSES),是由格里利(Greeley)等学者依据心理学研究生准备学位论文所需的活动编制形成,从研究设想、撰写与汇报研究设想、完善研究设想与研究方法、实施研究过程、分析数据、撰写与汇报研究结果6个方面对学生的科学研究能力进行评价,此外,问卷首尾的2个条目询问了被试对自己完成科研项目的总体信心。研究培养问卷(Survey of Research Training,SORT)量表是由罗依提(Royalty)等编制,根据文献研究提出了科研所需的23种研究技能,并通过问卷调查和因素分析将其归纳为研究设计、研究实践、计算机及数据分析、写作共4个维度,被试需要填写自己对每项研究技能的信心水平。

2. 学习档案袋　学校建立学生的学习档案袋(portfolio),记录学生在校期间参加大学生创新实验项目等科研项目、各类科研培训、获得课题资助和科研奖项、发表科研论文等的过程总结,所汇集的材料应该是学生通过某一时期内的科研活动所获得的知识、技能、能力的真实可见的呈现,涵盖一项任务从起始阶段到完成阶段的整个过程。教师需定期指导学生对档案袋的内容,根据教学需要加以整理、分类、汇集成册,并编排次序和目录,以便随时查阅参考。应用档案袋评价学生的科学研究能力,不是为了区分优劣,而是依据"能力评价为导向"的学生质量评价理念,增强学生质量评价方法的客观性和实用性,形成以学习者为中心的过程性评价,通过反思性学习不断促进个人科学研究能力的进步。

(曲 波)

数字课程资源:

　　📖 拓展阅读　　　　✏ 教学PPT　　　　📝 自测题

第七章 医师终身学习能力

本章要点

本章主要阐述终身学习能力的产生与发展、终身学习能力的内涵与意义、终身学习能力的培养与评价。旨在为医师成长过程中提供对终身学习能力重要性的认知,培养终身学习能力,为青年医师毕业后的终身学习提供方法指导。

我国正处于医疗卫生服务行业大变革时代,科学技术的发展和进步、医学知识的快速更新与医疗服务需求的广泛变化,深刻影响着医学理论与临床实践学习模式,对新时期医师的学习实践活动提出了严峻要求。仅凭借几年时间的医学院校本科教育早已经无法满足临床医师对医学知识与技能的需求,医学院校本科教育毕业后的继续学习能力将成为对一名合格医师的最基本要求,终身学习是成就一名合格医生的必由之路。

2017年,国务院办公厅印发了《关于深化医教协同进一步推进医学教育改革与发展的意见》,就新时期的高等医学教育改革发展做出部署,提出了"健全终身教育学习体系"的指导意见。高等医学院校也越来越重视在教学活动中对大学生终身学习能力的培养。作为中国临床医师岗位胜任力基本要素之一,终身学习能力的培养是有效应对现代医疗模式变革,塑造合格医务工作者的重要手段。

第一节 终身学习能力的产生与发展

一、终身学习理念的产生

二、国际上部分国家终身学习能力的发展

三、我国医师终身学习能力发展与培养中的阶段性学习能力

医学是一门实践性、技能性很强的学科,又是一门与社会发展联系最为紧密的学科。医师的培养需要有一个系统的、规范的培养体系,医疗卫生行业也是一个需要终身学习与实践、不断接受教育的行业。在我国,面对社会发展要求和人民群众的实际需求,医学教育的主要任务就是培养医务工作者扎实的理论知识、娴熟的实践技能、崇高的职业道德以及健康的心理状态。培养合格的医师,是我国高等医学院校最重要的

任务和使命。而在不同时期、不同阶段，医师的培养又受着大学生成长规律、高等教育规律、社会发展状态的综合影响。从医学学科发展特点和大学生学习特点分析，我国医师终身学习能力主要由以下几个方面构成：

1. 信息技术能力　与国际上很多国家与地区的情况一样，信息技术能力是我国医师终身学习能力的重要组成要素，医师的信息技术能力，即能够识别信息需求，识别信息源头，制定检索策略，熟练使用网络信息技术，通过与信息的互动不断更新自我知识内容，提升获取运用知识的能力。

2. 独立思考能力　医学专业知识的学习需要将医学理论知识与实践技能相结合，并内化为医师的自身认识中，在这一过程中，独立思考能力至关重要，是保证医师不断发现新问题、提出新思路的保障，同时也是一名医师保持创新动力、推动医学事业发展的重要力量。

3. 自主学习能力　医学知识体系庞大而复杂，医学科学的发展又是日新月异。因此，医师在学习过程中不仅要有科学的学习方法，更要有坚忍不拔的毅力。自主学习能力能够保证学习过程中不断调整知识结构，发现学习兴趣，自主学习、创造性地学习。

4. 分析解决问题能力　是对客观世界间接的、概况的反应能力，是形成个体创造能力和终身学习能力的重要基础。医师在成长过程中知识的积累与技能的提升，其最重要的目的就在于面对新问题能够迅速找到主要矛盾，高效率地解决问题。

5. 适应能力　是在外界环境长时间作用下，自发地对自己的行为方式、思维习惯、价值观念等进行调整，以适应外界环境的能力。医疗活动需要医师的团队合作，医师也要学会与人共处、学会适应、学会营造和谐人际关系。

目前，包括我国在内，世界上大多数国家的医师培养均采用三阶段培养模式，即将医师培养过程划分为医学院校本科教育、毕业后医学教育及继续医学教育阶段。一般认为，医师成长过程中，在医学院校本科教育阶段只获得工作所需医学基础知识的20%，其余知识则都是要通过毕业后医学教育与继续医学教育获得。需要特别指出的是，在每一个阶段的学习过程中，学习者学习能力发挥的作用越来越重要，因此，早期学习者学习能力的培养最为重要。

在整个医师成长的教育体系中，因为医学院校在医学理论知识体系发展和新技术革命，以及医学人文知识、心理健康教育等多方面存在巨大优势，在校教育阶段是未来医师全面发展和工作的关键基础，也是终身学习能力培养的关键阶段，针对这个阶段的特点，国际医学教育委员会(The Institute for International Medical Education, IIME)颁发了医学院校本科教育全球医学教育最低基本要求(GMER)，其中规定了医师在职业素质、基础医学知识、临床技能、沟通交流能力、批判性思维、信息管理、群体医学及公共卫生7个领域的知识与能力。各国也建立有一些其他的关于本科教育基本要求的研究项目，如美国医学院校目标项目等，以指导和帮助学习完成相关的知识储备和能力的养成。

毕业后医学教育阶段是未来医师服务社会的基础，也是终身学习能力从形成到主动应用的过渡阶段和适应阶段。在此期间，医学生完成了学业，走入社会，要在前期学习基础上，主动做好由学生向医生的社会角色转变，担当起相应的社会责任。美国毕业后医学教育认证委员会(The Accreditation Council for Graduate Medical Education, ACGME)针对这一阶段的学习需求，制定了住院医师的职业道德素质、病人医疗保健、人际交往与沟通技能、实践中的自我提高、医学知识以及基于系统的医疗实践6方面的能力。

继续医学教育阶段教育活动保证了医师技术水平的精益求精，是推动医学不断发展进步的必要阶段，临床医师在这一阶段的学习与发展都依赖于终身学习能力。通过积极主动的学习，达到相应的培训标准和管理标准要求。更新着知识、传播着技术、指导着晚辈、成就着名医，在对专业知识和技能的运用上达到孔子教育思想中"从心所欲"的境界。如果说对知识的内化是学习者掌握知识的最好方法，那么这一个阶段的学习中，内化的学习内容就是医师对医学发展的思考和对医疗理念的探索，这是最能够体现医师终身学习特点，体现医学终身教育特色的一个时期。

第二节 医师终身学习能力的内涵与意义

作为未来医务工作者,对医学专业知识和技能的学习将贯穿于医生职业生涯的全过程,以学习能力为驱动,在不同阶段开展不同的学习实践活动是取得优秀成绩的有效途径。当然,医师终身学习能力的养成不仅仅是医学教育工作的重要目标,也是确保医师在未来拥有幸福的工作和生活,更充分激发自身潜能,促进自身发展的关键性力量。

一、终身学习能力的定义与特征

终身学习能力是在终身学习理念下培育出的综合性学习能力,是在不断的学习活动中形成和发展起来的,决定着一生不同阶段的学习活动效果。终身学习能力能够使人的发展与职业发展更好地契合,使人的发展更好地融入社会发展进程之中,这是在激烈的社会变革中的一种"生存能力"和"发展能力"。同时,终身学习能力又是动态的,其内涵与构成中各个因素在不同国家或地区、不同社会,以及不同时期都各有侧重,并且其内在组成也因不同外界因素而不断发生变化,以满足国家与社会不同阶段的发展为宗旨。医师的成长需要终身学习能力,其价值在于实现个体的发展,推动社会的进步,有效解决新医学模式建立给医学教育带来的新问题,有效应对新科学技术发展给医学教育带来的新挑战,有效满足新医疗服务变化给医学教育带来的新需求。

终身学习能力是连续性的,它贯穿于人的一生,是人认识客观世界、为社会发展做贡献的必备能力;终身学习能力是公平的,教育公平性发展一直是教育改革的重要方向,但因为发展不平衡和教育资源数量限制,还需要长期的努力。终身学习能力提倡在学习目标指导下,学习者积极主动地学习,完成知识内化过程,对学习时间、地点、方式各方面因素的选择都以学习者为中心,从主观上克服了一些制约教育公平性发展干扰因素的影响。终身学习能力是开放性的,终身学习理念将教育扩展到学校以外。终身学习能力的培养与应用,不仅仅要适应在校教育,更要面向校外教育,将学习的内容与社会、职业发展要求整合,将学习活动的时间与空间整合。

二、发展终身学习能力的理论基础

(一)终身学习能力与马克思主义理论的关系

马克思主义哲学作为无产阶级科学的世界观和方法论,是我国教育工作的理论和实践活动基础。马克思主义是我们事业的根本指导思想,也是我国大学最鲜明的底色,以马克思主义为指导的医学理论与实践教育就是我国医师培养最大特色。

改造客观世界与改造主观世界相互关系原理指出,改造主观世界就是使个人的主观世界中世界观、人生观和价值观更加符合客观存在的事实,更好地实现改造客观世界的目的。个人在改造客观世界的同时,不断遇到新事物,不断认识和解决这些问题更需要不断改造自己的主观世界。终身学习能力是人们通过对不断发展的客观事物的学习,内化为主观世界认识的过程,也是通过运用所获得的学识为社会服务、改造客观世界的过程。终身学习能力的存在,为这样两种相互作用中人的不断发展和前进提供了有效的工具。

(二)终身学习能力与心理学的关系

无论是施教者还是受教育者,都是有感情的社会个体,都是有心理变化的自然人。因此,所有学习活动的发展都离不开对学习者心理状态发展的不断深入研究,终身学习能力也是如此。众所周知,个体的心理发展是遗传与环境不断交互的过程,遗传提供个体正常发展的基础,环境因素影响着个体发展的关系。美国心理学家桑代克(Edward Lee Thorndike,1874—1949年)通过研究个体年龄与学习能力之间的关系,指出人的学习能量永不停止,成人的可塑性和教育性极大,25岁之后仍可继续学习。可见,终身学习能力的发展是终身的,不被限定于校园范围,不局限于某一年龄阶段,即使到了成年期,人的智力依旧发展变化。心理学基础决定了终身学习能力是伴随个体一生而发展变化的。

(三) 终身学习能力与教育学的关系

建构主义学习观认为,学习是每个学生以自己原有知识经验为基础,根据自己的经验背景,对外部信息进行主动选择、加工和处理,自己建构知识的过程。这种过程是不能够被他人代替的,并且在学习过程中因为新知识经验的进入,学习者的新旧知识间将发生调整和改变,这些行为都是学习的过程,都符合终身学习能力的发展特点。终身学习能力的形成是与学习者自身的主动学习过程同步的。20世纪30年代初,苏联学者维果茨基(Lev Semenovich Vygotsky,1896—1934年)提出了最近发展区理论(zone of proximal development)。该理论认为,学生发展有两种水平,一是通过教学活动已经达到的水平,二是可能达到的水平,两者之间就是"最近发展区"。最近发展区是"学生的实际发展水平与潜在发展水平之间的差距。前者由学生独立解决问题的能力而定,后者则是指在施教者指导下或是与能力较强的同伴合作时,学生获得且表现出来的解决问题的能力"。把握"最近发展区",能加速学生的发展。最近发展区理论关注学生潜能的调动,通过学生自身潜能在特定环境下的激发,使学习者认知能力达到自我实现,而终身学习能力的发展就是激发个体潜能的力量。学生通过培养终身学习能力,将不断地激发自身潜能,提高学习效率,最后为自我实现提供可能性。

(四) 终身学习能力与社会学的关系

职业是社会化的集中体现。人生活在社会中,要以一定职业为生活保障,所以为了就业和未来生活而产生的教育,必须能够促进个体的职业化发展。

个体的社会化即个体通过学习自身所在社会以及行业的观念和生活方式,将社会所希望的价值观进行内化,获得知识与技能的过程。终身学习能力将更好地促进个体思想观念社会化,人的行为是一种有意识的行为,思想观念是支配人行为的内在力量。观念虽然为个人所具有,但它并不是个人思想的产物,而是社会价值观在个人头脑中的反映。终身学习能力的存在,使大学生有能力形成与社会需求一致的思想观念,终身学习能力可以更好地促进个体行为的社会化。

个体的行为要符合其所属群体社会化要求,即社会规范或者行为准则,学习使人们认识到规范的意义与内容,认识到应该做什么,不应该做什么,从而规范人的行为,防止个体行为偏重社会轨道或职业准则。终身学习能力是学习活动与上述教育目的间连接的桥梁,还是人在社会生活中学会必需知识技能的工具。

从以上终身学习能力与不同学科之间的关系可见,终身学习能力并不是孤立存在的一种能力,而是具有深厚的哲学、心理学、教育学和社会学基础的,不同理论对终身学习能力的解释,完善和丰富了终身学习能力的内涵,突出了终身学习能力培养的重要意义,更为大学生在学习中终身学习能力的培养提供了依据。

三、培育终身学习能力的时代意义

第三节 终身学习能力的培养与评价

大学生是国家宝贵的财富,是未来社会主义事业的建设者和可靠接班人,终身学习能力的培养,是社会主义大学职能的具体体现。从人才培养的角度看,回答了医学教育如何培养优秀医师的关注;从服务社会角度看,是在当前社会主要矛盾转变后,青年医师如何满足社会发展需求的问题;从科学研究的角度看,成为青年医师创新能力提升的有效支撑;从文化传承创新的角度看,终身学习能力的培养在大学生思想中树立了大学文化的理念,提升大学生的文化自信;最后,终身学习能力的养成也成为高等教育国际交流合作、服务国家发展战略的基础。

一、培养学生终身学习能力应遵循的原则

医师终身学习能力的培养对高等医学教育发展的推动作用不言而喻,终身学习能力的培养既要满足社

会发展对大学生学习能力的需求,又要符合大学生成长的特点和高等教育的发展规律,需要遵循以下原则:

1. 社会适应性原则　高等学校人才培养的重要目标就是满足社会的需求,培养出能够为社会发展贡献出更多更大力量的大学生。在终身学习能力的培养过程中,大学生必须认清社会发展趋势,将学生个人的发展方向调整与社会发展趋势相适应,以确保其成为未来对社会发展有用的人才。相反,如果终身学习能力的培养与社会发展需求差距较大,则学生走入社会后将很难适应社会。所以在终身学习能力培育过程中,大学生必须坚持适应性原则,把社会需要与自我个性发展结合起来,正确确定终身学习能力的培养目标。

2. 超前性、前瞻性原则　教育的目的是为社会发展提供人才储备和智力支持,学习要面向未来,因此,大学生不仅要适应当前社会的多种需求,更要将目光放得更为长远。只有这样,学生在毕业后才能够更好地适应社会。终身学习能力的培养工作要具有前瞻性,需要青年学生在学校的帮助下,主动对社会发展有一个正确的预期判断,并将其作为目标,在学习中体现,使自主培养出的学生具有前瞻性和超前性的学习能力。

3. 全面发展性原则　学生在终身学习能力的培养过程中,要遵循全面发展的原则,不能以知识的掌握作为教学最终的目的,而是将能力的获取、性格的完善作为学习活动效果的重要标准,促进自我全面发展。

除了以上三点,在培养终身学习能力时,还需要特别注意,终身学习能力是一种能力,是学习过程中的一种方法,这种方法将帮助大学生学会学习,成为真真正正的学习的主人,拥有一种"自充电"系统,使学习活动最终达到"不教之境"。

二、医师终身学习能力培养

终身学习能力的培养需要通过长期系统化的教育而获得,是多方面教育因素共同作用的结果。大学生应该深刻理解终身学习能力的内涵和意义,从自身发展角度出发,树立正确的学习意识,锻炼自己主动学习的能力。在学校和老师的帮助下,重视探索自身终身学习能力培养的规律,掌握学习能力,培养主人翁意识和自信心,启发树立具有个人特色的终身学习能力。

(一)树立终身学习的理念,养成终身学习的习惯

随着我国和世界政治、经济、文化和科学技术的快速发展,传统医学模式向现代医学模式的转变使我国的医学教育面临着很多新问题;信息技术的高速发展给医师的学习带来了新挑战;卫生保健全球化对医学教育的国际化提出了切实的要求。这些原因都将导致在未来的社会中,医学面临着更为严峻的发展形式,医师的成长也将受到更加严格的考验,面临着更为激烈的社会竞争。在这样的环境下,要实现医务工作者的人生价值,就必须在主动适应社会和行业发展趋势过程中,树立终身学习的理念,培养自己拥有终身学习的习惯。让学习动机与学习成就形成良性循环。以终身学习能力的养成提升自己的学习能力,用终身学习的理念不断指导自我完善,以更好地把握机遇,在医学实践中求生存获发展。

(二)树立科学的知识观和学习观

认知心理学指出,大脑是通过构建认知模型来认知和应对外部世界发展变化的。认知模型是大脑对外部世界的认识和想象,代表了大脑对外部世界的看法和印象。认知模型的建立除了依靠感官对客观世界的真实反映,还有个体主观思想的引导作用。不同的认知模型,将导致认知方式、学习方式和内化方式的千差万别。所以,大学生主观思想中对学习观念的认识是决定认知模型建立情况的重要因素。

学生对大学学习活动的正确的、科学性的认识,能够帮助大学生建立正确的学习方式,推动大学生学习能力的培养。相反,如果形成了不科学的知识观和学习观,则将会导致大学生产生很多不良的学习方式和习惯。在大学,要想具备良好的学习能力,成为学习专家或是"学霸",首先要改变对传统学习观的认知。大学的学习生活中,知识的获得不仅仅局限于课堂上和书本中,知识无处不在,学习无处不在,成长也无处不在,这是大学学习的最大特点,也是与之前中小学教育最本质的区别。在大学,课堂传授与书本记载的知识承载在学科发展的经典积累,但更多有价值的知识存在于老师所教授知识时展示的思维方式和能力,存在于与同学的交流中,学习到的如何沟通、如何合作、如何互相学习等。

总之,形成了正确的知识观和学习观,大学生就能够有意识地主动体验各种学习过程,养成随时随地接

受学习信息、完成学习活动的好习惯。长此以往,学习能力自然得到提升。

(三)注重对学习内容理解和内化

医学是一门专业性强、系统性强的学科,由数十门课程搭建构成,其中每一门课程又自成体系。在学习过程中,仅凭借解决问题的技能和对大量知识的机械记忆是远远达不到学习目标要求的。对相关概念、原理的学习和掌握必须依靠理解性学习来完成,即每一个学习环节都是在前期收获知识的内化完成基础上,合理运用基本知识和学科原理的框架对新知识建构新的理解,以获得对新知识的深层次理解和内化,成为后续学习环节的基础。这样一次次往复的学习过程,需要依靠每一位同学的个人努力,也需要小组团队的交流沟通合作,以促进新知识的理解和内化完成。在终身学习能力的培养过程中,必须要强调理解性学习的体验和掌握,在日常学习中,注重以学科概念体系和基本原理为单元,借助合理的学习方法,养成好的学习习惯,提高学习能力。

(四)重视学习过程中的自我反思

学习是不断接受新信息、建立认知模型、内化新知识的过程,这样的过程中,大学生必须经常性地及时反思和反馈自己学习和掌握的知识和技能,通过对自己以往学习过程的反思,修正学习行为;通过对学习过程中与他人比较的反思,检查自己的学习状态;通过与学习标准的对照反思,寻找学习能力提升的空间。自我反思是医师终身学习能力培养的重要措施,也是学生取得优秀学习成绩的必要环节。通过反思,大学生能够更加清晰自己的学习目标,调控学习行为;能够更加明确自己的学习动机,获得学习力量;能够更加激发自己的学习兴趣,挑战学习策略;能够更加认清自己的学习资源,选择正确的帮助。逐步地主动引导自己修正学习能力培养途径,塑造个性化的学习能力。

需要特别指出的是,针对学习过程的反思,并不是唯一内容,还应该包括对反思结果的反馈和对学习行为的调整。这样才能够真正发挥学习过程中自我反思的作用,才能够真正地提升学习者的学习能力。

(五)掌握学习新技术的应用

科学技术的快速发展不仅使学习面临着知识更新加快的挑战,也带来了学习技术创新性发展的机遇。要抓住这样的机遇,充分掌握智能网络等教育新技术和翻转课堂等教学新方法的应用,发挥这些新兴技术方法的优势,推动学习效果的提升,将对新兴教育教学技术应用视为学习能力提升的重要内容。智能网络能够拓展学习的资源和信息量,有效解决传统学习资源存在的缺陷,将抽象化的知识形象化、具体化,激发学习兴趣;在学习中,对新兴教学方法的运用,能够将智能技术与课堂教学深度融合,在优化课程设计、提升授课质量的前提下,高效率地完成学习任务。可以说,教学新技术可帮助学生解决很多问题,对学生的学习有很大的支持作用,也更加符合时代发展对大学生学习理念和方式的要求。大学生应该掌握和合理应用这些新技术,将其视为学习能力的一部分,提升自己的学习能力。

(六)重视团队合作学习形式运用

高校学习环境中,大学生之间的合作学习是不可避免也是非常重要的,无论是树立科学正确的学习观和知识观的需要,还是完成对新知识的理解和内化,都需要由团队合作的学习来实现。

团队合作学习是指学生个体通过学习小组或是团队开展学习活动、完成学习目标的过程,在这样的学习过程中,学生需要相互帮助、相互支持,建立明确的责任分工,学生个体间可以进行积极的交流、沟通和讨论,以形成对新知识的共识,并共享高效率的学习方法、学习信息和学习资源,分享学习成果。尤其是对一些学习中产生的问题和错误认识,团队合作更能够帮助学生分析存在的问题及原因,提出改进意见,树立正确的观点,形成更为深刻的理解和认知。

在团队中,大学生更能够体会到团队责任感,以至于学习动机更强,态度更加积极,效果更为明显。在与他人的交流中,自己的观点得到不断修正,对知识点的理解愈发深刻,对学习能力的养成进一步深化。

(七)强化自我教育与日常管理

积极健康向上的校园生活,是大学生学习活动顺利高效开展的有效保证。遵守一日生活制管理,并且积极参加各级各类主题教育活动,有针对性地加强自我思想政治教育和生活养成教育,围绕大学生自身学习能力提升加强优良学习风气养成,以提升大学生的终身学习能力。

（八）积极参加学习型、创新型社团

大学生社团是人才培养的重要形式，围绕学习能力实践发展目标，加入学习型、创新型社团组织，以大学生自我学习实践能力提升为平台，提升实践操作能力、分析问题和解决问题的能力，从而提高学生的自主学习能力，对所学的知识能够在实践中灵活运用。在医学院校，学习型和创新型社团建设可以立足于开放性实验室，与科研项目结合，在指导教师的帮助下，根据学生个人兴趣开展工作，完成对学习信息和知识的主动探索过程，以问题为导向，培养自主学习能力。

三、医师终身学习能力评价

评价是教育目标的外在表现，通过评价反馈作用将教育方法、教育内容等整合于一体，引领教育发展方向。终身学习能力的评价是建立在以学生为中心的基础之上，强调学生对知识的主动接受和内化过程的评价。只有建立完善终身学习能力的评价体系，终身学习能力的培养过程才得以完整。对学习能力的评价可以体现在具体指标和标准上，但医师终身学习能力是伴随医师职业生涯的学习动力，其效果间接反映在相当长的时间内医学个人成绩的取得，体现在医师个人成就感的获得上。因此，本章对医师终身学习能力评价的表述集中在介绍评价的主体和形式，以确保实际应用中目标明确，合理使用。

终身学习能力的评价工作需要遵循教育发展规律和大学生成长规律，依据终身学习能力的特点形成系统性、科学性评价。评价工作要从多方面开展，在实施终身学习能力评价工作时，对学生的能力应该从各个层面和渠道以及多视角来反映，确保评价结果能够全面地反映真实情况。培训评价可从以下几方面开展：

1. 教师评价　教师是学生学习能力形成的"引路人"，针对学习能力的教师评价，是一种客观、有效的评价制度。终身学习能力的动态特性要求教师在教学过程中必须客观、公正地评价。教师评价是所有评价形式中最受关注的，相比学生的自评和互评，教师评价总是受到最多的关注，教师对学习能力的评价具有更为权威、准确和全面的特点，教师的评价能调动学生学习的积极性，可以使学生很快找出自身学习存在的问题，并加以改正。同时，教师也可从中反馈出教学能力和教学质量等相关信息，最终实现参评双方的共同发展。因此，教师要端正态度，认真对学生进行评价，既表扬学生的优点，又需指出学生的缺陷，使其再接再厉，取得更好的成绩。

2. 学生互评　在教学活动中，学生互评多发生在不同范围和性质的学习小组中。在学习小组中，同学们以学习要求为目标，相互交流学习经验和心得，努力学习知识、理解知识。在学习过程中，同学之间对相互的表现进行评价，是终身学习能力动态性的最好体现。这种相互的评价能够促进同学们形成良好的评价关系，促进学生积极主动地进行有效的监控和指导，接纳和认同评价结果，提高自我反思能力。在学生互评中，学生既要保证学习内容的进行，还要学会与组内成员进行沟通。所以，学生对学生的评价很大程度上是个体在小组内的沟通技巧、自主学习能力以及表达能力的体现。

3. 学生自我评价　是指学生根据对自己先前表现和结果的观察和记录，对自己的学习动机、学习目标、学习方法等做出客观的分析判断，对自己的学习能力培养做出反思和调节。自我评价，往往能够使学生正确地了解自己的学习能力，对自身的发展潜力有更为清晰的认识。在日常的自主学习中，学生多做自我反思、自我比较，从而找出自己的问题和不足。学生在评价中交流，在交流中学习，并对学生个性养成有重大影响，这样的教学评价最有利于学生的进步和发展。

（曲　巍）

数字课程资源：

　　📖 拓展阅读　　　　✏ 教学 PPT　　　　📝 自测题

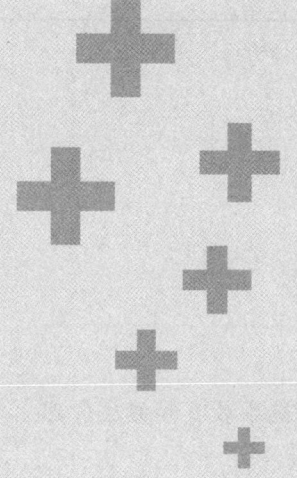

第三篇
临 床 篇

第一章 健康与疾病

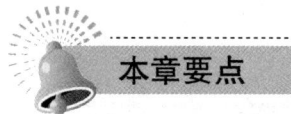

本章要点

本章简述健康、疾病、亚健康状态的概念以及它们之间的关系,简述健康促进、健康教育和健康管理的理念。

第一节 健康与亚健康

一、健康

健康(health)是人类追求的永恒目标,1988年第41届世界卫生大会再次声明把"人人健康"作为一项永久性的战略目标。我国在全面建设小康社会的进程中,根据我国公民健康状况和卫生利用情况,针对人民群众最关心的健康问题和影响健康的危险因素,2015年10月中国共产党第十八届中央委员会第五次全体会议提出"推进健康中国建设"的新目标、新任务,国家采取积极有效的干预措施和卫生策略,努力实现人人健康,全面提升我国人民的健康水平。"健康中国"上升为国家战略,促进了全民健康的战略转变,赋予医学健康观以全新理念。

随着社会发展和科学技术的进步,人类对健康的认识不断地深化。

生物医学模式认为,健康是人体各组织器官和系统发育良好,体质健壮,功能正常,精力充沛,并有良好的劳动效能的状态,忽视人们的社会特征和心理特征,简单地用人体测量和生化检查指标即可判断个体是否健康。

现代健康观关注到人是生活在一定社会环境中,又有复杂的心理活动,人的健康不仅局限于人的躯体健康,而应该是人的良好身心状态并能与所处社会环境相适应,此健康观从生理、精神心理和社会方面进一步深化了健康的内涵。世界卫生组织给健康下的定义为:"健康一种是生理、精神以及与社会适应的良好状态,不仅是没有疾病或不虚弱(Health is a state of complete physical, mental and social well being and not merely the absence of disease or infirmity)。"

健康由内在(主观)因素和外在(客观)因素决定,对人的生命质量起支配性作用。内在因素为精神、饮食和运动,外在因素为自然环境和社会关系。精神对人体的健康起着重要的调节作用,精神包括人的意识、思想、情绪以及人体之内的能量和精气,如果人体的精神状态非常差,情绪低落,心生悲观,思想迷茫,有可能通过大脑神经系统影响免疫系统的功能而导致疾病的产生。

二、亚健康

亚健康(subhealth)概念的提出虽然为时不是很长,但已经逐步得到公众与学术界的重视且开展亚健康的研究。

健康与疾病是相对立而存在的,但没有疾病并不等于健康,介于健康与疾病之间的中间状态,称为亚健康状态。亚健康状态是机体在无器质性病变情况下发生的一些功能性改变,因其主诉症状多种多样且不固定,西方医学称为"医学难解释症状群"(medically unexplained symptoms, MUS)。主要划分为:①躯体亚健康:主要表现为不明原因或排除疾病原因的疲劳、乏力、虚弱、周身不适、性功能下降和月经周期紊乱等。②心理亚健康:主要表现为不明原因的脑力疲劳、失眠多梦、思维紊乱、恐慌、焦虑、自卑以及神经质、冷漠、孤独、轻率,甚至产生自杀念头等。③社会适应性亚健康:突出表现为对工作、生活、学习等环境难以适应,人际关系紧张,角色错位等。

形成亚健康的常见原因有:①过度疲劳:可使神经、内分泌调等功能失;②精神压力过大:如考试、就业、晋升或恋爱等形成的长时间精神压力和心理不平衡;③不良生活习惯:如吸烟、酗酒、缺少体力活动、作息时间不规律等;④饮食不当:饮食过量、不足或偏食等;⑤环境污染:空气、饮水、食物的污染,噪声污染等均可导致人体不适。

亚健康状态大多无临床症状和体征,或有病症感觉而无临床检查证据,或临床检验显示临界状态。此状态具有动态性和两重性,健康、亚健康和疾病三者之间是一个从量变到质变,从生理到病理的动态演变和相互转变的过程。医务人员的责任就是从临床上对亚健康进行更有针对性的干预和疾病的防控,积极引导并促进其向健康转化。亚健康个体也应通过自我调控,强化营养、心理和社会等因素对健康的正面影响,积极通过饮食、运动和心理咨询等来改善亚健康。

第二节 疾 病

在人的生命活动中,疾病(disease)与健康一样是自然的和动态的过程,是不可避免的现象。人们只能通过提高健康水平和采取特殊措施来预防疾病或推迟疾病的发生,而了解疾病的概念,探究疾病发生的原因(病因)、临床症状与体征、自然进程等规律,是疾病预防、诊治、康复的基础。

一、疾病的概念

人类对疾病的认识经历了漫长的过程,古希腊医学家希波克拉底的四体液学说认为,疾病是由于体内血液、黏液、黑胆汁、黄胆汁4种元素失衡而致。我国中医学说认为,自然界皆由木、火、土、金、水5种基本物质构成,是由于遭受"六淫(风、寒、暑、湿、燥、火)"或"七情(喜、怒、忧、思、悲、恐、惊)"导致疾病发生。现代医学认为,疾病是指人体在一定条件下,由致病因素所引起的一种复杂的、有特定表现的病理过程。此时,人体正常的生理过程遭到不同程度的破坏,表现出特定的症状和体征,机体对外环境变化的适应能力降低,劳动能力也可能受限或丧失,甚至缩短正常的生命过程。

二、疾病谱的变化

至今已发现疾病达数万种,疾病谱(spectrum of disease)是指某一地区危害人群健康的诸多疾病中按其发生频率及危害程度顺序排列而成的疾病谱带。如我国卫生统计年鉴会不定期发布我国部分城市或地区居民慢性病患病率比较和不同时期死亡原因顺位统计等。

疾病谱在不同时期不同人群中会发生变化。20世纪前影响人类健康多为由细菌、病毒、寄生虫及缺乏食物等所致的传染病、寄生虫病和营养不良;20世纪后,随着工业化、城市化的发展,影响人类健康的因素由生物学为主扩展至生活方式和行为、环境和卫生保健等因素,慢性非传染性疾病,如恶性肿瘤、心脑血管疾病、慢性呼吸系统疾病、糖尿病、精神疾患等明显增加。当代疾病谱变化的总趋势是由传染病逐渐转向慢性非传染性疾病,而后者具有病程长且病因复杂、健康损害和社会危害严重等特点,不仅是全球疾病致死和致残的首位原因,还导致了全球疾病经济负担的持续加重。

世界卫生组织在《2014年全球非传染性疾病现状报告》中指出,慢性病仍是全球最主要的死因,2012年因其所导致的死亡人数多达3 800万,占总死亡人数的68%,其中超过40%为70岁以下人群的"过早"死亡。中国同样面临着慢性病带来的巨大挑战。根据《中国居民营养与慢性病状况报告(2015年)》,2012年全国居民慢性病死亡率为533/10万,占总死亡人数的86.6%。心脑血管疾病、癌症和慢性呼吸系统疾病为主要死因,占总死亡的79.4%,其中心脑血管疾病死亡率为271.8/10万,癌症死亡率为144.3/10万(前5位分别是肺癌、肝癌、胃癌、食管癌、结直肠癌),慢性呼吸系统疾病死亡率为68/10万。根据2013年全国肿瘤登记结果分析,我国癌症发病率为235/10万,肺癌和乳腺癌分别位居男性、女性发病首位。近年我国人口老龄化亦进一步加速了我国疾病谱、死亡谱的变化。我们需要全面地、及时地掌握疾病谱变化及其规律,充分认识社会因素和心理因素与疾病的发生,特别是与慢性病发生的密切关系。

三、疾病发病机制研究的发展

人们对发病机制的认识是由表及里、由宏观至微观逐步深入的过程。自20世纪末起,随着细胞分子生物学的快速发展,疾病发生机制的研究由先前的主要关注神经、体液机制迅速发展至疾病的细胞分子机制的研究。尤其是现代科学技术的发展,极大地助推了基因组学研究、蛋白质组学研究、疾病基因组学研究和疾病蛋白质组学研究,使我们能不断地从细胞、分子和基因水平去认识发病机制,进行疾病的预测、诊断和治疗。

第三节 健康促进与健康管理

2016年8月26日,中共中央政治局会议审议通过《"健康中国2030"规划纲要》(以下简称规划纲要)。会议认为,健康是促进人的全面发展的必然要求,是经济社会发展的基础条件,是民族昌盛和国家富强的重要标志,也是广大人民群众的共同追求。党的十八届五中全会明确提出推进健康中国建设,从"五位一体"总体布局和"四个全面"战略布局出发,对当前和今后一个时期更好地保障人民健康做出了制度性安排。编制和实施《"健康中国2030"规划纲要》是贯彻落实党的十八届五中全会精神、保障人民健康的重大举措,对全面建成小康社会、加快推进社会主义现代化具有重大意义,也是我国积极参与全球健康治理、履行我国对联合国"2030可持续发展议程"承诺的重要举措。规划纲要是今后15年推进健康中国建设的行动纲领,秉承以人民为中心的发展思想,牢固树立和贯彻落实创新、协调、绿色、开放、共享的发展理念,坚持正确的卫生与健康工作方针,坚持健康优先、改革创新、科学发展、公平公正的原则,以提高人民健康水平为核心,以体制机制改革创新为动力,从广泛的健康影响因素入手,以普及健康生活、优化健康服务、完善健康保障、建设健康环境、发展健康产业为重点,把健康融入所有政策,全方位、全周期保障人民健康,大幅提高健康水平,显著改善健康公平。

一、健康促进

健康促进(health promotion)是指"以健康为导向,促使人们维护和改善其自身健康的过程"(渥太华宪章1986),即"增强人们对健康影响因素的控制能力,从而促进健康的过程"(曼谷宪章2005)。2016年11月,第九届全球健康促进大会在中国上海召开,主题为"可持续性发展中的健康促进:人人享有健康,一切为了健康"。大会的总目标是"突出健康促进与2030可持续性发展议程之间的关联"。

健康促进通过教育以提高个人和公众的素养以及强化社会的健康倡导,同时通过健康共治(governance

for health)，如制定和实施健康的公共政策和动员全社会参与、营造健康支持性环境（包括社会和物质环境）、调整卫生服务方向及强化社区行动等，促进人群健康。

医疗卫生保健部门是推动健康促进的核心力量，他们应该是倡导者、发动者、组织者和实施者，引领全社会积极主动参与健康促进活动。规划纲要提出，要建立健康知识和技能核心信息发布制度，健全覆盖全国的健康素养和生活方式监测体系。建立健全健康促进与教育体系，提高健康教育服务能力，创造长期可持续的支持性环境，提高全民的综合素养，促进人与社会和谐发展。随着社区卫生服务点的健全和规范建设，健康促进活动亦已成为社区卫生服务重点工作之一。

规划纲要提出，要塑造国民自主自律的健康行为，如合理膳食、控烟限酒、促进心理健康、减少不安全性行为和毒品危害等。在健康促进活动中，健康人人有责也是重要内容之一。健康于个体而言，如何认识与维护自身的健康，如何修养身心，如何面对挫折，如何预防保健等，都体现了个体的"健康意识"。

二、健康教育

健康教育（health education）是有计划地应用循证的教学原理与技术，为学习者提供获取科学的健康知识、树立健康观念、掌握健康技能的机会，帮助他们做出有益健康的决定和有效地执行有益健康的生活行为方式的过程。健康教育既是引导人们自愿采取有益健康行为而设计的学习机会，也是帮助人们达成知行合一的实践活动，其核心是健康行为的养成。

健康教育工作者把健康相关信息借以教学活动传达给学习者，从而把人类有关医学或健康的科学知识和技术转化为有益于人们健康的行为。既有利于提高全民健康素养，促进亚健康回归健康，又有助于患者的康复。

健康教育与健康促进密不可分，健康促进实质上是政治和社会运动，通过健康共治、制定和实施健康的公共政策和动员全社会的参与，来营造健康的支持性环境。而健康教育是帮助个体和群体掌握健康知识和技能，提高健康素养等内化的作用，做出"健康的选择"，提高自我保健能力，养成有益于健康的行为和生活方式的过程。健康教育是健康促进的重要策略和方法之一。

三、健康管理

健康管理是指对个体或群体的健康教学全面检测、分析、评估、提供健康咨询、指导以及对健康危险因素进行干预的全过程。健康管理策略基本上有6种形式：生活方式管理、需求管理、疾病管理、灾难性病伤管理、因工残疾管理和综合的群体健康管理。

健康管理是运用医学知识、信息技术等科学手段，基于对个体或群体的健康状态以及危险因素进行监测、分析与评估，提供有针对性的健康咨询和指导以及对健康危险因素进行干预的过程，包括采集信息、建立健康档案、评估危险因素、开展健康咨询与指导、制订健康促进计划以及进行健康维护等。同时建立人群健康基础数据库作为健康评估与健康需求的重要依据来源，在不同监测水平上，建立包括健康和亚健康状态人群基本健康水平、生活方式及行为、健康危险因素以及疾病危险因素等基础性数据库，以提高健康评估的准确率和有针对性地制订干预措施。

2013年9月，国务院正式发布了《关于促进健康服务业发展的若干意见》，对高等院校和中等职业学校开设健康服务业相关学科专业做出详细计划。2014年起，国家加大对健康管理行业支持力度，国家发展改革委、民政部门等联合下发《关于加快推进健康与养老服务工程建设的通知》，并明确规定到2020年，建立覆盖全生命周期、内涵更加丰富、结构更为合理的健康服务体系。《"健康中国2030"规划纲要》鼓励发展基于互联网的健康服务，鼓励发展健康体检、咨询等健康服务，促进个性化健康管理服务发展，培育一批有特色的健康管理服务产业，探索推进可穿戴设备、智能健康电子产品和健康医疗移动应用服务等的发展。

世界卫生组织认为，所有就诊者中，只有10%左右的患者需要专科医生诊治，而80%~90%的基本健康问题，可以通过以训练有素的全科医生和社区健康管理师为骨干的社区卫生服务工作人员来解决。

目前我国尚在探索中的社区健康管理模式发展前景良好，社区健康管理不仅涵盖了健康管理的全过程,即采集信息、建立健康档案、评估危险因素、开展健康咨询与指导、制订健康促进计划、进行健康维护等,并通过综合医院与社区卫生服务中心建立联合机制,专科医生、社区全科医生、健康管理师共同参与健康管理,其特点是贴近居民,便于为居民提供快捷的健康服务。社区健康管理遵循"治未病"理念,强调预防为主,通过利用有限的卫生医疗资源来降低居民发生疾病的概率。可减轻综合性医院常见病就诊压力,促进"小病在社区,大病进医院,康复回社区"的分级诊疗模式的发展。开展社区健康管理服务是以治疗为主向以预防为主的医疗模式转变的重要体现,不仅符合居民的真实需求,也是社区卫生服务中心自身发展的需要,可充分发挥社区卫生机构的保障人群基本健康的重要职能。

到2030年,我国将全面建成统一权威、互联互通的人口健康信息平台,规范和推动"互联网+健康医疗"服务,创新互联网健康医疗服务模式,持续推进覆盖全生命周期的预防、治疗、康复和自主健康管理一体化的国民健康信息服务。实现国家省市县四级人口健康信息平台互通共享、规范应用,人人拥有规范化的电子健康档案和功能完备的健康卡,远程医疗覆盖省市县乡四级医疗卫生机构,全面实现人口健康信息规范管理和使用,满足个性化服务和精准化医疗的需求。

(鲁映青)

数字课程资源:

📖 拓展阅读　　　✏️ 教学PPT　　　📝 自测题

第二章 病人角色

本章要点

本章要求学生掌握病人及病人角色的概念、病人角色适应不良的表现及应对策略、病人的就医行为及影响因素、病人的心理活动和心理行为、病人的权利与义务等方面的基本内容。通过全面了解病人的基本情况,深刻理解病人在寻求医疗服务过程中的行为与心理表现,帮助医学生形成以病人为中心的服务理念,对促使医学生成长为一名具备高尚医德,掌握精湛医术的卓越医师具有重要的意义。

第一节 病人角色概述

一、病人的概念

"病人"(patient)一词指一个人患有病痛,其语源和语义在英语中与"忍耐(patience)"一词有关,亦即病人是忍受着疾病痛苦的人。现代医学中,"病人"是指患有躯体疾病、心理疾病或精神疾病者(无论其是否具有就医行为和病感),并与医疗系统发生关系,在寻求医疗或正在接受医疗的人。

通常情况下,病人要去主动或被动地寻求医疗救助,但并非所有患病的人都会去寻求医疗救助而成为"病人",也不是所有寻求医疗的人都是患病者。一方面,一些人可能身患疾病,甚至身患重病,但是自己并没有丝毫的察觉,也没有去医院就诊和进行治疗,这些人并没有成为任何医生、任何医疗机构的"病人";相反,一些人可能本身并没有什么疾病,但是凭自我感觉和自我判断,却认为自己有毛病,甚至由于惶惶不可终日,去医院就诊甚至反复检查,并没有发现什么疾病,这些人固执地坚称自己为"病人"。可见,"病人"和"病人角色"是不一样的,有病的人并不一定具有"病人"角色;而具有"病人"角色的人并不一定真有病,如产妇、减肥、美容者和称病的诈病者等。

从对病人角色的自我认知、医学认知、社会认知的发展过程进行考量,病人的认知经过非病人、潜在病人、知晓病人、行为病人(也可称为角色病人或求医病人)的过程。所以,在这个意义上,病人应包括潜在病人(potential patient)、知晓病人(aware patient)、行为病人(active patient)和假病人(false patient),如"诈病者"等。

二、病人角色

角色(role)是指在社会关系结构中有特定的社会行为模式的社会成员。他们具有某种特定的期望,同时对其他人也应该承担着特定的义务。病人角色(sick role)又称病人身份,当一个人被认定患了某种疾病时,他(她)便成为一个病人角色。一个人一旦进入病人角色,他(她)原来角色的责任与权利都跟着发生了转变。

病人角色的概念按美国著名社会学家帕森斯(Talcott Parsons)的研究,其内涵应包括4个要点:①病人可以从其常态时的社会角色中解脱出来。患病者可以免去执行其平日的角色行为,免去承担其平日要承担的社会义务。疾病越严重,越要更多地解除原有的角色行为社会责任。②病人对其陷入疾病状态一般是没有责任的。对许多疾病状态的出现,个人无法负责,这是非意志的产物。社会应做的是使病人尽可能快地从其疾病状态中恢复过来。③病人应该力图使自己痊愈。病人应认识到生病是不符合社会对每个成员的期望的,从社会责任中解脱出来只是暂时的,应该力图重新恢复健康,重新承担其社会角色和社会责任。④病人应寻求在技术上可靠的帮助,通常是找医生诊治,并且应与医生合作。

在我们的社会里,病人角色意味着:①有权接受医疗照顾,要求医师做出诊断,积极治疗。②根据病情轻重,有相应的病假休息权。③有与医护人员合作的义务。④部分或全部地卸去原来社会角色所承担的责任。病人角色的扮演往往是不自愿的、强迫性的,有时是突发性的,因此,需要有一个适应过程。

可见,对病人角色的认识既要从医学、生物学的角度,又要从社会学的角度进行考察;既要对社会上各类病人求医状况进行横向分析,又要对病人角色的自我认知、医学认知、社会认知的发展过程进行纵向考量。

三、病人角色变化及处理对策

病人角色是一种特殊的社会角色,患病使人脱离原有的社会角色而转入病人角色,意味着出现了以下三个方面的改变:①脱离原有的社会角色,既免除原有的社会责任或义务,又失去原有的社会权利;②改变原有的生活环境和人际关系;③要重新学会病人角色所应具备的行为模式,如休息、就诊、接受检查、治疗等。

在现实生活中,常有一些病人不能顺利实现角色转换,出现病人角色适应不良。常见的有以下几种类型:

(一) 角色行为缺如

角色行为缺如即病人未能进入病人角色。虽然医生已做出疾病的诊断,但病人否认自己已患病。其原因可能是个体没有意识到自己已患病,也可能是个体不承认自己已经是病人,或意识到患病意味着社会功能下降,与求学、求职、婚姻等涉及个人利益的问题有冲突,使病人不愿意承担病人角色。也可能是病人使用否认的心理防御机制,以减轻心理压力。这类病人不易与医护人员合作。

对于这类病人,医务人员应给予详细的、通俗易懂的病情解释,使病人正确认识自己所患的疾病,配合治疗。对于病人家属,医务人员可在向他们解释病情的基础上,要求他们给予病人强有力的心理支持。对于病人工作单位、学校或所在组织团体,可请求其负责人根据实际情况和有关政策,尽可能解决病人的后顾之忧。

(二) 角色行为冲突

角色行为冲突即病人角色与其他角色发生冲突。在现实生活中,人们总是承担着多种社会角色,如在家庭中可以是父母和儿女,在工作单位可以是上司或下属,等等。当病人从其他角色转变为病人角色时,其他角色则处于从属地位。如病人不能很好地从父母或儿女、上司或下属等角色转变为病人角色,继续操劳家务、辛苦工作,则对治疗、康复非常不利。此外,社会舆论对病人过度关注,也可导致病人的角色行为冲突加剧。

对于这类病人,医务人员应劝说其把其他社会角色暂且淡化,放下包袱,轻松上阵,配合医务人员治疗疾病。对于病人的父母和儿女、上司和下属等,可建议他们尽可能分担病人的日常工作、事务或学习负担,使病人无后顾之忧,专心治病。对于社会各界,应提倡以一颗平常心对待病人及其病情,不要过度关注和干预,更不要为了其他目的而故意炒作,损害病人的利益。

(三) 角色行为减退

角色行为减退即病人虽然进入病人角色,但由于强烈的其他角色(如父母角色、子女角色、配偶角色以及领导或下属角色等)需要,病人往往忽视自己的病人角色,而偏重于其他角色,照常带病工作,或照常照顾家中的老人或年幼的子女,以致影响治疗和休息,使病情加重。

对于这类病人,医务人员应首先肯定其工作责任感、家庭责任感,然后指出这种行为其实也有不好的一面,就是影响自己的身体康复。自己身体不能康复或延迟康复,就不能很好地工作生活,无形中会加重家庭、工作单位和社会的负担,故实际上是对家庭、工作单位和社会一种不负责任的表现。

(四)角色行为强化

角色行为强化即患病者表现为安于病人的角色,或自觉病情严重程度超过实际情况,或小病大养。其原因主要是有病感,体力、能力下降,自信心减弱,依赖性加强,对承担原来的社会角色存在恐惧和不安;或因患病而因祸得福,期待继续享有病人所获得的利益;或以此来回避家庭和社会关系的矛盾。

对于这类病人,医务人员应首先帮助他们树立自信心,其次可将病人已经病愈或病情不如病人想象中那么严重的实际情况告知病人家属、同事以及其他有关人员,使他们以一颗平常心来对待病人,以免病人继续从"病"中获得精神和(或)经济上的利益,从而促使他们走向社会,恢复正常或比较正常的工作、学习和生活。如经上述处理效果不佳,可请心理医生给予病人心理咨询或治疗。

(五)角色行为异常

角色行为异常即病人虽然知道而且也承认自己患有某种疾病,但患病后不能正确认识和接受疾病,夸大了疾病影响和可能的严重后果,对治疗缺乏信心,对自己的健康状况悲观失望,在疾病过程中有较多的担心、害怕、恐惧等消极情绪反应,希望马上从疾病中解脱,因而四处求医,甚至滥用药物。

对于这类病人,医务人员应对他们加以教育,动之以情,晓之以理,为他们分析上述不理智行为对自己、对医务人员、对家人以及对社会产生的不良后果,以促使他们认识到自身存在的问题。此外,还可动员其家人、亲友、同事对其进行劝导、感化、监护等。必要时,可与其家人、亲友、同事一起请有关部门介入,以保障有关人员的人身安全,并防止病人出现自虐、自残和自杀等不良后果。

总之,病人患病后可能出现上述一系列生理、病理和心理变化,导致生理、心理、精神和言行异常。有关医务人员、病人家属以及社会各界应该对病人的角色变化有足够的认识,以帮助其寻找对策,促使其配合治疗,恢复健康。

第二节 病人的就医行为

病人行为,是病人的角色行为,即病人寻求医疗帮助的社会行为。病人角色行为有多种,主要表现为就医行为和治疗行为,也有的病人角色表现为求巫行为或求神行为。一个人一旦采取就医行为,就等于向社会昭示自己已进入病人角色,并需要取得社会的帮助。

对于从事临床的医护人员,了解病人不同类型的就医行为以及就医行为的动机,对于其采取恰当的诊治措施至关重要。

一、就医行为的类型

从病人求医状况进行分析,病人有预防就医行为、门诊就医行为、住院就医行为和康复就医行为4类;与此相对应,就有预防病人、门诊病人、住院病人和康复病人等外延的规定。

就医行为还可分为主动就医行为、被动就医行为和强制就医行为3种类型:

1. **主动就医行为** 是通常的就医行为,是指个体自觉不适或经他人提示而认同自己有病时,决定主动前往或要求家人陪伴去医院诊治的行为,大都出于个人的自觉要求和主动行动。

2. **被动就医行为** 婴幼儿、昏迷病人等病人本人无法做出求医决定,是在家长、家属或他人帮助下的就医行为。

3. **强制就医行为** 主要是对精神病病人、需隔离的传染病病人,本人无意求医,但对社会人群健康有危害,必须给予强制性治疗。

二、就医行为的原因

不同的病人有不同的就医行为,原因也各不相同。就医行为的原因主要有:

1. **躯体性** 因躯体疾病或自感躯体不适而求医。
2. **心理性** 因心理紧张或焦虑或怀疑自己有某种疾病而求医。
3. **社会性** 因接触过疫区或传染病人,因社会保健需要,因人群疾病普查,因需提供体检证,因美容、分娩、减肥而求医等。

一般说来,当人们感到有病时就会采取就医行为,但是也存在着有病不求医的现象。其原因很多,主要有:①疾病的症状还未充分显示,或疾病尚处于潜伏期,本人无病感,或对一些小病轻症自恃抵抗力强并不重视。②医疗机构少,病人拥挤,看病不便,或者医院环境脏乱,设备差,使病人感到缺少就医行为的良好环境。③医院医疗质量差,业务能力不高,服务态度不好。④对医生给予某些疾病的诊断和治疗处置不乐意接受,或存在疑惧心理。⑤在交通不发达地区,病人出来求医非常困难。⑥经济上有困难,医疗费用昂贵,无力支付。⑦怕失去就业、应考或出国等机会。⑧工作忙,抽不出时间去看病。⑨对健康态度的消极冷漠。⑩宗教迷信观念,有病不求医,而去祈神拜佛找巫。⑪患有某种特殊疾病,因羞于启齿而不求医。⑫自己懂医,自我料理等。

对此,医疗卫生组织和医务人员应对病人加强医药卫生知识的宣传教育;在自己的工作中应改进和加强各种管理,改善服务态度,提高医疗质量,防止差错事故,努力为病人求医提供方便和创造有利条件;要充分了解病人就医行为的生理、心理、社会状态和需要,以利有效地开展医疗卫生工作。对于缺医少药的贫困地区和交通不便的山区,政府和社会应大力发展医疗卫生和经济、文化、交通事业,创造医疗条件。

三、病人就医行为的影响因素

病人的就医行为大致可分为疾病意识、就医能力、医疗条件三个阶段。每个阶段都有诸多影响因素,这些因素共同影响着病人的就医行为。

(一)疾病意识

疾病意识,即人们从思想上接受患病的事实。其影响因素包括:

1. **心理社会因素** ①对所患疾病的意义及危害性的认识程度;②对疾病症状的体验程度;③对诊疗痛苦的恐惧;④对其前途的忧虑;⑤宗教、信仰因素。
2. **疾病症状的质和量** 这主要取决于疾病的危害、带来的损失及是否易于判断预后。如疾病症状表现为腰背痛或咳嗽,有不少人可能会懒于求医;反之,对咯血、剧痛,大多数人会立即求医治疗。
3. **人们对疾病的认知** 有两种观点:一种是医务人员的观点,另一种为非医务人员的观点。由于两者对医学知识掌握的不同,因而,他们的观点常不一致,出现就诊者感觉有病,而医生认为无病的现象。

(二)就医能力

就医能力的影响因素包括:

1. **经济因素** 病人意识到自己有病而是否求医,很大程度上取决于此因素,包括自己的经济能力和所支付的医疗费用。
2. **病人的社会地位** 其中包括家庭地位和社会地位。

(三)医疗条件

医疗条件的影响因素包括:

1. **距离医疗机构的远近及交通状况** 一般来说,病人离医疗机构愈远,交通愈闭塞,病人求医的机会就愈少,这也是农村病人求医时以重症病人多见的原因之一。
2. **医疗水平及信誉** 如果一个医疗单位,医疗水平高,服务质量好,收费合理,那么它在群众心目中的地位就高,人们也多愿意到那里去看病。因此,在医疗机构不健全的地方,医疗水平及信誉同样影响着病人的就医行为。

第三节 病人的心理活动

一、病人心理活动的类型及特点

通过较长期的临床观察发现,病人最突出的心理状态主要有以下两种:一是一般病人的心理活动,即抑郁、焦虑、怀疑、孤独感、被动依赖、否认、同情相怜、侥幸等心理活动;二是重危病人的心理反应,即恐惧和逃避心理、怀疑心理、愤怒心理、求生心理、绝望和放弃心理。

(一)抑郁

严重的抑郁往往导致失助感和绝望情绪,这是一种无路可走、无可奈何、悲愤自怜的情绪状态,多发生在患有预后不良或面临生命危险的病人身上。美国心理学家塞利格曼(Seligman)认为,当一个人对情境失去了控制力,并深知无力改变它的时候,就会产生无助感和绝望情绪。这种情绪状态多数是不稳定的,因而只要病情略见好转,或外界环境稍加改善就能烟消云散。不过,这种情绪状态在少数人身上也可以持续存在,直接影响对疾病的治疗,有的还可诱发其他疾病。

(二)焦虑

生病是件不愉快的对情绪产生刺激的事情,容易形成不良的心境。心境不佳,处事时总感到心烦意乱,基于这种心境,就容易出现焦虑或消沉的情绪反应。完全消除病人的焦虑是不容易的,何况轻度的焦虑状态对治疗疾病还有益处。但是,医生与护士对极端焦虑和长期处在焦虑之中的病人要格外重视,需想方设法帮助他们减轻心理负担,以免妨碍对疾病的治疗和诱发其他疾病。

(三)怀疑

病人的怀疑大都是一种自我消极暗示,由于缺乏根据,常影响对客观事物的正确判断。患病后常变得异常敏感,听到别人低声细语,就以为是在说自己的病情严重或无法救治;对别人的好言相劝半信半疑,甚至曲解原意,疑虑重重,担心误诊,怕吃错了药、打错了针;有的凭自己一知半解的医学和药理知识,推断药物,推断预后,害怕药物的不良反应;担心偶尔的医疗差错或意外不幸降落在自己身上;身体某部位稍有异常感觉,便乱作猜测;如果严重偏执,甚至出现病理性的妄想。还有些病人文化程度低,缺乏科学的生理、药理知识,往往以封建迷信来理解自己生理功能的不正常现象。

(四)孤独感

病人住院后,离开了家庭和工作单位,周围接触的都是陌生人。他们希望尽快熟悉环境,希望尽快结识病友,还希望亲友的陪伴。长期住院的病人由于感到生活无聊、乏味,希望病友之间多交谈,希望有适当的文化娱乐活动以活跃病房生活。

(五)被动依赖

进入病人角色之后,大多数人会产生一种被动依赖的心理状态。这是因为一个人一旦生了病,自然就会受到家人和周围同志的关心照顾,即使往常在家中或单位地位不高的成员,现在也突然升为被人关照的中心。同时,通过自我暗示,病人自己也变得不像以往那样生气勃勃,而是被动、顺从、娇嗔、依赖,变得情感脆弱甚至带点幼稚的色彩。这种被动依赖心理对疾病是不利的,医护人员要注意发挥病人在病程转归当中的积极主动性。

(六)否认

否认虽在一定程度上可起到自我保护的作用,但在许多情况下又起着贻误病情的消极作用。例如,有位女青年身患肺癌,自己却矢口否认,拒绝治疗,半年时间就因脑转移而死亡。有人对乳腺癌的女病人进行调查,发现那些延误诊治的人,大都是带有否认倾向的人。

二、病人的心理行为

病人在生病的过程中,有各种各样的心理活动,同时,也会出现常见的一些心理行为。病人常见的心理行为有就医行为、择医行为和遵医行为三种。

(一)就医行为

就医行为通常发端于病人感到患有某种疾病或感到出现某种症状。然而,有病或有某种症状的感受,并不一定导致就医行为,可能什么行为也不采取,也可能去求神拜佛或寻找其他非医疗的帮助。就医行为常受到病人所处的社会环境、文化程度、医学知识程度、宗教信仰、经济状态等多种因素的影响。

(二)择医行为

病人一经决定求医后,到哪家医院,找什么医师看病是其下一步的心理行为,其行为方式常受自我诊断能力、经济状况、受教育程度及医疗知识的影响。其中自我诊断能力往往是最主要的因素。自我诊断为"小病",往往采取方便、经济的择医行为;自我诊断为"大病",则采取安全、可靠的择医行为。由于自我诊断与实际情况常有很大的出入,以致可能影响到许多病人的治疗。例如一例女性病人,发现右乳有一小肿块,自认为问题不大,到附近一卫生院做手术切除,术后未做病理学检查,1个月后该处又出现肿块,才感到疾病的严重性,进一步检查证实为乳腺癌。

如何选择合适的医院、医生是病人择医行为中所面临的经常性心理问题。一般来说,病人常按下述原则进行选择:

1. 方便原则　如到附近的医院,在医院内有熟识的人等。

2. 经济原则　尽量减少看病过程中的开销,同一种病,在大医院的费用要比小医院高,经济不宽裕的病人往往选择在小医院求医。

3. 安全可靠原则　对于较为严重的疾病,病人首先选择到大医院或有特色的专科医院看病,其次是选择有名望、有权威、有经验的医生看病,一般不大喜欢实习医生、进修医生或青年医生看病。

4. 性别原则　如乳腺疾病、妇科疾病或男性疾病病人往往愿意找同性别的医生看病。

5. 比较原则　门诊中许多病人,特别是一些疑难症患者,在决定最终住院治疗前,往往到过多家医院,找过不同的专家,对他们的治疗意见进行比较,以求得到自认为最好、最满意的医院进行治疗。

(三)遵医行为

遵医行为是指病人看病后的行为与医生的指示及处方相符合的程度,这是病人行为最重要的一方面,决定着诊疗效果和转归。据研究,不遵医嘱行为的发生率很高,完全遵医嘱、遵医嘱但不严格、几乎不遵医嘱的病人各占1/3。不遵医嘱的原因或有关因素是多种多样的,包括:①对医生的满意程度。有报道说,约30%的病人对从医生那里得到的信息和劝告不满意,这种不满意易导致不遵医嘱的行为。②病人对医嘱内容理解不清,记忆不清,尤其是同时服用几种药物及每种药物服法、剂量不一致时更易出现服错现象,这在老年人、文化程度低者尤甚。③费用超过了所期望的程度,病人往往不取药或不做检查。④治疗方式的复杂程度,治疗内容越复杂,越不容易遵从。⑤治疗或检查给病人所带来的痛苦程度。慢性病病人对医嘱做出的改变较多,这种改变有时会带来严重的后果。如一便血病人,直肠镜检发现直肠息肉,医生建议做手术切除,但病人自认为难于耐受手术带来的痛楚,坚持不再到医院治疗,数年后症状加重,诊为直肠癌而不得不做更大的手术,且肿瘤已属晚期,生命受到威胁。

三、病人的心理活动对医疗行为的影响

随着生物-心理-社会医学模式的出现,作为医务人员不仅要了解病人生理的需求,更要熟悉病人的心理活动和心理需求,不仅要对病人的疾病做出正确的诊治,而且要帮助病人解决某些心理和社会问题。以病人为中心,同时关注病人生理和心理的需求的人性化服务,是医务人员不懈的追求,有利于更好地服务病人、营造良好的医患关系。这要求医务人员做到:

1. 与病人良好的沟通交流　医患沟通是医患双方相互信任,达成共识的重要条件。在医疗服务工作中,

坚持以病人为中心,提供人性化服务,真正做到尊重病人、关爱病人、服务病人,既代表了广大病人的利益,又代表了广大医务工作者的心愿和利益。医务人员加强与病人的沟通交流,时时体现对病人的细心、耐心、关心和爱心,处处体现对病人的人性化服务,是医疗服务发展的必然趋势,也是医疗服务工作中不可缺少的。把人性化服务落实到为病人提供优质服务中,体现在医疗服务的流程中,在治疗疾病的过程中进行良好的医患沟通可促进医疗工作的开展。

2. 注重对病人的心理疏导与心理治疗　国内外大量的临床事实证明,心理因素与疾病发生、发展、治疗、和转归有重要的关系。因此,了解病人心理活动的类型及特点,有助于医务人员在与病人的沟通中客观真实地收集病人的信息,采取科学合理的诊疗措施。

3. 建立良好的医患关系模式　不同疾病的病人有不同的心理特点,病人在疾病的不同阶段也有不同的心理特点,有时甚至医疗环境和医务人员态度的不同都会造成病人的心理发生变化。医务人员及时了解病人不同的心理,并及时进行心理疏导,有利于良好医患关系的建立,并能妥善解决医疗纠纷。

第四节　病人的权利与义务

权利和义务是指在一定的社会关系中,主体(即法律关系的参与者)所享有的权益和必须履行的责任。病人的权利与义务,指病人在就医过程中,医疗机构和医务人员通过医疗、护理等特定的医学活动与病人建立起来一种特殊的社会关系,即医患关系,其中病人按照一定的道德原则和规范来约束、调整自身的行为,尊重彼此的权利并被要求履行相应的义务,即为病人的权利和义务。尊重病人的权利并督促病人履行相应的义务,是提供医疗服务的重要组成部分。

20世纪以来,世界卫生组织(WHO)的许多文件对病人的权利和义务进行了明确的规定,很多国家对于病人的权利义务也进行了专门的立法。例如,《夏威夷宣言》(1977年)中对精神病病人权利义务的规定,《赫尔辛基宣言》(1964年)中对参加人体试验的受试者应享有权利的关注,美国医院协会于1973年制定了《病人权利典章》,新西兰于1978年制定了《病人权利与义务守则》,芬兰于1983年公布了《芬兰病人权利条件》等。

在我国,虽然关于病人的权利与义务没有专门的立法,但是我国相继出台了《民法通则》《民事诉讼法》《医疗机构管理条例》《传染病防治法》《执业医师法》《医疗事故处理条例》《职业病防治法》《侵权责任法》等多部法律法规,从这些法律法规中都可以找到病人权利与义务的条文。与此同时,伦理界对病人权利与义务的研讨也方兴未艾。1997年10月,中华医学会医学伦理学分会第九次年会讨论并形成了正式文件"病人的权利与义务",系统地总结了病人的权利与义务。这些无疑都对我国病人权利与义务的实现提供了依据。

一、病人权利的主要内容

国际相应约定和我国法律法规规定,病人拥有的基本权利包括健康权、医疗权、自主权、选择权、知情权、同意权、保密权、隐私权和求偿权等。

(一)病人的健康权和医疗权

健康权是指公民维护自己身体组织、器官结构完整、功能正常,免受非正常医疗目的的伤害的权利,以及维护自己的精神心理免受恶性伤害的权利。医疗权是病人最基本的权利,是生命健康权的延伸。不能保证公民起码的医疗权,健康权就是一句空话。

1. 任何病人都享有医疗权利　即是指任何病人都有获得为治疗其疾病所必需的医疗服务的权利。治疗疾病所必需的服务根据病情的严重程度不同而不同。病情的需要是一种客观的需要,不是病人或病人家属的主观需要。提供的医疗服务受到医学框架和医学发展水平的制约,受到卫生资源分配水平的制约,但任何人都无权拒绝病人的就医要求。超出病情的要求不能成为病人的权利,这种超出病情的要求可以是多方面的,尤其是病情严重的病人或其家属可能会提出要求用某种药物、处方或手术去治疗病人,而这些药物或手术是未经验证或评估的,不能证明确实是有效的。采取这种疗法对医生来说不是必须履行的义务。

2. 病人医疗权应是平等的、公正的　平等和公正的医疗权是指相同的疾病应获得相同的治疗。人们的生存权利是平等的,享受的医疗权利也是平等的,因此医务人员不能因为病人的地位高低、权力大小、收入多少等而给予不同的治疗,应平等地对待每一位病人,自觉维护一切病人的权利。

(二) 病人的自主权和选择权

病人的自主选择权是指病人就有关自己的医疗问题做出决定的权利。例如:①病人有权自主选择医疗单位、医疗服务方式和医务人员。②病人有权自主决定接受或不接受任何一项医疗服务,特殊情况下如病人生命垂危、神志不清不能表达意见时可由病人家属决定。③病人有权拒绝非医疗性活动。④病人有权决定是否进行转院治疗和出院时间。但在病情极不稳定或随时有危及生命可能的情况下,或病人及其家属此时的决定与医务人员治疗行为相悖,应签署一份书面文件,说明是在医生已经充分说明的前提下做出转院或出院决定的。⑤病人有权拒绝或接受任何指定的药物、检查、处理或治疗,并有权知道相应的后果。⑥病人有权自主决定其遗体或器官如何使用。⑦病人有权享受来访及与外界联系,但应遵守医院有关的规章制度。

病人的自主权和选择权并不是无限制性的自主选择权,必须服从国家法律法规的特别规定。例如在烈性传染病、严重精神病的发病期间,病人入院治疗、出院、转院等均需服从国家法律制度关于进行强行隔离治疗的规定和义务,病人必须遵照执行和遵守医嘱。病人的自主选择权还必须以严格遵守医疗机构的规章制度为前提。

(三) 病人的知情权和同意权

知情同意权是指病人有权了解自己的病情,并可以对医务人员所采取的医疗措施决定取舍。知情同意的实质是病人方在实施病人自主选择权的基础上,向医疗方进行医疗服务授权委托的行为。知情同意权由知情、理解、同意三个要素所构成。从完整意义上来说,知情同意权包括了解权、被告知权、选择权、拒绝权和同意权等权利,是病人充分行使自主权的前提和基础。

例如,《医疗机构管理条例》第33条规定医疗机构施行手术、特殊检查或者特殊治疗时,必须征得病人的同意。《医疗机构管理条例实施细则》第62条规定,医疗机构应当尊重病人对自己的病情、诊断、治疗的知情权利。在实施手术、特殊检查、特殊治疗时,应向病人做必要的解释。《执业医师法》中也规定,病人对自己所患疾病的性质、严重程度、治疗情况及预后有知悉或了解的权利。在不损害病人利益和不影响治疗效果的前提下,医疗机构应根据病人的要求提供有关信息。《侵权责任法》第55条规定,医务人员在诊疗活动中应当向病人说明病情和医疗措施。需要实施手术、特殊检查、特殊治疗的,医务人员应当及时向病人说明医疗风险、替代医疗方案等情况,并取得其书面同意;不宜向病人说明的,应当向病人的近亲属说明,并取得其书面同意。

1. 病人有获得全部病情的知情权　病人有获知有关自己的诊断、治疗和预后的最新信息。在医疗活动中,医疗机构及其医务人员应当将病人的病情、医疗措施、医疗风险等如实告知病人,及时解答其咨询,但是,应当避免对病人产生不利后果。病人有权在接受治疗前,如手术、重大的医疗风险、医疗处置有重大改变等情形时,得到正确的信息。只有当病人完全了解可选择的治疗方法并同意后,治疗计划才能执行。病人有权在法律允许的范围内拒绝接受治疗,医务人员要向病人说明拒绝治疗对生命健康可能产生的危害。如果医院计划实施与病人治疗相关的研究,病人有权被告知详情并有权拒绝参加研究计划。

2. 病人有知晓并保障自己经济利益的权利　病人拥有要求节省医疗费用并了解费用花费情况的权利,病人有权了解其医疗费用实际开支的情况,并有权得到费用节省的医疗。医院和医务人员有责任解决病人费用方面的疑问。

(四) 病人的隐私权和保密权

隐私权是指公民享有的个人不愿公开的有关私生活的事实不被公开的权利。侵害病人隐私权的行为方式包括两个方面:一是刺探或以其他方式(如无故擅自私拆信件)了解病人的隐私;二是泄露因业务或职务关系掌握的他人秘密。确定是否存在侵害隐私权并不是以是否故意或过失为要素条件,只要泄露了病人不愿公开的个人生活秘密就可构成侵害隐私权。

保密权是在病人就医过程中对隐私的保护。病人的保密权包括三部分:一是为病人保密;二是对病人保密;三是保守医务人员秘密。病人的保密权是自主权的延伸,对病人的隐私保密是医生的职业道德。

例如《侵权责任法》第62条规定,医疗机构及其医务人员应当对病人的隐私保密。泄露病人隐私或者未经病人同意公开其病历资料,造成病人损害的,应当承担侵权责任。

(五)病人享有的其他权利

作为中华人民共和国公民,病人也依法享有宪法和其他法律规定的各项基本权益。

1. 人格权 《民法通则》第101条规定,"公民的人格尊严受法律保护"。因此,在医疗服务过程中,病人的人格权应当受到保护和尊重。

2. 肖像权 《民法通则》第100条规定,"公民享有肖像权,未经本人同意,不得以营利为目的使用公民的肖像"。公民具有肖像的占有权、创制权和使用决定权。如果医院或医务人员未经病人或家属同意,或虽经病人或家属同意拍摄和使用了其肖像,但其后改变使用途径或范围,如由科研存档转为广告宣传,就构成了对肖像权的侵害。

3. 名誉权 是指公民或法人对自己在社会生活中所获得的社会评价即自己的名誉,依法所享有的不可侵犯的权利。《民法通则》第101条规定,"公民、法人享有名誉权,公民的人格尊严受法律保护,禁止用侮辱、诽谤等方式损害公民、法人的名誉"。现在名誉纠纷日益增多,医院可能因为未经他人同意,擅自公布他人的隐私材料或以书面、口头形式宣扬他人隐私,致他人名誉受到损害的,则应按照侵害他人名誉权处理。

4. 求偿权 由于医疗机构及其医务人员的行为不当,造成病人人身损害的,病人有通过正当程序获得赔偿的权利。医务人员在诊疗活动中未尽到与当时的医疗水平相应的诊疗义务,造成病人损害的,医疗机构应当承担赔偿责任。

5. 免责权 病人有免除一定社会责任和义务的权利 按照病人的病情,可以暂时或长期免除服兵役、献血等社会责任和义务。这也符合病人的身体情况、社会公平原则和人道主义原则。

二、病人义务的主要内容

1. 病人义务 是指在一定条件下存在的对病人行为和道德的要求,同病人权利相对应而存在。主要包括:

(1)配合治疗的义务。在服药、饮食、作息、禁忌等方面有遵守医嘱、护嘱、院规的义务。

(2)有接受保护性医疗制度的义务,不强求不该知道的信息。

(3)不讳疾忌医,有义务详述病史、既往史和家族史,并接受一切临床检查和检验。

(4)知情同意权受到干涉时(如疾病危重拒绝手术)有义务接受代理人的监护。

(5)不夸大或缩小病情,骗取免除或放弃社会义务。

(6)自觉缴纳医疗服务费用。

2. 道德责任 病人在疾病的防治过程中,对他人、对社会也要承担一定的道德责任。主要表现在:

(1)尊重医务人员,积极配合医疗。这是取得良好的医疗效果的重要条件。病人应信任医务人员,相信科学,遵从医嘱,积极提供医疗所需的病史资料和临床检查资料,接受有关医疗护理的参考建议,以使医护工作顺利展开,促进早日康复。

(2)坚持预防为主,加强自我保健。为了免遭疾病的折磨,减轻家庭和社会的负担,病人有义务保持和增进自己健康,消除有害健康的行为,采取积极有效的防治措施,减少疾病的诱发因素,防止疾病的传播扩散,努力增强体质,提高自疗自护能力。

(3)讲究就诊道德,合理使用自己的权利。病人应尊重医务人员的人格与权利,遵守医院的各项规章制度,讲文明,讲秩序,讲礼貌,讲卫生。正确对待医务人员造成的医疗差错、事故和医疗纠纷,不提超出病人权利范围、政策法律规定范围以及当时当地医护条件和可能的过高的或不合理的要求。

(4) 支持医学科学研究的义务。医学科学所探索的病因、发病机制、病程的发展、转归和预后等,都需要病人的配合,特别是罕见病例和疑难病症常具有不可多得的科研价值,更需病人支持、配合研究,这是病人造福社会的道德行为。

(5) 在中华人民共和国领域内的一切单位和个人,必须接受疾病预防控制机构、医疗机构有关传染病的调查、检验、采集样本、隔离治疗等预防、控制措施,如实提供有关情况。

(覃　凯)

数字课程资源：

📖 拓展阅读　　　✏ 教学PPT　　　📝 自测题

第三章　疾病病因

本章要点

本章主要阐述了病因学(etiology)的基本概念及其发展,引起疾病的外在因素,疾病发生的内在条件;了解医源性疾病的病因,使医学工作者在预防、诊断、治疗等医疗活动中有的放矢,科学地解决疾病问题。

自古以来,疾病的发生原因是医学工作者关心的重要问题,也是医学界研究的核心问题。研究病因和消除病因是消灭、控制、预防、诊断、治疗疾病,保障人群健康的根本措施,因为只有明确了病因,预防医学工作者才能针对病因制定预防措施,临床工作者才能采取针对性办法开展治疗活动。

第一节　病因的概念

一、病因定义及分类

目前,以利连菲尔德(Lilienfeld)为代表的流行病学专家对病因的定义为:那些能使人群发病概率升高的因素,就可认为是病因,其中某个或多个因素不存在时,人群疾病频率就会下降。中医学角度对病因的定义为:导致人体发生疾病的原因,称为病因,又称为"致病因素""病原"(古作"病源")"病邪"。从实验研究的角度将病因定义为:是指在实验的、纯粹的条件下,可引发疾病病理过程的特定因素,有化学的、物理的、生物的、精神心理的以及遗传等数类。这些引起疾病发生的诸因素的综合就是病因。

病因是客观存在的,其中有些是直接病因(direct cause),有些是间接病因(indirect cause);有的是主要病因(primary cause),有的是辅助病因(auxiliary cause),它们形成了错综复杂的病因网。也有人将病因分为必要病因(necessary cause)和充分病因(sufficient cause)。所谓必要病因,是指引起某种疾病发生不可缺少的因子,然而有了必要病因,并不一定都会出现特定的疾病。所谓充分病因,是指有该病因存在的情况下,必定(概率为100%)导致疾病发生,当然我们应该认识到,充分病因几乎是不存在的。

从广义上讲,病因应包括危险因素和发病机制两个部分。危险因素包括内在因素——宿主(机体)和外在条件——致病因子及环境(自然环境、社会环境等),更多地侧重于流行病学角度,目的是为了研究疾病的发生演变过程(图3-3-1)。发病机制是指病理生理反应和病理解剖的变化等,更多地侧重于基础医学和临床医学的角度,目的是为了治疗疾病。

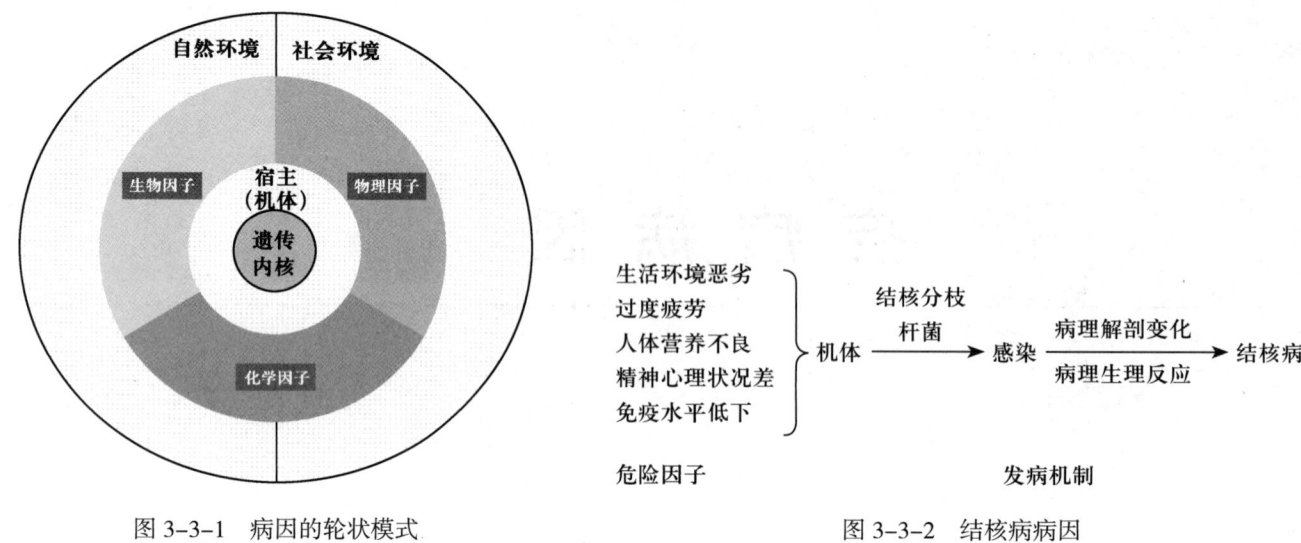

图 3-3-1　病因的轮状模式　　　　　图 3-3-2　结核病病因

现以结核病的发生为例说明。结核病的发生过程是：在生活环境恶劣、过度疲劳、人体营养不良、精神心理状况差、免疫水平低下等危险因子存在时，暴露于大量结核分枝杆菌下的机体就可能会受到感染。当结核分枝杆菌侵入机体组织后，就引起一系列的病理生理反应，甚至病理解剖的改变，从而使机体罹患结核病（图 3-3-2）。

二、疾病发生的三要素及相互关系

在病因的轮状模式下，任何疾病的发生必须具备致病因子（agent）、宿主（host）和环境（environment）三项基本条件（也称三要素）。其中致病因子是疾病发生的必要因素，按其性质可分为物理因子、化学因子和生物因子等；宿主是指在一定条件下接受致病因子作用的机体，在宿主特征中有多方面因素与疾病有关；环境因素一般分为两类，即自然环境和社会环境。三个要素同时存在、相互作用，在一定条件下平衡失调才能发生疾病（图 3-3-3）。三要素间的平衡失调有几种表现形式：

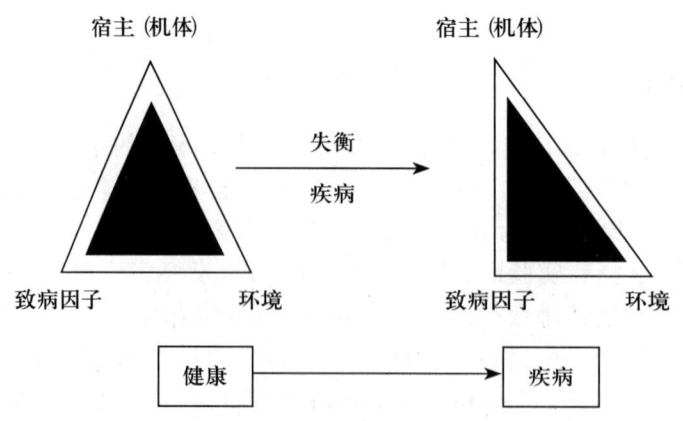

图 3-3-3　疾病发生的三角模型（王建华，2004）

1. 在环境因素不变的情况下，致病因子质或量的变化，都能导致致病因子比重增加，打破平衡，引起疾病的流行。

例如，曾经一度被人类控制的肺结核，由于耐药菌株普遍而又大量地出现，正卷土重来；饮水中只有少量的霍乱弧菌可以被机体消灭或不能迅速繁殖，而饮用水中含有大量的霍乱弧菌，则霍乱的发生和流行的可能性就大大增加。

若宿主的状态发生变化,宿主因素的比重增加,也能打破平衡,引起疾病的发生或流行。

例如,在相同的环境中,母乳喂养的婴儿抗病能力要远远大于非母乳喂养的婴儿,因为前者可以从乳汁中得到来自母亲的抗体;肠道传染病在胃酸缺乏人群中更容易流行,这是由于宿主缺少了胃酸这一抵御致病因子的一道防线。

2. 在宿主情况不变,而环境因素发生变化时,可加强致病因子的作用,造成平衡失调,导致疾病的发生。

例如,厄尔尼诺现象的出现,可以导致昆虫和致病微生物的大量滋生繁殖,而引起鼠疫、疟疾、细菌性痢疾、出血热的流行。

3. 当致病因子未发生明显变化,而环境因素发生巨大的变化时,可导致宿主情况改变,宿主抵抗力降低而引起疾病。

例如,在战争及社会动荡时期,饥荒、过度疲劳、人口拥挤、营养不良、精神高度紧张等原因会导致人群抵抗力的下降,在致病的过程中宿主因素的比重增加,造成平衡失调,可引起急、慢性疾病的发生和流行。

第二节 引起疾病的外在因素

一、致病因子

致病因子是疾病发生必需的因素,按其性质可分为物理因子、化学因子和生物因子等。

(一)物理因子

声、光、电、热、摩擦、外力及放射性物质等物理因子作用的数量、时间与强度超出机体生理耐受阈值时,均可引起疾病。不同的物理因子对人体的影响各异,而人体对不同物理因子作用后的效应器官也各不相同。如对光的效应器官主要为眼、皮肤,声则主要为听觉系统,热、振动、辐射等可作用于人体的各个系统。一旦脱离了与物理因子的接触,其对人体的直接作用将立即终止。多数作用属于机体生理反应过程的失调,采用适当的医疗措施后,机体可恢复或较快恢复,但在大剂量、高强度、长时间的持续接触下,也能严重伤害人体,造成不可逆的损伤,严重的可能导致死亡。

1. 中暑 是由高温环境引起的体温调节中枢功能障碍、汗腺功能衰竭和(或)水、电解质丢失过量所致的一组临床症候群。

2. 冻伤与冻僵 是由于寒冷潮湿作用所导致的机体冷损伤。局部性称为冻伤,常发生于皮肤及手、足、指、趾、耳、鼻等处;全身性则称为冻僵。

3. 噪声 是指在生活和工作中使人厌烦、不适以致难以忍受的声音。如噪声强度为65~80dB(A)的终身接触,有2%~10%的人会出现某些频率听力的永久性丧失。听力损伤程度随噪声接触时间的延长而加重。当噪声强度级为85dB(A)时,临界暴露年限(即产生听力损伤的人数超过5%的暴露年限)为20年;为95dB(A)时,临界暴露年限则缩短为5年。

4. 振动病 是指在工作中长期接触强烈局部振动,引起以肢端血管痉挛、上肢骨骼及关节骨质变性和周围神经末梢感觉障碍为主要表现的职业性疾病,并可引起全身反应,如眩晕、恶心、血压升高、心率加快、疲倦、睡眠障碍等。接振强度和时间是振动暴露剂量的决定因素,在振动致病因素中以加速度最为重要。振动按对人体作用的方式,分为全身振动和局部振动两种。

5. 减压病 是在一定高压环境中停留一段时间后,在转向正常气压时,因减压过快,幅度太大,使人体组织和血液中形成气泡导致的疾病。因为在高压环境中,体内各组织和体液中的氧气和氮气溶解于其中,氧气可被组织利用,氮气则不能,一旦减压速度太快,幅度太大,就会释放过多的氮气,形成气泡,阻塞血管和压迫组织,引起一系列病变。

6. 高山病 亦称高原病、高山适应不全症,是指位于高原地区(海拔3 000 m以上)的人群,受低大气压和低氧分压的影响,引起机体各系统、器官、组织缺氧而产生的一系列病症。高原病分为高原反应(急、慢性高原反应)、高原肺水肿、高原脑水肿(即高原昏迷)、高原血压异常(高原高血压、高原低血压)、高原红细胞增多症和高原心脏病等。

7. 辐射损伤　辐射分为电离辐射和非电离辐射。电离辐射包括α、β、γ、X射线及中子流,可使生物体组织产生电离效应。电离辐射引起的急性放射病,多数是短时间内、大剂量地接受X、γ射线或中子流的贯穿辐射所致。常发生在核事故和核弹爆炸后。例如,1986年切尔诺贝利核电站事故,使成千上万人致病和罹患肿瘤。慢性放射病则是因为从事放射工作者长期、反复地接受超过容许剂量(或浓度)辐射所致。非电离辐射分为紫外线、可见光、红外线、射频、微波、激光,所发射的量子能量小于12 eV,不会导致组织电离,最多只能使分子离解,常以荧光和热能的形式消耗其能量,主要是对机体产生功能性影响。常见的疾病有电光性眼炎(由紫外线引起),包括角膜炎、结膜炎和眼灼伤。此外,不科学地使用激光也可能对眼造成伤害。

8. 电击伤　是电流的能量直接或间接作用于人体造成的伤害。电流对人体的伤害虽然是个复杂的问题,但按照能量施加的方式不同,它对人体的伤害可分为两种类型,即电击和电伤。一般情况下,两类伤害可能同时发生。目前已知50~60 Hz的交流电50~80 mA可使呼吸麻痹、心室颤动而致死。

9. 溺水　是人沉没于水中,因呛水引起喉头、气管反射性痉挛,或水吸入呼吸道中,使呼吸道被水、污泥、杂草等堵塞导致窒息、缺氧直至呼吸、心搏停止。此外,还有化学物引起的中毒作用。

(二) 化学因子

许多无机和有机化学物质对机体都具有毒性,称为毒物(poison)。一定剂量的毒物被摄入机体后即可引起机体的不良反应。某些化学产品、工业"三废"污染物或经农药、医药、食品添加剂、化妆品等形式的化学物质,都可危害人体健康,引起急、慢性中毒或致畸致突变。例如,一氧化碳能选择性地与红细胞中的血红蛋白结合,形成碳氧血红蛋白而导致缺氧;汞进入机体后能引起肾的损害;过量的巴比妥类药物可以抑制中枢神经系统等。在致病因子中,化学性致病因子种类最多,致病情况复杂。因此,熟悉化学因子的选择性毒性作用,对于理解中毒性疾病的发病机制和采取正确治疗措施,都有重要的意义,是目前病因研究中的重点。

1. 金属和类金属中毒　在《化学物质毒性全书》中已列出48种对人体有毒性作用的金属和类金属,常见的有铅、汞、锰、镉、铍、铬、磷、砷中毒等,其中铅中毒是最常见的。如蓄电池、汽油防爆剂、电缆外套、建筑材料、弹药、保险丝及一些油漆、食品包装材料、化妆品等均含有铅。铅可与体内一系列蛋白质、酶和氨基酸内的官能团(如巯基)结合,干扰机体许多方面的生化和生理活动,从而影响身体的多个系统和器官,尤其是骨髓造血系统和神经系统。

2. 溶剂中毒　工业溶剂约有3 000多种,多为有机溶剂。按有机溶剂的化学组成可分为烃类(正己烷、环己烷、苯、汽油)、卤代烃类(二氯乙烷、三氯甲烷、三氯乙烯)、醇类(甲醇、乙醇、氯乙醇)、酮类(丙酮、环己酮)、醚类(乙醚、异丙醚)、其他(二硫化碳、二甲基甲酰胺)。许多研究表明,几乎所有的有机溶剂都是原发皮肤刺激物,对皮肤、呼吸道黏膜和眼结膜具有不同程度的刺激作用,能引起许多中枢神经系统的非特异性抑制周围神经疾患和全身麻醉作用;急性苯中毒可以引起中枢神经系统症状。

3. 有害气体中毒　有害气体分为刺激性气体和窒息性气体。刺激性气体种类很多,常见的有氯、氨、氮氧化物、光气、氟化氢、二氧化硫和三氧化硫等。窒息性气体常见的有:一氧化碳、氰化物、硫化氢、氮气、甲烷、二氧化碳、水蒸气等。

4. 芳香族氨基和硝基化合物中毒　芳香族氨基和硝基化合物是对含有氨基和硝基的芳香烃衍生物的总称。苯或其同系物(如甲苯、二甲苯、酚)的环上氢原子被氨基(—NH$_2$)或硝基(—NO$_2$)替代,即为芳香族氨基或硝基化合物,如苯胺、苯二胺、联苯胺、二硝基苯、三硝基苯、硝基氯苯等。芳香族氨基和硝基化合物中毒临床表现为高铁血红蛋白血症、溶血、出血性膀胱炎、肝损伤及神经系统表现等。

5. 农药及消毒剂中毒　化学农药根据使用目的可分为杀虫剂、杀菌剂、除草剂、杀螨剂、杀鼠剂、杀软体动物及其他动物剂、杀藻剂、拒避剂、熏蒸剂、昆虫生长调节剂和增效剂等。根据有效成分和化学结构又可分为有机盐类、有机磷类、有机氮类、氨基甲酸酯类和拟除虫菊酯类等。农药对健康的急性影响包括常见的视物不清或视力下降、上呼吸道刺激症状、接触性皮炎、全身性中毒甚至死亡。农药接触还可造成神经系统损伤,也可引发各种恶性肿瘤。

6. **高分子化合物中毒** 高分子化合物是一种或几种简单的化合物,经聚合或聚缩而成的,相对分子质量高达几千或几万的化合物。其毒性取决于所含游离单体和助剂(如催化剂、引发剂、增塑剂、稳定剂、固化剂、润滑剂、着色剂、发泡剂、填充剂等)的品种,而聚合物本身的毒性则较低。高分子化合物主要包括塑料、合成纤维、合成橡胶三大合成产品以及黏合剂、离子交换树脂。高分子化合物与空气中的氧接触,并受热、紫外线及机械作用,可被氧化。

7. **药物中毒** 药物具有两重性,作用于机体,既可产生有益的治疗作用,也可产生有害的不良反应。药物中毒主要表现为药物的毒性反应、变态反应及致畸、致突变和致癌作用。多数药物中毒是由于剂量过大、用药(接触药)时间过长或机体敏感性过高等引起。

(三) 生物因子

生物因子包括微生物(细菌、病毒、真菌、立克次体、支原体、衣原体、螺旋体、放线菌等)、寄生虫(原虫、蠕虫、医学昆虫等)及各种有害的动植物(毒蛇、蝎子、麦角等)三大类。生物因子是传染性疾病最主要的致病因子,同时也参与某些非传染性疾病的致病过程。

1. **微生物、寄生虫** 是引起感染性疾病的致病因子。微生物和机体相互作用有几种可能的结果:①微生物大量繁殖,产生毒性物质,损害机体并导致疾病甚至死亡;②微生物与机体处于平衡状态,形成隐性感染或慢性感染,也可造成终身携带病原体状态(如慢性乙肝病毒携带者);③微生物侵入机体后,其基因组与机体的基因组整合持续终身(如病毒基因的 DNA 整合);④宿主通过自身的防御机制或借助外源物质的帮助,消除侵入的病原体,恢复到发病前的状态,并具有特异的保护性免疫力。寄生虫侵犯机体通常需要媒介或中间宿主,寄生虫在宿主的细胞、组织或腔道内寄生,引起一系列的损伤,这不仅见于原虫、蠕虫的成虫,而且也见于移行中的幼虫,它们对宿主的作用是多方面的。例如,血吸虫虫卵在水中孵化数小时成毛蚴,毛蚴钻入钉螺体内,以钉螺为中间宿主发育为尾蚴,尾蚴从螺体逸入水中,遇到人和哺乳动物,即钻入皮肤侵犯机体,在人体内定植、发育为成虫、产卵,这一过程中导致血吸虫病发生;疟原虫以按蚊为中间宿主,在按蚊体内完成配子生殖,产生子孢子,按蚊叮咬时子孢子侵入人体,寄生于人体肝细胞和红细胞内进行裂体增殖,此过程中导致疟疾发生。临床上将由致病微生物或寄生虫侵袭所致的疾病统称为感染性疾病。感染性疾病根据其是否具有传染性,又分为传染性疾病和非传染性感染性疾病。

(1) **传染性疾病** 传染性疾病的流行过程必须具备传染源、传播途径和易感人群三个基本条件。这三个条件被称为流行过程的三个基本环节。只有当三个环节同时存在时,才会出现传染性疾病的传播蔓延。

(2) **非传染性感染性疾病** 是指病原体可以在机体内增殖导致机体功能障碍和组织破坏,但不能将病原菌排出体外传给他人(非传染性)的感染性疾病。

2. **有害的动植物** 生物性致病因子还包括有害的动植物,这些因素引起的疾病主要是中毒性疾病。有害的植物引起的中毒包括:①毒蕈中毒:有 80 余种蕈有毒,其中最毒的有 10 种。毒蕈种类多,有毒成分复杂,往往一种毒蕈含有多种毒素,有的相互协同,有的相互拮抗。②含氰苷植物中毒:如杏、桃、李和枇杷等果实中的核仁,木薯、酸竹笋、高粱嫩叶等都含有氰苷。③含硝酸盐植物中毒:大量施用含硝酸盐的化肥时,可增加蔬菜中硝酸盐的含量,如被大量施肥的芹菜、大白菜、韭菜、萝卜和菠菜等。④棉酚中毒:主要是长期食用棉籽油而引起。⑤其他:还有马桑、豆薯子、夹竹桃、乌头、红茴香与莽草实等中毒。动物性中毒主要包括:①蛇毒中毒;②河豚中毒;③蟾蜍中毒;④鱼胆中毒;⑤其他,还有昆虫毒素中毒、海洋水生物中毒等。

二、环境

人类生活和工作的环境对疾病的发生具有重要作用。环境因素一般分为两类,即自然环境和社会环境。

(一) 自然环境的影响

自然环境包括地理、气候和生物因素等。地理因素是指地形、地貌、土壤、水文等。地方病的发生与流行,与特定的地理因素有密切的联系。例如,地方性甲状腺肿主要集中在内地山区,这与当地饮水及土壤中含碘量过低有关;食管癌高发于太行山两侧,并以河南、河北、山西三省交界为中心向四周扩散,发病率逐渐降低;克山病也具有地域性,目前认为该病可能与硒等某种微量元素和营养物质缺乏有关;地方性氟中毒则发生于饮水、土壤及食物中含氟量高的区域。气候因素包括温度、湿度、雨量、风向、大气压等,它与某些疾病的发生关系十分密切。例如,长期日照不足,可使小儿维生素 D 合成减少而引起佝偻病,反之,日照过度可发生皮肤癌;气温下降可使慢性阻塞性肺疾病发作增加;季节转换时可引起消化性溃疡发病。生物因素是指自然界的一切动植物,包括疾病的媒介(如蚊、蝇等)和病原体的储存宿主(哺乳动物)。自然因素对传染性疾病的影响,主要是通过影响病原体的生长繁殖和媒介昆虫消长调节传染性疾病的发生与流行强度。

(二)社会环境的影响

社会环境是政治、经济、文化等因素的综合,包括社会制度、经济状况、文化教育、风俗习惯、医疗预防条件、人口密度、生产活动、社会安定程度、战争等。

随着医学模式的不断发展和演变,生物-心理-社会医学模式的出现,让我们对疾病的发生发展有了更为全面而深刻的认知,因此,我们必须重视社会因素对传染性疾病的发生发展的重要影响。

第三节　疾病发生的内在条件

疾病的发生和流行除了与致病因子及环境等外在因素有关之外,还与宿主的内在条件有着密切关系。

一、宿主

宿主(host)是指在一定条件下接受致病因子的机体。在宿主的特征中有多方面因素与疾病的发生有关,如年龄、性别、遗传、免疫状况、职业、种族等,其中以遗传、免疫状况因素的影响最为明显。

(一)遗传因素

遗传因素与疾病的联系越来越受到人们的重视。目前,人们研究疾病的遗传性,不仅限于单基因遗传病,如苯丙酮尿症、血友病等;而且更重视因多基因遗传引起的慢性非传染性疾病,如高血压、糖尿病、恶性肿瘤等的研究。例如,食管癌可在同一个家族内,连续 2~3 代或同一代内相继发生,且血缘关系越接近,其发病率越高。多基因遗传病的家族聚集性不如单基因遗传病表现得明显。除了慢性非传染性疾病的发生有明显遗传倾向之外,研究发现,一些传染病的发生也存在遗传易感性,例如,对白喉毒素敏感的基因定位在 5 号染色体长臂,对脊髓灰质炎病毒敏感性基因位于 19 号染色体长臂。

(二)免疫状况

宿主的特异性免疫反应对疾病的发生与发展有着重要作用。生理性的免疫反应对保护机体免受致病因子的侵袭、维持机体功能的稳定起着重要的作用。正常的免疫功能可抵抗致病因子的侵袭,并通过自身稳定和监视作用,消除衰老损伤或突变的细胞。但是,宿主有时也会出现免疫病理反应,从而导致多种疾病的发生。免疫性疾病是指除传染性免疫、肿瘤免疫和移植免疫以外所有与免疫有关的疾病,通常分为三类:自身免疫病、免疫缺陷性疾病和免疫增生性疾病。

(三)年龄与性别因素

年龄对疾病的发生有明显的影响。如婴幼儿易患急性传染病,而中、老年人易患心脑血管疾病、糖尿病、癌症等慢性非传染性疾病,而且随年龄的增长发病率(死亡率)增加。这并非年龄本身的作用,而是由于不同年龄组人群对该类疾病的免疫状态不同所致。有些疾病在儿童和老年人中高发,如白血病,儿童期有一高峰,以后随着年龄增长发病率变化不大,但是到老年阶段发病率又出现一高峰。因此,我们也可以根据发病的年龄不同,来探讨疾病的发病原因。

性别对疾病的是否发生同样有影响,由于男女的活动范围、生活方式、劳动条件和嗜好不同,因而各种疾病的患病率相差很大。男女传染病的患病率不同,主要是由于感染机会不同所致。例如血吸虫病流行区,一般情况下男性血吸虫病的患病率高于女性,但若男女暴露于血吸虫病的机会相同,则患病率可能没有多大差别。生活方式和嗜好不同也可导致男女患病率不同,如男性肺癌的患病率高于女性,原因之一是男性吸烟的人数比女性多,但随着女性吸烟人数的增加,女性肺癌的发病率也在逐年增加。艾滋病的男女发病率之比是(10~15):1,其原因是男性同性恋的易感性及静脉注射毒品者远远多于女性。也有一些疾病与男女的解剖、生理学特点及内分泌代谢等生物性差异有关,如胆石症、胆囊炎、原发性胆汁性肝硬化、地方性甲状腺肿等,女性患病率高于男性。男女职业中毒的发生率不同与男性从事一些危险性更大的职业较女性更多相关。

(四) 职业因素

职业在一定程度上可以反映人们的经济状况、生活方式及劳动条件等因素,这些因素对宿主的发病具有明显影响。例如,某些疾病与某些特殊职业和工作方式有关。教师、医生易患下肢静脉曲张,兽医及饲养、屠宰、皮毛加工等人员易感染布氏菌病和炭疽,野外工作人员易被媒介昆虫等叮咬而感染疟疾、黄热病、登革热及恙虫病等,长期接触放射线和苯的人员易患白血病。

(五) 种族因素

不同民族和种族之间在疾病,特别是一些慢性病的发病率和死亡率及其严重性等方面可有明显差异,可能与遗传、饮食、风俗习惯及居住的区域不同有关。例如,帕金森病(PD)在临床中是一种常见的神经系统变性疾病,该病患病率存在种族差异,白种人患病率远高于黄种人和黑种人。人乳头瘤病毒(HPV)的感染是宫颈癌的主要病因,高危型HPV持续感染可引起子宫颈癌前病变及宫颈癌。因地域差异,各个地区感染HPV的分型不同;因民族差异,同一地区,不同民族间女性感染HPV的分型不同。不同HPV亚型在不同地区和不同种族中存在差异,不同HPV亚型对不同种族人群致癌性的强弱也明显不同。

二、社会行为因素

目前研究发现,慢性非传染性疾病的发生与社会行为因素有密切关系。社会行为因素包括社会心理因素、精神心理因素和行为因素,因为这些因素是通过机体内部变化完成其致病过程,故属疾病发生的内在条件。

(一) 社会心理因素

各种不良刺激(如恐慌、精神紧张,不良语言、文学、形象的刺激,失意和来自社会的各种精神打击等)都可造成情绪紧张、精神压抑等,在一定条件下通过神经、内分泌系统引起异常生理或病理反应而导致疾病的发生。社会心理因素对精神疾患的作用最为显著。家庭教养、人际关系和社会环境无不与人们的精神活动息息相关,生活事件与许多精神疾患的发生、发展及转归有着密切的关系。社会心理因素可以激活健康人和正常人所携带的各种致病因子而引起疾病。例如,单纯疱疹是由于病毒作用所致,这种病毒在人出生不久就可以感染机体而存在于身体中,但是单纯疱疹仅当某些条件影响化学平衡时才发生,影响化学平衡的一个因素就是紧张状态。结核病的发生也是如此,结核菌无处不在,为什么有的人得结核病,而有的人不得结核病,其原因之一就是有无产生紧张状态的社会和心理因素(King,1972)。此外,社会心理因素与心血管疾病(如高血压、冠心病)以及某些恶性肿瘤的发生也有着密切关系。例如,上海18个医疗单位对7 000多名40岁以上的人进行普查发现,脑力劳动者中,冠心病的发病率为15.45%;而体力劳动者冠心病发病率只占1.72%。Snow报道250名患有乳腺癌或子宫癌的妇女,在病前均经历过"丧失亲人的巨大痛苦",提示癌症的发病可能与负性生活事件等社会心理因素相关;Leheer用社会再适应量表对40名直肠癌、14名胃癌和10名正常对照进行研究,结果显示胃癌患者在首发症状出现前2年内生活恶性事件的发生率明显较高。

(二) 精神心理素质

精神心理素质主要表现为人的性格。良好的人格特征,不仅是工作、交往、生活所必需,也是身体健康的前提条件。人格是先天与后天结合所塑造的,即人格特征是在先天遗传基础之上经过后天长期生活实践形成的。所以,加强人格修养,形成良好的人格特征是身体健康的必要条件。例如,在同样的精神打击下,有人患了精神疾患,而有人安全无恙,就显示了不同的精神心理素质。此外,癌症的发生与心理状态也相关,不善于表达和宣泄,严重的焦虑和抑郁,过分压制自己的负性情绪等行为可从分子水平上引起细胞DNA自然修复功能的减退,促成原癌基因向癌基因转化;同时,神经内分泌系统功能发生改变,使机体免疫系统功能下降,失去清除癌变细胞的能力,而最终导致癌症的发生。

(三) 人的行为因素

不良或不健康的生活行为方式与人的多种疾病,特别是慢性非传染性疾病密切相关。不良行为的表现多种多样,举例如下:

1. 不良的嗜好　如吸烟、酗酒等。以吸烟为例,烟草燃烧可释放几千种化学物质,其中:①尼古丁可使人对香烟产生依赖性,损伤血管和支气管内膜,导致冠状动脉痉挛而诱发心绞痛和心肌梗死。②焦油可附着于气管、支气管和肺泡表面,产生物理、化学性刺激,损伤人体的呼吸功能。另外,焦油还含多种致癌物和促癌物,是引起肺癌和喉癌的主要原因。③苯并芘是强致癌物。④一氧化碳造成组织和器官缺氧,进而使大脑、心脏等多种器官产生损伤。

2. 不良的饮食习惯　高盐饮食、喜烫食和硬食、进餐速度快、饮食不规律、偏食、暴饮暴食、少食蔬菜和水果等都属于不良的饮食习惯。例如,高盐饮食会引起高血压,而高血压又会引起心、脑、肾等器官的损害,导致冠心病、脑卒中、慢性肾病等慢性病,是伤残和死亡的主要危险因素。

3. 不良的文体活动习惯　长期缺乏有规律的体力活动和锻炼可导致血压升高。长时间看电视,在污染的环境下赌博或沉迷于电子游戏等均可使体质下降,增加患病风险。

4. 不健康的性行为　引起性病和艾滋病的传播。

5. 营养结构不合理　例如,高脂饮食引起超重和肥胖,超重是高血压、糖尿病、血脂异常的危险因素,是代谢综合征(代谢综合征是以肥胖为核心,伴随高血压或糖、脂代谢紊乱)的核心环节,能够增加心脑血管疾病的发病危险。另外,肥胖者容易并发胆固醇结石,并易患某些癌症,如结肠癌、直肠癌、乳腺癌、子宫癌等。

6. 不良的医疗习惯　滥用药物(如镇痛药、抗生素、激素等)、不及时求医、不懂自我保健、有病乱投医、不良的卫生习惯等。

7. 不良的心理因素　生闷气、恐惧、焦虑、孤独、压抑、紧张、绝望、消极以及与周围的人不和睦等不良的心理因素常会引发高血压、癌症等慢性病。

上述的不良行为并非生活所必需或无法戒除的,但是戒除往往很困难。不良行为的产生原因极其复杂,主要与人的生活环境、自身素质、教育水平等有关;此外,还与社会的伦理道德修养有关。要改变人们的不良行为,除了进行广泛的宣传教育之外,还必须提高人们的文化水平和道德修养。

第四节　医源性疾病的病因

医源性疾病,是指患者在医疗过程中接受检查、诊断、治疗、护理和疾病预防时,由于操作不当给患者的神经精神或组织器官造成刺激所致的器质性、非器质性功能改变的一组疾病。包括在医治患者疾病的过程中由于医疗环境和条件欠佳;管理制度不健全,管理人员素质和水平不高;医护人员责任心不强,医疗知识和技术水平有限;患者、陪护及亲属生活卫生习惯不良、不遵医嘱等给患者、陪护乃至医护人员造成不应有的疾病。医源性疾病常引起医生与患者和家属的医疗纠纷。最常见的医源性疾病有以下几种:

一、医院内感染

医院内感染又称医院感染或医院获得性感染,是指患者、探视者或医院职工在医院内获得并产生临床症状的感染。这些感染可由医院中其他人员传给(交叉感染),或由接触物品传来(环境感染),或由患者本身带的微生物引起(自身感染)。近年来,随着医疗技术的进步和社会的发展,医院内感染日益突出,已成为一个严重的社会问题。医院内感染的病原体可分为内源性和外源性。内源性病原体是指机体正常微生物群,如金黄色葡萄球菌、表皮葡萄球菌、克雷伯菌属、假单胞菌属、变形杆菌、厌氧菌、白假丝酵母菌等,它们寄居在人的皮肤、黏膜、肠道等处,可以是暂住菌或过路菌,亦可是常住菌,在一定条件下可以引起宿主自身感染,也可在抗生素的诱导下引起其他个体感染;外源性病原体是指外环境中的致病微生物,如伤寒沙门菌、霍乱弧菌、痢疾志贺菌、麻疹病毒、肝炎病毒等。近年来由于抗生素的广泛使用,使许多内源性病原体,如葡萄球菌、铜绿假单胞菌、白假丝酵母菌等产生了耐药性,使其在医院内感染中表现出外源性病原体的特点,造成这些菌株在人群中传播和流行。

二、用药中的医源性疾病

药物除了具有治疗作用之外,还可能引起各种不良反应。随着对药物不良反应逐步深入的认识,使许多过去认为与用药无关的疾病,现已明确是由于使用药物所致。此外,医务人员在用药过程中的失误也是导致药物不良反应的主要因素之一,有的甚至造成患者死亡。药物致病的主要原因已在化学因素致病一节中论述。

药物成瘾为一种慢性、复发性、患者不顾后果持续服药的强迫性行为,是一种严重的药物不良反应。药物成瘾是由于反复使用某种药物所引起的一种周期性或慢性中毒状态。成瘾性药物可诱发欣快感或缓解疼痛,持续使用可促使中枢神经系统发生适应性改变,导致出现耐受性、依赖性、嗜欲性和复发性。根据国际公约,致依赖性药物分为两大类,一类是麻醉药品,如阿片类(吗啡、海洛因、可待因、哌替啶等)、可卡因类(可卡因、古柯叶)和大麻类;另一类为精神药物,包括苯丙胺类中枢兴奋剂、镇静催眠药和致幻剂。同时世界卫生组织(WHO)还将酒、烟草和挥发性溶剂列于其中。此外,某些非麻醉性镇痛药也能致依赖性,如阿司匹林、非那西丁、氨基比林、吲哚美辛、复方阿司匹林片、复方氯苯那敏片等。

三、医源性创伤

(一)各种穿刺所致的医源性疾病

临床上各种穿刺(如腰椎穿刺术、胸腔穿刺术、腹腔穿刺术、心包穿刺术、治疗性注射、输液等)对于疾病的诊断和治疗是必不可少的。这类操作对机体来说是一种损伤,若操作失误,更会给病人造成不必要的额外损伤,有的甚至留下残疾或导致死亡(表3-3-1)。

表 3-3-1 穿刺术可能引起的疾病

穿刺术	疾病	病因
腰椎穿刺术	脑疝形成	颅内压增高时,一次放液过多、过快或未卧床休息
	颅内感染	未按无菌技术操作
	原有症状加重	放液后压力突然改变
	马尾神经损伤	操作损伤或药物刺激
脊髓造影	碘油肺栓塞	碘油进入血液循环
脑血管造影	局部血肿	穿刺贯穿血管或术后压迫不够
	刺伤喉返神经	穿刺点太低
	脑血管痉挛	造影剂刺激
	脑血栓形成	血管壁或血管内膜损伤
肝穿刺术、胆管造影	胆瘘	误穿胆囊
	出血	刺破肺组织
	败血症	无菌操作不严
胸腔穿刺术	气胸	刺破肺组织
	血胸	刺破肋间动脉
心包穿刺术	心脏压塞	刺破心包血管或心肌
	肺水肿	抽液过快,回心血量突然增多

续表

穿刺术	疾病	病因
肌内注射	坐骨神经麻痹	刺伤坐骨神经或药物压迫神经
	感染	无菌操作不严
	局部硬结	注射深度不够,同一部位反复注射
	无菌性脓肿	局部反复多次注射
	断针	针质量不好,弧形进针
颈外静脉穿刺术	呼吸心搏骤停	针头误入颈动脉窦或周围组织
	血肿	误穿动脉
静脉输液	肺水肿	输液速度过快
	感染、输液反应	液体和用具灭菌不彻底,无菌操作不严
	空气栓塞	液体流空,排气未排尽
	出血	刺破血管后壁未按压
	漏液	操作失误
硬膜外麻醉	神经损伤	操作失误
	血肿	血管损伤

(二) 手术所致创伤

手术所致的医源性损伤是指由于手术失误使手术治疗带给患者某种缺陷,造成不必要的损伤,它不同于手术后并发症。其主要损伤类型有出血性损伤、神经损伤、管道性损伤及周围其他器官和组织损伤等。

(三) 医源性异物所致疾病

外科手术中误将异物留在伤口里,会加重感染及组织坏死,使伤口长期不愈合,甚至会直接危及病人的生命。伤口内遗留的异物最常见的是纱布块、纱布垫、棉球及手术器械等,这些事故属于责任性的,都是应该尽力避免的。

四、免疫接种性疾病

免疫接种性疾病是指免疫制剂质量不好或使用方法不当所致的疾病。例如制剂生产工艺不当,病原体未彻底灭活,受到其他病原菌的污染,或其制剂中的稀释液、防腐剂、稳定剂、抗生素和佐剂不合格,可以导致接种后致病或产生严重不良反应;也可能是制剂在运输过程中,未按冷链要求进行运输,导致制剂失效或者变质,接种后发生不良反应。制剂在接种过程中,要根据机体对免疫制剂的反应特点选择注射方式以及最佳注射时间,如脑膜炎球菌多糖疫苗采用皮下注射可减轻其局部反应,乙型肝炎疫苗采用0、1、6个月的注射时间才能取得较好的效果。

五、其他医源性疾病

(一) 抗肿瘤药所致疾病

化学治疗是肿瘤的三大基本治疗方法之一。化学治疗药物是通过阻止DNA的合成、影响DNA的结构与功能、干扰蛋白质合成和改变机体的激素水平以影响肿瘤的内环境来杀伤肿瘤细胞或抑制其生长,绝大多数化学治疗药物都有一定的毒副作用,可引起各种并发症,甚至由于过度治疗而导致病人死亡。该类药物主要的不良反应包括消化道不良反应、骨髓抑制、心律失常、间质性肺炎、肺泡炎、肾小球及肾小管损伤而导致的肾衰竭、自主神经功能紊乱、癫痫发作、痴呆、昏迷,以及毛发脱落、男子乳腺发育、不育症等。

（二）放射治疗所致疾病

放射治疗是应用辐射治疗疾病，包括外照射和放射性核素内照射。患者长期大量地接受放射治疗可引起放射性疾病，如放射性骨髓损伤、脑病、心脏损伤、肺损伤、造血系统及免疫系统损伤、消化道损伤和皮肤、肾、甲状腺的损伤。

（三）医生言行不当造成的医源性疾病

心理－社会－生物医学模式认为，心理因素对某些疾病起着不同程度的致病作用。医生言行不当可以导致某些心身疾病的发生和发展。其主要形式有：①消极语言，可以影响患者情绪，甚至可以暗示致病。例如，"这个病预后不良""现在没有好办法治疗"等语言都可导致患者产生心理不安、焦虑甚至绝望，使患者病情加重，拒绝治疗，甚至轻生。②简单命令语气，缺乏必要解释，也可造成不良后果。例如行硬膜外麻醉后，医生仅告诉患者或陪护要患者平卧 6 h，而未告知不这样做的危害性，患者往往不能长时间忍受该体位，而提前坐起来，造成头痛等后果。此外，医生的简单命令还可能使患者产生不信任感而不遵医嘱治疗，严重妨碍对疾病的治疗。③态度蛮横、语言生硬，与病人争吵致病。由于医务人员恶劣的态度导致患者及其家属发生急性心肌梗死或急性哮喘的案例也时有报道。

（崔慧先　潘　莹）

数字课程资源：

📖 拓展阅读　　　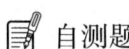 教学 PPT　　　📝 自测题

第四章 疾病预防与控制

本章主要介绍了开展疾病预防与控制的策略和措施,掌握疾病三级预防的概念和基本内容,熟悉慢性非传染性疾病的预防控制策略和措施,传染病的预防控制策略和措施;了解全球健康和健康中国战略的内涵和发展。

现代医学模式越来越广泛地影响着人们的医学观,就疾病的预防与控制而言,带来了思想上的根本性转变:从传染病的预防扩大到对各种疾病和伤残的预防,从生理预防扩大到心理预防,从专业预防扩大到社会预防,从重点预防扩大到全面预防。作为医学重要组成部分之一的预防医学,也越来越引起各界的关注。预防医学(preventive medicine)是以人群为研究对象,应用生物医学、环境医学和社会医学的理论,宏观和微观相结合的方法,研究疾病发生、流行和分布的规律以及影响健康的各种因素,制定预防措施和对策,达到预防疾病、促进健康和提高生命质量的目的。预防医学遵循预防为主的思想,运用基础科学、临床医学、医学统计学、流行病学、环境卫生学、社会和行为学以及卫生管理学的理论和方法来探讨社会环境、人的行为及生物遗传因素对人群健康和疾病的作用规律;分析主要致病因素对人群健康的影响,制定防制对策,并通过公共卫生措施达到促进健康和预防疾病的目的。

第一节 疾病预防

疾病预防是指防止疾病在人群中的发生,预防是指疾病未发生前的一些措施。疾病预防包括个体预防和群体预防,分别研究个体和群体的健康与疾病状况,以及预防疾病和增进健康的个体和群体效应。每一种疾病的发生、发展都有其本身的规律,可采取三级预防的策略和措施,第一级预防措施是预防疾病的发生,第二、三级预防措施是控制疾病的发展。

一、个体预防的内涵与发展

个体预防(individual prevention)是指针对个体所采取的预防疾病的措施。有记载的资料可追溯到远古时代,公元前3000年左右,古埃及就有了较高的防腐杀菌技术;公元前1500年左右,印度文化中对结核、天花等传染病症状就有详细的描述,并明确了疟疾是由蚊子叮咬,鼠疫是由老鼠传播所致。古代人们就已认识到健康和疾病的发生与外界因素有密切的关系,并创造了许多预防疾病和保障自身健康的方法。例如,火的使用不仅缩短了人体消化食物的过程,还减少了中毒和胃肠病的发生;东汉名医华佗创造模仿动物动作的五禽戏来强身健体等。近代西方科学技术的进展,如琴纳(1749—1823年)发明种牛痘,巴斯德(1822—1895年)发明病原消毒法并一直沿用至今(巴氏消毒法),为预防医学奠定了自然科学基础,使人们能从科学的角度进行预防。人们认识到疾病与病因、环境和宿主的关系,提出在改善环境和劳动条件的同时,还要保护个体。

中华人民共和国成立以来,我国的预防医学和卫生保健事业得到了迅速发展,取得了巨大成就。1952年,有关部门制定了我国卫生工作"面向工农兵,预防为主,团结中西医,卫生工作与群众运动相结合"的四大方针。建立和加强了城乡卫生、医疗保健机构,开展了以防病除害为中心的爱国卫生运动。使人们个体预防的意识进一步增强,"除四害、讲卫生"蔚然成风,使传染病的发病率明显下降。中华人民共和国成立前,我国平均期望寿命仅为35岁,1981年提高到67.9岁(男66.4岁,女69.4岁),1990年又提高到68.6岁;2000年提高到71.4岁;2010年又提高到74.8岁,位居发展中国家前列。2018年5月,世界卫生组织(WHO)在日内瓦发布最新报告《世界卫生统计2018》(*World Health Statistics 2018*),全球总体人口平均期望寿命达到72岁,其中女性高于男性,前者为74.2岁,后者为69.8岁;中国人口期望寿命约76.4岁,其中男性75岁,女性77.9岁,在183个国家中位列第52。

二、个体预防与自我保健

自我保健(self-health care)在不同的国家、人群或个人认识还不太一致。世界卫生组织指出:"自我保健是指由个人、家庭、邻里、亲友和同事自发的卫生活动,其内容包括维护健康、预防疾病、诊断治疗,以及在医疗机构诊治后的继续自我康复等。"自我保健是个体预防的拓展。

当前,疾病构成和死因构成发生了重大变化,慢性非传染性疾病已成为严重威胁人民健康的主要疾病。生态破坏、环境污染、工业化带来的职业危害、意外伤害、精神刺激以及现代社会居民饮食结构的变化、生活方式的改变、体力活动的减少、工作节奏的加快等导致了一些"现代病"。美国的一个研究报告认为,健康的生活方式能使高血压和脑卒中的发病率明显减少。通过健康教育可帮助人们建立良好的生活方式和行为方式,加强人们的健康意识,使人们了解保持健康的重要性,充分认识到什么是有益于健康的行为,什么是不利于健康的行为;了解影响健康的各种因素,找到有害健康行为产生的原因,并改变不良的生活方式和行为,预防各种疾病的发生。

随着健康教育的普及,个人生活习惯也在逐渐改变,吸烟有害健康的观念已经被人们所接受,吸烟者在人群中所占比例大幅度下降。酗酒问题也日益引起人们的关注,饮用烈性酒者日趋减少。不良的饮食习惯也逐渐改变,脂肪的摄入量大幅度降低,注重营养、合理膳食正在成为人们的追求。目前几乎有一半的美国人坚持各种体育锻炼,我国坚持体育锻炼的人数已达3亿,而且有逐年增多的趋势,各种健身操、传统武术健身法已成为自我保健的主要手段之一。1992年,世界卫生组织在《维多利亚宣言》中讲到健康的"四大基石",即合理膳食、适量运动、戒烟限酒、心理平衡。有学者认为,这四句话能使高血压减少55%,脑卒中减少75%,糖尿病减少50%,肿瘤减少33%,平均寿命延长10年以上,而且花少量的费用,生活质量就有很大的提高。

总之,随着人们卫生知识水平的不断提高,个体预防或自我保健会有更广阔的发展前景。

伴随着健康意识的增强,周期性健康检查已成为疾病个体预防的另一重要形式。周期性健康检查是由医生根据受检者健康危险因素为个体制订的健康检查计划,这些健康危险因素包括个人的年龄、性别、职业、家庭、生活事件、个性特征、行为方式、社会经济状况、宗教文化、健康信念和就医行为等方面,把常见病、多发病和高危人群,作为周期性健康检查的重点。

由此可见,无论是个体预防还是自我保健都是预防疾病的一种措施。在改善生存环境的同时,如果每个人都从自身做起,提高自我保健的意识,强化健康意识,尤其是通过健康教育,使人们掌握预防疾病的科学方法,建立良好的生活方式,培养良好的卫生习惯,讲究精神心理卫生,进行适当的体育锻炼,饮用安全卫生水,合理膳食等,以保持和促进健康,提高生活质量,并进行周期性健康检查,将会更有助于提高整个人群的健康。

三、群体预防

群体预防（population-based prevention）是针对健康人群而言的，主要是通过改善社会环境，消除潜在的危险因素以保持和增进人群的健康，防止疾病的发生。

（一）群体预防的产生

19世纪末到20世纪初，人类在防治天花、鼠疫、霍乱和白喉等烈性传染病的实践中，认识到了单纯的个体预防效果不佳，必须以群体为对象开展预防工作。通过开展预防接种、隔离检疫、消毒杀虫、处理粪便垃圾、搞好饮食卫生和饮水卫生，使卫生状况大大改观。从而将个体防病、养生扩大到社会性群体预防。这是医学史上一次著名的卫生革命，此时个体医学发展为群体医学，群体预防被列为解决卫生问题的重要方法。中华人民共和国成立以来，我国在群体预防方面取得了显著成绩。中华人民共和国成立初期，在我国卫生工作四大方针指引下，通过开展以防病灭病为中心的爱国卫生运动，基本消灭了鼠疫、天花、古典型霍乱、回归热、斑疹伤寒和黑热病等传染病。随着计划免疫的实施，使严重危害儿童健康的传染病如麻疹、白喉、百日咳、脊髓灰质炎、流行性脑脊髓膜炎和流行性乙型脑炎的发病率、死亡率都明显下降。各种地方病如血吸虫病、疟疾、丝虫病、克山病、大骨节病、碘缺乏病和地方性氟中毒已基本得到控制。进入20世纪90年代，我国的卫生工作又有了新进展，特别是随着医学模式的转变和健康观认识上的深化，在人们对卫生工作有许多新的需求的情况下，党和政府提出了"贯彻预防为主，依靠科技进步，动员全社会参与，中西医并重，为人民健康和社会主义现代化建设服务"的卫生方针。2016年，全国卫生与健康大会明确了新时期的卫生与健康工作方针，即"以基层为重点，以改革创新为动力，预防为主，中西医并重，将健康融入所有政策，人民共建共享"。新时期卫生工作方针对于指导群体预防工作有着重大和深远的意义，"预防为主"仍然继承了原来的内容，这也是党和国家一直坚持的内容。现在，我国的疾病谱、死因谱已经发生了根本改变，因传染性疾病死亡的人数已大大减少。新时期卫生工作方针继续把预防为主确定为主要内容，不仅是我国卫生工作宝贵经验的总结和继承，也是世界卫生健康工作发展的潮流。现在传染病的挑战依然严峻，慢性非传染性疾病死亡率占总死亡率的比例还在上升，心脑血管疾病、恶性肿瘤和其他慢性退行性疾病成为我国城乡居民最主要的死亡原因。新时期疾病防控和健康促进工作，更加凸显了预防为主的重要性。

（二）群体预防是增进健康和控制疾病的主要策略

随着社会的进步和科学技术的发展，群体预防已不局限于预防疾病，而更需要通过群体保健促进健康，提高生活质量。21世纪，同样是预防医学发展的重要时期，除了继续做好预防传染病的工作之外，我们必须清醒地认识到慢性非传染性疾病发病的高峰期即将来临。西方发达国家的实践已经表明，治疗慢性非传染性疾病，经济耗费是巨大的，疗效却不理想。在吸取了沉痛的教训之后，许多国家转而采取预防策略收到了明显效果，取得了成功经验。大多数慢性非传染性疾病是由相对较少的危险因素造成的，而且可以通过一些途径来预防这些危险因素的发生，这就为慢性非传染性疾病的预防提供了可能性。通过群体预防，花费比治疗要少得多的经费，就可以使慢性病的发病率大大降低。

群体预防包括两个方面，即全人群的预防和重点人群的预防。全人群的预防包括以下几个方面：

1. **发展个人技能**　即注重个体预防，个人参与并负起更多的健康责任是预防疾病的关键。开展健康教育、健康咨询及健康指导是提高个人的防病意识和技能的有效途径。国务院颁布的"健康中国2030"规划纲要提出，推进全民健康生活方式行动，强化家庭和高危个体健康生活方式指导及干预，开展健康体重、健康口腔、健康骨骼等专项行动，到2030年基本实现以县（市、区）为单位全覆盖。开发推广促进健康生活的适宜技术和用品。建立健康知识和技能核心信息发布制度，健全覆盖全国的健康素养和生活方式监测体系。建立健全健康促进与教育体系，提高健康教育服务能力，从小抓起，普及健康科学知识。加强精神文明建设，发展健康文化，移风易俗，培育良好的生活习惯。各级各类媒体加大健康科学知识宣传力度，积极建设和规范各类广播电视等健康栏目，利用新媒体拓展健康教育。

2. **建立适合整个人群的公共卫生政策**　这是搞好群体预防的关键。这些卫生政策包括公共卫生的立法和监督管理及财政投入等。卫生法律以保护公民健康权为根本宗旨,如《中华人民共和国环境保护法》《中华人民共和国食品卫生法》《中华人民共和国国境卫生检疫法》《中华人民共和国传染病防治法》《中华人民共和国大气污染防治法》《中华人民共和国水污染防治法》及《中华人民共和国母婴保健法》等。这些法律都把保护人体健康列入总则,作为立法宗旨,使每个公民都有依法享受改善卫生条件、获得基本医疗保健的权力。世界各国对卫生监督都非常重视,在规定完善卫生法规的基础上,建立健全了卫生监督体系。卫生监督是指卫生行政机关或国家授权的卫生职能部门,依据卫生法规的授权,对辖区内公民、法人和其他组织执行国家颁布的卫生法规(包括卫生法令、条例和标准)进行的监督指导,对违反卫生法规、危害人体健康的行为追究法律责任的一种强制性的行政管理活动。为了人群的健康,社会需要投入一定量的经济资源,发展各种有利于人群健康的事业。这些资源包括投入卫生系统的人力资源、物力资源和财力资源。卫生政策制定的主要目的是使政策制定者能够选择有利于健康、更容易操作的方针和策略。

3. 加强社区活动　社区(community)是由一定数量的人群组成,他们可能具有共同的地理环境、文化、信念、利益、问题以及需求等。由于这些共同性形成了他们的社区意识,进而组织起来,相互合作并采取集体行动求得共同发展以满足他们所处社区的共同需要。随着疾病流行趋势和类别的变化,越来越多的卫生服务需要在社区内进行。可以说,社区服务的开展既是健康策略的一个方面,同时也是健康措施得以实施的重要保证。作为社区的行政领导、群众团体、家庭和个人都应参与相关的健康和卫生保健工作的计划与实施,并对改善社区的健康状况积极发表意见和建议。如在社区内进行的健康促进、一般人群的宣传教育、高危人群的干预、慢性病的康复、良好社区环境的保持以及疾病危险因素的测量、控制和祛除等工作。通过具体有效的社区活动,确立优先进行的、政策性的计划并贯彻执行,以取得最好的效果。

(三) 疾病的三级预防

20世纪60年代,美国哈佛大学卡普兰(Kaplan)提出了三级预防理论。三级预防是以全民为对象,以健康为目标,以预防疾病为中心的预防保健原则,是预防医学工作的基本原则与核心策略。随着现代医学的发展,预防医学和临床医学也在相互渗透和相互促进,预防的概念已融入疾病发生、发展、转归的全过程。针对疾病的不同阶段,在目标人群按照三个等级采取相应的公共卫生分级预防措施,包括防止疾病的发生,阻止或延缓其发展,最大限度地减少疾病造成的危害,称为三级预防。三级预防为现代医学科学理论和卫生实践提出了发展方向,是建立现代健康观和维护健康的需要。三级预防理论认为,健康的动态平衡受众多因素的影响,通过干预这些因素可以维护健康,健康-疾病是一个连续谱,人们可以通过三级预防手段来调控这个连续谱,即用三级预防的思维方式,对影响健康的环境因素、生活行为方式、卫生服务和生物因素进行研究和干预,使维护健康做到事半功倍。

1. 一级预防(primary prevention)　又称为病因预防,是在疾病尚未发生时针对病因或危险因素采取的措施,以降低有害暴露的水平,预防或限制疾病的发生。第一级预防是预防疾病的发生和消灭疾病的根本措施。实现第一级预防,可以通过采取多种措施,改善环境因素、个人行为习惯等可控制的因素,在疾病发生之前,进行综合干预。

2. 二级预防(secondary prevention)　又称"三早"预防,即在发病期采取阻止病程、防止蔓延的主要措施。三早指早发现、早诊断、早治疗。第二级预防强调在疾病早期,临床表现尚不突出或难以察觉,通过及早检查(如定期体检等)并诊断疾病,及时给予适当的治疗,有更大的机会实现治愈;或者如果疾病无法治愈,可以通过干预阻止疾病发展到更严重的阶段或至少减缓发展进程,以减少对更复杂的治疗措施的需要。二级预防的核心是早期诊断,早期诊断的前提在于早期发现,只有早诊断才可以早期治疗,从而改善预后。为做好二级预防,应向群众宣传防病知识,提高医务人员的诊疗水平和建立灵敏且可靠的疾病监测系统。

3. 三级预防(tertiary prevention)　又称临床预防,是在疾病的发病后期为了减少疾病的危害所采取的措施,对已经发生疾病者进行适当、有效的对症处理,防止疾病继续恶化、复发或转移等情况发生,加速康复(包括心理和生理),减少并发症,避免因病致残。这对于提高生活质量、减少疾病负担、延长期望寿命有着不可替代的作用。良好的医疗服务是实现三级预防的基础。避免因病致残可使病人保留一定的劳动能力,减轻家庭和社会的负担。对残疾者进行康复治疗,通过训练,使病人适应新的工作和生活。对慢性病病人应以心理治疗为主,达到心理康复。三级预防需要建立专科门诊或医院,建立家庭病床,使病人得到良好的医疗服务和康复医学的指导,促使病人躯体、功能和心理的早日康复,争取做到病而不残、残而不废。第三级预防旨在降低疾病和残疾给个体、家庭和社会带来的负担。

对不同类型的疾病,有不同的三级预防策略。预防接种作为控制传染病的有效措施,已成为一级预防的典范。而实际上,多数疾病不管其病因是否明确,都应强调一级预防。如大骨节病、克山病等,病因尚未肯定,但综合性的一级预防还是有效的。此外,肿瘤更需要一级和二级预防。有些疾病,病因明确而且是人为的,如职业因素所致疾病、医源性疾病,应积极消除危险因素,只要措施落实,就较易见效。有些疾病的病因是多因素的,则要按其特点,通过筛检及早诊断和早治疗就会取得较好预后,如心脑血管疾病、代谢性疾病,除了解其危险因素,致力于一级预防外,还应兼顾二级和三级预防。

值得一提的是,人们通过疾病预防与控制的长期实践,认为三级预防并不完善。国外有学者从一级预防中进一步提出了根本预防(primordial prevention)的概念,我国有学者也称为零级预防。根本预防是指以政府为主体,多部门参与,通过制定法规、政策或指南,并采取措施,防止可能引发公共卫生事件的各种不良因素的出现。因此,根本预防是在最早期对威胁健康和公共问题的危险因素的预防,是真正意义的预防第一道关口,其核心是通过制定科学的政策、立法和有效的措施,改变危险因素赖以产生和发展的自然和社会环境,从而避免或限制这些因素的发生。根本预防并不是一个崭新的概念,我国古代医学家提出的"治未病"概念与根本预防的理念很贴近。国外在1978年由Strasser明确提出这一概念,强调预防心血管病不应局限于一级预防,还要采取行动阻止危险因素的出现,从而预防危险因素在人群中的流行。

第二节 疾病控制

疾病是人体生物组织和生物特性发生的异常变化,是生命活动发生障碍的过程。疾病在人群中发病率较高时称为常见病或多发病。近年来,慢性非传染性疾病急剧增多,成为严重危害人群生活和生命质量的社会问题;传染病乃是另一类威胁人群健康的重要疾病。因此,控制慢性非传染性疾病和传染病是解决社会问题的当务之急。

一、慢性非传染性疾病的控制

慢性非传染性疾病(non-communicable disease,NCD,简称慢性病)是由一类病程较长,病因复杂且有些尚未完全被确认的疾病的总称。该类疾病常由于多种致病因素长期作用于人体,使重要组织和细胞发生病理改变,这种改变在致病因素的持续作用下以多因相连、多因协同或因因相连的方式,使致病效应累积并超过机体的再生或修复能力,终于从代偿发展为失代偿,造成重要器官功能失调,产生病理或临床症状。因此,只有通过有效控制危险因素,同时加强和调动一切保护措施和因素,才能对疾病进行预防和控制。

(一)慢性非传染性疾病控制策略

根据慢性病发展的自然史,整个慢性病的防治对象涵盖5个亚人群,即全人群、高危人群、确诊的慢性病人群、与该慢性病相关并发症人群以及晚期慢性病人群。因此,慢性病的防治策略是全人群的健康促进、高危人群个体危险因素的干预和疾病的早期筛查、现患病人的管理以及对晚期病人的医疗护理。按照三级预防的原则,一级预防措施主要是针对心理行为、环境、社会及生物等可控制因素进行综合干预。二级预防主要是针对"早发现、早诊断、早治疗"开展工作。三级预防主要是通过临床治疗措施,预防并发症的发生,推迟恶性转归发生的时间,减轻疾病的伤残结果,并对各种疾病造成的失能和伤残进行康复指导,对无法施治病人采取临终关怀。

(二)慢性非传染性疾病的控制措施

1. 开展健康教育和健康促进　健康促进策略是慢性病预防与控制的有效举措,其生命力在于它的实用性。通过广泛的社会动员,解决社区主要的健康问题(如慢性病的危险因素,慢性病高发病率、高死亡率、高致残率、高医疗费用、高生命维持费用等),通过消除危险因素,降低发病率、死亡率,或延后发病年龄,提高生命质量,促进健康发展。实现该目标的基本过程是:社会动员—资源调动—知识传播—行为改变—政策发展—健康社会。基本模式是:①运用社区诊断技术发现社区健康问题,定义问题性质,分析造成问题的主要因素;②寻求各种社会资源,建立各种伙伴关系;③形成健康促进项目;④开展社会性或场所性的健康促进活动;⑤运用评估技术对健康促进各阶段进行形成过程和影响的评估,在项目结束时进行产出评估,评价可推广范围;⑥在已有成果的基础上进一步发现新的社区健康问题,进入下一轮健康促进发展期。基本技术线路是建立"健康档案",分析健康档案中相关信息,发现健康问题,根据健康问题发现可干预的危险因素和不同健康需求群体。针对危险因素制订干预目标,设计干预计划,针对健康需求群体签订家庭和个人保健合同,实施干预计划的同时履行保健合同。及时进行评估,纠正实施偏差,修订计划,发展社区保健服务项目。因此,健康档案是社区卫生服务的重要基础资料和工具,是解决社区健康问题和社区健康促进的重要资源,要特别注意资源的保存、积累和使用。

2. 综合控制措施　如同被人们熟知的传染病预防的"三个环节"(传染源、传播途径、易感者)一样,慢性病综合防治也可以理解为类似的"三个环节",即生物病因、不健康行为习惯、环境危险因素。

(1) 生物病因:主要包括以下三个方面。①机体的生物变异:由于遗传或自身变异以及后天由于物理、化学和生物的作用造成机体 DNA 损伤或被修饰,导致生物病因存在或产生,在一定条件下被激活和表达。②外界的生物因素:由于某种可能的病原生物感染(如细菌、病毒、类病毒等)造成宿主细胞结构或功能紊乱(如幽门螺杆菌感染引发胃及十二指肠溃疡),或病原生物通过基因整合、修饰,造成宿主细胞功能紊乱,失去功能或细胞增殖失控(如 EB 病毒感染与鼻咽癌发生的关联性)。③文化遗传因素:特指具有某种文化传统背景的群体和家族,某些具有慢性病文化危险因素或遗传特征的人相对集聚,较其他家族更易发生慢性病。

(2) 不健康行为习惯:主要包括以下两个方面。①不良生活习惯:如吸烟、酗酒、不平衡膳食、缺乏运动等,此类不健康行为习惯的形成大多产生于青少年时期。由于行为是心理问题的表达和潜意识投射,因此,要改变不良行为必须进行心理干预,改变过程也应按照行为学理论逐步进行。②不良心理状态:不良心理状态最易于产生心因性躯体疾患,常常先是自主神经功能紊乱或免疫系统功能减弱,进而发生器官损害。该类病人一旦患病,首先加重心理负担,然后再加重躯体疾病症状,如此恶性循环,推动疾病病理发展进程,使治疗十分棘手,预后不良。例如,责任感缺失,社会能力减弱,长期抑郁,睡眠障碍,疑病症等。

(3) 环境危险因素:主要包括以下两个方面。①社会环境因素:健康资源分配不公平,卫生资源不足,缺乏合理和科学的公共卫生政策,社会经济发展和文化发展不均衡,过度城市化造成的超文化(意识流、野兽派等文化表现的音乐、舞蹈、文学和艺术产物)和亚文化现象(商业性行为、吸毒)等。②自然环境因素:化学和重金属造成的大气、水源和土地的环境污染;噪声、光线、微波造成的物理污染;自然生态破坏带来的日光辐射增强,可饮用水资源缺乏,可利用自然资源日益匮乏对人类造成不安和紧张的影响;环境过度开发和人口流动使新病原体产生并扩散等。

以上"三个环节"所列举的例子,大多数是连续性的,是可以控制和消除的致病因素。国外学者一般认为,至少有 75% 的慢性病致病原因和危险因素属于可以预防和控制的因素。因此,只要针对"三个环节"进行有效干预及阻止致病因素对机体的影响和侵害,就可以在一定程度上控制慢性病的发生。在控制慢性病的过程中,实施综合防治策略,采取综合干预措施,可提高干预效果。

社区慢性病综合防治策略主要分三级目标实现。①初级目标:是引起全体社区居民对健康的关注,提高健康意识,增加健康知识,增强健康责任感,掌握保健技能,提高自我保健能力,改变不良行为习惯。②中级目标:是减少危险因素种类,降低危险因素影响程度,增加健康保护因素,并以此为目标动员更多的社区居民和机构参加到保护健康资源,积累健康财富的行动中来。③最终目标:是解决健康问题,减少疾病危害,维护健康,提高生存质量和全民的身体素质。

二、传染病控制

传染病肆虐历时数千年,是对人类危害最大的疾病。随着人类社会的全面发展,医药科学也获得了迅猛的发展。生活卫生条件的改善、抗生素的应用和免疫疫苗的不断问世,使传染病对人类生存和健康的威胁日益减轻,疾病的防治重点由传染病逐渐向慢性病过渡和转移。然而近年来,全球传染病发病率大幅度回升,流行、暴发事件不断,一些被认为早已得到控制的传染病卷土重来,同时又新发现了多种传染病。《1996年世界卫生报告》指出:"我们正处于一场传染性疾病全球危机的边缘,没有一个国家可以躲避这场危机。"因此,传染病的预防和控制仍是全球的一个突出重点。

(一)传染病流行趋势

自20世纪70年代以来,传染病再度肆虐,其主要表现为:①一批被认为早已得到控制的传染病卷土重来,如结核病、白喉、登革热、霍乱、鼠疫、流行性脑脊髓膜炎和疟疾等。②艾滋病、军团病、丙型病毒性肝炎、戊型病毒性肝炎、出血性结肠炎、出血热及高致病性禽流感等属于新出现的传染病,严重威胁人类的健康。

1. 再燃传染病流行趋势

(1) 结核病:在再燃的传染病中,结核病是一个突出的例子。1990年全球新发结核病患者750万例,到1994年即上升为880万例,2006年达到920万例,2015年估计全球新发病例超过1 000万例,死亡180万例。目前,结核病在世界众多的国家和地区流行,遍布亚洲、东欧、非洲和拉丁美洲等地区,全球约有1/3的人口感染结核分枝杆菌,被世界卫生组织列为结核病高负担的国家有22个,印度、印度尼西亚和中国分别位列第一、二、三位。

我国目前有5.5亿人曾感染过结核分枝杆菌。2010年,结核病年发病数100万,发病率78/10万,活动性肺结核患病率为459/10万。2017年,结核病年发病数83.519 3万,发病率60.528 3/10万。令人担忧的是,结核病耐药菌株流行呈上升趋势。目前,结核分枝杆菌耐单药现象已相当普遍,而且还出现了同时对利福平和异烟肼耐药的多药耐药结核分枝杆菌。

(2) 霍乱:在20世纪初沉寂了40余年后,自1961年起,埃尔托霍乱在亚洲发生了一次历史上前所未有的大流行,随后又进入非洲、欧洲、北美洲、大洋洲和拉丁美洲。至此,全球140个以上国家和地区皆被波及。2010年,海地地震后暴发霍乱,导致77万人感染,近万人死亡,这个数字相当于海地总人口的2%。非洲霍乱疫情从2017年4月底开始蔓延,其中也门疫情最为严重。世界卫生组织(WHO)表示,持续战乱及其造成的基础设施损毁、饮用水供应和卫生系统"崩溃"是也门霍乱疫情暴发的主要原因。霍乱在中国迄今并无止息的迹象,据中国国家卫生健康委员会传染病疫情报告,2018年6月(2018年6月1日0时至6月30日24时),全国(不含港澳台)共报告法定传染病890 852例,死亡1 744人。其中,甲类传染病中霍乱报告发病1例,无死亡报告。

(3) 疟疾:WHO 2017年的报告显示,在全球疟疾控制取得空前成功后,进展停滞不前。2016年在91个国家的病例估计为21 600万例,高于2015年的21 100万例;全球疟疾死亡估计人数在2016年间达到44.5万人,比前一年略有减少。虽然疟疾新发病例总体有所下降,但自2014以来,疟疾发病率在一些地区已趋于平稳甚至逆转。非洲地区占全世界疟疾病例和死亡人数的90%。非洲地区的公共卫生部门的诊断测试大幅增加,由2010年疑似病例36%增加到2016年的87%。在公共卫生部门寻求疟疾治疗的大多数患者(70%)接受了青蒿素联合疗法(ACT),这是最有效的抗疟药物。

再燃的传染病远远不止上述几种,而一些长期未能控制的传染病如流感、病毒性肝炎等仍保持其流行趋势。因此,对人类原有的传染病的控制,已再次成为传染病防治所面临的一个重要任务。

2. 新发现传染病流行趋势 20世纪是人类同传染病进行艰苦斗争的重要时期,在此期间,人类取得了重大的成就,但也迎来了新的挑战。其中,新传染病的不断出现和识别特别令人瞩目。自20世纪70年代以来,人类已发现和确认了近40多种新的传染病,许多传染病的危害已被广泛认识,如艾滋病已成为人类头号杀手之一,埃博拉出血热、克罗伊茨费尔特-雅各布病(简称克-雅病)等疾病的高病死率震撼世界,莱姆病被发现遍及几十个国家,大肠埃希菌O157、霍乱O139、丙型和戊型病毒性肝炎等病曾在一些国家造成大规模流行和暴发,SARS曾在全球32个国家和地区流行。

(1) 艾滋病:正在全球范围迅速蔓延,尤其以非洲和亚洲地区最为严重。至2001年11月15日,正式报告到WHO的艾滋病患者总数已达到2 312 860例。每年约有新感染者530万,约300万人死亡。我国近年来HIV感染人数以每年30%的速度增长,2017年全国发病数57 194例,发病率为41 450/10万,感染者主要分布在农村地区,男女比例约为5.2∶1,其中20~29岁年龄组占57%,经静脉途径感染占72%。

(2) 新型克-雅病:许多资料表明,人类克-雅病起源于英国,其发病可能与接触或摄入感染有牛海绵状脑病(疯牛病)的牛肉有关,研究表明是朊蛋白或朊粒(prion protein)所致。克-雅病的发病已日益引起人们的关注。2000年,法国克-雅病发病率显著上升,1年内新发现病例20例,累计发现99例。至2000年9月,英国已至少发现94例病例。我国在1984—1994年10年间,共报告了443例克-雅病。2006年1—8月份克-雅病监测网络共上报怀疑克-雅病病例37例,根据《中华人民共和国卫生行业标准克-雅病诊断》共诊断克-雅病疑似病例8例,临床诊断病例10例。

(3) 严重急性呼吸综合征(sever acute respiratory syndrome,SARS):目前认为是由SARS冠状病毒(SARS-CoV)引起的急性呼吸系统传染病。据WHO估计,SARS病死率因感染年龄而异,约为15%,至今尚无有效的治疗方法。

(4) 丙型病毒性肝炎:20世纪六七十年代,人们发现了一种输血后肝炎。1989年,这种肝炎被正式命名为丙型病毒性肝炎。丙型病毒性肝炎由丙型肝炎病毒(HCV)引起,主要经血液传播,可发生围生期传播,少数经由性接触传播。血友病患者的HCV感染率高达70%以上,HIV合并HCV感染者达35%以上。自然人群中HCV感染率较低,尤其是儿童。世界50%的国家如西欧国家、美国等抗HCV阳性率小于0.5%,25%的国家如东欧国家抗HCV阳性率为0.5%~1.0%,另25%的国家和地区(如亚洲、非洲和意大利等)抗HCV阳性率大于1%。

影响新传染病发生的主要因素有:生态及环境的变化,如全球气候变暖;社会条件的变化,如战争、移民、贫困、不良性行为和吸毒等;人及物的世界性交流增多;技术和工业的发展,包括抗生素的广泛使用、食品供应全球化、组织器官移植等;微生物变异和公共卫生措施的失效。

(二) 传染病的控制

1. 传染病的预防和控制策略

(1) 预防为主:是我国的基本卫生工作方针。多年来,我国的传染病预防策略可概括为:以预防为主,群策群力,因地制宜,发展三级保健网,采取综合性防治措施。传染病的预防就是要在疫情尚未出现时,针对可能暴露于病原体并发生传染病的易感人群采取措施。①加强健康教育:健康教育可通过改变人们的不良卫生习惯和行为,切断传染病的传播途径。健康教育的形式多种多样,可通过大众媒体、专业讲座和各种针对性手段来使不同教育背景的人群获得有关传染病预防的知识。健康教育对传染病预防,如安全性行为知识与艾滋病预防,饭前便后洗手与肠道传染病预防等,是一种低成本高效果的方法。②加强人群免疫:免疫预防是控制具有有效疫苗免疫的传染病发生的重要策略,全球消灭天花、脊髓灰质炎活动的基础是开展全面、有效的人群免疫。实践证明,许多传染病如麻疹、白喉、百日咳、破伤风、乙型病毒性肝炎等都可通过人群大规模免疫接种来控制流行,可将发病率降至相当低的水平。③改善卫生条件:保护水源,提供安全的饮用水,改善居民的居住水平,加强粪便管理和无害化处理,加强食品卫生监督和管理等,都有助于从根本上杜绝传染病的发生和传播。

(2) 加强传染病监测:传染病监测是疾病监测的一种,其监测内容包括传染病发病、死亡,病原体型别、特性,媒介昆虫和动物宿主种类、分布和病原体携带状况。我国的传染病监测包括常规报告和哨点监测。常规报告覆盖了《中华人民共和国传染病防治法》中规定的甲、乙、丙三类共37种法定报告传染病和2008年、2009年新列入法定传染病的手足口病和甲型H1N1型流感。国家还在全国各地设立了上百个艾滋病监测点。

(3) 传染病的全球化控制:传染病的全球化流行趋势提示了传染病的全球化控制策略的重要性。继1980年全球宣布消灭天花后,1988年WHO启动了全球消灭脊髓灰质炎行动。经过14年的努力,全球脊髓灰质炎病例下降了99.8%,病例数从1988年估计的350 000例减至2001年的483例;有脊髓灰质炎发病的国家由125个降至10个。中国在2000年也被WHO正式列入无脊髓灰质炎野毒株感染国家,但2008年至今连续几年在新疆和田地区又发现由输入病例引起的流行。

为了有效遏制全球结核病流行,WHO提出了"一个没有结核病的世界,结核病不再导致死亡、疾病和痛苦"的愿景,确定了遏制全球结核病流行的总目标,以及到2035年使结核病死亡数比2015年降低95%,到2035年使结核病发病率比2015年降低90%,到2035年没有因结核病而面临灾难性费用的受结核病影响家庭的具体目标。

此外,针对艾滋病、疟疾和麻风的全球性策略也在世界各国不同程度地展开。全球化预防传染病策略的效果正日益凸现。

2. 传染病预防和控制措施

(1) 传染病报告:进行传染病报告是传染病监测的手段之一,也是控制和消除传染病的重要措施。

(2) 针对传染源的措施:对病人做到早发现、早诊断、早隔离、早治疗;对病原携带者进行登记;对接触者进行检疫;对动物传染源危害大且经济价值不大的应予彻底消灭,对危害大的病禽、病畜应予捕杀、焚烧或深埋。

(3) 针对传播途径的措施:消除传染源污染的环境和消灭病原体。针对肠道传染病,要对粪便污染的环境进行彻底消毒;针对呼吸道传染病,要对空气消毒和通风;杀虫是防止虫媒传染病传播的有效措施。

(4) 针对易感者的措施:进行免疫预防、药物预防和个人防护。

三、社区卫生服务

随着社会的发展,医学的进步,人们对防病治病的认识逐步深化,医疗保健从个体向群体转变,寻求群体防治疾病的措施和方法,社区卫生服务正是适应这种需要而产生的。

社区卫生服务(community health service,CHS)是社区建设的重要组成部分,是在政府领导、社区参与、上级卫生机构指导下,以基层卫生机构为主体,全科医师为骨干,合理使用社区资源和适宜技术,以人的健康为中心、家庭为单位、社区为范围、需求为导向,以妇女、儿童、老年人、慢性病人、残疾人、贫困居民等为服务重点,以解决社区主要卫生问题、满足基本卫生服务需求为目的,融预防、医疗、保健、康复、健康教育、计划生育技术服务功能等为一体的,有效、经济、方便、综合、连续的基层卫生服务。社区卫生服务具有广泛性和综合性这两个显著特点,广泛性是指以社区为范畴,以家庭为单位,为全人群服务;综合性即预防、治疗、康复和健康促进相结合,院外服务与院内服务相结合,卫生部门与家庭社区服务相结合。

四、公共卫生服务

公共卫生服务项目针对当前城乡居民存在的主要健康问题,以儿童、孕产妇、老年人、慢性疾病患者为重点人群,面向全体居民免费提供的最基本的公共卫生服务。开展服务项目所需资金主要由政府承担,城乡居民可直接受益。我国的基本公共卫生服务由疾病预防控制机构、城市社区卫生服务中心、乡镇卫生院等城乡基本医疗卫生机构向全体居民提供,是公益性的公共卫生干预措施,主要起疾病预防控制作用。国家基本公共卫生服务项目,是促进基本公共卫生服务逐步均等化的重要内容,是深化医药卫生体制改革的重要工作,是我国公共卫生制度建设的重要组成部分,自2009年启动以来,在基层医疗卫生机构得到了普遍开展,取得了一定成效,人均基本公共卫生服务经费补助标准从最初的25元提高至55元。

国家基本公共卫生服务项目主要包括建立居民健康档案、健康教育、预防接种、0~6岁儿童健康管理、孕产妇健康管理、老年人健康管理、慢性病患者管理(高血压患者和2型糖尿病患者)、严重精神障碍患者管理、肺结核患者健康管理、传染病及突发公共卫生事件报告和处理、中医药健康管理、卫生计生监督协管、免费提供避孕药物、健康素养促进行动共14项内容。

(一) 居民健康档案管理服务规范

对辖区内常住居民(指居住半年以上的户籍及非户籍居民),以0~6岁儿童、孕产妇、老年人、慢性病患者、严重精神障碍患者和肺结核患者等人群为重点,开展居民健康档案(个人基本信息、健康体检、重点人群健康管理)记录和其他医疗卫生服务记录。健康档案记录了每个居民疾病的发生、发展、治疗和转归的过程,通过比较一段时间来所检查的资料和数据,有利于分析个体健康状况的变化,疾病发展趋向、治疗效果等情况,为下一步医疗保健的决策提供依据,尤其是在社区诊断和社区群体疾病预防控制上作用很大。

(二) 健康教育服务

对辖区内常住居民宣传普及《中国公民健康素养——基本知识与技能(2015年版)》,配合有关部门开展公民健康素养促进行动,对青少年、妇女、老年人、残疾人、0~6岁儿童家长等人群进行健康教育,开展合理膳食、控制体重、适当运动、心理平衡、改善睡眠、限盐、控烟、限酒、科学就医、合理用药、戒毒等健康生活方式和可干预危险因素的健康教育,开展心脑血管、呼吸系统、内分泌系统、肿瘤、精神疾病等重点慢性非传染性疾病和结核病、肝炎、艾滋病等重点传染性疾病的健康教育,开展食品卫生、职业卫生、放射卫生、环境卫生、饮水卫生、学校卫生和计划生育等公共卫生问题的健康教育,开展突发公共卫生事件应急处置、防灾减灾、家庭急救等健康教育,宣传普及医疗卫生法律法规及相关政策。

(三) 老年人健康管理服务

对辖区内65岁及以上常住居民,每年为老年人提供1次健康管理服务,包括生活方式和健康状况评估、体格检查、辅助检查和健康指导。生活方式和健康状况评估是通过问诊及老年人健康状态自评了解其基本健康状况、体育锻炼、饮食、吸烟、饮酒、慢性疾病常见症状、既往所患疾病、治疗及目前用药和生活自理能力等情况。体格检查包括体温、脉搏、呼吸、血压、身高、体重、腰围、皮肤、浅表淋巴结、肺部、心脏、腹部等常规体格检查,并对口腔、视力、听力和运动功能等进行粗测判断。辅助检查包括血常规、尿常规、肝功能(血清谷草转氨酶、血清谷丙转氨酶和总胆红素)、肾功能(血清肌酐和血尿素氮)、空腹血糖、血脂(总胆固醇、三酰甘油、低密度脂蛋白胆固醇、高密度脂蛋白胆固醇)、心电图和腹部B超(肝胆胰脾)检查。健康指导包括告知评价结果并进行相应健康指导。

第三节 全 球 健 康

一、全球健康定义

全球范围内危害健康的因素及健康社会决定因素的全球化、复杂化和多元化,必须通过全球性的共同认知和共同行动加以解决。全球健康(global health)是指以促进全人类健康、保障健康公平为宗旨,关注跨越国界和地域的健康问题,促进健康科学领域内部和外部的多学科合作,将群体预防和个体诊疗有机整合起来,为促进全人类健康服务。在健康问题全球化的背景下,公共卫生问题需要跨越国家的边界、依靠全世界的共同努力来解决。全球健康是一个医学和社会科学的交叉学科,包括人口学经济学、流行病学、政治经济学和社会学。无论是传统意义上的传染性疾病,与生活方式相关的慢性非传染性疾病,还是因自然和人为因素导致的重大突发性事件并由此引起的健康问题,抑或是涉及许多国家的全球性议题,如气候变化、城市化进程、人口增长、环境污染和食品安全等,它们既是影响当前国家战略的重大问题,也是全球健康领域的重要研究内容。

2005年,WHO建立了健康问题社会决定因素委员会,呼吁全球健康合作者采取全球性行动,针对健康问题社会决定因素采取行动以实现卫生公平,用一代人时间弥合健康差距。同年,在美国宾夕法尼亚州费城召开的全球卫生峰会签署了《费城协议》,其中关于全球健康的定义引述了美国科学医学协会的提法,即"超越国界的、可能受到某些国家本身条件和遭遇影响的卫生问题与重大争议,而联合行动是解决这些问题的最佳办法"。

二、全球健康的内涵

全球健康是基于对健康不公平和全球健康决定因素以及全球化对人类健康影响的认知，以改善全球健康公平性为主要目标，采用多学科和跨部门的理论和方法，以全球卫生外交作为实施载体，运用全球性健康社会决定因素的理念和全球健康治理的方式，关注跨越国界的全球性健康问题及健康决定因素，通过全球范围的共同行动，最终实现改善健康公平性和维护全球健康的目的。作为倡导全球健康的先驱者之一，瑞士日内瓦高等国际关系和发展研究院客座教授 Kickbush 认为，全球健康"代表一种新的环境、新的认知和新的国际卫生的战略方法"。她提出，全球健康关注三个方面：健康和疾病及其决定因素的全球分布，全球化对健康的影响，全球健康治理的特征。其目标为"让全球所有地区的每个人都能获得其健康的公平可及性"。美国加州大学全球健康中心教授 Mac Farlane 等则认为，"全球健康是基于人群预防的个体层次上临床保健的集合""致力于全球性的健康改善，减少差异，抵御单个国家所漠视的全球性的威胁。"

三、全球健康的议程和发展

全球健康所关注的领域非常广泛，不仅仅是各类传染性疾病如结核病、疟疾等传统疾病以及新型传染病如艾滋病、SARS、禽流感和 H1N1 甲型流感，还逐步扩展到全球面临着的慢性非传染性疾病如心血管疾病、糖尿病、肥胖等新的健康威胁。除外疾病领域，还包括卫生体系、卫生筹资、卫生人力等诸多方面。在关注全球性健康问题的同时，还积极探寻解决这些问题的行之有效的途径。目前全球健康的行为体除了政府及其卫生部门之外，各类国际组织、非政府组织、健康相关的基金会、慈善机构等也扮演着越来越重要的角色。如何协调这些角色的作用，共促健康发展是全球健康治理的重要内容。此外，全球健康还倡导通过健康的社会决定因素途径来促进健康公平、增进社会福祉，主张从体制出发，改变传统的"以疾病为中心"的治理模式。

全球健康促进大会是由 WHO 发起的、健康促进领域最高级别的官方会议，旨在通过发展健康促进理论和实践，改善各国人民的健康和健康公平，大会每隔 4 年召开一次。第一届全球健康促进大会于 1986 年在加拿大渥太华召开，奠定了健康促进的理论基础。该会议的重大产出为《渥太华宣言》，明确了健康促进中五大领域。①制定促进健康的公共政策：健康促进的含义已超出卫生保健的范畴，各个部门、各级政府和组织的决策者都要把健康问题提到议事日程上。明确要求非卫生部门建立和实行健康促进政策，其目的就是要使人们更容易做出更有利健康的抉择。②创造支持性环境：健康促进必须为人们创造安全的、满意的和愉快的生活和工作环境。系统地评估快速变化的环境对健康的影响，以保证社会和自然环境有利于健康的发展。③加强社区的行动：充分发动社区力量，积极有效地参与卫生保健计划的制订和执行，挖掘社区资源，帮助他们认识自己的健康问题，并提出解决问题的办法。④发展个人技能：通过提供健康信息、医学教育网整理，教育并帮助人们提高做出健康选择的技能，来支持个人和社会的发展。⑤调整卫生服务方向：调整卫生服务类型与方向，将健康促进和预防作为提供卫生服务模式的组成部分，让最广大的人群受益。之后相继举行了阿德莱德会议（1988 年）、松兹瓦尔会议（1991 年）、雅加达会议（1997 年）、墨西哥城会议（2000 年）、曼谷会议（2005 年）、内罗毕会议（2009 年）以及赫尔辛基会议（2013 年）。

2016 年 11 月 21 日，第九届全球健康促进大会（GCHP）由 WHO 和中国国家卫生和计划生育委员会（NHFPC）联合主办，来自全球 126 个国家和地区、19 个国际组织的 1 180 多位嘉宾齐聚充满活力和魅力的上海，围绕"可持续发展中的健康促进"这一主题，深入交流思想观点与实践，共享发展成果与经验。会议重新确立健康促进在未来数十年中的重任；明确并优化健康促进在改善健康及健康公平方面的重要作用及成就；指导各成员国通过对健康促进的实际应用来实现可持续发展目标；动员人民群众、政府及市民社会通过解决影响健康的社会决定因素来实现可持续发展目标；以实现可持续发展目标为途径，鼓励对"人人为了健康"这一理念做出政治承诺；分享并交流各成员国在提高健康素养、加大部门间合作及社会动员力度以及创建健康城市、健康社区和人居环境方面的宝贵经验。

第四节 健康中国

一、建设健康中国的战略意义

人民健康是民族昌盛和国家富强的重要标志。实施健康中国战略,增进人民健康福祉,事关人的全面发展、社会全面进步,事关"两个一百年"奋斗目标的实现,这是新时代经济社会协调发展的必然要求。国民健康不仅是民生问题,也是重大的政治、经济和社会问题。健康中国建设不仅直接关乎民生福祉,而且关乎国家全局与长远发展、社会稳定和经济可持续发展,从而具有重大的战略意义。

(一) 政治意义

政治意义是体现以人民为中心的发展取向、治国理念和目标的升华

把国民健康作为"民族昌盛和国家富强的重要标志"并置于优先发展的战略地位,扭转了一段时期以来侧重经济增长,而忽视环境污染、生态恶化和为之付出巨大健康代价的倾向。经济增长并不必然带来国民健康水平的提升,而是需要以民为本的领导决心和全局性、前瞻性的健康规划,以实现健康与经济社会良性协调发展。健康中国建设体现着国家以人民为中心的发展理念和增进民生福祉的发展取向,指明了未来政策和资源的倾斜方向,是国家治理理念与国家发展目标的升华。

(二) 经济意义

经济意义体现在健康是最大的生产力,健康业是庞大的民生产业

1. **健康是最大的生产力** 中国已进入通过提高人力资本提升全社会劳动生产率,实现人口红利从数量型向质量型转换,并助力经济和综合国力持续健康发展的新阶段。鉴于中国近14亿的庞大人口规模,个体健康指标的改善将汇集为全社会巨大的健康人力资本提升。微观层面,对于企业而言,维护员工的职业安全和健康也是有效的人力资本投资手段,有助于提升企业生产率和核心竞争力。

2. **健康业培育民生经济新增长点** 在"提供全方位全周期健康服务"的健康中国建设中,健康管理、休闲健身、医养产业、医疗服务产业等健康服务业必将得到长足发展。按照《健康中国"2030"规划纲要》确定的目标,2020年健康服务业总规模将超过8万亿人民币,2030年达到16万亿。作为规模相当可观、覆盖范围广、产业链长且在不断扩张的民生产业,健康服务业培育了民生经济新增长点,有助于推进供给侧结构性改革,优化服务业供给结构,创造就业并拉动经济的健康可持续增长。

(三) 社会意义

社会意义体现在健康中国的建设关乎社会和谐安定

发展社会保障顺应的是民生诉求,解决的是民生疾苦,化解的是社会矛盾与经济危机,促进的是国家认同、社会公正与全面发展,维系的是社会安定与国家安全。从本质上说,健康中国建设也是保障民生福祉之策,同样关乎社会和谐安定。例如,若看病难、看病贵,因病致贫、返贫现象突出,健康不公平现象普遍,则会酝酿社会矛盾甚至危机;若慢性病、职业病、失眠抑郁等精神障碍高发,则会降低民众的生活质量,使其难以安居乐业,社会更失安定之基;若突发公共卫生事件得不到及时处置,则会人心惶惶,危及社会和谐稳定;若食品药品安全、环境污染等主要健康危害因素未能加以有效控制,则易引发公众的担忧、不满和社会氛围的趋紧。

二、建设健康中国战略目标

2016年8月26日,中共中央政治局召开会议,审议通过《"健康中国2030"规划纲要》,同时强调,《"健康中国2030"规划纲要》是今后15年推进健康中国建设的行动纲领,由中共中央、国务院于2016年10月25日印发并实施。本纲领坚持以人民为中心的发展思想,牢固树立和贯彻落实创新、协调、绿色、开放、共享的发展理念,坚持健康优先、改革创新、科学发展、公平公正的原则,以提高人民健康水平为核心,以体制机制改革创新为动力,从广泛的健康影响因素入手,以普及健康生活、优化健康服务、完善健康保障、建设健康

环境、发展健康产业为重点,把健康融入所有政策,全方位、全周期保障人民健康,大幅提高健康水平,显著改善健康公平。推进健康中国建设,坚持预防为主,推行健康文明的生活方式,营造绿色安全的健康环境,减少疾病发生。要调整优化健康服务体系,强化早诊断、早治疗、早康复,坚持保基本、强基层、建机制,更好地满足人民群众的健康需求。要坚持共建共享、全民健康,坚持政府主导,动员全社会参与,突出解决好妇女儿童、老年人、残疾人、流动人口、低收入人群等重点人群的健康问题。通过加大政府投入,深化体制机制改革,加快健康人力资源建设,推动健康科技创新,建设健康信息化服务体系,加强健康法治建设,扩大健康国际交流合作。

健康中国 2030 战略目标:到 2020 年,建立覆盖城乡居民的中国特色基本医疗卫生制度,健康素养水平持续提高,健康服务体系完善高效,人人享有基本医疗卫生服务和基本体育健身服务,基本形成内涵丰富、结构合理的健康产业体系,主要健康指标居于中高收入国家前列。到 2030 年,促进全民健康的制度体系更加完善,健康领域发展更加协调,健康生活方式得到普及,健康服务质量和健康保障水平不断提高,健康产业繁荣发展,基本实现健康公平,主要健康指标进入高收入国家行列。到 2050 年,建成与社会主义现代化国家相适应的健康国家。

到 2030 年具体实现以下目标:

1. 人民健康水平持续提升。人民身体素质明显增强,2030 年人均预期寿命达到 79.0 岁,人均健康预期寿命显著提高(表 3-4-1)。

表 3-4-1　健康水平领域主要指标

	人均预期寿命/岁	婴儿死亡率/‰	5岁以下儿童死亡率/‰	孕产妇死亡率/(1/10万)	城乡居民达到《国民体质测定标准》合格以上的人数比例/%
2015	76.34	8.1	10.7	20.1	89.6(2014 年)
2020	77.30	7.5	18.00	18.0	90.6
2030	79.00	5.0	12.00	12.0	92.2

2. 主要健康危险因素得到有效控制。全民健康素养大幅提高,健康生活方式得到全面普及,有利于健康的生产生活环境基本形成,食品药品安全得到有效保障,消除一批重大疾病危害(表 3-4-2、表 3-4-3、表 3-4-4)。

表 3-4-2　健康生活领域主要指标

	居民健康素养水平/%	经常参加体育锻炼人数/亿人
2015	10	3.6(2014 年)
2020	20	4.35
2030	30	5.3

表 3-4-3　健康服务与保障领域主要指标

	重大慢性病过早死亡率/%	每千常住人口执业(助理)医师数/人	个人卫生支出占卫生总费用的比重/%
2015	19.1(2013 年)	2.2	29.3
2020	比 2015 年降低 10%	2.5	28 左右
2030	比 2015 年降低 30%	3.0	25 左右

表 3-4-4 健康环境与产业领域主要指标

	健康环境		健康产业
	地级及以上城市空气质量优良天数比率/%	地表水质量达到或好于Ⅲ类水体比例/%	健康服务业总规模/万亿元
2015	76.7	66	—
2020	>80	>70	>8
2030	持续改善	持续改善	16

3. 健康服务能力大幅提升。优质高效的整合型医疗卫生服务体系和完善的全民健身公共服务体系全面建立,健康保障体系进一步完善,健康科技创新整体实力位居世界前列,健康服务质量和水平明显提高。

4. 健康产业规模显著扩大。建立起体系完整、结构优化的健康产业体系,形成一批具有较强创新能力和国际竞争力的大型企业,成为国民经济支柱性产业(表 3-4-3)。

5. 促进健康的制度体系更加完善。有利于健康的政策法律法规体系进一步健全,健康领域治理体系和治理能力基本实现现代化。

三、医疗卫生服务在健康中国建设中的重要作用

(一)完善医疗卫生服务体系

"健康中国 2030"规划纲要明确提出,推进健康中国建设要坚持以人民为中心的发展思想,牢固树立和贯彻落实创新、协调、绿色、开放、共享的发展理念,坚持正确的卫生与健康工作方针,坚持健康优先、改革创新、科学发展、公平公正的原则,以提高人民健康水平为核心,以体制机制改革创新为动力,从广泛的健康影响因素入手,以普及健康生活、优化健康服务、完善健康保障、建设健康环境、发展健康产业为重点,把健康融入所有政策,全方位、全周期保障人民健康,大幅提高健康水平,显著改善健康公平。要调整优化健康服务体系,强化早诊断、早治疗、早康复,坚持保基本、强基层、建机制,更好地满足人民群众的健康需求。要全面建成体系完整、分工明确、功能互补、密切协作、运行高效的整合型医疗卫生服务体系。县和市域内基本医疗卫生资源按常住人口和服务半径合理布局,实现人人享有均等化的基本医疗卫生服务;省级及以上分区域统筹配置,整合推进区域医疗资源共享,基本实现优质医疗卫生资源配置均衡化,省域内人人享有均质化的危急重症、疑难病症诊疗和专科医疗服务;依托现有机构,建设一批引领国内、具有全球影响力的国家级医学中心,建设一批区域医学中心和国家临床重点专科群,推进京津冀、长江经济带等区域医疗卫生协同发展,带动医疗服务区域发展和整体水平提升。

(二)提升医疗服务水平和质量

建立与国际接轨、体现中国特色的医疗质量管理与控制体系,基本健全覆盖主要专业的国家、省、市三级医疗质量控制组织,推出一批国际化标准规范。建设医疗质量管理与控制信息化平台,实现全行业全方位精准、实时管理与控制,持续改进医疗质量和医疗安全,提升医疗服务同质化程度,再住院率、抗菌药物使用率等主要医疗服务质量指标达到或接近世界先进水平。全面实施临床路径管理,规范诊疗行为,优化诊疗流程,增强患者就医获得感。推进合理用药,保障临床用血安全,基本实现医疗机构检查、检验结果互认。加强医疗服务人文关怀,构建和谐医患关系。依法严厉打击涉医违法犯罪行为特别是伤害医务人员的暴力犯罪行为,保护医务人员安全。

(三)发挥医疗卫生服务的作用

建设健康促进医院,鼓励医疗机构和医务人员开展健康教育,实现从以治疗为中心转向以人民健康为中心,践行全方位全周期服务于人民健康的具体实践。为病人提供临床服务和疾病治疗,把健康促进和健康教育理念融入医院的整体建设和服务管理流程中。建立以病患的需求和以健康为中心的整体医疗服务系统,提升整体的人群健康水平和健康素养。健康促进医院的目标是要把医院打造成为健康促进的中心。

因此在建设健康促进医院的过程当中,服务对象不仅仅包括病人,也包括了病人的家属,通过建设健康促进医院覆盖和辐射到更广泛的人群。这其中也包括医务人员自身,通过建设健康促进医院这个过程提高医务人员自己的健康水平。因此从这个意义上来说,健康促进医院这个概念其实是对现代医学职业的核心价值体现,同时它也体现了整体医学观和人文医学观,是我们提升全体人民群众健康素养与健康水平的重要策略。

(关 喆)

数字课程资源:

📖 拓展阅读　　　✏️ 教学PPT　　　📝 自测题

第五章 疾病常见症状

本章要点

本章包含了15种常见疾病症状。通过这部分的学习,学生需要掌握简单的问诊要点与疾病史采集方法,初步理解症状所联系的生理病理变化及其临床意义,为参与早期临床实践奠定基础。

第一节 发 热

正常人的体温能够保持在36.3~37.2℃,若体温升高超出正常范围,称为发热(fever)。发热本身不是疾病,而是一种症状,也是机体的一种防御反应。

一、发生机制

正常人的体温由下丘脑体温调节中枢调控,通过神经、体液等调节,使产热和散热过程保持动态平衡,因而体温能够保持相对恒定。当机体受致热原作用或体温调节中枢功能障碍时,产热增加或散热减少,就会引起发热。

二、临床表现和问诊要点

1. **发热分度** 以口腔温度为标准,可将发热依次分为4种程度:

低热　　　37.3~38℃
中等度热　38.1~39℃
高热　　　39.1~41℃
超高热　　41℃以上

2. **发热的热型** 将发热患者在不同时间点测得的体温数值连接起来形成体温曲线,该曲线的不同形态即称为热型(fever type)。不同病因所致发热的热型常不相同,热型有助于发热的病因诊断和鉴别诊断。但是须注意:①抗生素、退热药或糖皮质激素的应用会使特征性热型变得不典型;②热型与个体反应性有关,例如老年人因免疫功能低下,对疾病的反应性差,有时不表现为疾病典型的热型。临床上常见的热型有以下几种:

(1) 稽留热(continued fever):体温维持在39℃以上达数天或数周,24 h内体温波动范围不超过1℃。常见于大叶性肺炎、斑疹伤寒及伤寒的高热期(图3-5-1)。

(2) 弛张热(remittent fever)：又称败血症热型。体温常在39℃以上，波动幅度大，24 h内波动范围超过2℃，但均高于正常体温。常见于败血症、风湿热、重症肺结核等(图3-5-2)。

(3) 间歇热(intermittent fever)：体温骤升可达39℃以上，持续数小时，又迅速降至正常水平，无热期可持续1天至数天，如此高热期与无热期反复交替出现。常见于疟疾、急性肾盂肾炎、淋巴瘤等(图3-5-3)。

(4) 波状热(undulant fever)：体温逐渐上升达39℃或以上，数天后又逐渐下降至正常水平，持续数天后又逐渐升高，如此反复多次。常见于布氏菌病(图3-5-4)。

(5) 回归热(recurrent fever)：体温急剧上升至39℃或以上，持续数天后又骤然下降至正常水平，高热期与无热期各持续若干天后规律性交替一次。可见于回归热、霍奇金(Hodgkin)病等(图3-5-5)。

(6) 不规则热(irregular fever)：发热无一定规律。可见于结核病、风湿热、支气管肺炎、渗出性胸膜炎等(图3-5-6)。

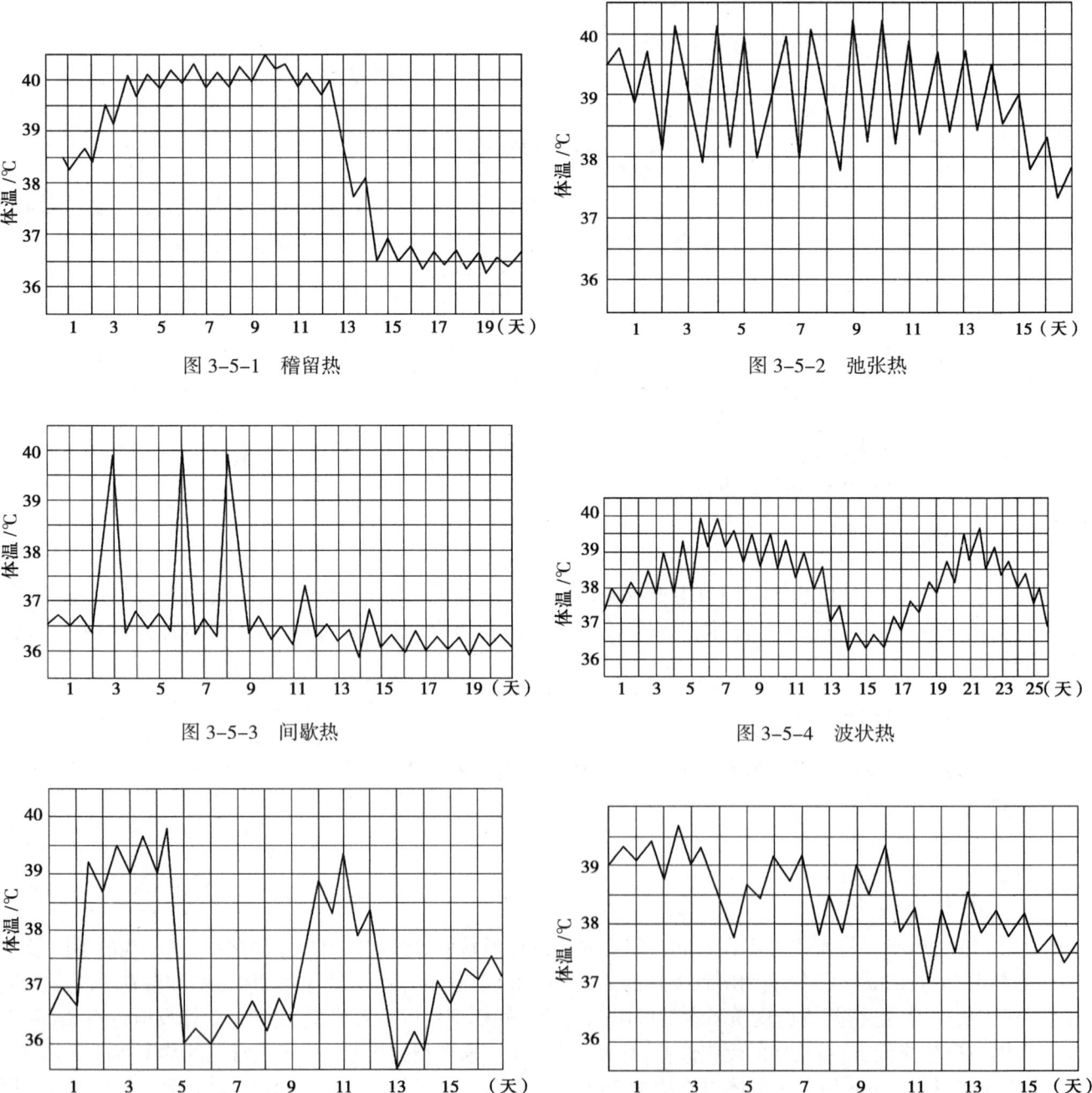

图3-5-1 稽留热　　　　　　　　　　图3-5-2 弛张热

图3-5-3 间歇热　　　　　　　　　　图3-5-4 波状热

图3-5-5 回归热　　　　　　　　　　图3-5-6 不规则热

3. 发热的分期

(1) 体温上升期：各种原因导致的产热增加或散热减少，使产热大于散热，表现为体温上升。此期患者表现为疲乏无力、肌肉酸痛、皮肤苍白、畏寒或寒战等。皮肤苍白是因为体温调节中枢发出的冲动经交感神经而引起皮肤血管收缩，浅层血流减少所致。皮肤散热减少刺激皮肤的冷觉感受器并传至中枢引起畏寒，中枢发出的冲动再经运动神经传至运动终板，引起骨骼肌不随意的周期性收缩，发生寒战。

体温上升有以下两种方式：

1) 骤升型：体温在数小时内达39~40℃或以上，常伴有寒战，小儿易发生惊厥和抽搐。常见于急性感染性疾病，如大叶性肺炎、流行性感冒（简称流感）、急性肾盂肾炎、败血症、疟疾等，也可见于变态反应性疾病。

2) 缓升型：体温逐渐上升，在数日内达高峰，多不伴寒战。多见于慢性疾病，如伤寒、结核病、恶性肿瘤等。

(2) 高热期：体温处于高峰，已达到或略高于上移的体温调定点水平，寒战消失，皮肤血管转为舒张，使皮肤发红并有灼热感，呼吸及心率增快，开始出汗，在较高水平上维持产热和散热的相对平衡。

(3) 体温下降期：致热原的作用逐渐减弱或消失，体温调节中枢的体温调定点逐渐降至正常水平，产热减少，散热增多，使体温下降至正常水平。此期表现为多汗、皮肤潮湿，有时因大量出汗，短时间内体液丢失过多，可出现血压下降甚至休克，年老体弱者较易发生。

体温下降有以下两种方式：

1) 骤降：体温于数小时内迅速下降至正常，有时可略低于正常，常伴有大汗淋漓。常见于疟疾、急性肾盂肾炎、大叶性肺炎及输液反应等。这种情况要及时补液以预防低血压及血液高凝状态的发生。

2) 渐降：体温在数天内逐渐降至正常。见于伤寒、风湿热等。

4. 发热的伴随症状

(1) 寒战：是由致热原急剧作用于机体引起，以细菌性感染最为常见，如大叶性肺炎、败血症、急性胆囊炎、急性肾盂肾炎、流行性脑脊髓膜炎；也可见于疟疾、钩端螺旋体病等寄生虫感染；此外，药物热、急性溶血或输血反应引起的发热也常伴有寒战。

(2) 昏迷：先发热后昏迷者见于流行性乙型脑炎、流行性脑脊髓膜炎、中毒性细菌性痢疾等，先昏迷后发热见于脑出血、巴比妥类药物中毒等。

(3) 面容改变：面部表情淡漠见于伤寒病人，醉酒面容常见于流行性出血热；结膜充血见于麻疹、流行性出血热、斑疹伤寒、钩端螺旋体病等，口唇单纯疱疹多出现于流感、大叶性肺炎、流行性脑脊髓膜炎等。

(4) 皮肤黏膜出血：发热伴皮肤黏膜出血可见于重症感染及某些急性传染病，如流行性出血热、病毒性肝炎、败血症、钩端螺旋体病等，也可见于急性白血病、再生障碍性贫血、急性血小板减少性紫癜等血液系统疾病。

(5) 皮疹：常见于发疹性传染病，如水痘、猩红热、天花、麻疹、斑疹伤寒等，也可见于系统性红斑狼疮、败血症及药物热等。

(6) 淋巴结肿大：局部淋巴结肿大多由局部炎症、淋巴结结核及引流器官肿瘤引起，全身淋巴结肿大多见于传染性淋巴细胞增多症、急性淋巴细胞白血病、霍奇金病及转移癌等。

(7) 肝脾大：多见于传染性单核细胞增多症、病毒性肝炎、肝及胆道感染、白血病、淋巴瘤等。

(8) 关节肿痛：局部关节肿痛常见于局部炎症，全身关节肿痛多见于全身性疾病如败血症、猩红热、结缔组织病等。

5. 发热出现的时间和地点　流感、病毒性肺炎、流行性脑脊髓膜炎、斑疹伤寒等常流行于冬春季节，伤寒、流行性乙型脑炎、细菌性痢疾、疟疾、脊髓灰质炎等则流行于夏秋季节，钩端螺旋体病常见于夏收与秋收季节。流行性出血热、艾滋病以及某些寄生虫病则有严格的地区性。此外，一些职业与生活环境如畜牧业地区的人员易患布氏菌病，饲养鹦鹉者易得鹦鹉热。

三、临床意义

1. 正常体温生理变异 正常人的体温可因测量方法不同而略有差异:腋窝温度(腋测法)正常值为 36~37℃,口腔温度(口测法)为 36.6~37.2℃,直肠内温度(肛测法)为 36.5~37.7℃。正常体温在不同个体之间略有差异,且常受机体内外因素的影响稍有波动。一天内下午体温较早晨稍高,剧烈运动、进餐后和情绪激动均可使体温稍高,但一般波动范围不超过 1℃。女性月经前及妊娠期体温略高于正常。老年人因代谢率偏低,体温相对低于青壮年。另外,许多较大手术后 1~2 天,体温也会升高,一般不超过 38℃,这是机体对创伤的反应,可持续 3~5 天。

2. 发热疾病的分类 发热的病因很多,临床上可分为感染性发热与非感染性发热两大类,以前者多见。

(1) 感染性发热(infective fever):各种病原体(如病毒、细菌、支原体、立克次体、螺旋体、真菌、寄生虫等)引起的感染,不论是急性、亚急性或慢性,局部性或全身性,均可出现发热。

(2) 非感染性发热(noninfective fever):非病原体因素引起的发热,常见于下列几类病因:

1) 中枢性发热:由于颅内疾病(如脑出血、脑震荡、脑挫伤等)损伤体温调节中枢而引起的发热。

2) 产热增加性疾病:常见于内分泌代谢性疾病(如甲状腺功能亢进、甲状腺炎、痛风等)。

3) 散热减少性疾病:如皮肤广泛病变致皮肤散热减少而发热,见于泛发性皮炎、鱼鳞病等。

4) 变态反应性疾病:如结缔组织疾病、药物热、血清病、溶血反应等。

5) 无菌性组织损伤性炎症:又称为吸收热。常见于物理及化学性损害(如中暑、大手术后、大面积烧伤等)、血液病(如白血病、淋巴瘤、恶行组织细胞病等)、恶性肿瘤、血栓及栓塞性疾病(如心肌梗死、肺梗死、脾梗死和肢体坏死等)。

6) 自主神经功能紊乱:多为低热,常伴有自主神经功能紊乱的临床表现。

第二节 咳 嗽

咳嗽(cough)是机体受到刺激后,呼气肌强烈收缩,之后声门突然开放而产生的一种强烈的呼气性冲击动作,也是机体的防御性神经反射,有利于清除呼吸道分泌物和有害因子,但频繁剧烈的咳嗽会对患者的工作、生活和社会活动造成严重影响。

一、发生机制

当气管、支气管或胸膜受到刺激时,迷走神经会将其传导至延髓呼吸中枢,该中枢发放神经冲动,引起咽肌、膈肌和其他呼吸肌的运动,进而产生咳嗽。主要表现为深吸气后声门关闭,继以突然剧烈的呼气,气体冲出狭窄的声门门裂隙,产生咳嗽的动作和声音。

二、临床表现和问诊要点

1. 临床表现

(1) 咳嗽的性质:根据咳嗽是否伴有咳痰,可将咳嗽分为干性咳嗽和湿性咳嗽。咳嗽但无痰或少痰,称为干性咳嗽。干咳或刺激性咳嗽主要见于非感染性咳嗽,如支气管异物、支气管肿瘤、气管受压、喉癌、原发性肺动脉高压及二尖瓣狭窄等,还可见于急慢性咽喉炎和急性支气管炎初期。咳嗽伴有咳痰,称为湿性咳嗽,多见于感染性疾病,如急性支气管炎、慢性支气管炎、支气管扩张症、肺结核等。

(2) 咳嗽的时间:阵发性咳嗽常见于吸入刺激性气体或异物,淋巴结或肿瘤压迫气道,支气管内膜结核等;慢性咳嗽最常见于慢性支气管炎、肺结核、反流性食管炎等;夜间咳嗽常见于咳嗽变异性哮喘、左心衰竭等。

(3) 咳嗽的音色:咳嗽声音嘶哑多见于声带炎、喉炎、喉结核、喉癌或肿瘤压迫喉返神经等;鸡鸣样咳嗽表现为连续阵发性剧咳伴有高调吸气回声,多见于百日咳、会厌喉部疾患;金属调咳嗽多由于纵隔肿瘤、主动脉瘤或支气管癌直接压迫气管引起;咳嗽声音低微或无力,多见于严重肺气肿、声带麻痹和极度衰弱患者。

2. 咳嗽伴随症状

(1) 发热:多见于急性上、下呼吸道感染,肺炎、肺结核、胸膜炎等。

(2) 胸痛:常见于肺炎、胸膜炎、肺栓塞和自发性气胸,老年且长期吸烟者还应考虑支气管肺癌的可能。

(3) 呼吸困难:见于喉水肿、重症肺炎、大量胸腔积液、气胸、肺水肿等,长期反复发作可能为支气管哮喘、慢性阻塞性肺疾病,小儿和长期卧床的老年人还应考虑气管和支气管异物。

(4) 咯血:常见于支气管扩张、肺结核、支气管肺癌、肺脓肿、二尖瓣狭窄等。

(5) 咳痰:按痰液的性质可分为黏液性、浆液性、脓性和血性痰,黏液性痰多见于急性支气管炎、支气管哮喘、慢性支气管炎,浆液性痰多见于肺泡癌、心功能不全,脓性痰见于细菌性下呼吸道感染,粉红色泡沫痰则为肺水肿的特征,血性痰要警惕肺癌、肺栓塞的存在。

(6) 杵状指(趾):常见于支气管肺癌、特发性肺间质纤维化、肺脓肿、脓胸等。

3. 职业与环境接触史　长期接触有害粉尘者应考虑肺尘埃沉着病、过敏性肺泡炎、间质性肺疾病等,厨师及其他长期接触有害烟雾的人群出现的咳嗽常为慢性支气管炎引起,教师等需要长时间大声说话的群体多由慢性咽炎引起咳嗽,登高山者发生剧咳应警惕肺水肿。

4. 其他　咳嗽的诊断和鉴别诊断还应考虑到家族史、用药史及患者体型等,如有过敏性疾病史和家族史者,应注意排除过敏性鼻炎和支气管哮喘相关的咳嗽;服用血管紧张素转化酶抑制药(ACEI)类降压药也可导致咳嗽的发生;肥胖体型者则应注意睡眠呼吸暂停或胃食管反流引起慢性咳嗽的可能。

三、临床意义

咳嗽是呼吸系统相关疾病的常见症状,常与气管、支气管黏膜或胸膜受炎症、异物、物理或化学刺激有关。

1. 呼吸系统疾病　呼吸系统如鼻、咽喉、气管支气管、肺、胸膜疾病均可引起咳嗽。

(1) 感染:是引起咳嗽、咳痰最常见的原因。病毒、细菌、真菌、支原体或寄生虫感染等引发的感染常伴有咳嗽和(或)咳痰,如鼻炎、咽喉炎、气管-支气管炎、肺炎、支气管扩张症、间质性肺炎、肺结核、胸膜炎、脓胸等。

(2) 过敏因素:对香烟、烟雾、花粉、冷空气、动物毛发等刺激过度敏感所致,常见于过敏体质者,如过敏性鼻炎、过敏性咽炎、咳嗽变异性哮喘等。

(3) 肿瘤:常因肿瘤侵袭或压迫气道所致,如肺部肿瘤、胸膜间皮瘤。

2. 纵隔疾病　主动脉瘤、纵隔肿瘤及胸骨后甲状腺肿大、纵隔淋巴结和肺门淋巴结肿大均可压迫气道引起阵发性干咳,咳嗽常带有金属音质调,偶可出现哮鸣音。

3. 心血管系统疾病　二尖瓣狭窄或其他原因所致的左心衰竭引发肺淤血、肺水肿时,因肺泡壁或支气管黏膜受到浆液性或血液性渗出物的刺激,可引发咳嗽。另外,右心或体循环静脉栓子脱落造成肺栓塞时也可引起咳嗽。

4. 物理(包括异物)和化学因素　这些因素对呼吸道黏膜的刺激作用也会引发咳嗽,如反流性食管炎患者由于胃酸刺激常引起咳嗽。

5. 其他因素　肝脓肿、膈疝、膈下脓肿等均可刺激膈肌引起咳嗽,结缔组织病如系统性红斑狼疮累及肺也引起咳嗽,服用 ACEI 类药物亦可引发咳嗽,精神因素等也引起心因性咳嗽等。

第三节　胸　　痛

胸痛(chest pain)是常见的临床症状,病因谱宽泛,临床表现各异,病情千变万化。为对胸痛(特别是急性胸痛)患者进行快速、准确的鉴别诊断,要求临床医生对胸痛涉及的疾病有全面的了解。因痛阈具有个体差异,所以胸痛的程度与原发疾病的病情轻重并不一定完全一致。

一、发生机制

胸痛主要由胸部疾病及物理、化学因素等各种刺激因子刺激胸部感觉神经纤维引起,少数由其他部位病变所致。引起胸痛的原因主要为胸部疾病,常见的有胸壁疾病、心血管系统疾病、呼吸系统疾病和消化系统疾病等。

除患病器官的局部疼痛外,还可见远离该器官的体表或深部组织疼痛,称放射痛(radiating pain)或牵涉痛。这是由于患病内脏的传入神经纤维与被牵涉体表部位的传入神经纤维进入同一脊髓节段,并在后角内密切联系,又由同一上行纤维传入大脑皮质,这样来源于内脏原发病灶的痛觉冲动,经传入神经使同一脊髓节段感觉神经兴奋,导致由其所支配的皮肤区域出现疼痛或痛觉过敏。例如心绞痛时除出现心前区、胸骨后疼痛外,疼痛可放射至左肩、左臂内侧或左颈、左侧面颊部、咽部、上腹等部位。

二、临床表现

胸痛的临床表现多样而复杂,不同病因所致的胸痛特征不同,清楚地了解胸痛发生、发展的过程非常重要。胸痛的特征主要可通过5方面来描述,即胸痛部位与放射部位、胸痛性质、疼痛持续时间、影响疼痛因素及伴随症状。

1. 发病年龄　青壮年胸痛,应注意胸膜炎、自发性气胸、心肌炎、心肌病、风湿性心瓣膜病,老年人应注意冠心病(心绞痛、心肌梗死)和支气管肺癌。但是随着冠心病发病年龄提前,因年龄而漏诊时有发生。

2. 胸痛部位　胸痛发生的部位对于一些疾病的诊断具有提示作用。例如,带状疱疹所致胸痛,可见成簇的水疱沿一侧肋间神经分布伴剧痛,且疱疹不超过体表中线,但常有带状疱疹初期并不表现为皮疹,极易漏诊。肋软骨炎引起的胸痛,常在第1、2肋软骨处见单个或多个隆起,局部有压痛,但无红肿表现。胸壁疾病所致的胸痛部位常固定,且病变处局部有压痛。若为胸壁皮肤的炎症性病变,局部可有红、肿、热、痛等表现。胸膜炎引起的疼痛多位于侧胸部。肺尖部肺癌(肺上沟癌、Pancoast癌)引起的疼痛多以肩部、腋下为主,向上肢内侧放射。心绞痛及心肌梗死的疼痛多位于胸骨后方、心前区或剑突下,可向左肩和左臂内侧放射,甚至达环指与小指,也可放射于左颈或面颊部,有时误认为牙痛,也可放散至咽部,而误诊为咽喉疾病。主动脉夹层引起的疼痛多位于胸背部,可向下放射至下腹、腰部与两侧腹股沟及下肢。食管及纵隔病变引起的胸痛多位于胸骨后。肝胆疾病及膈下脓肿引起的胸痛多位于右下胸部,侵犯膈肌中心部时疼痛放射至右肩部。

3. 胸痛性质　胸痛的程度可从轻微的隐痛至剧烈疼痛,胸痛的性质可有多种多样。例如,带状疱疹(肋间神经受侵)呈刀割样疼痛或灼热样剧痛;气胸在发病初期有撕裂样疼痛;胸膜炎常呈隐痛、钝痛和刺痛;肺梗死胸痛可呈剧痛或绞痛,常伴呼吸困难与发绀;心绞痛呈绞榨样痛并有重压、阻塞、烧灼感,心肌梗死较心绞痛疼痛更为剧烈伴恐惧、濒死感;主动脉夹层常为突然发生的胸背部撕裂样剧痛,最为剧烈;食管炎多呈烧灼痛伴反流;功能性胸痛多呈针刺样瞬间性疼痛。因前述疼痛阈值差异,不应按疼痛性质判断或除外某种疾病。

4. 疼痛持续时间　胸痛可表现为阵发性,也可表现为持续性或持续性伴阵发加剧。平滑肌痉挛或血管狭窄缺血所致的疼痛为阵发性,炎症、肿瘤、栓塞或梗死所致疼痛呈持续性。如心绞痛发作时间通常较短暂(多数持续1~5 min),而心肌梗死疼痛持续时间很长(数小时或更长)且不易缓解。

5. 影响疼痛因素　主要为疼痛发生的诱因,加重与缓解的因素。例如,心绞痛发作可在劳累或情绪激动时诱发(变异型心绞痛除外),休息后或含服硝酸甘油或硝酸异山梨酯后通常于1~2 min内缓解;而对心肌梗死所致疼痛则服上药无效。食管疾病多在进食时发作或加剧,服用抗酸药和促动力药物可减轻或消失。胸膜炎及心包炎的胸痛可因咳嗽或用力呼吸而加剧。自发性气胸常发生在剧烈咳嗽、用力屏气或上肢做剧烈运动之后。胸壁疾病所致胸痛常于局部压迫或胸廓活动时加剧。肌肉骨骼和神经性胸痛通常在触摸或胸部运动时加重。

6. 伴随症状　不同病因引起的胸痛可有不同的伴随症状。胸痛伴放射痛、大汗、血压升高,可能为冠心病(不稳定型心绞痛或急性心肌梗死)或主动脉夹层;胸痛伴有咳嗽、咳痰或咯血,提示呼吸系统疾病,如肺炎、肺结核、肺脓肿及肺癌；胸痛伴有吞咽困难，提示食管病变，如反流性食管炎、食管肿瘤；胸痛突然出现呼吸困难，常见于自发性气胸、肺栓塞、大量胸腔积液。

三、问诊要点

1. 一般资料　发病年龄、发病急缓、诱因、加重与缓解的方式。
2. 胸痛表现　胸痛部位、性质、程度、持续时间及其有无放射痛。
3. 伴随症状　心血管、呼吸、消化系统及其他各系统症状和程度。

四、临床意义

1. 胸壁疾病
(1) 皮肤及皮下组织病变：皮下蜂窝织炎、急性皮炎、带状疱疹、硬皮病。
(2) 神经系统病变：肋间神经炎、神经根痛、肋间神经肿瘤、胸段脊髓压迫症。
(3) 肌肉病变：外伤、流行性胸痛（epidemic pleurodynia）、肋间肌痉挛、胸壁肌炎及皮肌炎、纤维肌痛等。
(4) 骨骼及关节病变：肋软骨炎、肋骨骨折、胸椎压缩性骨折、胸椎结核、强直性脊柱炎、非化脓性肋软骨炎、多发性骨髓瘤、骨肿瘤及骨转移瘤、急性白血病骨浸润、外伤。

2. 胸腔器官疾病
(1) 心脏与大血管病变：冠心病（心绞痛、心肌梗死）、心肌炎、心包炎（感染、心肌梗死后综合征）、瓣膜性心脏病（主动脉瓣病变）、梗阻性肥厚型心肌病、主动脉夹层（胸主动脉或腹主动脉）、主动脉炎（梅毒性、特发性）等。
(2) 呼吸系统疾病：胸膜炎、胸膜肿瘤、气胸、肺栓塞（梗死）、肺炎、支气管炎、肺癌、肺脓肿、肺结核、肺动脉高压等。
(3) 消化系统疾病：反流性食管炎、食管癌、食管动力障碍（痉挛、贲门失迟缓症）、食管裂孔疝、食管破裂、消化性溃疡、胆囊炎、胰腺炎、脾曲综合征等。
(4) 纵隔疾病：纵隔炎、纵隔气肿、纵隔肿瘤等。

3. 其他原因　其他原因所致胸痛，如乳腺炎、胸壁浅表性静脉炎、膈肌痉挛、惊恐发作、功能性胸痛（过度通气综合征等）。

4. 胸痛危险分类　引起胸痛的病因很多，需要根据疾病特点进行诊断及鉴别诊断。按预后严重性可分为高危胸痛和低危胸痛。
(1) 高危胸痛：预后不良，可能致命，如急性冠脉综合征（不稳定型心绞痛、心肌梗死）、主动脉夹层、肺栓塞、张力性气胸等，需要及时快速地明确诊断并采取积极的干预措施。
(2) 低危胸痛：预后一般良好，通常不会危及生命，如带状疱疹、肋软骨炎、反流性食管炎、胸膜炎等。

五、案例分析

男性，68岁，以"胸骨后压榨性疼痛1h"为主诉来诊。患者1h前劳累后突发胸骨后压榨性剧烈疼痛，伴左肩部放射痛，大汗、恶心、未吐，含服硝酸甘油后疼痛仍未缓解，遂来急诊。既往2型糖尿病病史15年，高血压病史10年，吸烟史20年。辅助检查：心电图：窦性心律，V_{1-6}导联ST段弓背向上抬高3~5 mV；心肌坏死标志物升高。此次胸痛病因考虑为冠心病　急性心肌梗死。急诊介入行冠状动脉血运重建术，并给予规范化药物治疗，后续行冠心病二级预防及康复治疗，患者病情平稳出院。

第四节　心　悸

心悸（palpitation）是患者自己能感知到心脏搏动的一种心前区不适或心慌的感觉。心率加快时感到心脏搏动不适，患者常描述心搏如敲打、跳跃、赛跑或不规则，在胸内"翻筋斗"或"快速扑动"，或颈部敲打的感觉。心率缓慢时则感到搏动有力。心悸时，心率可快、可慢，可有心律失常。心率和心律正常者亦可有心悸。

一、发生机制

目前心悸的发生机制仍不十分清楚，一般认为与心律失常和心脏活动过度有关。另外，还与患者的精神因素、注意力以及感觉阈值相关。

1. 心律失常 快速心律失常，心率过速可致使舒张期缩短，心室充盈量减少，收缩期心室内压力上升，速率增快，使心室肌与心脏瓣膜的紧张度突然增加而产生心悸。心动过缓时，舒张期延长，心室充盈量增加，心肌收缩力代偿性增强，可出现心悸。期前收缩时，由于较长的代偿间歇之后的心室收缩强而有力，引起心悸，提前的心脏搏动距前一次心脏搏动间歇较短，也会感到心悸。

2. 血流动力学改变 器质性心脏病出现心室肥大，心肌收缩力增强，心搏血量增加，心脏搏动增强产生心悸。某些代谢增强或交感神经兴奋性增高性疾病，可致心率增快，搏动增强也可伴有心悸感觉。

3. 神经体液调节 心力衰竭时交感神经兴奋性增强，去甲肾上腺素分泌增多，心肌收缩力增强，心率增快，出现心悸。心力衰竭患者由于心排血量降低，肾血流量减少，肾素－血管紧张素－醛固酮系统被激活，可致使心肌收缩力增强，引起心悸。

4. 神经精神因素 心脏本身无器质性疾病，心悸由于自主神经功能紊乱而引起，如出现焦虑、紧张、情绪激动及注意力集中时，自觉心悸感更加明显。

二、问诊要点

1. 病因 心悸的病因很多，除心源性病因外，某些全身性疾病也可引起心悸，还有生理性和功能性心悸。

(1) 心脏搏动增强：可为生理性或病理性。①生理性：可见于健康人在剧烈运动或精神过度紧张时，饮酒、茶、咖啡后，应用某些药物（肾上腺素、麻黄碱、咖啡因、阿托品、甲状腺片、单胺氧化酶抑制剂等）。②病理性：可见于心室肥大（高血压心脏病、主动脉瓣关闭不全、二尖瓣关闭不全、动脉导管未闭、室间隔缺损等），其他疾病（甲状腺功能亢进症、贫血、发热、低血糖、嗜铬细胞瘤等）。

(2) 心律失常：包括心动过速（窦性心动过速、阵发性室上性或室性心动过速）、心动过缓（病态窦房结综合征、高度房室传导阻滞等）、其他心律失常（期前收缩、心房扑动、心房颤动）。

(3) 心力衰竭：各种原因引起的心力衰竭均可出现心悸。

(4) 心脏神经症：由自主神经功能紊乱所引起，心脏本身并无器质性病变。多见于青年女性。临床表现除心悸外，尚有心率增快，心前区隐痛，及疲乏、失眠、头痛、头晕、耳鸣、记忆力下降等神经衰弱表现，且在焦虑、情绪激动等情况下更易发生。

(5) β受体亢进综合征：与自主神经功能紊乱有关，常在紧张时发生，表现除心悸、胸闷、头晕外，还可有心电图变化，出现窦性心动过速，轻度 ST 段下移及 T 波平坦或倒置，易与心脏器质性病变混淆。采用普萘洛尔试验可鉴别，β受体亢进综合征在应用普萘洛尔后，心电图改变可恢复正常，显示其改变为功能性。

(6) 围绝经期综合征：在绝经期前后，常出现一系列内分泌与自主神经功能紊乱症状，心悸是其中的一个症状。

(7) 其他：大量胸腔积液、高原病、胆心综合征等，均可出现心悸。

2. 起病与病程 突然发生的（如心律失常），还是逐步发生的（如心功能不全）；偶尔的（如期前收缩），还是经常的；一过性的（如急性感染、运动过量），还是持续性（常表示一种不可恢复性的慢性疾病）。

3. 伴随症状 伴呼吸困难常见于心功能不全；伴心前区疼痛，可见于心绞痛、心肌梗死、心肌炎、心包炎；伴发热多见于各种急性感染；伴消瘦及出汗，可见于甲状腺功能亢进症；伴直立体位可见于直立性低血压；伴严重失水、失血，可见于周围循环衰竭等。

三、临床意义

1. 心源性心悸　常见于各种原因的心脏病,如快速性心律失常、冠心病、高血压心脏病、心肌炎、心肌病、风湿性心脏病等导致的心脏增大、心功能不全、心律失常。

2. 其他

(1) 应激性心悸:是指非心脏病原因所致的,由于某些应激负荷因素导致交感神经兴奋性增强引起的。

1) 存在其他器质性疾病:①各种原因所致的发热,如感染、输液反应、中枢性发热、风湿性疾病、恶性肿瘤等;②高代谢状态,如甲状腺功能亢进症、嗜铬细胞瘤;③缺氧,如严重的呼吸系统疾病;④缺血,各种原因的贫血;⑤严重脱水、酸中毒;⑥妊娠等。

2) 药物性引起心悸:如使用乙醇、肾上腺素、麻黄碱、咖啡因、阿托品、甲状腺片等。

3) 生理性过负荷引起心悸:如剧烈运动、惊吓、精神刺激,过量饮用酒、咖啡、浓茶等。

(2) 非应激性心悸:常见于心理疾病患者,特点是不存在心肌收缩力增强、心律失常等。

第五节　发　绀

发绀(cyanosis)是指血液中还原(脱氧)血红蛋白增多或出现高铁血红蛋白、硫化血红蛋白等异常血红蛋白衍生物时,使皮肤和(或)黏膜呈现青紫的现象。

一、发生机制

乏氧血多为褐色或暗红色,而富含乏氧血液的血管经皮肤观察(光线的作用)呈蓝色。在皮肤较薄、色素较少和毛细血管较丰富的部位,如唇、舌、颊部、鼻尖、耳垂与甲床等,透见富含还原血红蛋白血液的血管时,即表现为发绀。一般,只要所观察部位(小静脉、微静脉或者毛细血管)血液中还原血红蛋白含量高于 4~5 g/dL,即可出现明显发绀。

另外,由于血液中出现异常血红蛋白衍生物,如出现高铁血红蛋白或硫化血红蛋白血症,此时,高铁血红蛋白的铁由二价铁氧化成三价(高铁)或血红蛋白与可溶性硫化物结合形成硫化血红蛋白,此类变性血红蛋白都已失去摄氧能力。当血液中高铁血红蛋白含量达到 30 g/L(3 g/dL)或硫化血红蛋白含量达到 5 g/L(0.5 g/dL)时,就可产生发绀。

值得注意的是,重症贫血患者如血液中血红蛋白低于 5 g/dL,即使全部变为还原血红蛋白,也不致引起发绀。反之,若血液中代偿红细胞增多,如原发或继发性红细胞增多症,即使血液中有相对较少的还原血红蛋白,但只要毛细血管血液中还原血红蛋白量超过 4~5 g/dL,皮肤黏膜便可出现发绀。

二、分类及临床意义

发绀分为两大类:血液中还原血红蛋白增多所致发绀和血液中存在异常血红蛋白衍生物所致发绀。

(一) 血液中还原血红蛋白增多所致发绀

1. 中心性发绀　是由于心、肺疾病致动脉血氧饱和度降低所致,亦即可导致动脉血血氧分压下降的疾病和(或)状态,如吸入气体氧分压下降和外呼吸功能(肺的通气或换气)异常均可导致中心性发绀。发绀特点常为全身性皮肤出现发绀,皮肤温度正常,见于肺性发绀、心性混血性发绀。

病因见于:

(1) 吸入气氧分压过低:如到达海拔 3 000 m 以上的高原、高空,或通风不良的坑道、矿井等。

(2) 外呼吸功能障碍:肺的通气和(或)换气功能障碍,可导致动脉血氧分压和血氧含量降低。常见于呼吸道狭窄或阻塞(如异物阻塞、肿瘤压迫、喉头水肿、支气管痉挛等),胸腔疾病(如胸腔积液、积血、气胸等),肺部疾病(如肺炎、急性肺水肿、肺气肿、肺纤维化等),呼吸中枢抑制或呼吸肌麻痹(如颅脑损伤、肌无力等)。

(3) 静脉血分流入动脉：见于某些先天性心脏病出现右向左的分流或获得性静脉血-动脉血分流，两者均发生体循环静脉血与动脉血相混合，导致 PaO_2 降低，以致到达周围血液循环的血液中还原血红蛋白过多。如法洛四联症、房间隔或室间隔缺损伴肺动脉高压、艾森门格综合征、肺动静脉瘘、肝硬化时门静脉-肺静脉吻合支形成等。

前两项统称为肺性发绀，吸氧可使发绀减轻或消失。第三项属心性混血性发绀，不能为吸氧所缓解。

2. 周围性发绀　是由于周围循环血流障碍，进而导致局部血液血氧饱和度下降。由于局部血流缓慢，血液通过毛细血管时间延长，单位时间内流过毛细血管的血量减少，组织细胞从单位血流中摄取的氧量相对较多，致使毛细血管中还原血红蛋白含量增加，故而出现发绀。此型发绀常出现于肢体的末端部位与下垂部位，如肢端、耳垂与口唇等处，这些部位的皮肤发凉，如采取使皮肤温暖或促进周围血液循环增多、加快的措施，发绀可消退。

病因见于：动脉硬化、血栓形成、血管炎、血管痉挛收缩或受压等。分为两种：淤血性周围性发绀，如右心功能不全、缩窄性心包炎；缺血性周围性发绀，如严重休克、肢体动脉硬化闭塞等。

3. 混合性发绀　即中心性发绀与周围性发绀并存，导致动脉血氧饱和度下降的因素和局部循环障碍的因素同时存在，常见于心功能不全。此时，因肺淤血肺内氧合不足及周围循环血流缓慢血液在周围毛细血管中脱氧过多所致。

（二）血液中存在异常血红蛋白衍生物所致发绀

1. 高铁血红蛋白血症　先天性高铁血红蛋白血症患者自幼即有发绀，而无心、肺疾病存在。获得性高铁血红蛋白血症是由接触具氧化作用的药物或化学物质引起，又称中毒性高铁血红蛋白血症。直接氧化物包括亚硝酸异戊酯、亚硝酸钠、硝酸甘油、碱式硝酸铋、硝酸铵、硝酸银、硝酸钾、氯酸盐及苯醌等。间接氧化剂为硝基和氨基化合物，如硝基苯、乙酰苯胺、三硝基甲苯、间苯二酚。进食大量含有亚硝酸盐的变质蔬菜后出现发绀，称为"肠源性发绀"。临床上应用的许多药物如苯氮吡胺、磺胺、丙胺卡因、氯法齐明等均为氧化物，应用时需警惕。

2. 硫化血红蛋白血症　机体血液中存在过量氧化剂的情况下，血红蛋白可与可溶性硫化物，如含硫的氨基酸、硫化氢等发生作用产生硫化血红蛋白。一般当血液中硫化血红蛋白含量≥5g/L时可出现发绀。常伴随高铁血红蛋白血症出现，引起高铁血红蛋白血症者都有机会产生硫化血红蛋白血症，故两者病因相同。具有硫化血红蛋白的红细胞，其生命期和渗透性脆性都正常。硫化血红蛋白一旦形成很稳定，不能逆转为正常的血红蛋白，直至含有此种血红蛋白的红细胞死亡。其特点是发绀持续时间长，血液呈蓝褐色，分光镜检查可证实。

三、问诊要点

1. 发绀出现的时间　急性发绀常见于急性左心衰竭、急性肺部感染、急性药物或化学品中毒及休克。自幼即发现的发绀绝大多数见于发绀型先天性心脏病（简称先心病），偶见于先天性肺部动静脉瘘或先天性变性血红蛋白症；中年以后出现者多见于外呼吸功能异常所致发绀。

2. 发绀的部位　口唇、结膜、口腔黏膜、鼻尖、面颊、耳垂、指甲床等皮肤较薄、色素较少和毛细血管丰富的部位最明显。值得注意的是，中心性发绀和周围性发绀常常难以通过简单的问诊、查体加以区分。

3. 其他体征　有无杵状指（趾）。显著杵状指（趾）主要见于发绀型先心病、原发性肺动脉高压（IPAH）、肺动静脉瘘，轻度杵状指（趾）常见于慢性肺部疾病；无杵状指（趾）者见于后天性心脏病、急性肺部疾患、异常血红蛋白症及原发性红细胞增多症。

4. 询问基础疾病情况　呼吸系统疾病史、心脏病史（如先天性心脏病、慢性心力衰竭病史）等，着重询问既往是否存在可导致中心性或者周围性发绀的已知疾病。

5. 有无药物或化学品接触史　有些药物或化学物质中毒所致高铁血红蛋白血症可引起发绀。由于血红蛋白的二价铁被三价铁所取代，致失去与氧结合的能力，即可出现发绀。

6. 伴随症状　心肺疾病的发绀常伴有高度呼吸困难，异常血红蛋白血症的发绀虽明显但一般无呼吸困难。

7. 有无周围血流障碍疾病　①局部静脉病变：如血栓性静脉炎、下肢静脉曲张、上腔静脉综合征；②动脉供血不足：如血栓闭塞性脉管炎、雷诺病等。

8. 有无其他病症　有无变性血红蛋白血症、硫化血红蛋白血症、原发性红细胞增多症等表现。

四、诊断思路

第一步：是否为发绀？

发绀在用力加压时颜色即消退，皮肤异常色素沉着者经加压血液挤出后颜色不退。

第二步：是何种类型的发绀，原因是什么？

发绀分类：

1. 血液中还原血红蛋白增多所致发绀　①中心性发绀；②周围性发绀；③混合性发绀。

2. 血液中存在异常血红蛋白衍化物所致发绀　①药物或化学品，如伯氨喹、亚硝酸盐、氯酸钾、磺胺类、非那西丁、苯丙砜、硝基苯、苯胺等中毒引起的发绀。②先天性高铁血红蛋白血症。③硫化血红蛋白血症。

第三步：如何处理？

1. 病因治疗。针对引起发绀的原因给予处理。

2. 对症治疗。吸氧，合并心力衰竭者须纠正心力衰竭。吸氧可使肺性发绀减轻甚至消失。心性混血性发绀不能为吸氧所缓解。周围性发绀、异常血红蛋白血症引起的发绀，吸氧可增加血浆中溶解的氧，从而改善组织的供氧或促进氧的弥散，吸氧也有一定的治疗作用。

3. 异常血红蛋白血症者（如肠源性发绀）应给予静脉注射亚甲蓝溶液或大量维生素 C。注意，硫化血红蛋白一旦形成不能经亚甲蓝或维生素 C 注射而逆转为正常的血红蛋白。

第六节　呼 吸 困 难

呼吸困难（dyspnea）是呼吸功能不全的一个重要症状，是指患者主观感到空气不足、呼吸费力，客观上表现为呼吸运动用力，严重时可出现张口呼吸、鼻翼扇动、端坐呼吸甚至发绀，呼吸辅助肌参与呼吸运动，并且可以有呼吸频率、深度和节律的改变。

一、发生机制

呼吸困难发生与呼吸运动的变化有关。使呼吸运动发生改变的主要机制是：各种原因引起肺通气、换气功能障碍，导致缺氧和（或）二氧化碳潴留，刺激外周化学感受器（主动脉体和颈动脉体的化学感受器），通过迷走神经传入延髓的呼吸中枢，由呼吸中枢发生冲动，经脊髓前角，由运动神经元传至呼吸肌，反射引起呼吸频率、深度和（或）节律的改变。

二、临床表现及问诊要点

1. 原因或诱因　引起呼吸困难的原因繁多，主要为呼吸系统和心血管系统疾病。

2. 发病情况　起病缓者见于心肺慢性疾病。起病较急者见于肺水肿、肺不张、呼吸系统急性炎症等。突然发生严重呼吸困难者，见于呼吸道异物、大面积肺栓塞、自发性气胸及急性呼吸窘迫综合征等。

3. 呼吸频率　呼吸频率超过 24 次/min 为呼吸过速，见于心肺疾病、贫血、发热等。呼吸频率低于 12 次/min 为呼吸过缓，是呼吸中枢受抑制表现，见于麻醉、安眠药中毒、颅内压增高、尿毒症等。

4. 呼吸深度　呼吸加深见于糖尿病酮症酸中毒和尿毒症酸中毒，呼吸中枢受刺激，出现深而规则的呼吸，常伴有鼾音，称为酸中毒大呼吸（Kussmaul 呼吸）。呼吸变浅见于肺气肿、呼吸肌麻痹及镇静药过量等。

5. 呼吸节律　常见的节律改变是潮式呼吸 [又称陈 - 施呼吸、（Cheyne-Stokes 呼吸）]，是一种不自主的节律异常,表现为呼吸由浅慢逐渐变为深快,然后再由深快变为浅慢,随之出现一段呼吸暂停后,又开始如上变化的周期性呼吸。这是呼吸中枢兴奋性降低的表现,反映病情严重,见于中枢系统疾病及脑部血流循环障碍,如脑动脉硬化、心力衰竭、颅内压增高和糖尿病昏迷及尿毒症等。

6. 活动及体位　左心衰竭的早期症状是劳力性呼吸困难,其特点是活动时发生或加重,休息时减轻或缓解。随着病情加重,变为持续性呼吸困难,表现为坐位或立位时减轻,卧位时加重,病情严重时,病人被迫采取坐位,称为端坐呼吸,这是由于直立可降低静脉压,减轻肺淤血,因而减少呼吸阻力之故。有些严重病人可出现夜间阵发性呼吸困难,其特点是,常在夜间发生,病人于睡眠中突然感胸闷、气急而惊醒,被迫坐起,轻者历时数分钟至数十分钟后症状消失,重者可发生肺水肿。

7. 伴随症状

(1) 急性呼吸困难伴一侧胸痛:见于大叶性肺炎、急性渗出性胸膜炎、自发性气胸、肺及胸膜肿瘤,还应注意肺栓塞、急性心肌梗死等。

(2) 呼吸困难伴发热:见于肺炎、肺脓肿、肺结核、胸膜炎、急性心包炎及严重感染等。

(3) 发作性呼吸困难伴哮鸣音:见于支气管哮喘、心源性哮喘,突发性重度呼吸困难见于急性喉水肿、气管异物、大面积肺栓塞、自发性气胸等。

(4) 呼吸困难伴咳嗽、咳痰:如咳脓痰见于慢性支气管炎、肺脓肿、阻塞性肺气肿继发肺部感染、支气管扩张;咳大量粉红色泡沫样痰见于左心衰竭,咳铁锈色痰见于大叶性肺炎,咳果酱色痰提示卫氏并殖吸虫病,伴大量泡沫痰可见于有机磷中毒。

(5) 呼吸困难伴意识障碍:见于脑出血、脑膜炎、休克型肺炎、肺性脑病、尿毒症、糖尿病酮症酸中毒、急性中毒等。

三、临床意义

临床上可引起呼吸困难的疾病很多,根据主要的发病机制,可将呼吸困难分为下列 5 种基本类型:

1. 肺源性呼吸困难　由于呼吸器官(包括上呼吸道、支气管、肺、胸膜)病变、纵隔病变、胸廓运动以及呼吸肌功能障碍等所致,可分为下列三种表现形式:

(1) 吸气性呼吸困难:表现为吸气显著困难,重者由于呼吸肌极度用力,胸腔负压增大,吸气时可见胸骨上窝、锁骨上窝及肋间隙明显凹陷(称为三凹征),常伴有高调吸气性喉鸣。多见于上呼吸道不完全性阻塞,如喉水肿、急性喉炎、气管异物、气管肿瘤等。

(2) 呼气性呼吸困难:表现为呼气费力,呼气时间延长而缓慢,常伴有哮鸣音。多见于下呼吸道不完全阻塞,如慢性支气管炎、肺气肿、支气管哮喘、急性细支气管炎等。

(3) 混合性呼吸困难:表现为吸气、呼气均感费力,呼吸频率增快,呼吸变浅。由广泛肺部病变使呼吸面积减少影响换气功能所致,见于重症肺炎、重症肺结核、大面积肺栓塞、大片肺不张、弥漫性肺间质纤维化、大量胸腔积液或积气、急性肺水肿、呼吸肌麻痹等。

常见的呼吸系统疾病包括:

(1) 上呼吸道疾病:见于咽后壁脓肿,喉及气管内异物,喉水肿,咽、喉白喉,喉癌,其他气管内及气管周围病变等。

(2) 下呼吸道疾病:见于感染性疾病(急性细支气管炎、肺炎、肺结核),变态反应性疾病(支气管哮喘),间质性肺疾病,慢性阻塞性肺疾病及急性呼吸窘迫综合征等。

(3) 胸膜疾病:见于自发性气胸,大量胸腔积液及广泛显著胸膜增厚等。

(4) 纵隔疾病:见于急性纵隔炎,纵隔肿瘤及囊肿,纵隔气肿等。

(5) 胸廓运动及呼吸肌功能障碍:见于各种引起胸廓运动受限,呼吸肌及膈肌麻痹等疾病。

(6) 肺血管病变:见于肺血栓栓塞症,脂肪栓塞及羊水栓塞等。

2. 心源性呼吸困难　见于循环系统疾病所致的心力衰竭。

(1) 左心衰竭:呼吸困难主要是由于肺淤血所致。常见的疾病有:高血压心脏病、冠心病、风湿性心瓣膜病(二尖瓣狭窄、主动脉瓣关闭不全等)、心肌炎、心肌病、先天性室间隔缺损等。

(2) 右心衰竭:呼吸困难主要是由体循环淤血所致。常见的疾病主要有慢性肺源性心脏病、肺动脉瓣狭窄等先天性心脏病,以及由慢性左心衰竭发展而来的右心衰竭。

3. 中毒性呼吸困难

(1) 各种原因所致的代谢性酸中毒:如尿毒症、糖尿病酮症酸中毒、肾小管性酸中毒等。因为血中酸性代谢产物增多,刺激呼吸中枢,而出现 Kussmaul 呼吸。

(2) 药物中毒:如吗啡类、巴比妥类、有机磷农药中毒等。因为呼吸中枢受抑制,使呼吸变缓慢,可表现为呼吸节律异常。

(3) 脓血症:如急性感染等。因为毒性代谢产物和体温升高的影响,刺激呼吸中枢,使呼吸加速。

4. 血源性呼吸困难　由于血液疾病所引起,常见的疾病有严重贫血、白血病、红细胞增多症、输血反应以及大出血或休克等。由于血氧含量降低或缺血与血压下降,刺激呼吸中枢而引起呼吸困难。

5. 神经精神性呼吸困难　见于重症脑部疾病,如颅脑外伤、脑血管意外、脑及脑膜炎症、脑水肿、脑肿瘤等,颅内压增高和供血减少直接累及呼吸中枢,可出现呼吸困难,并常出现异常的呼吸节律。此外,精神因素所致呼吸困难见于癔症、高通气综合征等。

四、病例分析

刘某,女性,58 岁,因"呼吸困难进行性加重 6 个月"于急诊就诊。6 个月前,患者无明显诱因出现轻微活动受限。病情进行性加重。目前,患者休息时无不适,平地行走十几米即出现明显呼吸困难。否认有突发呼吸困难、胸痛、咯血。否认有喘鸣。既往体健,无呼吸困难史,无高血压、冠心病或其他心脏病史。职业:会计。吸烟史 10 年,约 20 支/d,34 岁戒烟。少量饮酒,每周 1 次。

体格检查:BP 140/70 mmHg(1 mmHg=0.133 kPa),P 72 次/min,T 37.1℃,R 20 次/min。结膜无苍白,无颈静脉扩张,听诊双肺呼吸音清,未闻及干、湿啰音。心律齐,未闻及病理性杂音。双下肢轻度水肿。腹部查体无异常,血常规和 X 线胸片正常。

超声心动图(UCG)显示左心室及主动脉瓣功能正常。

肺功能检查:通气功能正常,激发试验阴性。

分析:结合患者病史及 UCG 可排除慢性心力衰竭;考虑患者年龄、性别及危险因素等,冠心病的可能性不大。UCG 结果排除了明显的主动脉瓣反流。病史、肺功能检查排除了哮喘的诊断。进一步行相关检查——肺通气灌注扫描,示通气正常,血流灌注显示多发充盈缺损,高度提示肺栓塞。

第七节　水　　肿

水肿(edema)是人体组织间隙有过多液体积聚致组织肿胀的一种常见的临床症状和体征。水肿可分布于全身,也可发生于身体某一部位。当液体积聚在组织间隙时呈弥漫性分布,使水肿遍及全身,称为全身性水肿(anasarca);液体积聚于局部组织间隙,使局部组织肿胀,称为局部性水肿(local edema);液体积聚于体腔内称为积液(hydrops),如胸腔积液、腹水、心包积液等。临床上水肿一般多指皮下水肿,皮下水肿是全身或局部水肿的重要体征,又分为凹陷性水肿和非凹陷性水肿。如液体积聚于皮下疏松结缔组织间隙,使水肿部位组织弹性减低,用手指加压组织发生凹陷,称为凹陷性水肿;如组织肿胀明显,但指压后无明显凹陷,称为非凹陷性水肿。一般情况下,水肿这一术语不包括内脏器官局部的水肿,如肺水肿、脑水肿等。

一、发生机制

人体约有 5% 的体液存留在组织间隙,组织液是血浆滤过毛细血管壁而形成的。正常人体组织间隙液的量和质是相对恒定的,这种恒定性是通过血管内外和机体内外液体交换的动态平衡来维持的,当这种平衡失调,就可能产生水肿。

二、问诊要点

1. 原因或诱因　水肿常在某些疾病或特殊条件下发生。应注意有无心、肝、肾、内分泌等疾病的其他临床表现。女性还应注意水肿与月经周期的关系。药物所致水肿,水肿在用药后发生,停药后不久消失。另外,临床上有时遇到的水肿,未发现确切的原因,为特发性水肿。

2. 开始部位与特点　注意水肿开始出现的部位,有助于诊断。例如:①心源性水肿:首先发生于身体下垂部位,非卧床病人的水肿首先出现于下肢,尤以踝部明显;卧床病人的水肿首先出现于骶部,逐渐向上遍及全身,严重时可合并胸腔积液、腹水及心包积液。同时还有心脏病及右心衰竭的其他表现,如颈静脉怒张、心脏增大、肝大、静脉压增高等。②肾性水肿:疾病早期晨起时有眼睑或颜面水肿,以后发展为全身性水肿。同时,常有其他肾病征象,如尿改变、高血压、肾功能损害等。③肝源性水肿:主要表现为腹水,在腹水发生前可首先出现踝部水肿,逐渐向上蔓延,但头、面部及上肢常无水肿。同时有肝硬化的临床征象,如肝功能减退和门静脉高压两方面的表现。④营养不良性水肿:水肿常从足部开始逐渐蔓延至全身。常在水肿发生前有消瘦、体重减轻等表现。⑤黏液性水肿:颜面及下肢水肿较明显,严重时累及全身皮下组织,甚至可出现心包积液、胸腔积液及腹水。同时可有甲状腺功能减退症的其他表现,如乏力、怕冷、皮肤增厚、粗糙、苍白、温度减低,毛发脱落、反应迟钝等。⑥经前期紧张综合征:在月经前7~14天出现眼睑、下肢及手部轻度水肿,而于月经后逐渐消退。⑦特发性水肿:主要表现为身体低垂部位水肿。多发生于20~40岁的女性,其晨间与晚间体重差别较大(立卧位水试验有助诊断)。⑧功能性水肿:病人无引起水肿的器质性疾病,而是在环境、体质、体位等因素的影响下,使体液循环功能发生改变而产生的水肿,称为功能性水肿。功能性水肿包括:高温环境引起的水肿,肥胖性水肿,老年性水肿,旅行者水肿,久坐椅子水肿。

3. 发展快慢　发展缓慢者,见于心源性水肿、肝源性水肿、营养不良性水肿等;发展较快者,见于肾源性水肿、炎性水肿等;突然发生者,见于血管神经性水肿,属于变态反应性疾病。

4. 分布与性质　水肿属全身性或局部性,凹陷性或非凹陷性。①全身性水肿:包括心源性水肿、肾源性水肿、肝源性水肿、营养不良性水肿、特发性水肿、经前期紧张综合征、药物性水肿等,均属于凹陷性水肿。而黏液性水肿为非凹陷性水肿,水肿不随体位的改变而移动。②局部性水肿:包括炎性水肿(水肿局部皮肤常伴有红、肿、热、痛等炎症表现);丝虫病引起的象皮肿,表现为局部皮肤粗糙与增厚,如皮革样并起皱褶,皮下组织也显著增厚,以下肢明显,为非凹陷性水肿;血管神经性水肿,突发的无痛、硬而富有弹性的非凹陷性的局部水肿,常发生于眼睑、唇、舌等部位。

5. 伴随症状　水肿伴有呼吸困难和发绀者,应考虑心脏病、上腔静脉综合征等;伴有肝大者,考虑为心源性水肿、肝源性水肿,而同时有颈静脉扩张者,则为心源性水肿;伴有重度蛋白尿,考虑为肾源性水肿,而轻度蛋白尿也可见于心源性水肿;水肿与月经周期有关系者,且伴有神经症状(如易怒、烦躁、失眠、思想不集中等),考虑为经前期紧张综合征。

三、临床意义

临床上引起全身性或局部性水肿的原因很多,常见原因如下。

1. 全身性水肿

(1) 心源性水肿(cardiac edema):主要见于各种心脏病所引起的右心衰竭,也见于慢性缩窄性心包炎。水肿产生的主要原因是:有效循环血量减少,肾血流量减少,肾小球滤过率降低,继发性醛固酮增多,引起水钠潴留以及静脉淤血,使静脉压增高,导致毛细血管静水压增高,组织液回吸收减少。

(2) 肾性水肿(renal edema):见于各型肾炎及肾病,是某些肾病的重要体征,其中以肾病综合征最为明显。水肿产生的主要原因是:大量蛋白尿所致低蛋白血症以及肾性的水钠潴留。

(3) 肝源性水肿(hepatic edema):见于各种原因的肝硬化、肝癌等,其中主要见于失代偿性肝硬化。水肿产生的主要原因是：由于肝功能不全、门静脉高压所致的低蛋白血症,继发性醛固酮增多,肝淋巴液回流障碍等因素。

(4) 营养不良性水肿：见于慢性消耗性疾病长期营养缺乏（如恶性肿瘤等）、蛋白质丢失性胃肠病（如慢性肠炎等）、维生素 B_1 缺乏症、重症烧伤等。水肿产生的主要原因为：由于低蛋白血症引起的血浆胶体渗透压降低,以及维生素 B_1 缺乏引起静脉压升高所致。

(5) 黏液性水肿：主要见于甲状腺功能减退。水肿产生的原因为：由于黏蛋白分解代谢减弱,故黏蛋白聚积在组织间隙固体成分的基质中,并与钠、水结合而形成黏液性水肿。

(6) 其他：可见于：①特发性水肿。原因不明,一般认为与内分泌功能失调以及对直立体位的反应异常有关。②肾上腺皮质功能亢进、垂体腺瘤及各种原因引起的抗利尿激素分泌异常综合征等。水肿发生与水钠潴留有关。③经前期紧张综合征。水肿发生可能与体内雌激素相对增多和自主神经功能紊乱有关。④药物性水肿。主要是长期应用某些激素类药物引起,还可见于其他类药物如萝芙木制剂、甘草制剂等。水肿发生可能与钠水潴留有关。⑤妊娠性水肿。一般认为水肿与钠水潴留和血浆胶体渗透压降低,静脉和淋巴回流障碍有关。

2. 局部性水肿

(1) 局部炎症：如丹毒、蜂窝织炎等。水肿产生与血管壁通透性增高有关。

(2) 静脉回流障碍：肢体静脉血栓形成及血栓性静脉炎、上腔静脉或下腔静脉阻塞综合征等。水肿产生与局部静脉回流障碍有关。

(3) 丝虫病所致象皮肿：丝虫寄生于淋巴系统引起淋巴管炎和淋巴结炎。由于淋巴回流障碍所致局部水肿。

(4) 血管神经性水肿：属于变态反应性疾病,人体对食物、药物及周围环境过敏所致。水肿产生与毛细血管壁通透性增高有关。

第八节 恶心与呕吐

恶心与呕吐(nausea and vomiting)是临床上常见症状。恶心是一种主观感觉,表现为上腹部不适和胀满欲吐,可伴有迷走神经兴奋症状,如血压下降、心动过缓、皮肤苍白、冷汗等,多为呕吐的前奏。呕吐是一种胃的反射性强力收缩,通过胃、食管、口腔、膈肌和腹肌等部位的协同,使胃或部分小肠内容物由胃、食管经口腔迅速排出体外。恶心与呕吐可同时发生,也可仅有恶心无呕吐或仅有呕吐无恶心。

一、发生机制

呕吐是由恶心、干呕与呕吐三个阶段构成的一个复杂的反射动作。恶心时胃张力和蠕动减弱,十二指肠张力增强;干呕时胃上部放松,胃窦部短暂收缩;呕吐时胃窦部持续收缩,下食管括约肌松弛,膈肌下降,腹肌收缩,腹压增加,迫使胃内容物急速地从胃、食管、经口腔而排出体外。目前认为,在中枢神经系统中有两个区域与呕吐反射密切相关。一个位于延髓外侧网状结构背部,为神经反射中枢,也称为呕吐中枢;另一个位于延髓第四脑室底面,为化学感受器触发带。前者接受来自消化道、大脑皮质、内耳前庭、冠状动脉以及化学感受器触发带的传入冲动,直接支配呕吐的动作;后者接受各种外来的化学物质或药物与内生代谢产物的刺激,并由此发出神经冲动,传到神经反射中枢,引起呕吐。

二、问诊要点

1. 呕吐的病因及诱因　与进食相关,伴有恶心,且呕吐后有轻松感,常提示胃肠病变所致,如急慢性胃炎、非溃疡性消化不良、肠炎等;集体共同进餐后均出现的呕吐,通常考虑食物中毒所致;有恶心先兆,呕吐后无轻松感,可见于肠梗阻、肝胆胰及腹膜病变;有恶心先兆,呕吐发生在头部位置改变时,且伴有眩晕、皮肤苍白、血压下降等迷走神经兴奋症状,应考虑前庭障碍性呕吐,如梅尼埃病或前庭神经元炎;因精神刺激而导致的无恶心感、不费力的呕吐,常见于神经源性呕吐;无恶心先兆,呕吐后无轻松感,且伴剧烈头痛的,多为中枢神经系统疾病所致。

2. 呕吐的时间及方式　晨起呕吐可见于尿毒症、慢性酒精中毒及颅内压增高等疾病,停经的育龄期妇女晨起呕吐见于早期妊娠,鼻窦炎病人因起床后脓液经鼻后孔流出刺激咽部,可导致晨起恶心、干呕;呕吐伴上腹节律性、周期性腹痛可见于消化性溃疡;幽门梗阻所致呕吐常发生在进食6 h以后,多在夜间出现;进食后即刻发生的恶心、呕吐,且呕吐轻微,吐完后可继续进食,多为神经源性呕吐;喷射性呕吐多为颅内压增高性疾病所致,如颅内及脑膜炎症,颅内水肿、出血,及颅内占位性病变等。

3. 呕吐物的量、性质及气味　呕吐物量大,为酸臭味的宿食,提示幽门梗阻伴胃潴留;呕吐物较多,含大量胆汁,提示十二指肠大乳头以下或小肠上段梗阻;呕吐物量小,常有粪臭味,多为小肠下段梗阻;上消化道出血的呕吐物常为咖啡色;有机磷农药中毒呕吐物常有大蒜味。

4. 呕吐的伴随症状

(1) 伴腹痛、腹泻:多见于急性胃肠炎、霍乱、急性中毒、胰腺炎。

(2) 伴黄疸:可见于急性肝炎、胆道梗阻、急性溶血。

(3) 伴眩晕、耳鸣:常见于前庭、迷路疾病。

(4) 伴头痛:可见于颅内压增高、偏头痛、青光眼、鼻炎及屈光不正。

(5) 伴贫血、水肿、蛋白尿:可见于肾功不全。

(6) 伴胸痛:可见于急性心肌梗死或急性肺梗死等。

三、临床意义

1. 反射性呕吐　由于组织和器官发生病理改变或受到刺激而产生冲动,经神经传入呕吐中枢所致。主要见于:

(1) 咽部刺激:咽部受到刺激后,舌咽神经兴奋而诱发致反射性呕吐,常见于吸烟、剧烈咳嗽、鼻咽部炎症或溢脓等。

(2) 胃肠疾病:急性或慢性胃炎、肠炎、急性或慢性胃肠炎、阑尾炎、腹膜炎、消化性溃疡等疾病,因胃肠黏膜受到刺激,可引起胃肠痉挛诱发呕吐;肠道发生机械性梗阻可致食物排出受阻,从而发生呕吐,如急性幽门管或十二指肠壶腹溃疡可致幽门梗阻,十二指肠癌及肠结核等可致十二指肠压迫或狭窄,肠腔肿瘤、肠外粘连压迫等可致肠梗阻等。

(3) 肝胆胰疾病:急性或慢性肝炎、肝硬化、急性或慢性胆囊炎、胆道蛔虫及结石、胰腺炎等可由于炎性刺激及器官疼痛导致呕吐。肝胆胰疾病导致的呕吐可与上腹部饱胀、食欲减退及厌油腻食物同时出现。

(4) 尿路结石可发生肾绞痛,异位妊娠破裂及卵巢囊肿蒂扭转等疾病可因过度疼痛,导致反射性呕吐。

(5) 急性心肌梗死早期,发生剧烈疼痛时,可因心肌病灶及疼痛刺激引起迷走神经对胃肠的反射作用导致呕吐;充血性心力衰竭及急性肺水肿可因肝淤血对胃肠黏膜的刺激而导致呕吐。

(6) 闭角型青光眼:因眼压骤然升高,常表现为头痛剧烈,经三叉神经的反射可导致呕吐。

2. 中枢性呕吐　由于颅内病变直接压迫或各种药物及化学性因素刺激呕吐中枢所致。主要见于:

(1) 中枢神经系统疾病:脑血管病可由于脑部血液循环发生急剧障碍,导致脑组织水肿及颅内压增高,损伤部位广泛者可出现剧烈头痛、眩晕、恶心、呕吐等症状;颅内感染、颅内肿瘤、颅脑损伤、癫痫及癫痫持续状态等疾病也可导致颅内压增高,出现呕吐症状。

(2) 全身性疾病:严重的全身性疾病可因缺氧及其他化学性因素刺激呕吐中枢导致呕吐。临床上可有不同程度的意识改变,出现神志淡漠、嗜睡甚至昏迷。主要见于:各种原因导致的休克及缺氧;内分泌及代谢性疾病,如糖尿病酮症酸中毒、甲状腺功能亢进危象、垂体肾上腺危象、尿毒症等;机体内环境紊乱,如低钾血症、低钠血症、代谢性酸中毒等。

(3) 药物反应和中毒:化学治疗药物、麻醉药物、洋地黄类药物的不良反应,有机磷农药中毒、一氧化碳及酒精中毒等均能刺激呕吐中枢而诱发呕吐。

3. 前庭障碍性呕吐　由于某些因素刺激内耳前庭部,反射性引起呕吐中枢兴奋所致。呕吐常伴有眩晕、耳鸣、听力障碍等症状。内耳迷路炎常为急慢性中耳炎的并发症,临床出现呕吐外,还伴有发作性眩晕、眼球震颤等症状体征;梅尼埃病常表现为发作性旋转性眩晕,伴恶心、呕吐、耳鸣,呕吐常发生在眩晕之后。

4. 精神性呕吐　为一组自发或故意诱发反复呕吐的精神心理障碍。常见于年轻女性,一般在进食后发生,呕吐物为刚吃进的食物。无明显器质性病变,多见于癔症、胃肠神经症等。

第九节　腹　泻

腹泻(diarrhea)是一种常见的消化道症状,指排便次数明显超过平日习惯的频率(>3次/d),粪质稀薄(含水量>85%),排粪量增加(>200 g/d),含或不含未消化食物、脓血及黏液等。仅有排便量增加而无次数增加或仅有大便次数增加均不被定义为腹泻,这两者可能由于过量摄入纤维引起或支配肛门、直肠的神经肌肉性疾病或盆底疾病等原因所致。

一、病因及发病机制

引起腹泻的病因多而复杂,依据发病机制可分为以下几类。

1. 分泌性腹泻(secretory diarrhea)　是由于水分以及电解质大量分泌超过肠黏膜吸收能力或吸收被抑制引起的腹泻。霍乱弧菌外毒素引起的大量水样腹泻即属于典型的分泌性腹泻,也见于其他产生肠毒素的细菌感染、某些胃肠道内分泌肿瘤。

2. 渗透性腹泻(osmotic diarrhea)　是肠腔内积聚有不能吸收的且具有渗透活性的溶质,使肠内容物渗透压增高,体液水分大量进入肠腔而引起的腹泻。常以乳糖酶缺乏为代表,乳糖不能水解造成肠内高渗状态。另外,也与服用盐类泻剂或甘露醇有关。

3. 渗出性腹泻(exudative diarrhea)　由于肠黏膜的各种炎症、溃疡等导致大量的黏液、脓血渗出而致的腹泻。如炎性肠病、感染性肠炎、缺血性肠炎等。

4. 动力性腹泻(dynamic diarrhea)　是由于肠蠕动过快而致食糜快速通过肠腔,水分和电解质与肠黏膜上皮接触时间缩短导致其吸收减少而发生腹泻。如肠易激综合征、甲状腺功能亢进症、内分泌疾病、肠神经病变等。

5. 吸收不良性腹泻(malabsorption diarrhea)　是由于先天或后天因素导致的肠黏膜吸收面积减少或吸收障碍所致的腹泻。如小肠大部分切除术后、吸收不良综合征、慢性胰腺炎等。

6. 复合性腹泻(complex diarrhea)　是指由以上两个或两个以上因素所致的腹泻。

二、问诊要点

1. 年龄　年轻、慢性腹泻者,多见于炎症性肠病;老年则应考虑结肠癌、缺血性肠病。
2. 患者职业　是否有接触污染或有被传染的机会,如医务人员、保育员等。
3. 诱因
(1) 腹泻前有进不洁饮食者,常为肠道感染。
(2) 集体进餐或同桌就餐出现多人腹泻者,多考虑食物中毒。
(3) 长期应用广谱抗生素和(或)激素者,需注意真菌性肠炎或假膜性结肠炎(菌群失调)。
(4) 进食虾、螃蟹、奶类、菠萝后发生腹泻者,常提示变态反应性肠病。
4. 起病和病程　起病急、病程短(不超过2个月),称急性腹泻,常为肠道感染或食物中毒;病程长,超过2个月或间歇期在2~4周内的复发性腹泻,称慢性腹泻,多见于慢性感染、炎症、吸收不良综合征、肠道肿瘤或神经功能紊乱。

5. 腹泻次数及粪便性质　急性腹泻每天排便次数可达 10 次以上,粪便量多且稀薄,如细菌感染初为水样便,后为黏液血便或脓血便。慢性腹泻每天排便数次,可为稀薄便,也可带黏液、脓血,见于慢性痢疾、溃疡性结肠炎、大肠癌等。黏液脓血便以结肠疾病为多见。大便外带血液或排便后滴鲜血,常提示痔、肛裂、直肠肿瘤。阿米巴痢疾粪便呈暗红色或果酱样。糊状或水样便多考虑小肠病变。粪便呈油腻状、多泡沫、含食物残渣且有恶臭味,多见于吸收不良综合征、脂肪泻。腥臭血水样大便,多见于急性出血坏死性肠炎。有应用抗生素、激素或大手术历史,粪便呈蛋清样,多为真菌性肠炎,粪便呈蛋花汤样则假膜性结肠炎可能性大。霍乱、副霍乱的大便特点为淘米泔水样。粪便中带大量黏液而无病理成分者,见于肠易激综合征（irritable bowel syndrome, IBS）。

6. 腹泻与腹痛的关系　小肠疾病的腹泻疼痛常在脐周,便后腹痛多不缓解。结肠疾病疼痛多在下腹,且便后疼痛常可减轻。急性腹泻常有腹痛,以感染性腹泻为明显,分泌性腹泻常无明显腹痛。

7. 伴随症状

(1) 伴里急后重:病变多位于结肠、直肠,常见于急性痢疾、结肠炎、直肠癌。

(2) 伴发热:可见于急性细菌性痢疾、伤寒、肠结核、肠道恶性淋巴瘤、克罗恩病、溃疡性结肠炎急性发作及败血症等。

(3) 伴明显消瘦:见于胃肠道恶性肿瘤、吸收不良综合征、甲状腺功能亢进症（简称甲亢）等。

(4) 腹泻与便秘交替:常见于肠结核、肠易激综合征。

(5) 伴皮疹或皮下出血:见于败血症、麻疹、伤寒、过敏性紫癜及糙皮病等。

(6) 伴关节疼痛或肿胀:常提示克罗恩病、溃疡性结肠炎、系统性红斑狼疮、肠结核等。

(7) 伴重度失水:常见于分泌性腹泻,如霍乱、细菌性食物中毒,也可见于尿毒症。

(8) 伴腹部肿块:见于胃肠恶性肿瘤、肠结核及克罗恩病等。

8. 既往病史　如甲亢。有无地区和家族中的发病情况。

三、临床意义

1. 消化系统疾病

(1) 胃源性:胃酸缺乏或胃内未消化食物进入肠内致肠蠕动增强。见于萎缩性胃炎、胃癌及胃次全切除术后。

(2) 肠源性:由感染性和非感染性致病因素引起。

1) 感染性腹泻:病原微生物感染肠道,使肠黏膜渗出分泌增加。①由病毒、细菌、真菌、原虫及蠕虫等感染引起的肠炎。②细菌性食物中毒,如沙门菌属性食物中毒。③细菌性痢疾、阿米巴痢疾。④肠结核。⑤急性出血坏死性肠炎。

2) 非感染性腹泻:炎症、肿瘤致肠黏膜渗出增加,小肠吸收障碍及各种中毒致肠蠕动加快。①炎症性肠病（克罗恩病、溃疡性结肠炎）、缺血性肠病。②肿瘤,如大肠癌、大肠腺瘤、结肠多发性息肉病及小肠淋巴瘤。③小肠吸收不良综合征。④急性中毒,一方面是生物毒物,包括毒蕈、河豚、鱼胆等;另一方面为化学毒物,如砷、磷等。⑤肠易激综合征。

(3) 胰源性:胰腺外分泌功能减退致脂肪吸收障碍,见于慢性胰腺炎、胰腺癌及胰腺广泛切除术后。

(4) 肝、胆源性:由于肝功能减退、胃肠道淤血及胆汁生成减少、排出障碍而致胃肠道消化、吸收障碍,见于肝炎、肝硬化、胆汁淤积性黄疸、胆囊炎等。

2. 全身性疾病

(1) 急性全身感染:败血症、伤寒、副伤寒及钩端螺旋体病等。

(2) 内分泌及代谢障碍疾病:甲亢、促胃液素瘤（胃泌素瘤）、类癌综合征、肠血管活性肽瘤（VIP 瘤）及糖尿病性肠神经病等。

(3) 其他系统疾病:尿毒症、系统性红斑狼疮、硬皮病、变态反应性肠炎及放射性肠炎等。

(4) 药物不良反应:如利血平、双胍类降血糖药、某些抗生素及抗肿瘤药等的不良反应。

第十节 腹 痛

腹痛(abdominal pain)是指腹部出现难以形容的不适感,俗称"肚子痛",是临床最常见的症状,也是促使病人就诊的原因。腹痛不仅是腹部器官器质性病变或功能紊乱的主要症状,亦可为腹腔外或全身性疾病的常见表现。

一、发生机制

腹痛的发生机制可分为三种,即内脏性腹痛、躯体性腹痛和牵涉痛。

1. 内脏性腹痛　当内脏器官受到刺激时,疼痛信号经交感神经通路传入脊髓,引起与进入脊髓节段的神经分布大体上相应的腹痛感觉。其特点:①感觉深而模糊,疼痛部位不确切,疼痛部位通常比较广泛或接近腹中线。②实质性器官被膜受牵张时出现钝痛,空腔器官扩张、梗阻、平滑肌痉挛时,可呈现剧烈绞痛,不伴有皮肤痛觉过敏和腹肌紧张。③常伴恶心、呕吐、出汗等其他自主神经兴奋症状。

2. 躯体性腹痛　又称腹膜皮肤反射痛,是由来自壁腹膜和腹壁的痛觉信号,经体神经传至脊神经根,在相应脊髓节段所支配的皮肤产生疼痛感觉。其特点:①定位准确。②疼痛剧烈而持续。③疼痛可出现在腹部的一侧。④可伴有局部腹肌的强直、压痛和反跳痛,代表腹膜受侵。⑤疼痛可因咳嗽或体位变化而加重。

3. 牵涉痛　又称感应性腹痛或放射性腹痛,是指内脏器官引起的疼痛,可在体表的某一部位发生痛感或痛觉过敏区。这是由于体神经的传导和腹部某一器官内脏神经的传导,进入了脊髓同一节段所支配的皮区而引起的。其特点:①定位明确。②疼痛较锐,程度剧烈。③局部可有压痛、肌紧张或皮肤感觉过敏。众所周知,胆囊的内脏传入神经纤维进入脊髓 $T_5 \sim T_9$ 节段,而右肩区和肩胛区的体神经也进入相同节段的脊髓背根,故胆囊疾病除右上腹痛外,可同时出现右肩胛区放射性疼痛。

上述三种腹痛机制互相联系,在临床工作中腹痛常为混合型。在内脏病变早期,主要是功能紊乱,先表现为单纯内脏性腹痛,随着病情发展,损害加重,可出现躯体性腹痛或牵涉痛。

二、问诊要点

1. 易患因素　①年龄:幼年腹痛以肠道病变为常见,如肠蛔虫症、肠套叠;青壮年以消化性溃疡、阑尾炎较为多发;老年则考虑胆石症、恶性肿瘤及血管疾病。②性别:女性应注意盆腔器官病变,如卵巢囊肿蒂扭转、异位妊娠。

2. 起病与病程　起病缓急对诊断有重要价值。起病急、病情重、变化快的急性腹痛,称急腹症(acute abdomen),属于外科范畴,尤其起病急剧、伴有休克者,常提示有严重的腹膜炎或腹腔内出血,应紧急进行外科处理。起病缓慢、病程长、疼痛迁延不愈者,为慢性腹痛。

3. 腹痛部位　可反映腹部不同器官的病变,有定位价值。中上腹部疼痛多见于胃、十二指肠及胰腺疾患。右上腹部疼痛常提示肝、胆疾病。左上腹痛常为胰腺疾病。小肠疾病常在脐部或脐周。右下腹痛多见于回盲部病变,如阑尾炎、肠结核及克罗恩病。结肠疾病疼痛多在左下腹。下腹部疼痛常见于膀胱炎、盆腔炎及异位妊娠破裂。广泛弥漫性腹痛多提示腹膜炎、腹膜粘连及机械性肠梗阻。不定位的腹部疼痛,可见于卟啉病、腹型过敏性紫癜、铅中毒,也可见于结缔组织病。

4. 性质与程度　腹痛性质对诊断有重要参考价值。隐痛或钝痛,多提示为内脏性腹痛,常由胃肠张力变化或轻度炎症引起。持续性隐痛,常提示内脏炎症。广泛持续性剧痛,常见于急性腹膜被牵拉,如急性腹膜炎、异位妊娠破裂。胀痛常因实质器官被膜受牵拉所致。持续性腹痛呈阵发性加剧者,一般由空腔器官炎症伴有蠕动加强或平滑肌痉挛引起,如急性胃肠炎、急性胰腺炎。绞痛多为空腔器官阻塞或肠痉挛,如肠梗阻、胆道结石及尿路结石等,并常有阵发性加剧。胆道蛔虫病则以剑突部位阵发性钻顶样疼痛为特点。

消化性溃疡穿孔多为刀割样锐痛,迅速扩散到全腹。

5. 牵涉痛(放射痛) 由于牵涉痛的关系,一些部位病变引起的疼痛常放射到固定的区域。胆道或膈下疾病可引起右肩或肩胛下疼痛。胰腺疾病放射痛是向左腰背部,并呈束带状。肾盂、输尿管病变,其疼痛多沿两侧腹向腹股沟、大腿内侧及会阴部放射。

6. 诱因与缓解腹痛的因素 进食油腻,可诱发胆囊炎、胆石症发作。酗酒、暴饮暴食后常引起急性胰腺炎或溃疡穿孔。进食刺激性食物上腹痛加重,服碱性药物疼痛减轻者,常提示消化性溃疡。腹部手术可成为部分肠梗阻的诱因。腹部受外部暴力作用或工作用力过猛,突然腹部剧痛,甚至休克者,常为肝、脾破裂。呕吐后腹痛减轻或缓解,多为急性胃炎、幽门梗阻。下腹痛可随排便或排气而缓解者,提示结肠、直肠的功能性或器质性病变。

7. 腹痛与体位的关系 某种体位可使腹痛加重,而改变体位可使腹痛减轻,从中可获得诊断的线索。胰腺疾病尤其胰腺癌仰卧位腹痛加重,而前倾位或俯卧位时可缓解疼痛。肘膝位或俯卧位可使十二指肠壅滞症的腹痛及呕吐减轻或缓解。左侧卧位或床脚抬高时腹痛减轻,右侧卧位腹痛加重,为胃黏膜脱垂病人的特点。躯体前倾时,剑突下烧灼痛加重,立位则减轻,常提示反流性食管炎。急性腹膜炎静卧时腹痛减轻,体位改变或腹压增加时腹痛加重。

8. 伴随症状

(1) 发热:提示炎症,如急性胆囊炎、急性胆道感染、肝脓肿、腹腔脓肿及腹腔外疾病。

(2) 休克:腹痛迅速出现休克,同时贫血者,常提示腹腔器官破裂,如肝、脾及异位妊娠破裂等;无贫血者,多见于胃肠穿孔、绞窄性肠梗阻、急性出血坏死性胰腺炎及急性心肌梗死。

(3) 呕吐:见于腹腔器官炎症,如胃炎、胆囊炎、胰腺炎、阑尾炎及胃肠道梗阻,胆道或尿路结石等。

(4) 排便异常:阵发性腹痛而不伴排便、排气者,多为肠梗阻;腹痛伴腹泻者,常提示肠道炎症、溃疡、肿瘤或胰腺疾病。

(5) 消化道出血:如为柏油便或呕血者,常提示上消化道出血,见于消化性溃疡;鲜血便者,多由炎症性肠病、结肠癌引起的下消化道出血。

(6) 反酸、嗳气:多提示消化性溃疡、慢性胃炎。

(7) 排尿异常:腹痛伴尿频、尿急和血尿者,多提示泌尿系疾病,如泌尿系结石等。

(8) 黄疸:腹痛伴黄疸可能与肝胆胰疾病有关。急性溶血性贫血也可能出现腹痛、黄疸。

三、临床意义

1. 腹内病变 包括空腔器官、实质器官、腹膜及腹壁。

(1) 空腔器官病变:包括胃、十二指肠、小肠、结肠、直肠、胆管、输尿管、膀胱、子宫及血管。

1) 扩张与痉挛:不论管腔扩张或痉挛,腹痛一般为绞痛,常为阵发性加剧。①各种原因的机械性肠梗阻、绞窄性疝、胆道蛔虫、胆道结石、输尿管结石等。②栓塞与血栓形成:肠系膜动脉栓塞、门静脉血栓形成、缺血性肠病等。③扭转或压迫性阻塞:肠扭转、肠绞窄、肠套叠、绞窄性疝、卵巢囊肿蒂扭转等。④扩张:急性胃扩张及各种原因的麻痹性肠梗阻等。⑤功能性:胃痉挛、肠痉挛、肠易激综合征、胃神经症等。

2) 炎症和溃疡:持续性腹痛,阵发性加剧。①急、慢性胃肠炎。②消化性溃疡。③急性胰腺炎。④胆囊炎、胆管炎。⑤急性出血坏死性肠炎、阑尾炎。⑥炎性肠病、肠结核。

3) 肿瘤:以恶性肿瘤居多,肿瘤浸润压迫感觉神经,致持续性腹痛。见于贲门癌、胃癌、结肠癌、直肠癌、小肠肿瘤、胆囊癌、胆管癌及膀胱癌。

(2) 实质器官病变:包括肝、脾、胰、淋巴结。实质器官肿胀,被膜张力增加,导致持续性胀痛。见于肝炎、肝淤血、肝脓肿、肝癌、胰腺癌、脾周围炎、淋巴结炎。

(3) 腹膜病变:持续性剧痛。①细菌感染:原发性或继发性腹膜炎,突然腹痛继之持续性剧痛。②空腔器官穿孔:见于消化性溃疡穿孔、胃癌穿孔、肠伤寒穿孔、胆囊炎穿孔。③实质器官破裂:肝破裂、脾破裂、异位妊娠破裂。

(4) 腹壁的病变：包括腹壁皮肤、肌肉及神经病变，如腹壁挫伤、腹壁脓肿及腹壁带状疱疹等。

2. 腹外病变　有原发病表现。

(1) 胸腔病变：胸膜炎、肋间神经痛、急性心肌梗死。

(2) 全身性疾病、代谢障碍及各种毒素影响：糖尿病酮症酸中毒、尿毒症、血卟啉病、铅中毒、腹型过敏性紫癜以及腹型风湿热等。

第十一节　黄　疸

黄疸（jaundice）既是症状也是体征，是指血清中胆红素浓度升高，导致巩膜、黏膜、皮肤及体液发生黄染的现象。正常血清总胆红素（total bilirubin, TB）为 1.71~17.1 μmol/L（0.1~1.0 mg/dL），其中结合胆红素（conjugated bilirubin, CB）不高于 3.42 μmol/L，非结合胆红素（unconjugated bilirubin, UCB）不高于 13.68 μmol/L。胆红素超过 34.2 μmol/L（2.0 mg/dL）时，临床上即可发现黄疸，也称为显性黄疸；在 17.1~34.2 μmol/L 之间，临床不易察觉，称为隐性黄疸（latent jaundice）。

一、黄疸的形成

正常人每日产生的胆红素 80%~85% 来源于衰老红细胞的破坏，红细胞破坏后释放出血红蛋白，进而降解为珠蛋白和血红素，血红素又在催化酶的作用下转变为胆绿素，最后经还原酶还原为胆红素。另外 15%~20% 的胆红素则来源于骨髓幼稚红细胞的血红蛋白和肝内含有亚铁血红素的蛋白质，如过氧化氢酶、过氧化物酶及细胞色素氧化酶和肌红蛋白等。

由红细胞破坏产生或者骨髓幼稚红细胞的血红蛋白和肝内含有亚铁血红素的蛋白质产生的胆红素称为游离胆红素或非结合胆红素，与血清白蛋白结合进行输送，水溶性小，不能从肾小球滤出，故不能在尿液中出现。非结合胆红素经血液循环运输至肝后被肝细胞摄取，在肝中经葡糖醛酸转移酶的催化作用与葡糖醛酸结合，形成结合胆红素。结合胆红素为水溶性，可通过肾小球滤过从尿中排出。

正常情况下，胆红素的生成与排出保持一种动态平衡，故血中胆红素浓度保持相对恒定。胆红素代谢的任何一个环节发生障碍，均可导致黄疸的发生。主要包括以下 4 个方面：①胆红素形成过多（原料过剩）；②肝细胞功能障碍；③胆红素分泌及排泄障碍；④先天性非溶血性黄疸。

二、分类、病因及发病机制

1. 分类

(1) 根据血清胆红素浓度分类：隐性黄疸和显性黄疸。

(2) 根据病因学分类：溶血性黄疸、肝细胞性黄疸、胆汁淤积性黄疸、先天性非溶血性黄疸。

(3) 根据病理生理分类：肝前性黄疸、肝细胞性黄疸、肝后性黄疸。

(4) 根据增高的胆红素性质分类：非结合胆红素增高为主型、结合胆红素增高为主型、混合型。

2. 病因与发病机制

(1) 溶血性黄疸（hemolytic jaundice）：由于溶血性疾病引起的黄疸，红细胞大量被破坏，循环血中大量非结合胆红素超过了肝细胞的摄取、结合与排泌能力，使非结合胆红素潴留血液中，引起黄疸。常见于：①先天性溶血性贫血：如遗传性球形红细胞增多症、珠蛋白生成障碍性贫血；②后天性溶血性贫血：如自身免疫性溶血性贫血、输血血型不合、药物（如喹啉、呋喃等）、蛇毒引起的溶血，以及一些疾病（如脾功能亢进、高热等）。

(2) 肝细胞性黄疸（hepatocellular jaundice）：由各种原因引起肝细胞功能障碍，导致肝细胞难以摄取、结合及排泌胆红素，肝细胞性黄疸循环血中非结合胆红素和结合胆红素都增多，出现皮肤黏膜黄染。常见于各种病毒感染（病毒性肝炎、传染性单核细胞增多症等），细菌感染（伤寒、败血症等），寄生虫感染（血吸虫病、钩端螺旋体病、阿米巴肝脓肿等),药物(对乙酰氨基酚、利福平等),肿瘤(淋巴瘤、肝癌等),营养代谢障碍性疾病(如铜及铁代谢异常)等。

(3) 胆汁淤积性黄疸(cholestatic jaundice):胆汁淤积是由于肝细胞的排泌器病变或胆管系统排泄功能障碍,引起胆汁生成或流动障碍所致。可以分为肝内和肝外性胆汁淤积两大类。肝内性又可分为肝内梗阻性胆汁淤积和肝内非梗阻性胆汁淤积。肝内梗阻性胆汁淤积常见于肝内胆管结石、寄生虫病、癌栓等。后者主要见于病毒性肝炎、原发性胆汁性肝硬化等。肝外性胆汁淤积可由胆总管结石、狭窄、炎性水肿,胆总管癌及蛔虫阻塞所致。胆道阻塞引起阻塞上方压力增高,胆管扩张,最后导致小胆管与毛细胆管破裂,胆汁中的胆红素反流入血引起黄疸。

(4) 先天性非溶血性黄疸

1) Gilbert 综合征:由于肝细胞摄取非结合胆红素功能障碍及微粒体内葡糖醛酸转移酶不足引起血中非结合胆红素升高,引发黄疸。发病率在 3%~10%。

2) Crigler-Najjar 综合征:由于肝细胞缺乏葡糖醛酸转移酶,非结合胆红素不能形成结合胆红素,导致血中非结合胆红素增多而引发黄疸。本病在新生儿发病时可出现胆红素脑病,发病率为 1/10 万,预后极差。

3) Dubin-Johnson 综合征:由于肝细胞对结合胆红素及某些阴离子(如靛青绿、X线造影剂)向毛细胆管排泄发生障碍,致血清结合胆红素增加而引发黄疸。该综合征在全球发病非常罕见。

4) Rotor 综合征:由于肝细胞对摄取非结合胆红素和排泄结合胆红素存在先天障碍,导致血中胆红素增高而引发黄疸。该综合征全球发病非常罕见。

三、问诊要点

1. 黄染部位　黄疸首先在巩膜发现,且分布均匀,此后才见于全身,因此,巩膜黄染是诊断黄疸的重要依据。有时黄染被他人发现,有时尿色发黄成为患者首次注意到的症状。某些药物(如米帕林)及食物(如摄食过量的胡萝卜、南瓜、柑橘)也可引起皮肤黄染,但巩膜无黄染,且停服后即消退,不属于黄疸范畴。老年人的球结膜下脂肪沉积也似黄疸,但呈浅黄色,分布不均匀,略有高低不平,多偏于内眦,也应与黄疸鉴别。可根据两者血清胆红素均不升高予以除外。

2. 易感因素

(1) 年龄:出生后黄疸日趋严重,甚至有神经系统症状,应怀疑 Crigler-Najjar 综合征。新生儿黄疸伴明显贫血者,很可能为新生儿溶血。中年患者胆囊疾病发病率高。老年黄疸多提示胰腺癌、肝癌等。引发黄疸的病毒性肝炎可在任何年龄发病。

(2) 性别:如胆囊疾病和原发性胆汁淤积性肝硬化好发于女性,胰腺癌、肝癌以男性为多见。

3. 诱因　①有病毒性肝炎密切接触史或输血、注射史者,应考虑病毒性肝炎。②黄疸前有长期大量酗酒或用药史者,多提示酒精性肝病、急性胰腺炎或药物性肝炎。③进食生鱼肉后黄疸,应考虑华支睾吸虫病的可能。④稻谷收割季节,有与疫水接触史者,常提示钩端螺旋体病。

4. 起病与病程　急性起病见于急性肝炎、胆囊炎、胆石症、急性胰腺炎和输异型血致大量溶血;缓慢或隐匿起病者,多为癌性黄疸或为先天性非溶血性黄疸。急性病毒性肝炎黄疸一般 1~2 个月消退,而慢性胆汁淤积性肝硬化的黄疸则可持续数年。胆囊疾病多有反复短暂发病史,黄疸呈波动性;而癌性黄疸则多呈进行性加深,但部分壶腹癌或胆总管癌可因癌肿坏死、出血,黄疸暂时减轻。先天性非溶血性黄疸如 Gilbert 综合征、Dubin-Johnson 综合征造成的黄疸可终身存在,且呈波动性。

5. 诊治经过　肝功能检查、特殊检查结果及外院诊治情况。

6. 既往史　尤其是既往有无黄疸史、寄生虫感染史、肝胆胰疾病及手术史。

7. 伴随症状

(1) 腹痛:先有右上腹剧烈疼痛,以后出现黄疸者,常提示胆石症、胆道蛔虫症。持续性右上腹钝痛或胀痛者,常提示病毒性肝炎、肝脓肿或原发性肝癌。

(2) 发热:短暂发热后黄疸者,多见于急性病毒性肝炎,持续高热应高度怀疑急性或亚急性重型肝炎。

溶血危象也可先高热、寒战后出现黄疸。黄疸伴高热、寒战和右上腹剧痛为夏科（Charcot）三联征，提示急性化脓性胆管炎。癌性黄疸晚期发热的并不少见。黄疸伴发热还可见于肝脓肿、钩端螺旋体病、败血症。

(3) 皮肤瘙痒：如尿色深黄，大便颜色变浅，常提示胆汁淤积。

(4) 消化道出血：见于肝硬化、重型肝炎和壶腹癌。

(5) 腹水：多为重型肝炎、肝硬化失代偿期、肝癌等。

临床常见的三种黄疸见表 3-5-1。

表 3-5-1 临床常见的三种黄疸鉴别表

	溶血性黄疸	肝细胞性黄疸	胆汁淤积性黄疸
皮肤黏膜颜色	浅黄色	浅黄至深黄	暗黄或黄绿色
皮肤瘙痒	无	轻度	明显
尿液颜色	酱油或茶色	色深	色深
大便颜色	加深	加深或变浅（伴肝内胆汁淤积时）	色浅或陶土色
其他症状	发热、寒战、头痛、呕吐、贫血、脾大	食欲不振、疲乏，腹泻、水肿，严重者出血倾向	可有发热、腹痛
总胆红素	升高	升高	升高
非结合胆红素	升高	升高（伴肝内胆汁淤积时）	正常
结合胆红素	正常	升高	明显升高
结合胆红素/总胆红素	<20%	20%~60%	>60%
尿胆红素	正常	轻度升高	明显升高
尿胆原	升高	轻度升高	降低或消失
ALP、GGT	正常	升高	明显升高
ALT、AST	正常	明显升高	可升高
胆固醇	正常	轻度升高或降低	明显升高

AST，天冬氨酸转氨酶，即谷草转氨酶；ALT，丙氨酸转氨酶，即谷丙转氨酶；ALP，碱性磷酸酶；GGT，γ-谷氨酰转移酶。

第十二节 晕　　厥

晕厥（syncope）是由各种原因引起的一过性脑供血不足而导致的意识丧失。其特点为突发性、短暂性，恢复迅速，很少遗留后遗症。患者发作时因肌张力消失而不能维持正常姿势导致跌倒。

一、发生机制

晕厥发作主要是由于各种因素引起心排血量下降，血压突然剧烈下降或脑血管普遍性暂时性闭塞，使大脑一过性广泛性供血不足，从而导致与意识相关的脑组织血流量降低或氧利用率下降。通常，全脑血流量减少到大约正常时的 40% 即可发生意识丧失。

二、问诊要点

1. 年龄　老年人发生的晕厥多见于高血压、脑血管病变、病态窦房结综合征、急性心肌梗死、颈动脉窦过敏等，中青年发生的晕厥多见于发绀型先天性心脏病、主动脉瓣狭窄、肺动脉高压等，幼童以哭泣性晕厥多见。

2. 性别　年轻体弱女性多发生血管抑制性晕厥，又称单纯性晕厥；青年男性常发生排尿性晕厥。

3. 发生速度与持续时间　血管抑制性晕厥发生快且持续时间最短,仅仅数秒钟;直立性低血压晕厥发生较快,常于卧位站立后短时间内发生;过度通气和低血糖诱发的晕厥通常在数分钟逐渐发生;有心脏病基础的患者出现无前兆症状、发作短暂的晕厥应首先考虑心律失常;主动脉瓣狭窄所致晕厥时间可持续10min。

4. 诱发因素　晕厥发作前可有相关诱发因素。血管抑制性晕厥通常于情绪激动、极度恐惧、剧烈疼痛、激烈咳嗽、过度疲劳、闷热或拥挤环境中发生;由体力劳动所导致的晕厥常见于器质性心脏病,如主动脉瓣高度狭窄、急性心脏压塞、严重心律失常等;低血糖导致的晕厥常与饥饿、空腹有密切关系;癔症患者由于过度通气可导致二氧化碳排出过多,引起呼吸性碱中毒从而诱发晕厥。

5. 与体位的关系　晕厥大多发生在姿势改变时。血管抑制性晕厥常发生于久坐位或站立位;直立性低血压诱发晕厥则在患者由卧位或蹲位站起后很快发生;颈动脉窦晕厥常出现在头部突然转动、衣领过紧时;发生在弯腰、翻身等体位改变后,且同时伴有心脏杂音的晕厥,应高度怀疑可能存在心房黏液瘤或血栓。

6. 与呼吸运动的关系　咳嗽性晕厥发生在剧烈咳嗽时,多见于慢性肺部疾病的老年人。其原因可能为剧烈咳嗽时胸腔内压力突然增加,静脉血回心受阻,心排血量骤然降低,同时咳嗽时脑血管阻力增加而导致脑血流量降低发生晕厥;过度通气性晕厥系由于精神紧张或癔症发作出现呼吸急促、通气过度,二氧化碳排出过多,引起呼吸性碱中毒、低碳酸血症,导致脑部毛细血管收缩,大脑供氧量下降从而发生晕厥。

7. 晕厥后表现及恢复情况　了解晕厥后恢复的时间,是否有乏力、肌肉疼痛、极度疲劳或嗜睡等情况。血管抑制性晕厥发作后恢复迅速,少数有片刻乏力感;而癫痫发作后有遗忘、嗜睡及极度疲劳症状。

8. 伴随症状

(1) 伴有明显自主神经功能障碍,如面色苍白、冷汗、恶心等,多见于血管抑制性晕厥及低血糖性晕厥。

(2) 伴有心律失常,严重时可出现短暂肢体抽搐,见于心源性晕厥。

(3) 伴有面色发绀、面色苍白、冷汗及呼吸急促等,见于急性左心功能不全。

(4) 伴有头痛、恶心、呕吐、眩晕、偏瘫等神经系统受损表现,见于脑源性晕厥。

(5) 伴有发绀、杵状指、水肿等,提示心肺疾病。

(6) 伴有冷汗、饥饿感、全身乏力、心悸等,见于低血糖性晕厥。

(7) 伴有呼吸深快、手足及面部麻木或刺痛、肢体抽搐等,见于过度通气性晕厥、癔症。

(8) 伴有短暂性意识丧失、肢体抽搐及大小便失禁等,可见于癫痫或Adams-Stokes综合征。

三、临床意义

1. 血管舒缩障碍性晕厥

(1) 血管抑制性晕厥:亦称血管迷走性晕厥或单纯性晕厥。由于各种刺激介导迷走神经反射,引起短暂的周围血管扩张、静脉回心血量减少,导致心搏突然减慢,其结果造成血压下降、脑部缺氧而发生晕厥。其特点是:多见于年轻体弱女性,常于立位或坐位起身时突然发生;多有明显诱因,如情绪紧张、恐惧、疼痛、极度疲劳、通风不良等;发作前有短暂先兆症状,如短暂头晕、大汗及站立不稳等;发作时血压下降,心动过缓、脉搏微弱;恢复较快,发作间期无阳性体征,无后遗症状。

(2) 直立性低血压晕厥:常见于卧位或蹲位突然转为站立位时发生。其发生机制可能是由于体位改变时机体反射性调节血管舒缩功能发生障碍,在立位时血压降低从而引起脑部供血不足导致晕厥。

(3) 颈动脉窦晕厥:又称颈动脉窦综合征。由于颈动脉窦反射性过敏使迷走神经兴奋增加,导致心率减慢、血压下降而发生晕厥。突然转颈、衣领过紧、按压颈动脉窦区等均可诱发,患者发作前无前驱症状,少数严重者可伴有抽搐。

(4) 排尿性晕厥:发生在排尿中或排尿结束时的短暂意识丧失。其发生机制是由于血管舒张和收缩功能障碍造成大脑短暂性供血不足所致。多见于男性,好发于夜间,多无前驱症状,持续时间短暂(1~2 min),

苏醒后无后遗症。

2. 心源性晕厥　是由于心排血量骤然减少,引起急性脑缺血缺氧发作而导致的晕厥。多数心源性晕厥发作与体位无关,少有前驱症状,发作时可伴有发绀、呼吸困难及心律失常,甚至出现抽搐等症状。严重者在晕厥发作时可导致猝死,是晕厥最严重的类型。其常见的原因有:

(1) 严重心律失常:包括快速性和缓慢性心律失常两种,多见于器质性心脏病患者。快速性心律失常常发生在室性心动过速、心室扑动和心室颤动、阵发性室上性心动过速、阵发性快速心房颤动,缓慢性心律失常多见于病态窦房结综合征、高度或完全性房室传导阻滞及严重窦房传导阻滞及窦性停搏等。

(2) 急性心脏排血受阻:根据血流受阻的部位分为左心室流出受阻和右心室流出受阻。左心室流出受阻可见于主动脉瓣狭窄、左心房黏液瘤及梗阻性肥厚型心肌病等,右心室流出受阻可见于肺动脉瓣狭窄、大面积肺栓塞及原发性肺动脉高压等。

(3) 先天性心脏病:法洛(Fallot)四联症最为常见,其他还有动脉导管未闭等。

3. 脑源性晕厥　由于脑部血管出现循环障碍,导致供血区域脑组织发生一过性、广泛性缺血缺氧而导致的晕厥。发作时除有一过性意识障碍外,可伴有头痛、恶心、呕吐、偏瘫等神经系统受损表现。其常见原因有:

(1) 脑动脉粥样硬化引起管腔狭窄或闭塞。

(2) 颈部疾病如颈椎增生、颈部软组织和韧带病变及颅底畸形导致椎动脉受压。

(3) 高血压患者短时间内血压骤然升高,导致脑血管痉挛和脑水肿。

(4) 基底动脉型偏头痛。

4. 代谢与血液性因素所致晕厥　由于各种代谢与血液性因素引起大脑供氧、供血不足而导致晕厥发作。常见的原因有:

(1) 缺氧环境:如处于高空、高原等。

(2) 低血糖综合征:由于血糖过低而使脑组织能量供应不足,导致头晕、乏力、饥饿感、心悸、出汗、晕厥甚至昏迷。

(3) 严重贫血:由于血红蛋白浓度降低、血氧分压下降所致晕厥。

(4) 通气过度综合征:各种原因所致呼吸急促、通气过度,二氧化碳排出增加,导致呼吸性碱中毒、脑部毛细血管收缩,引起脑缺血缺氧而引起晕厥。

5. 精神性晕厥　常见于癔症。年轻女性,平时个性及行为具有歇斯底里的特征,晕厥常发作于众人前,倒地缓慢,通常不会伤及自身。

第十三节　肥　胖

肥胖(obesity)是由遗传、环境等多种因素相互作用引起的体内脂肪堆积过多和(或)分布异常、体重增加。体重指数(body mass index,BMI)是诊断肥胖最重要的指标之一,BMI(kg/m^2) = 体重(kg)/身高的平方(m^2)。世界卫生组织的标准以 BMI 18.5~24.9 为正常,BMI 25~29.9 为超重,BMI≥30 为肥胖。亚洲人和欧美人属于不同人种,考虑到 WHO 的标准不完全适合中国人的情况,我国制定了中国参考标准,以 BMI 18.5~23.9 为正常,BMI 24~27.9 为超重,BMI≥28 为肥胖。

一、发生机制

具体机制未明,原发性肥胖与遗传、环境等多种因素有关;继发性肥胖与多种内分泌疾病相关,其中与肥胖相关的内分泌激素主要包括糖皮质激素、甲状腺激素、性激素、胰岛素等。

1. 遗传因素　肥胖有家族聚集倾向,目前遗传基础不明,但无法排除共同饮食、活动及习惯的影响。绝大多数人类的肥胖是多基因系统与环境综合作用的结果,其中环境因素是近年来肥胖率增高的主要原因。

遗传和环境因素引起脂肪积聚的机制中,被普遍接受的是"节俭基因假说"(Neel,1962)。节俭基因是指参与"节俭"的各个基因的基因型组合,它使人类在食物短缺的状态下能够有效利用能源而生存下来,但在食物供应充足的情况下则引起肥胖。

2. 环境因素　其中占主要地位的是饮食和体力活动。饮食结构不合理,进食量多,食物种类丰富,高糖、高脂肪食物摄入过多,导致能量摄入增多,体力活动不足使能量消耗减少。文化因素亦可通过饮食习惯和生活方式影响肥胖的发生。

3. 内分泌因素　包括下丘脑、垂体疾病、甲状腺功能减退症,性腺功能减退症,多囊卵巢综合征,库欣综合征等。

4. 医源性因素　长期应用糖皮质激素、胰岛素、氯丙嗪等药物治疗可引起肥胖。

二、问诊要点

1. 家族史及生活方式　原发性肥胖可有家族史和(或)营养过度史,病人多进食较多,喜食甜腻、油炸食物,好食快餐或在外就餐较多,嗜酒等,导致能量摄入过多,伴体力活动较少或基本无体力活动。原发性肥胖多为均匀性肥胖。

2. 既往史　有无糖尿病、风湿免疫系统疾病、肿瘤、精神类疾病等慢性疾病病史,需要长期应用糖皮质激素、胰岛素、氯丙嗪等容易导致肥胖的药物治疗。

3. 伴随症状　多为继发性疾病所致,较原发性肥胖少见。

(1) 伴有饮食、睡眠节律异常改变者,常见于下丘脑及间脑病变病人。

(2) 伴闭经、溢乳者,常见于垂体疾病病人。

(3) 伴颜面、下肢黏液性水肿者,常见于甲状腺功能减退症病人。

(4) 伴满月脸、皮肤宽大紫纹、痤疮、向心性肥胖者,多见于库欣综合征病人。

(5) 伴闭经、不孕、性功能减退者,常见于多囊卵巢综合征和肥胖型生殖无能病人。

三、临床意义

肥胖可见于任何年龄,女性多见,轻度肥胖多无明显症状,中重度肥胖可引起关节痛、体力活动减少以及焦虑、抑郁等,肥胖常与血脂异常、高尿酸血症、痛风、高血压、冠心病、糖尿病等慢性疾病伴发,还可伴随睡眠呼吸暂停、胆囊疾病、静脉血栓形成、生育功能受损、肿瘤发病率增高等。肥胖可能是上述疾病的诱因或危险因素,亦可能参与上述疾病的发病,严重影响病人的健康、生活、工作与寿命。

1. 原发性肥胖　是最常见的肥胖,多有家族史和(或)营养过度史,大多为均匀性肥胖,无或少有内分泌代谢等疾病。

2. 继发性肥胖

(1) 下丘脑性肥胖:多为均匀性中度肥胖,伴有进食、饮水、体温、智力、睡眠及精神异常等下丘脑功能障碍。

(2) 垂体性肥胖:伴皮质醇增多者多为向心性肥胖;垂体瘤为泌乳素瘤者,可伴有闭经、泌乳、不孕。

(3) 间脑综合征:多为均匀性肥胖,为间脑损害所致自主神经-内分泌功能障碍,可伴饮食波动、睡眠节律消失、血压改变、性功能减退、尿崩等。

(4) 甲状腺功能减退症:为假性肥胖,病人因皮下蛋白质及水潴留产生体重增加,出现黏液性水肿,肥胖以颈部明显,伴畏寒乏力、皮肤干燥粗糙、少汗、动作迟缓、表情淡漠、记忆力减退、关节疼痛、便秘、月经量多、经期延长、不孕等。

(5) 库欣综合征:为向心性肥胖,多伴满月脸、水牛背、多血质外貌、皮肤宽大紫纹、痤疮、骨质疏松、高血压等。

(6) 肥胖通气低下综合征:又称Pickwickian综合征,伴嗜睡、通气功能下降、杵状指、口唇发绀等。

(7) 痛性脂肪病:又称Dercum病,伴疼痛性皮下结节形成,常有性功能早衰、绝经过早等表现。

(8) 髂骨内板增生症:又称 Morgagni-Stewart-Morel 综合征,为向心性肥胖,好发于绝经后女性,伴有精神症状,可有头痛、髂骨内板增生。

(9) 多囊卵巢综合征:又称 Stein-Leventhal 综合征,伴渐进性月经稀少或闭经,无排卵、不育,双侧卵巢增大。

(10) 视网膜色素变性-多指(趾)-肥胖-生殖器综合征:又称 Laurence-Moon-Biedl 综合征,男性病人多见,肥胖伴视网膜色素变性、智力障碍、多指(趾)畸形、生殖器发育低下等。

(11) 性腺性肥胖:各种原因导致性腺切除或损毁后可出现肥胖,脂肪主要积聚于腰部以下。

(12) 肌张力低下-智能低下-性腺功能低下-肥胖综合征:又称 Prader-Willi 综合征,食欲亢进伴严重肌无力,生长发育落后,轻度智力低下,行为异常,青春期延迟,性腺功能低下,外生殖器小。

第十四节 咯 血

喉及喉部以下的呼吸道任何部位的出血,经口腔咯出称为咯血(hemoptysis),少量咯血有时仅表现为痰中带血,大咯血时血液从口鼻涌出,常可阻塞呼吸道,造成窒息死亡。一旦出现经口腔排血,究竟是口腔、鼻腔、上消化道的出血还是咯血是需要医生仔细鉴别的。鉴别时须先检查口腔与鼻咽部,观察局部有无出血灶,鼻出血多自前鼻孔流出,常在鼻中隔前下方发现出血灶;鼻腔后部出血,尤其是出血量较多,易与咯血混淆。此时由于血液经后鼻孔沿软腭与咽后壁下流,使患者在咽部有异物感,用鼻咽镜检查即可确诊。其次,还需要与呕血进行鉴别。呕血(hematemesis)是指上消化道出血经口腔呕出,出血部位多见于食管、胃及十二指肠。对于咯血与呕血可根据病史、体征及其他检查方法进行鉴别(表 3-5-2)。

表 3-5-2 咯血与呕血的鉴别

	咯血	呕血
病因	肺结核、支气管扩张症、肺炎、肺脓肿、肺癌、心脏病等	消化性溃疡、肝硬化、急性糜烂出血性胃炎、胆道出血等
出血前症状	喉部痒感、胸闷、咳嗽等	上腹不适、恶心、呕吐等
出血方式	咯出	呕出,可为喷射状
血色	鲜红	棕黑、暗红,有时鲜红
血中混有物	痰、泡沫	食物残渣、胃液
反应	碱性	酸性
黑便	除非咽下,否则没有	有,可为柏油样便,呕血停止后仍持续数日
出血后痰性状	常有血痰数日	无痰

一、发生机制

咯血原因很多,主要见于呼吸系统和心血管疾病。

1. 支气管疾病 常见有支气管扩张、支气管肺癌、支气管结核和慢性支气管炎等,少见的有支气管结石、支气管腺瘤、支气管黏膜非特异性溃疡等。其发生机制主要是炎症、肿瘤、结石致支气管黏膜或毛细血管通透性增加,或黏膜下血管破裂所致。

2. 肺部疾病 常见有肺结核、肺炎、肺脓肿等,较少见于肺淤血、肺栓塞、肺寄生虫病、肺真菌病、肺泡炎、肺含铁血黄素沉着症和肺出血-肾炎综合征等。肺炎出现的咯血,常见于肺炎球菌肺炎、金黄色葡萄球菌肺炎、肺炎杆菌肺炎和军团菌肺炎,支原体肺炎有时也可出现痰中带血。在我国,引起咯血的首要原因仍为肺结核。发生咯血的肺结核多为浸润型、空洞型肺结核和干酪样肺炎,急性血行播散型肺结核较少出现咯血。肺结核咯血的机制为结核病变使毛细血管通透性增高,血液渗出,导致痰中带血或小血块;如病变累及小血管使管壁破溃,则造成中等量咯血;如空洞壁肺动脉分支形成的小动脉瘤破裂,或继发的结核性支气管扩张形成的动静脉瘘破裂,则造成大量咯血,甚至危及生命。

3. **心血管疾病** 较常见于二尖瓣狭窄,其次为先天性心脏病所致肺动脉高压或原发性肺动脉高压,另有肺栓塞、肺血管炎、高血压等。心血管疾病引起咯血可表现为小量咯血或痰中带血、大量咯血、粉红色泡沫样血痰和黏稠暗红色血痰。其发生机制多因肺淤血造成肺泡壁或支气管内膜毛细血管破裂和支气管黏膜下层支气管静脉曲张破裂所致。

4. **其他疾病** 某些血液病(如白血病、血小板减少性紫癜、血友病、再生障碍性贫血等)、某些急性传染病(如流行性出血热、肺出血型钩端螺旋体病等)、风湿性疾病(结节性多动脉炎、系统性红斑狼疮、Wegener肉芽肿病、贝赫切特综合征等)或气管、支气管子宫内膜异位症等均可引起咯血。

二、临床表现及问诊要点

1. **确定是否咯血** 首先须鉴别是咯血还是呕血。注意询问出血有无明显病因及前驱症状,出血的颜色及其血中有无混合物等。

2. **发病年龄及咯血性状** 仔细询问发病年龄及咯血性状对分析咯血病因有重要意义。如青壮年大咯血多考虑肺结核、支气管扩张、二尖瓣狭窄等;中年以上间断或持续痰中带血尤其是40岁以上有长期吸烟史(纸烟20支/d×20年)者,则须高度警惕支气管肺癌的可能;儿童慢性咳嗽伴少量咯血与低色素贫血,须注意特发性含铁血黄素沉着症的可能。

3. **咯血量大小** 尚无明确界定的标准,但一般认为每日咯血量在100 mL以内为小量,100~500 mL为中等量,500 mL以上或一次咯血100~500 mL为大量。大量咯血主要见于空洞性肺结核、支气管扩张和慢性肺脓肿。支气管肺癌少有大咯血,主要表现为痰中带血,呈持续或间断性。慢性支气管炎和支原体肺炎也可出现痰中带血或血性痰,但常伴有剧烈咳嗽。

4. **咯血颜色** 肺结核、支气管扩张、肺脓肿和出血性疾病所致咯血,其颜色为鲜红色;铁锈色血痰可见于典型的肺炎球菌肺炎,也可见于卫氏并殖吸虫病和肺泡出血;砖红色胶冻样痰见于典型的肺炎克雷伯杆菌肺炎。二尖瓣狭窄所致咯血多为暗红色,左心衰竭所致咯血为浆液性粉红色泡沫痰,肺栓塞引起的咯血为黏稠暗红色血痰。

5. **伴随症状** 询问有无伴随症状是进行鉴别诊断的重要步骤。咯血伴发热多见于肺结核、肺炎、肺脓肿、流行性出血热、肺出血型钩端螺旋体病、支气管肺癌等;咯血伴胸痛多见于肺炎球菌肺炎、肺结核、肺栓塞(梗死)、支气管肺癌等;咯血伴呛咳多见于支气管肺癌、支原体肺炎等;咯血伴脓痰多见于支气管扩张、肺脓肿、空洞性肺结核继发细菌感染等,其中干性支气管扩张则仅表现为反复咯血而无脓痰;咯血伴皮肤黏膜出血可见于血液病、风湿病及肺出血型钩端螺旋体病和流行性出血热等;咯血伴杵状指多见于支气管扩张、肺脓肿、支气管肺癌等;咯血伴黄疸须注意钩端螺旋体病、肺炎球菌肺炎、肺栓塞等可能。

6. **个人史** 须注意有无结核病接触史、吸烟史、职业性粉尘接触史、生食海鲜史及月经史等。如肺寄生虫病所致咯血、子宫内膜异位症所致咯血均须结合上述病史做出诊断。

三、病例分析

张某,男性,50岁,因"间断咳嗽半年,咳血痰1周"就诊。患者近半年经常出现咳嗽、咳白痰,感冒后症状加重。近1周出现痰中带血,晨起明显,鲜红色,每天10余口。无发热、胸痛、呼吸困难等。近半年不明原因体重下降约5 kg。患者既往体健,吸烟史25年,每天20支。

体格检查:患者生命体征平稳,T 36.8℃,P 80次/min,R 18次/min,BP 140/90 mmHg。咽部正常。心脏

未闻及杂音,肺部呼吸音清,未闻及明显干、湿啰音,双下肢不肿。

分析:患者长期吸烟,近期出现咳嗽、咯血、体重减轻,首先考虑肺癌。

第十五节 呕 血

呕血(hematemesis)是上消化道出血的一种症状,通常指患者由于上消化道(食管、胃、十二指肠、肝、胰腺、胆道)急性出血而呕吐血液。一般将十二指肠悬韧带(十二指肠悬肌,又称 Treitz 韧带)以上的消化道出血称上消化道出血,以呕血为主,但也可见于某些全身性疾病。在确定呕血之前,必须排除口腔、鼻、咽喉等部位的出血以及咯血。

一、病因及发病机制

1. 消化性溃疡　多见于胃、十二指肠溃疡。
2. 急性胃黏膜出血　多见于糜烂性胃炎、应激性溃疡,以及乙醇、药物等对胃黏膜的损伤后出血等。
3. 食管病变　食管炎、食管异物、食管贲门黏膜撕裂、食管裂孔疝等。
4. 肝疾病　肝硬化食管曲张静脉破裂出血、肝癌、肝动脉瘤破裂出血等。
5. 消化道肿瘤　胃癌、食管肿瘤血管破裂出血等。
6. 胆道　胆道结石、胆道寄生虫、胆囊癌、胆管癌等。
7. 胰腺　急性胰腺炎合并脓肿、胰腺癌破裂出血经胰管进入上消化道。
8. 其他　血管畸形、血管瘤、尿毒症、流行性出血热等。

二、问诊要点

1. 确定是否为呕血,吐血前是否有咳嗽、恶心、呕吐;应排除咯血、鼻出血、牙龈出血等。
2. 呕吐物的颜色、气味,是否混有食物,呕血量的多少。
3. 呕血的诱因,如饮食不洁、酗酒、毒物或特殊药物摄入史。
4. 既往史,是否有上腹痛、反酸、嗳气,是否有肝病病史。
5. 伴随症状,是否有头晕、心悸、出汗、口渴、心率加快、晕厥等症状。
6. 诊治情况,包括血尿便常规,肝肾功能,肿瘤标志物;影像学资料;治疗情况。

三、临床表现及意义

呕血前常伴上腹部不适及恶心,而后呕出血性胃内容物。依据出血部位的不同,出血量大小的差异,呕吐物呈现不同的颜色。如在食管、胃有出血量较大的病变时,呕吐物往往呈现鲜红色或暗红色;在胃内出血量较小时,血液中的血红蛋白与胃酸相互作用形成酸化的正铁血红蛋白,使得呕吐物可呈咖啡色。呕血的同时会有少量血液进入肠道,与硫化物作用形成酸化血红蛋白,出现黑便。

呕血量小于 20% 血容量时,表现为畏冷、苍白,血压、心率可随体位而变化;呕血量为 20%~40% 血容量时,表现为口渴、皮肤湿冷、尿少、心慌、脉搏增快等;呕血量大于 40% 血容量时,则可能出现急性循环衰竭的表现,脉搏细速、神志模糊、血压下降、烦躁不安等。

四、病例分析

1. 腹泻

患者,女性,23 岁。1 日前进食海鲜后出现腹泻,大便每日 5~6 次,初为成型便,后为水样便,每次量少,伴有发热,自测体温 38.5℃,进食后呕吐,呕吐为胃内容物,伴有头晕乏力。查体:体温 39.1℃,心率 98 次/min,呼吸 22 次/min,血压 131/89 mmHg。双肺呼吸音清,心律齐,心脏听诊无杂音,肝脾肋下未及,肠鸣音

4~5次/min。

本例为腹泻待查。根据患者既往史,有进食海鲜的诱因,首先考虑胃肠道不适引起的腹泻,另患者伴有发热,无咳嗽、咳痰,肺部呼吸音清,考虑肠道感染引起的发热。应进一步完善相关检查,如血尿便三大常规,电解质,粪便菌培养等,以明确病因。

2. 黄疸

患者,女性,55岁。2天前吃烤牛肉后,出现右上腹绞痛,持续不缓解,并向右肩部放射。次日,高热、寒战,体温39.8℃,尿色深黄,大便呈白陶土色,皮肤瘙痒,家人发现患者眼睛及皮肤发黄,就诊于当地医院。化验检查:血白细胞 17.8×10^9/L,血红细胞 450×10^{12}/L,血清总胆红素 256.5 μmol/L,结合胆红素 159.8 μmol/L,尿胆红素(++),尿胆原(±)。治疗无效来急诊。既往患胆石症,否认肝炎病史。

本例为黄疸原因待查。首先要确定是哪种类型的黄疸。根据尿色深黄,大便呈白陶土色,皮肤黄染且伴瘙痒,无贫血,血清结合胆红素明显升高,尿胆红素(++),尿胆原(±)。排除溶血性和肝细胞性黄疸,考虑为胆汁淤积性黄疸。

其次要鉴别肝内或肝外胆汁淤积。根据既往患胆石症,此次出现右上腹绞痛,高热、寒战和黄疸之夏科三联征,且血白细胞明显升高,核左移,均支持肝外胆汁淤积。影像诊断急性化脓性胆管炎,也是黄疸的病因。但要确诊还必须进行体格检查、生化检测及腹部超声,必要时行 CT、磁共振胆胰管成像(MRCP)等检查。

3. 呕血

患者,男性,58岁,因"呕血3h"急诊入院。患者家属代述患者于3h前在进食后突发呕血,量约1 500 mL,伴意识模糊。患者于20余年前开始反复出现厌油、恶心、皮肤巩膜黄染等症状,未做特殊处理。近2个月上述症状加重,并出现右上腹疼痛、便血等症状,体重下降10 kg。查体:体温36℃,心率100次/min,呼吸22次/min,血压88/50 mmHg。肝肋下4 cm,质硬、边缘圆钝,脾肋下3 cm。

本病例为呕血待查。首先要控制休克,稳定血压。再者应确定是什么部位引起的出血,待患者生命体征稳定后可行消化内镜检查明确出血的部位。根据既往患者出现厌油、恶心、皮肤巩膜黄染等症状考虑患者患有肝炎,患者出现右上腹疼痛,并且查体肝肋下4 cm、质硬、边缘圆钝,脾肋下3 cm,提示患者患有肝硬化可能,并伴有脾大。此次出血很可能为食管曲张静脉破裂而致。进一步入院应完善相关检查,如血常规、肝功能、肿瘤标志物、CT 等检查,以明确病因。

(王 玮　王 琰　金元哲　刘学军

范秋灵　段志军　陈志斌　宋华静)

数字课程资源:

拓展阅读　　　教学PPT　　　自测题

第六章 疾病诊断技术

本章要点

疾病诊断技术是临床医生的基本功,本章要求学生掌握病史采集中问诊的主要内容、技术要求和基本方法;熟悉体格检查的基本方法;了解辅助检查的常用方法;为临床实习奠定基础,培养临床工作能力。

疾病的诊断是临床医生的基本实践活动,也是一切临床医疗工作的基础和前提。疾病诊断的基本方法包括病史采集、体格检查及必要的辅助检查。

第一节 病史采集

一、问诊的重要性

解决患者诊断问题的大多数线索和依据都来源于病史采集所获取的资料,病史资料主要通过问诊和阅读既往的病历获取。其中,问诊是病史采集(history taking)的主要手段。问诊(inquiry)是医生通过对患者或相关人员的系统询问获取病史资料,经过综合分析而做出临床判断的一种诊断方法。特别是某些疾病或是疾病的早期,机体只是处于功能或病理生理改变的阶段,还缺乏器质性或组织、器官形态学方面的改变,而患者却可以更早地陈述某些特殊的感受,如头晕、乏力、食欲改变、疼痛、失眠、焦虑等症状。临床工作中有些疾病的诊断仅通过问诊即可基本确定,如感冒、支气管炎、心绞痛、癫痫、疟疾、胆道蛔虫症等。相反,忽视问诊必然使病史资料残缺不全,病情了解不够详细、准确,往往造成临床工作中的漏诊或误诊。问诊所得的资料,可为进一步检查提供线索和依据。因此,问诊不仅是每个临床医生必须掌握的基本功,也是了解病情和提高治疗效果不可缺少的基本临床技能之一。

采集病史是医师诊治患者的第一步,其重要性还在于它是医患沟通、建立良好医患关系的最重要时机,正确的方法和良好的问诊技巧,可以使患者感到医师的亲切和可信,从而有信心与医师合作,这对诊治疾病也十分重要。问诊得到的资料不单用于本次疾病的诊治和护理,还是一种法律文书,作为医疗诉讼或者解决医疗纠纷的依据。

二、问诊的内容

(一) 一般项目

一般项目(general data)包括:姓名、性别、年龄、籍贯、出生地、民族、婚姻、通信地址、电话号码、工作单位、职业、入院日期、记录日期、病史陈述者及可靠程度等。若病史陈述者不是本人,则应注明与患者的关系。记录年龄时应填写具体年龄,不可用"儿"或"成"代替,因年龄本身也具有诊断参考意义。在进行一般项目询问时,应遵循以下步骤:①询问者作自我介绍(姓名)。②询问者说明自己的身份和任务。③询问者应正确称呼患者。④询问患者的全名、年龄、民族、籍贯、住址(或工作单位)、出生地、婚姻、职业等。⑤先和患者简单交谈,再开始问诊。目的是使患者轻松自在,以取得患者的信任。例如,"今天我询问你的病史,也许会涉及一些你私人的问题,但全面的资料对于诊断非常重要,并且只限于你我知道,希望你理解配合。"

(二) 主诉

主诉(chief complaint)为患者感受最主要的痛苦或最明显的症状和(或)体征,也就是本次就诊最主要的原因及其持续时间。主诉应用一两句话加以概括,并同时注明主诉自发生到就诊的时间,如"咽痛、高热 2 天""畏寒、发热、咳嗽 3 天,加重伴右胸痛 2 天""活动后心慌气短 2 年,加重伴双下肢水肿 2 周"。记录主诉要简明,应尽可能用患者自己描述症状的语言,而不用如"患糖尿病 1 年"或"心脏病 2 年"等诊断用语。然而,病程较长、病情比较复杂的病例,由于症状、体征较多,或由于患者诉说太多,不容易简单地将患者所述的主要不适作为主诉,而应该结合整个病史,综合分析以归纳出更能反映其患病特征的主诉。有时对病情没有连续性的情况,可以灵活掌握,如"20 年前发现心脏杂音,1 个月来心悸、气短"。对当前无症状,诊断资料和入院目的又十分明确的患者,也可以用以下记录主诉。如"患白血病 3 年,经检验复发 10 天""2 周前超声检查发现胆囊结石"。根据主诉可初步估计疾病属于哪个系统,病情轻重与缓急,以作针对性检查。

(三) 现病史

现病史(history of present illness)是病史的主体部分,它记述患者患病的全过程,即发生、发展、演变和诊治经过。可按以下的内容和程序询问:

1. **起病情况与患病的时间** 每种疾病的起病或发作都有各自的特点,详细询问起病情况对诊断疾病具有重要的鉴别作用。有的疾病起病急骤,如脑血栓、心绞痛、动脉瘤破裂和急性胃肠穿孔等;有的疾病则起病缓慢,如肺结核、肿瘤、风湿性心瓣膜病等。疾病的起病常与某些因素有关,如脑血栓形成常发生于睡眠时,脑出血、高血压危象发生于激动或紧张状态时。患病时间是指从起病到就诊或入院的时间。如先后出现几个症状则需追溯到首发症状的时间,并按时间顺序询问整个病史后分别记录,如心悸 3 个月,反复夜间呼吸困难 2 周,双下肢水肿 4 天。时间长短可按数年、数月、数日计算,发病急骤者可按小时、分钟为计时单位。

2. **主要症状的特点** 包括主要症状出现的部位、性质、持续时间和程度,缓解或加剧的因素,了解这些特点对判断疾病所在的系统或器官以及病变的部位、范围和性质很有帮助。如上腹部痛多为胃、十二指肠或胰腺的疾病;右下腹急性腹痛则多为阑尾炎症,若为女性还要考虑卵巢或输卵管疾病;全腹痛则提示病变广泛或腹膜受累。对症状的性质也应作有鉴别意义的询问,如灼痛、绞痛、胀痛、隐痛以及症状为持续性或阵发性,发作及缓解的时间等。

3. **病因与诱因** 尽可能了解与本次发病有关的病因(如外伤、中毒、感染等)和诱因(如气候变化、环境改变、情绪、起居饮食失调等),有助于明确诊断与拟定治疗措施。患者对直接或近期的病因容易提出,当病因比较复杂或病程较长时,患者往往记不清说不明,也可能提出一些似是而非或自以为是的因素,这时医师应进行科学的归纳和分析,不可不假思索地记入病历例如,对腹痛伴呕吐患者,问"你在患病前吃了不卫生的东西吗?"

4. **病情的发展和演变** 包括患病过程中主要症状的变化或新症状的出现。针对主要症状详细询问其变化,注意新症状的出现,按时间顺序记录。例如,肺结核合并肺气肿的患者,在衰竭、乏力、轻度呼吸困难的基础上,突然感到剧烈的胸痛和严重的呼吸困难,应考虑自发性气胸的可能;有心绞痛史的患者本次发作疼痛加重而且持续时间较长时,则应考虑到急性心肌梗死的可能;肝硬化患者出现表情、情绪和行为异常等新症状,可能是肝性脑病的表现。

5. 伴随症状　在主要症状的基础上又同时出现一系列的其他症状,这些伴随症状常常是鉴别诊断的依据,或提示出现了并发症。反之,按一般规律在某一疾病应该出现的伴随症状而实际上没有出现时,也应将其记述于现病史中以备进一步观察,或作为诊断和鉴别诊断的重要参考材料,这种阴性表现有时称为阴性症状。一份好的病史不应放过任何一个主要症状之外的细小伴随迹象,因为它们在明确诊断方面有时会起到很重要的作用。

6. 诊疗经过　患者于本次就诊前已经接受过其他医疗单位诊治时,则应询问已经接受过什么诊断和治疗措施及其结果;若已进行治疗,则应问明使用过的药物名称、剂量、时间和疗效,为本次诊治疾病提供参考,但不可以用既往的诊断代替自己的诊断。

7. 病程中的一般情况　在现病史的最后,应记述患者患病后的精神、体力状态,食欲及食量的改变,睡眠与大小便的情况等。这部分内容对全面评估患者病情的轻重和预后以及采取什么辅助治疗措施十分有用,有时对鉴别诊断也能提供重要的参考资料。

(四) 既往史

既往史(past history)包括患者既往的健康状况和过去曾经患过的疾病(包括各种传染病)、外伤手术、预防注射、输血、过敏等,特别是与目前所患疾病有密切关系的情况。在记述既往史时应注意不要和现病史发生混淆,如目前所患肺炎则不应把数年前也患过肺炎的情况写入现病史。而对消化性溃疡患者,则可把历年发作情况记述于现病史中。此外,对居住或生活地区的主要传染病和地方病史,外伤、手术史、预防接种史,以及对药物、食物和其他接触物的过敏史等,也应记录于既往史中。记录顺序一般按年月的先后排列。既往史询问完毕也应该进行归纳、小结和核实。此处只需要小结阳性病史即可。同样用过渡语言转入系统回顾。例如,"对于我的询问你非常合作,为了更全面了解你的健康状况,避免遗漏,我们再回顾一下你全身的情况"(转入系统回顾)。

(五) 系统回顾

系统回顾(review of systems)由很长的一系列直接提问组成,用以作为最后一遍搜集病史资料,避免问诊过程中患者或医师所忽略或遗漏的内容。它可以帮助医师在短时间内扼要地了解患者除现在所患疾病以外的其他各系统是否发生目前尚存在或已痊愈的疾病,以及这些疾病与本次疾病之间是否存在着因果关系。主要情况应分别记录在现病史或既往史中。实际应用中,可在每个系统询问2~4个症状,如有阳性结果,再全面深入地询问该系统的症状;如为阴性,一般说来可以过渡到下一个系统。在针对具体患者时,可以根据情况变通调整一些内容。

(六) 个人史

个人史(personal history)包括:

1. 社会经历　包括出生地、居住地区和居留时间(尤其是疫源地和地方病流行区)、受教育程度、经济生活、业余爱好等。

2. 职业及工作条件　包括工种、劳动环境、对工业毒物的接触情况及时间。

3. 习惯与嗜好　起居与卫生习惯、饮食的规律与质量。

4. 有无冶游史　是否过淋菌性尿道炎、尖锐湿疣、下疳等。

(七) 婚姻史

婚姻史(marital history)包括未婚或已婚、结婚年龄、配偶健康状况、性生活情况、夫妻关系等。

(八) 月经史与生育史

月经史(menstrual history)与生育史(childbearing history)包括月经初潮的年龄、月经周期和经期天数,经血的量和颜色,绝经症状,有无痛经与白带,末次月经时间,闭经日期,绝经年龄。

记录格式如下:

初潮年龄 $\frac{\text{行经期（天）}}{\text{月经周期（天）}}$ 末次月经时间（LMP）或绝经年龄

例：

$14\frac{3\sim5\text{ 天}}{28\sim30\text{ 天}}2012\text{ 年 }1\text{ 月 }8\text{ 日（或 }50\text{ 岁}）$

妊娠与生育次数，人工或自然流产的次数，有无流产、手术产、围生期感染、计划生育、避孕措施（安全期、避孕药、避孕环、子宫帽、阴茎套等）等。对男性患者应询问是否患过影响生育的疾病。

个人史、婚姻史及月经史和生育史询问完毕可以一并进行归纳、小结、核实，也只需要核实阳性病史。同样用过渡语言转入家族史的问诊。例如，"刚才我询问了你个人情况，这对于诊断很重要，我会替你保密的。现在我要问几个有关你家庭的情况，因为有些疾病可出现在有血缘关系的人群中，这有助于了解你们家族中一些危害健康的因素，以便于防范"（转入家族史）。

（九）家族史

家族史（family history）包括询问双亲与兄弟、姐妹及子女的健康与疾病情况，特别应询问是否有与患者同样的疾病，有无与遗传有关的疾病，如血友病、白化病、遗传性球形红细胞增多症、遗传性出血性毛细血管扩张症、家族性甲状腺功能减退症、糖尿病、精神病等。对已死亡的直系亲属要问明死因和年龄。某些遗传性疾病还涉及父母双方亲属，也应了解。若在几个成员或几代人中皆有同样疾病发生，可绘出家系图显示详细情况。

为了使问诊内容更加系统、完整，同时增进医患交流，问诊结束时，应该使用合理、得体的结束语。结束语可以包括以下内容：①讨论促进健康的措施，如减少不良嗜好、牙齿保健、饮食卫生等，骑车、驾车安全等。注意不必谈得太远、太深，适当控制时间。②让患者提出并讨论任何附带问题，如患者对疾病的看法，就诊的期望等。③讲明医生和患者下一步的工作及安排（诊治计划），例如说明医生今后要做的，患者要做的，以及预约下次就诊时间等。

三、问诊的步骤

问诊总体上分为两个阶段：①倾听阶段——患者为中心；②询问阶段——医师为中心。问诊开始先了解患者的一般情况，随即询问患者就诊的主要病痛和时间；然后询问现病的详细经过；再就是按次序了解过去史、个人生活史及有关的家族史等，对生育期的妇女尚应了解月经史，对已婚妇女还应询问结婚和生育史，问诊时还可依据实际情况、当时的环境等采取灵活机动变更。

四、问诊的方法与技巧

（一）问诊的基本方法与技巧

1. 问诊开始，由于对医疗环境的生疏和对疾病的恐惧等，患者就诊前常有紧张情绪。医师应主动创造一种宽松和谐的环境以解除患者的不安心情。注意保护患者隐私，最好不要当着陌生人开始问诊，如果患者要求家属在场，医师可以同意。

2. 尽可能让患者充分地陈述和强调他（她）认为重要的情况和感受，只有在患者的陈述离病情太远时，才需要根据陈述的主要线索灵活地把话题转回，切不可生硬地打断患者的叙述，甚至用医师自己主观的推测去取代患者的亲身感受。只有患者的亲身感受和病情变化的实际过程才能为诊断提供客观的依据。

3. 追溯首发症状开始的确切时间，直至目前的演变过程。如有几个症状同时出现，必须确定其先后顺序，虽然收集资料时，不必严格地按症状出现先后提问，但所获得的资料应足以按时间顺序口述或写出主诉和现病史。

4. 在问诊的两个项目之间使用过渡语言，即向患者说明将要讨论的新话题及其理由，使患者不会困惑你为什么要改变话题以及为什么要询问这些情况。

5. 根据具体情况采用不同类型的提问。一般性提问（或称开放式提问），常用于问诊开始，可获得某一方面的大量资料,让患者像讲故事一样叙述其病情。这种提问应该在现病史、过去史、个人史等每一部分开始时使用。直接提问,用于收集一些特定的有关细节。不正确的提问可能得到错误的信息或遗漏有关的资料。

6. 提问时要注意系统性和目的性,杂乱无章的重复提问会降低患者对医师的信心和期望。

7. 询问病史的每部分结束时进行小结,可达到以下目的:①唤起医师自己的记忆和理顺思路,以免忘记要问的问题;②让患者知道医师如何理解其病史;③提供机会核实患者病情。对现病史进行小结常常显得特别重要。小结家族史时,只需要简短的概括,特别是阴性或不复杂的阳性家族史。小结系统回顾时,最好只小结阳性发现。

8. 避免医学术语。在选择问诊的用语和判断患者的叙述时应注意,不同文化背景的患者对各种医学词汇的理解有较大的差异。与患者交谈,必须用常人易懂的词语代替难懂的医学术语。不要因为患者有时用了一两个医学术语,就以为他(她)有较高的医学知识水平。

9. 为了收集到尽可能准确的病史,有时医师要引证核实患者提供的信息。

10. 仪表、礼节和友善的举止,有助于发展与患者的和谐关系,使患者感到温暖亲切,获得其信任,甚至能使患者讲出原想隐瞒的敏感事情。适当的时候应微笑或赞许地点头示意。问诊时记录要尽量简单、快速,不要只埋头记录,不顾与患者必要的视线接触。交谈时采取前倾姿势以表示正注意倾听。另外,当患者谈及其性生活等敏感问题时,询问者可用两臂交叉等姿势,显示出能接受和理解患者问题的身体语言。其他友好的举止还包括语音、情调、面部表情和不偏不倚的言语,以及一些鼓励患者继续谈话的短语。

11. 恰当地运用一些评价、赞扬与鼓励语言,可促使患者与医师的合作,使患者受到鼓舞而积极提供信息。

12. 询问患者的经济情况,关心患者有无来自家庭和工作单位经济和精神上的支持。医师针对不同情况作恰当的解释可使患者增加对医师的信任。有时应鼓励患者设法寻找经济和精神上的支持和帮助,以及介绍一些能帮助患者的个人或团体。

13. 医师应明白患者的期望,了解其就诊的确切目的和要求。有时患者被询问病情时一直处于被动的局面,实际上他(她)可能还有其他目的,如咨询某些医学问题,因长期用药需要与医师建立长期关系等。在某些情况下,咨询和教育患者是治疗成功的关键,甚至本身就是治疗目标。

14. 许多情况下,患者答非所问或依从性差,其实是因为患者没有理解医师的意思,可用巧妙而仔细的各种方法检查患者的理解程度。询问者可要求患者重复所讲的内容,或提出一种假设的情况,看患者能否做出适当的反应。如患者没有完全理解或理解有误,应予及时纠正。

15. 如患者问到一些问题,医师不清楚或不懂,不能随便应付,不懂装懂,甚至乱解释,也不要简单回答三个字"不知道"。

16. 问诊结束时,应谢谢患者的合作,告知患者或体语暗示医患合作的重要性,说明下一步对患者的要求,接下来做什么,下次就诊时问或随访计划等。

(二)重点问诊的方法

重点病史采集(focused history taking)是指针对就诊的最主要或"单个"问题(现病史)来问诊,并收集除现病史外的其他病史部分中与该问题密切相关的资料。重点病史采集不同于全面的病史采集过程,基于患者表现的问题及其紧急程度,医师应选择那些对解决该问题所必需的内容进行问诊,所以病史采集是以一种较为简洁的形式和调整过的顺序进行的。但问诊仍必须获得主要症状的以下资料:全面的时间演变和发生发展情况,即发生、发展、性质、强度、频度、加重和缓解因素及相关症状等。因此,随着问诊的进行,医师逐渐形成诊断假设,判断该患者可能是哪些器官系统患病,从而考虑下一步在过去史、个人史、家族史和系统回顾中选择相关内容进行问诊,而医师可以有选择性地省掉那些对解决本次就诊问题无关的病史内容。

一旦明确现病史的主要问题,指向了某(或某些)器官系统,医师经过临床诊断思维的加工就会形成诊断假设,就应重点对该系统的内容进行全面问诊,通过直接提问(常常用这种提问方式)收集有关本系统中疑有异常的更进一步的资料,对阳性的回答就应如所述的方法去问诊,而阴性症状也应记录下来。

采集过去史资料是为了能进一步解释目前的问题或进一步证实诊断假设,如针对目前考虑的受累器官系统询问是否患过疾病或是否做过手术,患者过去是否有过该病的症状或类似的症状。对育龄期妇女,应询问有无妊娠的可能性。

是否询问家族史或询问家族史中的哪些内容,决定于医师的诊断假设。个人史的情况也相同,如一个气短的患者,应询问有无吸烟史或接触毒物的历史,不管阴性、阳性回答都能提供有用的资料。

对每个患者几乎都应询问更普通的个人史资料,包括年龄、职业、生活状况,近来的精神状态和体力情况。系统回顾所收集的资料会对先前提出的诊断假设进行支持或修改。

建立诊断假设并不是要在问诊中先入为主,而是从实际过程来看,可以说问诊本身就是收集客观资料与医师的主观分析不断相互作用的过程。建立假设、检验假设和修正假设都需要询问者高度的脑力活动,绝不仅仅是问话和收集资料的简单行为。这一过程是对医师的挑战,也会带给医师满足感。医师的认知能力和整合资料的能力将决定其病史采集的实践过程。

较好地完成重点的病史采集以后,医师就有条件选择重点的体格检查内容和项目,体格检查结果将支持、修正或否定病史中建立的诊断假设。

(三)特殊情况的问诊技巧

1. 缄默与忧伤　有时患者缄默不语,甚至不主动叙述其病史,并不意味着患者没有求医动机和内心体验,它可能是由于疾病使患者对治疗丧失信心或感到绝望所致。对此,医师应注意观察患者的表情、目光和躯体姿势,为可能的诊断提供线索;另一方面,也要以尊重的态度,耐心地向患者表明医师理解其痛苦并通过言语和恰当的躯体语言给患者以信任感,鼓励其客观地叙述其病史。

2. 焦虑与抑郁　应鼓励焦虑患者讲出其感受,注意其语言的和非语言的各种异常的线索,确定问题性质。给予宽慰和保证应注意分寸,如说"不用担心,一切都会好起来的"这一类话时,首先应了解患者的主要问题,确定表述的方式,以免适得其反,使患者产生抵触情绪,交流更加困难。抑郁是最常见的临床问题之一,且易于忽略,应予特别重视。

3. 多话语唠叨　患者不停地讲,医师不易插话及提问,一个问题引出一长串答案。由于时间的限制及患者的回答未得要领,常使采集病史不顺利。对此,应注意以下技巧:一是提问应限定在主要问题上;二是根据初步判断,在患者提供不相关的内容时,巧妙地打断;三是让患者稍休息,同时仔细观察患者有无思维奔逸或混乱的情况;四是分次进行问诊,告诉患者问诊的内容及时间限制等。

4. 愤怒与敌意　患病和缺乏安全感的人可能表现出愤怒和不满,而且有时患者也难说清他们为什么愤怒和愤怒的具体对象,而可能指向医师,仅因为医师在他(她)面前或提醒他(她)想到了自己的不适感觉,或者他们向医师,尤其是向年轻医师比向更年老的医师表示愤怒更感到安全。不管对以上哪种情况,医师一定不能发怒,也勿认为自己受到侮辱而耿耿于怀,应采取坦然、理解、不卑不亢的态度,尽量发现患者发怒的原因并予以说明,注意切勿使其迁怒他人或医院其他部门。提问应该缓慢而清晰,内容主要限于现病史为好,对个人史及家族史或其他可能比较敏感的问题,询问要十分谨慎,或分次进行,以免触怒患者。

5. 多种症状并存　有的患者多种症状并存,似乎医师问及的所有症状都有,尤其是慢性过程又无侧重时,应注意在其描述的大量症状中抓住关键,把握实质;另外,在注意排除器质性疾病的同时,亦考虑其可能由精神因素引起,一经核实,不必深究,必要时可建议其作精神检查。

6. 说谎和对医师不信任　有的患者求医心切可能会夸大某些症状,或害怕面对可能的疾病而淡化甚至隐瞒某些病史。医师应判断和理解这些情况,给予恰当的解释,避免记录下不可靠、不准确的病史资料。有时医师能感觉到患者对医师的不信任和说谎,医师不必强行纠正,但若根据观察、询问了解有说谎的可能,应认识到它,待患者情绪稳定后再问病史资料。若有人没病装病或怀有其他非医学上的目的有意说谎,医师应根据医学知识综合判断,予以鉴别。

7. 文化程度低和语言障碍　文化程度低下一般不妨碍其提供适当的病史,但患者理解力及医学知识贫乏可能影响回答问题及遵从医嘱。问诊时,语言应通俗易懂,减慢提问的速度,注意必要的重复及核实。语言不通者,最好是找到翻译,并请如实翻译,勿带倾向性,更不应只是解释或总结。有时通过体语、手势,加上不熟练的语言交流也可抓住主要问题,反复的核实很重要。

8. 重危和晚期患者　重危患者需要高度浓缩的病史及体格检查,并可将其同时进行。病情重危者反应变慢,甚至迟钝,不应催促患者,应予理解。经初步处理,病情稳定后,可赢得时间,详细询问病史。重症晚期患者可能因治疗无望有拒绝、孤独、违拗、懊丧、抑郁等情绪,应特别关心,引导其做出反应。对诊断、预后等回答应恰当和力求中肯,避免造成伤害,更不要与其他医师的回答发生矛盾。

9. 残疾患者　残疾患者在接触和提供病史上较其他人更为困难,除了需要更多的同情、关心和耐心之外,需要花更多时间收集病史。以下技巧有助于采集病史。对听力损害或聋哑人,可用简单明了的手势或其他体语;谈话清楚、大声,态度和蔼、友善;请患者亲属、朋友解释或代述,同时注意患者表情。必要时作书面提问,书面交流。对盲人,应更多安慰,先向患者自我介绍及介绍现场情况,搀扶患者就座,尽量保证患者舒适。告诉患者其他现场人员和室内家具或装置,仔细聆听病史叙述并及时做出语言的应答,更能使患者放心与配合。

10. 老年人　年龄一般不妨碍提供足够的病史,但因体力、视力、听力的减进,部分患者还有反应缓慢或思维障碍,可能对问诊有一定的影响。应注意以下技巧:先用简单清楚、通俗易懂的一般性问题提问;减慢问诊进度,使患者有足够时间思索、回忆,必要时作适当的重复;注意患者的反应,判断其是否听懂,有无思维障碍、精神失常,必要时向家属和朋友收集补充病史;耐心仔细进行系统回顾,以便发现重要线索;仔细询问过去史及用药史,个人史中重点询问个人嗜好、生活习惯改变;注意精神状态、外貌言行、与家庭及子女的关系等。

11. 儿童　小儿多不能自述病史,须由家长或保育人员代述。所提供的病史材料是否可靠,与他们观察小儿的能力、接触小儿的密切程度有关,对此应予注意并在病历记录中说明。问病史时应注意态度和蔼,体谅家长因子女患病而引起的焦急心情。认真地对待家长所提供的每个症状,因家长最了解情况,最能早期发现小儿病情的变化。6岁以上的儿童,可让本人补充叙述一些有关病情的细节。但应注意其记忆及表达的准确性。有些患儿由于惧怕住院、打针等而不肯实说病情,在与他们交谈时仔细观察并全面分析,有助于判断其可靠性。

12. 精神疾病患者　对有自知力的精神疾病患者,问诊对象是患者本人。对缺乏自知力的患者,其病史是从患者的家属或相关人员中获得。由于不是本人的患病经历和感受,且家属对病情的了解程度不同,有时家属会提供大量而又杂乱无章的资料,医师应结合医学知识综合分析,归纳整理后记录。对缺乏自知力患者的交谈、询问与观察属于精神检查的内容,但有时所获得的资料可以作为其病史的补充。

五、问诊过程中常见的错误

问诊过程中常见的错误主要有:问诊时倾听不够(急于发问);问诊语言不恰当(医学术语);暗示性问诊情况较普遍(先入为主);大多不能把主要症状的特点问够,对慢性病情的发展与演变问不清(症状理解不够);问诊时观察患者、思考问题不够全面,问诊结果完全与疾病的诊断不符(经验不足)。

实践证明,有效的问诊首先来自与患者良好的沟通,只有理论学习结合实际反复训练,才能较好地掌握问诊方法与技巧。

第二节　体　格　检　查

体格检查(physical examination)是医生运用自己的感官和借助于某些辅助工具(听诊器、叩诊锤、血压计、体温计等),来客观地了解和评估身体状况的一系列最基本的检查方法。许多疾病通过体格检查再结合病史就可以做出临床诊断。体格检查时应以患者为中心。检查手法应轻柔,力求全面、有序、重点、规范和正确地对患者进行检查。体格检查的基本检查方法有5种:即视诊、触诊、叩诊、听诊和嗅诊。

一、视诊

视诊(inspection)是医生用眼来观察患者全身或局部表现的诊断方法。一般视诊可用于全身一般状态和许多体征的检查,如年龄、发育、营养、意识状态、面容、表情、体位、姿势、步态等。局部视诊可了解患者身体各部分的改变,如皮肤、黏膜、舌苔、头颈、胸廓、腹壁、四肢、肌肉、骨骼、关节外形等。但对鼓膜、眼底、胃肠黏膜等特殊部位,则需借助于某些仪器(如耳镜、检眼镜、内镜等)帮助检查。

视诊应在自然光线下进行,并充分暴露被检部位。视诊常能提供重要的诊断资料,有时单用视诊就可明确一些疾病的诊断,但这需要医生仔细、敏锐的观察并具有丰富的医学知识和临床经验。

二、触诊

触诊(palpation)是医生通过手接触被检查部位时的感觉进行判断的一种方法。它可以进一步检查视诊发现的异常征象,也可以明确视诊所不能明确的体征,如体温、湿度、压痛、波动、震颤、摩擦感以及包块的位置、大小、轮廓、表面性质、硬度、移动度等。触诊的适用范围很广,尤以腹部检查最为重要,多用手指指腹和掌指关节的掌面进行。由于手指指腹对于触觉较为敏感,掌指关节部掌面对震动较为敏感,手背皮肤对于温度较为敏感,因此触诊时多用这些部位。由于目的不同而施加的压力有轻有重,因而触诊又可分为浅部触诊法与深部触诊法。

1. 浅部触诊法(light palpation) 触诊时,医生将一手并拢的手指尺侧部分或指腹,轻轻放在被检部位,用掌指关节和腕关节的协同动作以旋转或滑动方式轻压触摸。此法适用于体表浅在病变和腹部病变的检查和评估,此法可触及的深度为1~2 cm。如关节和软组织炎症,腹部有无压痛、肌紧张、搏动、肿块和某些肿大器官等。

2. 深部触诊法(deep palpation) 触诊时,医生用单手或双手重叠,由浅入深,逐渐加压以达深部,用以察觉腹腔病变和器官情况,此法可触及的深度多在2 cm以上,可达4~5 cm。根据检查目的和手法不同,可分为以下几类:

(1) 深部滑行触诊法(deep slipping palpation):检查时应嘱患者张口平静呼吸,或与患者谈话以转移其注意力,尽量使腹肌放松。医生用右手并拢的中间三指平放在腹壁上,以手指末端逐渐触向腹腔的器官或包块,并做上、下、左、右滑动触摸。多适用于腹腔深部包块和胃肠病变的检查。

(2) 双手触诊法(bimanual palpation):将右手中间三指并拢平置于腹壁上,左手掌置于被检查器官或包块的背后部,并向右手方向托起,使被检查的器官或包块位于双手之间,并更接近体表,配合好患者的腹式呼吸,有利于右手触诊检查。多适用于肝、脾、肾和腹腔肿物的检查。

(3) 深压触诊法(deep press palpation):用一个或2~3个并拢的手指逐渐深压腹壁被检查部位,用于探测腹腔深在病变的部位或确定腹腔压痛点,如阑尾压痛点、胆囊压痛点等。检查反跳痛时,在手指深压的基础上稍等片刻(2~3 s),迅速将手抬起,并询问患者是否感觉疼痛加重或查看面部是否出现痛苦表情。

(4) 冲击触诊法(ballottement):又称为浮沉触诊法。检查时,右手并拢的示、中、环三个手指取70°~90°角,放置于腹壁相应部位,做数次急速而较有力的冲击动作,在冲击腹壁时指端会有腹腔器官或包块浮沉的感觉。这种方法一般只用于大量腹水时肝、脾及腹腔包块难以触及者。

触诊检查时,患者需采取适当体位,以获得满意的检查效果。通常取仰卧位,双手置于体侧,双腿稍屈,腹肌尽可能放松。有时检查肝、脾、肾时也可嘱患者取侧卧位。在触诊过程中应注意病变的部位、特点、毗邻关系,以明确病变的性质和来源。

三、叩诊

叩诊(percussion)是医生用手指直接或间接叩击患者体表部位,并根据其所产生的音响特征,来辨别脏器状态和病变性质的诊断方法。

(一) 叩诊方法

叩诊根据目的和手法不同,又可分为直接叩诊法和间接叩诊法两种。

1. 直接叩诊法(direct percussion) 右手中间三指并拢,用其掌面直接拍击被检查部位,借助于拍击的反响和指下的震动感来判断病变情况。此法适用于胸部或腹部较广泛的病变,如胸膜粘连或增厚、大量的胸腔积液或腹水等。

2. 间接叩诊法(indirect percussion) 将左手中指第二指节紧贴于被检部位,其他各指稍微抬起,勿与体表接触;右手指自然弯曲,用中指指端垂直地叩击左手中指末端指关节处或第2指骨的远端。每个部位每次可连续叩击2~3次,叩击力量要均匀适中,使之产生的音响一致,以便正确地判断叩诊音的变化。

为了检查患者肝区或肾区有无叩击痛,医生可将左手手掌平置于被检查部位,右手握成拳状,并用其尺侧叩击左手手背,询问或观察患者有无疼痛感。

根据叩诊部位不同,患者采取适当体位。例如叩诊胸部时,可取坐位或卧位;叩诊腹部时,常取仰卧位;确定有无少量腹水时,可嘱患者取肘膝位。应注意对称部位的比较与鉴别。叩诊时不仅要注意叩诊音响的变化,还要注意不同病灶的震动感差异,两者相互配合。叩击力量应视不同的检查部位、病变性质、范围大小、位置深浅等具体情况而定。

(二) 叩诊音

叩诊时被叩击部位产生的反响称为叩诊音(percussion sound)。由于组织或器官的致密度、弹性、含气量以及与体表的间距的不同,产生的叩诊音也可不同。根据音响的频率、振幅和是否乐音(音律和谐)的不同,在临床上分为清音、浊音、鼓音、实音、过清音5种叩诊音。

1. 清音(resonance) 是正常肺部的叩诊音。是一种振幅持续时间较长,音响不甚一致的非乐性音。提示肺组织的弹性、含气量、致密度正常。

2. 浊音(dullness) 是一种音调较高,音响较弱,振动持续时间较短的非乐性叩诊音。当叩击被少量含气组织覆盖的实质器官时产生,如叩击心脏或肝被肺的边缘覆盖的部分所产生的叩诊音。肺组织炎症时含气量减少,局部叩诊时亦可呈浊音。

3. 鼓音(tympany) 是一种和谐的乐音,如同击鼓声,音响比清音更强,振动持续时间也较长。在叩击含有大量气体的空腔器官时出现。正常情况下可见于胃泡区及腹部,病理情况下可见于肺内空洞、气胸、气腹等。

4. 实音(flatness) 是一种音调较浊音更高,音响更弱,振动持续时间更短的非乐音。如叩击心脏或肝等实质器官所产生的音响。在病理状态下可见于大量胸腔积液或肺实变等。

5. 过清音(hyperresonance) 是属于鼓音范畴的一种变音,介于鼓音与清音之间。见于叩击弹性减弱、含气量增多的肺组织,如肺气肿。

四、听诊

听诊(auscultation)是医生用听觉听取患者身体各部分发出的声音而判断正常与否的一种诊断方法。听诊可分为直接听诊法和间接听诊法两种。

1. 直接听诊法(direct auscultation) 医生用耳郭直接贴附于被检查者的体壁上进行听诊,目前已很少采用。

2. 间接听诊法(indirect auscultation) 用听诊器进行听诊的检查方法。此法的使用范围较广,除心、肺、腹部外,还可听取身体其他部位的血管音、皮下气肿音、关节活动音、骨折面摩擦音等。听诊时,环境要安静、温暖。听诊器的胸件要紧贴被检查部位,避免与皮肤摩擦而产生附加音。

五、嗅诊

嗅诊(olfactory examination)是医生通过嗅觉判断发自患者的异常气味与疾病之间关系的诊断方法。这些异常气味可来自患者皮肤、黏膜、呼吸道、胃肠道、呕吐物、排泄物、分泌物、脓液和血液等。嗅诊常能为许多疾病提供诊断线索,如糖尿病酮症酸中毒患者的呼气带有烂苹果味,肺脓肿患者的痰液带有腥臭味,幽门梗阻患者的呕吐物带有酸败味,肠梗阻患者的呕吐物带有粪臭味等。但这些线索必须结合其他检查才能做出正确的判断。

第三节 辅助检查

辅助检查(assistant examination)通常包括实验室检查、影像学检查、内镜检查、组织病理学检查。此外,心电图检查、肺功能检查、脑电图检查、肌电图检查等,称为其他特殊辅助检查。

一、实验室检查

实验室检查(laboratory examination)是利用先进的科学技术和现代化的仪器设备,按照严格的质量控制,对患者的血液、体液、分泌物、排泄物等标本进行检测分析,为临床诊断治疗提供直接和间接依据。

实验室检查最初是以血液、尿液和粪便这三大标本检查为基础,检查其外观、性状、色泽、气味等,随着检查项目增多,检验标本也由血、尿、粪发展到胸腹水等浆膜腔积液、痰液、精液、前列腺液、汗液、组织和器官的病理标本等。显微镜的出现,使得各类标本的检查由宏观进入到微观。随着各种检验新技术的出现,使得实验室诊断技术和项目不断更新、发展。将所采集的标本,按照不同的要求进行检查。临床血液学通过对血涂片的血象检查,骨髓穿刺后的骨髓象检查及出、凝血检验,可对造血系统疾病进行诊断。临床生化检验运用比色法、酶法、免疫化学法、电极法等技术对患者在疾病发生、发展过程中的生化变化进行检测。临床微生物学根据所采集的不同标本,运用涂片染色、显微镜检查、分离培养及生化反应鉴定等实验方法,快速、准确地检测出病原体,为疾病诊断提供依据。临床免疫学检验在抗原抗体特异反应的基础上,利用放射、荧光、酶免疫测定技术,对各类免疫性疾病进行诊断;分子生物学检测通过聚合酶链反应(PCR)等分子生物学技术,对标本的DNA、RNA等进行检测,并进行基因分析和分子诊断;临床遗传病检测包括染色体病、产前诊断和新生儿筛查等检测。

各种实验室检查的临床意义不尽相同,有些可据以直接做出疾病诊断,如乙肝表面抗原阳性即可认为患者受过乙肝病毒感染,影像学检查发现肝内有占位病灶而甲胎蛋白明显升高基本可诊断为肝癌。绝大多数的实验室检查仅具有辅助诊断价值。因此,在申请检查项目和阅读实验室报告时,需要注意以下问题:

1. 实验诊断存在局限性,必须密切结合临床。实验检测所得的结果或数据,仅反映患者届时一瞬间个体的现象或状况,用来判断个体动态变化中复杂的生理、病理和病理生理过程,存在一定的局限性。由于个体处于可变的生理或病理状态下,机体反应也因个体及时间的差异而不同;患同一疾病的不同个体,检测同一项目可因健康状况、病期、病情的不同,出现不尽相同的实验结果;然而,患有不同疾病的个体,进行同一项目的实验检测却会出现相似的结果。因此,在分析实验结果时必须紧密结合临床表现和治疗情况,才能恰当地得出合理的结论,正确指导临床诊治。

2. 实验诊断学的项目选择。目前,实验诊断学的内容日趋丰富,检验项目日趋繁多。临床医师必须在详细询问病史、全面进行体格检查,得出初步诊断印象的基础上,有方向、有目的地选择检验项目,为临床诊断等获取有效的支持和依据。其选择原则为:①满足临床诊断、治疗和预防的需求;②符合循证实验诊断和实验项目优化组合的要求;③减轻患者的负担和痛苦。可按筛查实验、直接诊断实验、鉴别诊断实验、辅助诊断实验和疗效监测实验等顺序进行项目选择。

3. 实验诊断项目应用临床思路。项目的应用须根据患者的临床状况、怀疑诊断、检验目的等确定。如必须考虑疾病的筛查、诊断、病情监测等不同临床状况;还应考虑试验的敏感度、特异度,患者的验前概率等;对检验的技术性能如灵敏度、分析误差等也应有所了解。临床医生应根据筛查、诊断、鉴别诊断、病情观察、治疗监测等不同目的有的放矢地选择检验项目,还应考虑卫生资源情况、患者负担能力和检验人员的工作负担等。

二、影像学检查

影像学检查(imageology examination)是借助于不同的成像手段使人体内部器官和结构显出影像,从而了解人体的解剖与生理功能状态以及病理变化,以达到诊断的目的。影像学检查是观察活体器官和组织的形态及功能最好的方法。影像学检查主要包括普通 X 线、数字减影血管造影、CT、MRI、核素扫描、PET 和超声检查。

(一) 普通 X 线检查

普通 X 线检查方法有透视、摄片和造影三种。

透视(fluoroscopy)是指 X 线通过人体受检部位到达荧光屏后产生的明暗不同的影像。它能动态观察各器官的活动情况,通过改变体位观察病变所在位置。其缺点是较小的病灶易被忽略,不能留下永久记录,无法与日后的检查进行比较。

摄片(radiography)是利用 X 线的穿透性和感光效应,使所需不同密度组织器官的影像清晰地显示在 X 线片上。它恰好能弥补透视的不足,故两者常结合应用。从透视和摄片中获益最多的当推肺部肿瘤和骨肿瘤。

造影(contrast radiography)是指对于缺乏自然对比的组织或器官,尤其是中等密度的组织或器官,可用人为的方法引入适量的密度高于或低于该组织或器官的物质(造影剂),使之产生对比。此检查方法最常用于消化道病变。

还有几种比较特殊的 X 线检查方法:

高千伏摄影是用 120 kV 以上管电压产生穿透力较强的 X 线,获得在较小密度值范围内能显示层次丰富的光密度摄影法。常用于胸部,目前主要用于肺尘埃沉着病的评价。

软 X 线摄影是 40 kV 以下的管电压产生的 X 线,能量低,穿透力弱,通常由钼靶产生。常用于乳腺、阴茎、咽喉侧位等的检查。

放大摄影是利用 X 线几何投影原理,使 X 线影像放大。常用于观察骨小梁等细微结构。

(二) 数字减影血管造影

数字减影血管造影(digital subtraction angiography, DSA)是用来了解血管分布和病变情况的一种先进技术。它能消除不含造影剂的软组织、骨骼的干扰,使血管的影像清晰地显示在荧光屏或照片上。在临床应用上,DSA 对血管性疾病的诊断与治疗价值最大,其次是肿瘤的诊断与治疗。

(三) 计算机体层成像

计算机层析成像(computerized tomography, CT)检查也称电子计算机体层摄影检查,是利用 X 线束对人体层面进行扫描,取得信息,经计算机处理而获得的重建图像,所获得的是断面解剖图像,对于颅脑疾患应用价值最高。由于它的应用,气脑造影之类危险较大的检查已被放弃,原来鉴别诊断困难的脑出血与脑梗死变得十分简单;但脑干及后颅凹的病变易被 CT 漏诊;对于胸部疾患,CT 能显示普通 X 线检查难以发现的病灶,如隐蔽在心脏后或脊柱旁的肿瘤,纵隔内的肿块;对于肝,CT 诊断血管瘤最为准确,还能区分肝硬化、脂肪肝与肝肿瘤;对于腹腔及盆腔各器官的病灶,CT 一般也比超声检查准确。

CT 分为平扫、增强扫描、CT 造影三大类:

平扫(plain CT scan, non-contrast scan)又称普通扫描,是指不用对比剂增强或造影的扫描。扫描方位多采用横轴位。

增强扫描(contrast scan)指血管内注射对比剂后再进行扫描的方法。目的是提高病变组织同正常组织的密度差,以显示平扫上未被显示或显示不清的病变,有助于病变的定性。

CT 血管造影(CT angiography)是指对于某一器官或结构进行血管造影再进行扫描的方法,相较于 DSA,其优势是快速、无创。此外还有 CT 非血管造影,如 CT 关节造影。

(四) 磁共振成像

磁共振成像(magnetic resonance imaging, MRI)是利用原子核在强磁场内发生共振所产生的信号经图像重建的一种成像技术。获得的图像有横断面、矢状面与纵断面,能更直观地显示出病变区域;对脑干、颅后窝、脊柱病变的诊断价值最大；对于肺及纵隔的肿瘤，能够更加准确地了解邻近重要器官是否已受侵犯，对决定能否手术甚有帮助。MRI 的扫描范围较大，不易像 CT 那样因扫描层次的限制而漏掉病变部位，且无 X 线电离辐射，对人体安全无创。但对戴有心脏起搏器或体内有铁磁性物质的患者不能进行检查。对于钙化的显示也远不如 CT。

（五）放射性核素显像

放射性核素显像（radionuclide imaging）是利用放射性药物能选择性地分布于特定的器官或病变组织的特点，将放射性药物引入患者体内，在体外描记放射性药物在体内分布图的方法。目前主要分为：静态显像、动态显像、局部显像、全身显像、平面显像、断层显像、阳性显像和阴性显像等。可用于诊断甲状腺、肝、肾、肾上腺、骨等部位的病变。骨扫描是核素检查方法之一，它使用放射性核素 ^{99m}Tc 或 ^{113m}In 来标记磷化合物，并观察这些化合物沉积于骨组织的情况。骨扫描可用于诊断原发性骨肿瘤、骨髓炎、代谢性骨病、关节病，了解骨折后的愈合及监测移植骨成活情况，发现肿瘤骨转移比一般 X 线片要早 3~6 个月，甚至在患者尚无自觉症状时就能发现问题。骨扫描对胸骨、肋骨、骨盆的病变尤其敏感，而普通的 X 线片由于受到周围组织的干扰，常容易造成漏诊。此外，骨扫描一次就能很方便地观察到全身骨组织，而普通的 X 线只能逐个部位拍片，这是患者难以承受的。核素检查的优点在于能够反映器官代谢和功能状态、动态显像并且具有较高的特异性。同时它也存在着如空间分辨率低这样的局限性，但已开发出 PET-CT 等设备和图像融合等技术，使得对疾病的诊断更加全面、准确。

（六）正电子发射体层显像

正电子发射体层显像（positron emission tomography，PET）也属于核素检查，它利用发射正电子的放射性核素（如 ^{18}F、^{11}C、^{15}O、^{12}N 等）标记的蛋白质合成代谢及碳水化合物分解代谢的前体、受体配基、特异表达基因的酶修饰底物等，将这些放射性物质注入体内，用 PET 进行局部断层扫描或全身扫描，从而灵敏、准确地定量分析病灶部位的能量代谢、蛋白质合成、DNA 复制及受体分布等，对疾病和器官的功能做出诊断。该技术在肿瘤临床及研究中应用最多，如肿瘤良恶性的鉴别诊断，肿瘤转移灶尤其软组织淋巴结转移灶的发现及定位，肿瘤治疗效果监测以及肿瘤复发与治疗后的坏死、瘢痕的鉴别。目前，PET 在神经系统（脑缺血、脑梗死、癫痫）和心脏病（冠心病的诊断、心肌梗死范围和大小的测定）中也有着广泛应用。

（七）超声检查

超声检查主要用于诊断腹部器官的疾患，确定胸腔、腹腔及心包腔的积液。它的优点如下：①无放射性损伤，属无创性检查技术。②能取得多种方位的断层图像，并能根据声像图特点对病灶进行定位和测量。③实时动态显示，可观察器官的功能状态和血流动力学情况。④能及时得到检查结果，并可反复多次观察。⑤经济轻便、易操作，对危重患者可行床边检查。

但同时它也有一定的局限性：①超声对骨骼、肺和胃肠道的显示较弱，影响成像效果和检查范围。②声像图表现的是器官和组织的声阻抗差改变，缺乏特异性，对病变的定性诊断需要综合分析并与其他影像学表现和临床资料相结合。③声像图显示的是某局部断面，对器官和病灶整体的空间位置和构型很难在一幅图上清晰显示。三维超声技术可部分解决此问题。④病变过小或声阻抗差不大，不引起反射，则难以在声像图上显示。⑤超声检查结果的准确性与超声设备的性能以及检查人员的操作技术和经验有很大关系，为操作人员依赖性（operator-dependent）技术。

每种影像学诊断都各有其局限性。例如，MRI 诊断骨癌的能力较差，对肺、肝、肾等器官的肿瘤，一般不比普通 X 线、CT 具有更多的优越性；装有心脏起搏器或金属人工关节的患者禁止作 MRI 检查；骨扫描显示骨的结构不如 X 线片、MRI、CT 片那样清晰，但肿瘤骨转移、原发性骨肿瘤、骨髓炎、代谢性骨病（如骨质疏松症）都可以表现出核素浓聚；当病灶与周围组织缺少对比时，即使临床检查能发现的，超声检查也不一定能够查出。

三、内镜检查

内镜检查（endoscopy）是通过光学装置，对深部或与外界相通的器官进行直接观察的检查方法。依据其用途的不同,内镜有鼻咽镜、喉镜、食管镜、支气管镜、纵隔镜、胃镜、结肠镜、腹腔镜等。目前,电子内镜与各种先进诊疗技术的结合,已成为21世纪腔内疾病诊断和治疗的先进手段。如超声内镜可在内镜指引下用超声探头扫查消化管壁或邻近器官病变;放大色素内镜检查法(magnifying chromoendoscopy)可用于发现黏膜微细病变,并鉴别良恶性质;共聚焦内镜的使用将共聚焦显微镜引入腔内,达到光学活检的效果;胶囊内镜则将无线摄影装置吞入消化道,定时摄录腔内图像,对小肠病变诊断提供了崭新的工具。

各种内镜检查的最大优点是可以通过它们直接观察病变的位置、大小、形态、色泽,同时获取组织作病理检查,从而能得到确诊的依据。这是实验室检查和影像学检查所无法比拟的。内镜检查的另一突出优点是能早期发现癌症。癌症早期病变一般仅限于黏膜层,体积只能以立方毫米计算。在这一阶段,最先进的影像学检查也无能为力。而内镜检查不仅能发现它们,同时还能毫不费力地将其切除。

内镜检查的局限性在于,不少病人由于身体状况的限制无法接受相应检查。内镜检查只能观察到器官表面,如果病灶位于黏膜之下,检查可能得出假阴性结果。有时病灶表面存在炎症,内镜检查可能取不到实质性病变部位,同样也可能得到假阴性结果。此外,内镜检查结果也受操作医生的工作经验影响。

四、病理检查

病理检查(pathologic examination)包括组织病理学检查和细胞病理学检查,后者依据标本的来源不同,又可分为脱落细胞学检查和细针针吸细胞学检查。病理检查可以对病变做出准确的组织学或细胞学诊断,还能为临床提供基于病变组织或细胞的分子分型和诊断。相比症状、体征、影像学检查和化验分析,病理检查常常更为准确,因此被视为"金标准"。

单纯形态学观察进行病理诊断的方法,即纯定性的方法、形态学的方法仅能进行粗略的定量估计,如根据瘤细胞的核分裂数目,尤其是病理性核分裂来判断恶性肿瘤的恶性变。

20世纪90年代,病理检查进入组织化学、免疫组织化学、分子生物学及癌基因检查。随着自然科学的迅速发展,新仪器设备和技术应用到医学中来,超微结构病理、分子病理学、免疫病理学、遗传病理学等方法也都应用到病理检查中。

免疫组织化学检查(immunohistochemistry technique)及免疫细胞化学检查(immunocytochemistry technique)是在单克隆抗体技术产生后,利用免疫学原理,将抗原抗体反应应用于组织、细胞化学,通过化学反应显色组织、细胞内的抗原-抗体复合物,并对其进行定位、定性及定量研究的技术。

电子显微镜(electron microscope,简称电镜),使病理学对疾病的认识深入到细胞内的超微结构水平,它可以观察细胞内的细胞器、细胞骨架或大分子水平的变化。

流式细胞术(flow cytometry,FCM)通过荧光抗原抗体检测技术分析细胞表面抗原,进行细胞分类和亚群分析,对于人体细胞免疫功能的评估以及各种血液病及肿瘤的诊断和治疗有重要作用。

分子生物学技术包括重组DNA技术、核酸分子杂交技术、聚合酶链反应(polymerase chain reaction,PCR)和DNA测序等新技术在肿瘤的基因分析和基因诊断上已经开始应用。

五、其他特殊辅助检查

(一) 心电图

心脏在机械收缩之前,首先产生电激动,在激动过程中产生的微弱电流,可经人体组织传至体表,使不同部位产生不同的电位变化,这些电位变化通过心电图机记录下来,形成动态曲线,即为心电图。心电图主要用于检查心率快慢,心搏节律是否正常,心肌供血状态,心房、心室是否肥大,心肌疾病以及某些药物(如洋地黄、抗心律失常药等)和电解质紊乱、酸碱平衡失调对心肌的影响等。心电图还可用于重症病人的心电监护。动态心电图(ambulatory electrocardiography,AECG)能够对受检者在日常活动的情况下,以及在身体和精神状况不断变化的条件下进行连续的心电图监测和记录,可提供受检者白天和夜间不同状态下的心电活动信息。此外,心电图运动试验(ECG exercise test)是判断是否存在心肌缺血及发现早期冠心病的一种检测方法,虽然与冠状动脉造影结果对比有一定比例的假阳性和假阴性,但由于其检查方法简便、实用,无创伤,相对安全,一直被认为是一项重要的临床心血管疾病检查手段。

(二)肺功能检查

肺功能检查内容包括肺容积检查、通气功能检查、换气功能检查、血流和呼吸动力学检查等项目。肺功能检查是以呼吸生理为基础的一项临床应用技术,可对受检者呼吸生理功能的基本状况做出质与量的评价,明确肺功能障碍的程度和类型,观察肺功能损害的可复性,对探索疾病的发病机制、病理生理、明确诊断、指导治疗、判断疗效和疾病康复等都有重要意义。主要用于:①判断呼吸困难、咳嗽、发绀等呼吸道相关症状或体征是否由呼吸道疾病引起;②对于已确诊的肺部疾病患者,管理和检测疾病严重程度、病情发展和对治疗的反应;③评估手术或药物治疗发生呼吸衰竭或其他呼吸系统并发症的风险;④环境或职业性肺疾病劳动能力鉴定的定量评估;⑤开展暴露于灰尘或烟尘人群发生呼吸道疾病的流行病学调查;⑥健康状态的临床评估。无论做何种组套的肺功能检查,结果的判读均需结合临床和放射学资料,以及考量受检者的年龄、性别、身高、体重、种族等多个变量对肺功能的影响程度。但由于肺功能的巨大代偿能力,即使患严重肺部疾病,若部位较局限,肺功能也可正常。在疾病诊疗过程中,以患者自身的测定值进行前后对比,对监测疾病进展的治疗反应更有优势,这样检测肺功能的改变也更准确。

(三)脑电图

脑电图(electroencephalography,EEG)是通过脑电图描记仪将脑微弱生物电放大约100万倍后描记于纸上,成为一种生物电的曲线图,是大脑皮质在无外来刺激时产生的电活动。正常人与某些颅内病变和全身性疾病患者的脑电图有所不同,因此,可作为某些疾病的辅助诊断方法之一。主要用于神经、精神疾病的检查,如癫痫、颅内占位性病变、颅脑损伤、脑血管畸形等,均可在脑电图上表现出相应的波形改变。一些精神病、心理障碍患者包括罪犯,由于其异常的思维活动导致大脑皮质异常放电,在脑电图上也可反映出来。随着现代电脑技术的不断发展,脑电图不仅应用于临床医学,而且广泛地应用于生物学、生理学、航天医学等多学科的研究。

(四)肌电图

肌电图(electromyography,EMG)是指以针电极插入骨骼肌,在肌细胞外记录的运动单位电位。肌肉在不同状态下所发生的运动单位电位,经针电极引导可输入肌电描记仪。即借助于细胞外来电极记录肌肉静止和活动时的生物电活动,用以判断神经、肌肉系统功能及形态学变化,并有助于研究神经肌肉系统如脊髓前角细胞、周围神经、神经肌肉接头和肌肉的某些功能状态,提供临床诊断依据。例如,萎缩性肌强直患者可出现特征性的肌强直电位,而自发纤颤电位则见于去神经支配的肌肉。肌电图检查需要将针电极插入骨骼肌,有一定的痛苦,需患者配合,因此,主要用于成年人检查。

在选择辅助检查方法时,应该注意以下原则。

1. 从确定和完善诊断的必要性考虑　选择必要的辅助检查,并逐渐深入到其他诊断学检查,而不是漫无目的地、撒网式地过度检查。在病史采集和体格检查得到的初步假设的基础上,进行验证诊断、完善诊断或排除诊断。如慢性咳嗽、低热消瘦的年轻患者,疑为肺结核。此时X线胸片和纯化蛋白衍生物(PPD)试验应列为首选项目以便确诊。

2. 从难易度考虑　首选设备要求条件不高,操作技术难度不大,且易于普及,能提供诊断意向或有筛查意义的基本检查项目。若中年以上患者反复发生劳累后心前区疼痛,应首选心电图检查。通过分析检查结果以确定下一步检查方向。

3. 从"成本-效果"考虑　力争在尽量减少经济负担的前提下,选择能对诊断提供有意义的信息和依据的项目,检查要有针对性(掌握好适应证和禁忌证),不追求高新尖的项目。首选快速、廉价的检查方式进行初步诊断。

4. 从"风险-效益"考虑　一般应先选择无创性,后选择有创性检查,以减少患者的痛苦和创伤。如发现外周血白细胞数量减少,既往无特殊用药和射线接触史,在进行骨髓细胞学检查前,应先行肾上腺素试验,以确定有无假性白细胞减少症的可能。

临床上的许多疾病,选择合适的辅助检查可获得更有效的诊断依据。例如患者有慢性规律性上腹痛,高度提示为消化道溃疡。相关辅助检查有粪便隐血试验、钡餐透视、胃镜与幽门螺杆菌检查等。其中胃镜检查虽设备要求、技术难度与费用均较高，但综合考虑胃镜检查属于微创，风险不大；活检所取标本对幽门螺杆菌检查很有价值，对消化性溃疡的确诊和治疗有指导意义，可作为诊断消化性溃疡的"金标准"。因此，胃镜检查可作为消化性溃疡首选的检查方法。有时通过病史采集和体格检查即可确诊，不必进行辅助检查。例如患者有反复发作性呼气性呼吸困难，伴有弥漫性哮鸣音，应用氨茶碱类药物治疗有效，即可诊断为支气管哮喘，不必进行实验室检查、X线胸片与肺功能检查。在临床工作中可根据实际情况做出选择。

（王振宁）

数字课程资源：

拓展阅读　　　　教学PPT　　　　自测题

第七章 临床基本操作技能

本章要点

本章重点介绍在校教育阶段医学生必须掌握的临床基本操作技能的主要内容、学习方法及其评价手段,引导医学生在今后的课程学习中系统学习和熟练掌握临床基本操作技能,为将来顺利通过国家医师资格考试和继续职业发展奠定坚实的基础。

第一节 临床基本操作技能简介

根据我国临床医学专业本科毕业生应该达到的基本要求,为强化医学生的临床基础理论、基本知识和基本技能的培养,临床技能教学要科学设计包含诊断学、内科学、外科学、妇产科学、儿科学、眼科学、耳鼻咽喉科学、皮肤性病学、急诊医学、护理学等多学科交叉融合的教学体系及其质量保障体系,充分体现医学教育的实践性特征。为指导医学生在今后的课程中系统学习和熟练掌握规范标准的临床基本操作技能,为将来顺利通过国家医师资格考试,以及毕业后教育和职业继续发展奠定坚实的基础。现重点介绍国家临床执业医师实践技能考试大纲所要求的24项基本操作的要领。

一、手术区消毒、铺巾

手术区消毒(operation disinfection)旨在消灭拟做切口处及其周围皮肤上的细菌,防止细菌进入创口内。手术区铺巾(clothing)是为了显露手术切口所需的皮肤区,遮盖手术区域外其他部位,使手术区域成为无菌环境,尽可能减少术中发生污染。

手术区消毒的基本操作步骤为:操作者左手持无菌治疗碗,右手持无菌卵圆钳,钳头部向下夹住无菌纱布,浸蘸消毒液,从手术区中心由内向外围绕切口涂布消毒液达周围皮肤15~20 cm(根据切口部位选择向心性或离心性消毒);待第一遍消毒液晾干,更换无菌卵圆钳,同样方式再涂布消毒液2遍,共消毒3遍,每次消毒范围小于前1次。现采用0.5%聚维酮碘为消毒液,只需按同样方法消毒2遍,无须脱碘。

手术区铺巾的基本操作步骤为:操作者双手从器械护士双手内侧接过第1块无菌巾,距皮肤10 cm以上高度放下遮盖切口下方,再铺手术野对侧和上方,第4块盖住铺巾者贴身侧,用4把巾钳夹住无菌巾的交叉处固定。铺巾者与洗手护士共同铺中单,首先铺足侧,再铺器械台,最后铺头侧。铺巾者用消毒液泡手3 min或用0.5%聚维酮碘涂擦手臂,穿手术衣,戴无菌手套,再铺大单,洞口对准手术区域,指示大单头侧的标记应位于切口上方；两侧铺开后，先向上展开，盖住麻醉架；再向下展开，盖住手术托盘和床尾。

二、手术刷手法

手术刷手（surgical hand scrub）是有效预防和控制病原体传播，防止术后感染发生的简便消毒措施。

（一）肥皂水刷手法

1. 普通刷手　先用普通肥皂按七步洗手法洗手。
2. 肥皂水刷手　用消毒毛刷蘸肥皂水依次刷手指尖、手、腕、前臂至肘上 10 cm 处（由远及近，沿一个方向顺序刷洗），两上肢交替进行刷洗。刷完一次后用清水将肥皂水冲去（手指向上，肘部屈曲朝下，先冲手部，再冲前臂，最后冲上臂，使水流自手部流向肘部）。按上述方法共刷洗 3 遍，时间共 10 min。冲洗后保持拱手姿势（双手勿低于肘、高于肩为标准）。
3. 擦手　用无菌小方巾，先擦干双手，之后对角折叠成三角形（底边向里，尖向外，平放于一只手背上，另一只手持方巾底边两角对合），由手腕向前臂、肘部到上臂（肘上 10 cm 处）顺序擦干，先擦干一侧，翻转手巾再擦另一侧，擦过肘部的手巾不能再接触手和前臂。
4. 泡手　将手、前臂到肘上 6 cm 处浸泡在 75% 乙醇或 0.1% 苯扎溴铵（新洁尔灭）内，共 5 min。
5. 手臂浸泡后保持拱手姿势，待其自然晾干。刷手后，不可再触及非无菌的任何物品，若不慎碰触非无菌的物品时，应重新刷手。

（二）简易刷手法

1. 普通刷手　先用普通肥皂按七步洗手法洗手。
2. 消毒液刷手　用消毒毛刷蘸洁肤柔洗手液刷指尖、手、腕、前臂至肘上 10 cm 处（由远及近，沿一个方向顺序刷洗），刷时用相当力量，注意甲缘下及指间部位，保持指尖朝上、肘朝下，两上肢沿手、腕、前臂、肘上交替进行刷洗，刷完一次后用清水将洁肤柔洗手液冲洗干净（先冲手部，再冲前臂，最后冲上臂，使水流自手部流向肘部），时间 3 min。冲洗后保持拱手姿势。
3. 擦手　用无菌小方巾先擦干双手，之后对角折叠成三角形，从手腕向前臂、肘部到上臂（肘上 10 cm 处）顺序擦干，先擦干一侧，翻转手巾再擦另一侧，擦过肘部的手巾不能再接触手和前臂。
4. 涂手　用 5~10 mL 洁肤柔消毒凝胶（约含乙醇 55%，DP300 0.12%）均匀涂于两手、前臂和肘上 6 cm 一遍，双手搓擦至干。

（三）聚维酮碘刷手法

1. 先用肥皂和水把手和前臂清洗一遍，用干净一次性纸巾或干毛巾擦干。
2. 聚维酮碘刷手　用消毒的软毛刷蘸取 0.5% 聚维酮碘刷手。刷手顺序采用三段法：先刷双手，顺序为指端、甲缘及两侧甲沟，由拇指的桡侧起渐次到背侧、尺侧，依次刷完五指及指蹼，然后刷手掌、手背；再刷双前臂；最后刷双上臂至肘上 6 cm。刷手时间 5 min，要求用力适当，均匀一致，从手到臂，交替逐渐上行，顺序不可逆转，不可留有空白区。时间的安排并不是均匀分配的，双手的用时要多一些。
3. 擦手　用无菌小方巾擦干手部后，对角折叠成三角形，放于前臂并使三角形的底边朝上，另一手抓住下垂的两角，拉紧和旋转，逐渐向上移动至肘上 6 cm。再用另一块无菌小方巾以同样的方法擦干对侧手和臂。注意毛巾移动方向只能从手到上臂，切忌相反。擦手的目的是为了方便戴无菌手套，因此，擦手不一定要把聚维酮碘擦得十分干净，适当留下一些聚维酮碘会形成一层保护膜，更加有利于无菌操作。
4. 刷手完成后体位　双手保持在胸前，双肘成半屈位。消毒后的双手应该保持下不可低过腰际，上不可高过肩部的位置。刷手后，不可再触及非无菌的任何物品，如误触及非无菌物品，必须重新刷手。

肥皂刷手法的基本操作步骤。洗手：按七步洗手法用肥皂液和水清洗手和上臂，清水冲洗干净，持物钳取无菌小方巾擦干。刷手：持物钳夹取 0.5% 聚维酮碘纱布涂刷手，沿一个方向由远至近交替上升。三段刷手法：首先交替涂刷双手，再交替涂刷前臂，最后交替涂刷上臂直至肘上 10 cm 处，共 3 min；手直接拿取 0.5% 聚维酮碘纱布按上述方法第二次涂刷手，上臂范围不超过第一次，时间 3 min。擦手：拿取无菌小方巾擦拭双手，再对折呈三角形，放置在腕部，三角巾底部朝上，另一只手牵住下垂的两角，拉紧旋转擦拭，从另一侧腕部擦拭至上臂。泡手：手和前臂浸泡在70%乙醇内，浸泡范围达肘上6 cm，共5 min。

聚维酮碘刷手的基本操作步骤。洗手：按七步洗手法用肥皂液和水清洗手和上臂，清水冲洗干净，持物钳取无菌小方巾擦干。刷手：持物钳夹取0.5%聚维酮碘纱布涂刷手，沿一个方向由远至近交替上升。三段涂刷法：首先交替涂刷双手，再交替涂刷前臂，最后交替涂刷上臂直至肘上10 cm处，共3 min；手直接拿取0.5%聚维酮碘纱布按上述方法第二次涂刷手，上臂范围不超过第一次，时间3 min。擦手：拿取无菌小方巾擦拭双手，再对折呈三角形，放置在腕部，三角巾底部朝上，另一只手牵住下垂的两角，拉紧旋转擦拭，从另一侧腕部擦拭至上臂。

三、穿、脱手术衣

穿无菌手术衣(wearing sterile gown)是为了隔绝手术室医护人员皮肤和衣物上的细菌，防止细菌移位到手术切口及其周围皮肤而导致的污染。

（一）穿无菌手术衣的方法

无菌手术衣有半覆盖和全覆盖式无菌手术衣两种。

穿半覆盖式无菌手术衣的方法：术者拿起折好的手术衣，打开后确定衣领和衣服内外侧；双手提起手术衣衣领两端并轻轻抖开手术衣，使内侧面向自己，略向上抛起，顺势双手同时插入袖筒，两臂向前平举。巡回护士在后面协助拉紧衣服，使其双手伸出袖口；身体略向前倾，使腰带悬垂离开手术衣，双手交叉提起左右腰带略向后递，护士在身后接去系好。

穿全覆盖式无菌手术衣的方法：术者拿起折好的手术衣，打开后确定衣领和衣服内外侧；双手提起手术衣的衣领两端并轻轻抖开手术衣，使内侧面向自己，略向上抛起，顺势双手同时插入袖筒，两臂向前平举。巡回护士在后面协助拉紧衣服，使其双手伸出袖口，护士帮助系好衣带。术者戴好无菌手套，解开系在腰间的腰带，将一端交给已穿好手术衣并戴好无菌手套的洗手护士，术者顺势旋转一周，使衣服包绕后背，接过腰带，在腰间系好。

（二）脱无菌手术衣的方法

手术完毕后，解开腰带，请助手协助解开衣领和后衣结，术者双手抓住肩部向外翻脱手术衣，再脱手套；如有接台手术，应先脱手术衣，再脱手套。

四、戴、脱无菌手套

戴无菌手套(wearing sterile gloves)是为了隔绝手术室医护人员手部的细菌，防止细菌移位到手术切口及其周围皮肤而导致的污染。

（一）戴无菌手套的方法

选取与自己的手尺码相符的无菌手套；拆开外包，取出内层套袋；用左手自手套袋内捏住手套套口翻折部一并将两只手套取出。先用右手插入右手手套内戴好手套，再用已戴好的右手指插入左手手套翻折部的内侧面，帮助左手插入手套内戴好手套。将手套翻折部翻回遮盖手术衣袖口。

（二）脱无菌手套的方法

一手捏住另一手套外面，翻转脱下，再将脱下手套的手插入另一手套内将其翻转脱下。

五、手术基本操作(essential surgical skill)

（一）切开

切开(incision)是外科手术的必要步骤，是解剖、暴露各种组织的基本操作过程。

1. **执刀的4种方式** 执弓式：手术刀与皮肤呈15°角，适用于较大的胸腹部的切口。执笔式：手术刀与组织之间保持45°角，适用于小的皮肤切口或较为精细组织的解剖等。抓持式：适用于使力较大的切开。反挑式：先用刀锋刺入组织，再向上反挑，适用于脓肿切开和小范围精细操作。

2. **切口的选择** 切口应在病变附近，以方便手术区域的暴露。切口方向应尽量与皮纹一致，以避免术后形成的瘢痕影响外观和关节功能。应有足够的长度便于手术操作,需要时易于延长。

3. 基本操作步骤　切开前再次消毒,用齿镊检查切口麻醉情况;术者左手拇指、示指两指分开,绷紧固定切口两侧皮肤,右手执刀与皮肤垂直,一次性切开皮肤和皮下组织。

(二) 缝合

缝合(suture)是将已经切开或外伤断裂的组织、器官进行对合或重建其通道,恢复功能,是保证良好愈合的基本条件。

1. 基本方法

(1) 单纯缝合法:是手术中最简单最常用的缝合方法,常用于皮肤、皮下组织、肌膜、腱膜及腹膜等的缝合。单纯间断缝合法常用于皮肤、皮下和腱膜的缝合。"8"字缝合法用于张力较大的组织、肌腱及韧带的缝合。单纯连续缝合法多用于腹膜和胃肠道后壁的内层吻合。连续锁(毯)边缝合法常用于胃肠道后壁内层的吻合。

(2) 内翻缝合法:将缝合组织内翻,缝合后边缘内翻,外面光滑,可减少污染,促进愈合。连续全层内翻缝合法多用于胃肠道吻合的前壁全层缝合。间断内翻缝合法常用于包埋组织。

(3) 外翻缝合法:缝合时使组织边缘向外翻转,有利于保证内面光滑及皮肤切口的愈合,常用于血管吻合。

2. 基本操作步骤　进针:左手执有齿镊提起组织边缘,右手执持针器用腕臂力由外向内旋进,顺针的弧度刺入皮肤,经皮下从对侧切口皮缘穿出。拔针:针体的前半部刺过被缝合组织后即可用镊夹住针体向外沿针体弧度外拔,同时持针器从针后部顺势前推,协助拔针。

出针、夹针:当针要完全拔出时,可松开持针器,单用镊子夹针继续外拔,持针器迅速转位再夹针体,将针完全拔出,打结剪线。

(三) 结扎

手术中的止血和缝合均需进行结扎(ligature),结扎是保证手术成功的关键。

1. 结的三种类型　平结:又称为方结、缩帆结,常用于较小血管和各种缝合时的结扎。三重结:在平结基础上再重复第一个结,共三个结,适用于较大血管的结扎。外科结:打第一个结时缠绕两次,打第二个结时仅缠绕一次,可用于大血管或有张力缝合后的结扎。

2. 打结的三种常用方法　单手打结法:最常用,左、右手均可打结,简便快速。双手打结法:主要用于深部组织或组织张力较大的缝合结扎。持针器打结法:用持针器或者止血钳打结,用于体表小手术或线头较短用手打结困难时。

3. 剪线　将双线合拢提起斜向助手右侧,助手持剪,用"靠、滑、斜、剪"4个动作将线剪断。原则上,体内组织结扎的丝线线头保留 2 mm,肠线线头保留 3~4 mm,血管缝线保留 5~8 mm,皮肤缝合的线头一般为 5~8 mm,便于以后拆线。

(四) 止血

止血(hemostasis)是处理出血的手段。在手术过程中可有效减少手术失血,保持手术区域清晰,便于手术操作。

1. 压迫止血法　最常用,适用于较广泛的创面渗血或较大血管出血,一时无法显露出血点时可暂时压迫止血。

2. 钳夹、结扎止血法　结扎止血:对可能出血的部位或已见的出血点,先用止血钳尖端对准出血点准确进行钳夹,再用适当丝线结扎或缝扎。缝扎止血:适用于较大的血管或重要部位血管出血,先用止血钳钳夹血管和周围少许组织,然后用缝针穿过血管断端和组织并结扎,再行缝合。

3. 电凝止血法　利用高频电流凝固小血管止血,适用于皮下组织小血管的出血和不易用止血钳钳夹结扎的渗血。

六、清创术

清创术(debridement)是采用手术方法及时正确地清理新鲜的开放性损伤伤口,修复重要组织;使开放性污染的伤口变为清洁伤口,防止感染,有利于伤口一期愈合。

清洗:清洗皮肤:无菌纱布覆盖伤口,剃去毛发;更换覆盖伤口的无菌纱布,戴手套用无菌毛刷蘸取肥皂液刷洗伤口周围皮肤 2~3 次,用大量无菌生理盐水冲洗,直至清洁;每次冲洗应更换毛刷、手套和覆盖伤口的无菌纱布。清洗伤口:去除覆盖伤口的无菌纱布,无菌生理盐水冲洗伤口,用无菌小纱布轻轻擦拭并清除伤口内的污物和异物,用 3% 过氧化氢溶液冲洗,待创面呈现泡沫后,再用无菌生理盐水冲洗干净。擦干皮肤,消毒伤口周围,铺无菌巾准备手术。

清理:常规洗手,穿手术衣,戴无菌手套。由浅入深探查伤口深度以及有无合并神经、血管、筋腱、骨骼等组织的损伤。首先切除伤口周围不整齐、有血供的皮肤边缘 1~2 mm,切除污染、失去活力、不出血的皮下组织;再次用无菌生理盐水冲洗伤口 2~3 次,再用 0.5% 苯扎溴铵溶液浸泡伤口 3~5 min;若伤口污染严重或受伤时间较长,可用 3% 过氧化氢溶液浸泡,再用无菌生理盐水冲洗。随后修复损伤的神经、血管、筋腱、骨骼等组织。对于较深、损伤范围大而严重、污染严重、有无效腔、可能有脓肿形成的伤口,要考虑伤口引流。

组织损伤、污染较轻、伤后 6~8 h 内及时清创的伤口,可考虑进行一期缝合;否则,宜延期缝合。

七、开放性伤口的止血包扎

(一) 开放性伤口的止血

开放性伤口的止血(hemostasis for open wound)旨在快速、有效地控制出血,减少机体血容量的大量丢失,预防失血性休克的发生。

1. 指压止血法　是简便有效的临时止血方法。用手指压迫出血血管的近心端使血管闭合。适用于头部、颈部、四肢的动脉出血急救。

2. 加压包扎止血法　多用于静脉出血和毛细血管出血的止血。用消毒纱布或干净的毛巾、布块折叠成比伤口稍大的垫盖住伤口,再用绷带或折成条状的布带或三角巾紧紧包扎止血。

3. 填塞止血法　用于广泛而深层的软组织创伤、内脏实质性器官破裂等。用无菌纱布或棉垫等敷料填塞伤口,外加压包扎固定。

4. 止血带法　适用于四肢大血管破裂或经其他急救止血无效者,在加压包扎不能奏效时才选用。包括橡皮止血带、弹性橡皮带和充气止血带。值得注意的是,止血带不可以直接缠在皮肤上,相应部位须有衬垫;止血带绕扎的标准位置:上肢为上臂上 1/3,下肢为大腿中、上 1/3;成年人上肢止血带压力应不高于 300 mmHg,下肢止血带压力应不高于 500 mmHg,儿童减半;原则上应尽可能缩短使用止血带的时间,通常为 1 h 左右,若病情需要持续使用,可松开止血带(暂时局部加压包扎)10 min 左右再继续使用,并且须更换止血带放置的位置;使用止血带期间,须记录和标记使用时间和部位。

(二) 开放性伤口的包扎

开放性伤口的包扎(bandage for open wound)是为了保护伤口,减少污染,压迫止血,固定骨折、关节、敷料,减轻伤者疼痛。

1. 绷带包扎法　左手持绷带头,右手持绷带卷,以绷带外面贴近包扎部位。按照"三点一走行"的原则进行包扎,即绷带起点、终点、着力点和缠绕走行,按照由左到右、由远心端向近心端的顺序缠绕。根据需要包扎的部位,分别有环形包扎法、螺旋包扎法、反折包扎法、"8"字包扎法、回折包扎法等。

2. 三角巾包扎法　根据需要包扎的部位,分别有头顶包扎法、头耳部风帽式包扎法、面具式包扎法、单眼包扎法、双眼包扎法、下颌兜式包扎法、单肩包扎法、双肩包扎法、胸背部包扎法、侧胸包扎法、三角巾腹部包扎法、三角巾四肢包扎法、三角巾单侧臀部包扎法、三角巾前臂悬挂包扎法等。

八、脓肿切开引流术

脓肿切开引流术(abscess incision and drainage)是通过手术及时切开引流因严重感染形成的脓肿,以减少毒素的吸收,减轻中毒症状,防止脓液向周边组织蔓延导致的感染扩散。

消毒铺巾。麻醉:表浅脓肿可采用局部浸润麻醉,注射麻醉药时应由远处逐渐向脓肿附近推进,避免针头接触感染区域。切口：深部或较大脓肿可考虑静脉麻醉。切开排脓：于脓肿波动最明显处，用尖刀刺入脓腔中央反挑做一切口即可见脓液排出，向两端延长切口，最好达脓腔边缘。分隔：手指伸入脓腔探查并钝性分离间隔组织，使其成为单一脓腔以利引流。引流：脓液排尽后将凡士林纱布送入并充填脓腔，无菌纱布覆盖包扎。

九、换药与拆线

换药（dressing change）是为了观察伤口愈合情况，给予酌情处理；可保护伤口，避免再损伤；可预防和控制伤口继发性感染。

（一）换药的基本操作方法

一般换药的基本操作方法为：用手揭去外层敷料，将沾污敷料内面向上放在弯盘中，再用镊子轻轻揭去内层敷料；观察揭下敷料吸附的渗出物，观察伤口有无红肿、出血、分泌物及其性质，观察创面皮肤、黏膜、肉芽组织的颜色变化等。一把无菌镊子直接用于接触伤口，另一把无菌镊子专用于从换药碗中夹取无菌物品传递给接触伤口的镊子，两把镊子不能相互接触。先用乙醇棉球由内向外（污染伤口由外向内）消毒伤口周围皮肤2次，再用无菌生理盐水棉球轻轻擦拭除去伤口内的脓液或分泌物。清洗完成后，根据引流物种类或伤口渗出情况决定所需纱布量，盖上无菌干纱布，胶布固定。

缝合伤口换药的基本操作方法为：一般在缝合后第3天检查有无创面感染，若无感染，切口及其周围皮肤消毒后用无菌纱布盖好；对于缝线有脓液或周围红肿者，应挑破脓头或拆除缝线，按感染伤口进行处理，定期换药。观察放置有引流物的伤口，若发现渗血、渗液湿透外层纱布时，应随时更换敷料。引流物一般在术后24~48 h取出，局部用75%乙醇消毒，更换无菌敷料。

（二）拆线的基本操作方法

手术后，待创面愈合良好时，应及时拆除保持皮肤张力的缝线，以利于局部组织恢复功能；当手术切口发生某些并发症，如切口化脓性感染、皮下血肿等，需要及时拆除切口内的缝线。

取下切口上的敷料，由内向外消毒缝合伤口及其周围皮肤5~6 cm，待干；用镊子夹取线头轻轻提起，把埋在皮内的线段拉出线眼之外1~2 mm，将剪尖插进线结下，紧贴针眼，从由皮内拉出的部分将线剪断；轻轻将皮外缝线向切口的缝线剪断侧拉出；再次用乙醇棉球或聚维酮碘擦拭，覆盖敷料，胶布固定。

十、吸氧术

吸氧术（oxygen inhalation）是指通过给氧，提高动脉血氧分压和动脉血氧饱和度，增加动脉血氧含量，纠正各种原因造成的缺氧，维持机体生命活动。

检查病人鼻腔，用湿棉签清洁并湿润鼻腔，安装氧气表，根据需要安装输氧管；根据病情需要，予以相应流量的氧气吸入。下面介绍临床常用的吸氧方法：

1. 鼻导管法　连接鼻导管，并检查导管是否通畅；打开流量表开关，根据病情需要调节氧流量；检查鼻导管是否通畅，并用温水湿润；将鼻导管自鼻孔轻轻插入至鼻咽部（长度约为鼻尖至耳垂的2/3），用胶布固定于鼻翼和面颊部。

2. 鼻塞法　选择适合病人鼻腔型号的鼻塞，并检查导管是否通畅；连接输氧管；打开流量表开关，根据病情需要调节氧流量；湿润鼻塞，将鼻塞放入病人鼻腔。

3. 面罩法　将氧气接管连接于面罩的氧气进孔上，根据病情需要调节氧流量；将氧气面罩安放于病人的口鼻部，用松紧带固定。

十一、吸痰术

吸痰术（aspiration of sputum）是借助吸引装置清除呼吸道的分泌物，以保持呼吸道通畅，改善通气功能，预防吸入性肺炎等并发症的发生。

检查吸引器：连接导管，接通电源，打开开关；试吸少量生理盐水，检查吸痰管是否通畅，润滑吸痰管前端。将病人的头转向操作者一侧并嘱其张口，昏迷者用压舌板协助张口。操作者一手反折吸痰管末端，另一只手用无菌持物钳夹持吸痰管前端插入口咽部,然后放松吸痰管末端;打开负压,先将口腔咽部分泌物吸净,然后更换吸痰管,在病人吸气时顺势将吸痰管经咽喉部插入气管达一定深度(约 15 cm),将吸痰管自深部向上提拉,左右旋转,吸净痰液,每次吸引不超过 10~15 s,连续吸引的总时间不超过 3 min。取出吸痰管后,用生理盐水抽吸冲洗。吸痰完毕,关闭开关,擦净病人面部分泌物,观察病情。

十二、胃管置入术

胃管置入术(gastric tube insertion)是为了抽吸或清洗胃内容物,以及胃内灌食或给药。

病人取坐位或半卧位,通常选择经鼻插管。估计插入胃管的长度:一种方法是测量从病人的前额发际至胸骨剑突的距离,另一种方法是测量病人的鼻尖至耳垂再到胸骨剑突的距离,成人插入深度为 55~60 cm。插入胃管:液状石蜡棉球润滑胃管前端,左手持纱布托住胃管,右手持止血钳或镊子夹持胃管前端沿鼻孔缓缓插入,插入深度达咽喉部(14~16 cm)时,嘱病人做吞咽动作,随吞咽活动顺势将胃管向前推进直至预定长度;初步固定胃管,检查胃管是否盘曲在口中。确定胃管是否位于胃内有三种方法,一是抽取胃液法,用无菌注射器接于胃管末端,若可抽出胃液,表明胃管已放置在胃内;二是听气过水声法,将听诊器置于病人胃区,快速经胃管向胃内注入 10 mL 空气,若听到气过水声,表明胃管已放置在胃内;三是将胃管末端置于盛水的治疗碗内,若无气泡逸出,表明胃管未误入气管。确认胃管在胃内后,用胶布将胃管固定于面颊部,将胃管末端反折,用纱布包好,用别针固定于枕旁或病人衣领处。

十三、三腔双囊管止血法

三腔双囊管(Sengstaken-Blakemore tube)止血法是用于局部压迫食管曲张静脉破裂所致的上消化道出血的局部止血方法,也可抽吸胃内积液(血)、积气,减轻胃扩张。

病人取平卧位或侧卧位,头偏向一侧。检查气囊和管道:向双气囊注入气体以检查气囊有无漏气以及充气后有无偏移,管道是否通畅;检查合格后抽尽双囊内气体并夹闭导管,将三腔双囊管的前端及气囊表面涂以液状石蜡。插管:将三腔双囊管的前端从病人湿润的鼻腔插入,插入 12~15 cm 时检查管道是否盘曲在口腔;到达咽部时嘱病人吞咽配合,使三腔双囊管顺利进入 65 cm 标记处,若抽吸有胃内容物说明胃管已到达胃内。注入气体:用注射器向胃气囊注入 250~300 mL 空气,使胃气囊充气,即刻夹闭此管,随后将管道向外牵引,感觉有中等弹性阻力时表示胃气囊已压迫胃底部,适度拉紧,系上牵引绳,以 0.5 kg 重沙袋通过滑车固定于床头架上牵引。观察后确定未能止血者,需再向食管气囊内注入 100~150 mL 空气使食管气囊充气,即刻夹闭此管。观察:每隔 15~30 min 用注射器抽吸胃液,以了解出血是否停止;每隔 8~12 h 放气 30~60 min,避免压迫时间过长引起消化道黏膜糜烂。拔管:出血停止后 24 h,先放出食管气囊的气体,放松气囊,再放出胃气囊的气体,继续观察有无出血;观察 24 h 无继续出血者,可拔管。

十四、导尿术

导尿术(urethral catheterization)是将导尿管经尿道插入膀胱引出尿液的方法,可解除尿潴留,采集无污染的尿液标本进行检验,或注入造影剂或药物以助诊断或治疗等。

(一)男性导尿术的基本操作步骤

病人取屈膝仰卧位,两腿外展暴露局部区域。操作者站在病人右侧,消毒双手。初步消毒外阴部:打开无菌导尿包外包装,取出弯盘(内放镊子和聚维酮碘棉球)置于病人两腿间;左手戴手套,右手持镊子夹起聚维酮碘棉球,依次消毒阴阜、大腿内侧上 1/3、阴茎、阴囊;左手提起阴茎将包皮向后推暴露尿道口,自尿道口向外向后旋转擦拭尿道口、龟头至冠状沟。脱去手套,再次消毒双手。将导尿包放在病人两腿之间,按无菌操作原则打开治疗巾,戴无菌手套,铺孔巾于病人的外阴处并暴露阴茎;取出导尿管并检查其是否通畅,向水囊注水后再抽空检查是否渗漏。再次消毒:左手用无菌纱布包住阴茎,包皮向后推暴露尿道口,右手持镊子夹消毒液,再次消毒尿道口、龟头和冠状沟数次,最后一个棉球在尿道口加强消毒。导尿:左手继续用无菌纱布固定阴茎并向上提起于腹壁成 90° 角,用另一把镊子夹持导尿管对准尿道口轻轻插入 20~22 cm,见尿液流出后继续插入 2~3 cm,固定尿管。导尿毕,拔出导尿管,脱去手套,取下孔巾,擦洗外阴。

(二)女性导尿术的基本操作步骤

病人取屈膝仰卧位,两腿外展暴露局部区域。操作者站在病人右侧,消毒双手。初步消毒外阴区:打开无菌导尿包外包装,取出弯盘(内放镊子和聚维酮碘伏棉球)置于病人两腿间;左手戴手套,右手持镊子夹起聚维酮碘棉球,依次消毒阴阜、大腿内侧上 1/3、大阴唇;左手分开阴唇,消毒小阴唇、尿道口至会阴部。脱去手套,再次消毒双手。将导尿包放在病人两腿之间,按无菌操作原则打开治疗巾,戴无菌手套,铺孔巾于病人的外阴处并暴露会阴部;取出导尿管并检查其是否通畅,向水囊注水后再抽空检查是否渗漏。再次消毒:左手用无菌纱布分开并固定小阴唇,暴露尿道口,右手持镊子夹消毒液,再次消毒尿道口、两侧小阴唇数次,最后一个棉球在尿道口加强消毒。导尿:左手继续用无菌纱布分开并固定小阴唇,用另一把镊子夹持导尿管对准尿道口轻轻插入 20~22 cm,见尿液流出后继续插入 2~3 cm,固定尿管。导尿毕,拔出导尿管,脱去手套,取下孔巾,擦洗外阴。

十五、动、静脉穿刺术

(一)动脉穿刺术

动脉穿刺术(arterial puncture)是获取动脉血液标本,用于动脉血相关指标的测定,如动脉血气分析。

以桡动脉穿刺为例。病人取坐位或平卧位,手腕下放置小枕垫,暴露穿刺部位。常规消毒穿刺部位的皮肤(动脉搏动最强点),操作者立于病人穿刺侧,戴无菌手套,触及桡侧腕关节上方约 2 cm 桡动脉搏动最明显处,左手示指和中指相距约 1 cm 固定欲穿刺的动脉。右手持肝素化注射器或动脉血气针在操作者的两指间垂直或与动脉走向成 40°角刺入。见鲜红色血液直升入注射器时,用左手固定穿刺针的方向及深度,快速采集足够的动脉血标本。操作完毕后,迅速拔出针头,消毒棉球加压按压穿刺部位不少于 5 min。

(二)静脉穿刺术

静脉穿刺术(venous puncture)是获取静脉血液标本进行相关血液化验检查,或是为建立外周静脉通道。

以肘静脉穿刺为例。病人取平卧位或坐位,暴露前臂和上肢,肘部下方放置枕垫,上臂稍外展,于肘横纹上方约 6 cm 处扎止血带,嘱病人握拳。消毒:消毒穿刺部位皮肤,以穿刺点为圆心消毒范围的直径至少大于 5 cm。穿刺:一手拇指和示指持采血针,针头斜面向上,沿静脉走行,进针方向与穿刺部位皮肤成 20°~30°角快速刺入皮肤。见回血后针头再沿静脉走行向前推送入少许,固定采血针,将采血针另一端插入真空采血管内进行采血,血液回吸至需要量后,松开止血带,嘱病人松拳。拔针,无菌干棉球按压穿刺点 3~5 min。

十六、胸腔穿刺术

胸腔穿刺术(thoracentesis)是通过胸腔穿刺获取胸腔内的标本进行检测,以明确胸腔积液的性质;可适量抽出胸腔内的液体、气体、血液等,有助于肺复张,缓解临床症状;并可胸腔内注射药物治疗。

病人坐位或半卧位。穿刺点定位:若是抽气,多选择锁骨中线第 2 前肋间;若是抽液,多选择肩胛下线第 7、8 肋间;若为包裹积液或少量积液穿刺,须依据胸部 X 线或超声定位穿刺点。消毒:以穿刺点为圆心,由内向外环形消毒,消毒范围的直径至少 15 cm;铺孔巾。麻醉:先在穿刺点局部皮下注射形成一皮丘,将注射器垂直于皮肤表面,沿肋骨上缘缓缓刺入,逐层浸润麻醉各层组织至壁胸膜,若注射器回抽出气体或液体,证实已进入胸腔后拔出麻醉针头。准备穿刺:取尾部连接乳胶管的胸腔穿刺针,止血钳夹闭乳胶管,根据麻醉的进针深度估算穿刺深度。穿刺:左手固定穿刺点皮肤,右手持穿刺针沿麻醉路径与穿刺部位皮肤垂直,沿下一肋骨上缘缓缓刺入,达到穿刺深度或有落空感时,停止穿刺。回吸:助手用止血钳紧贴皮肤固定穿刺针,将乳胶管连接 50 mL 的注射器,松开夹闭乳胶管的止血钳,负压回抽注射器,抽出液体或气体。标本送检。首次抽液不超过 600 mL,以后每次引流的液体不超过 1 000 mL。拔针:抽液(气)完毕后,拔出穿刺针,局部消毒,按压片刻,无菌敷料覆盖,胶布固定。

十七、腹腔穿刺术

腹腔穿刺术(abdominocentesis)是获取腹腔内的标本进行检测,以明确腹水的性质;可适量抽出腹水,以缓解临床症状；可进行腹腔内注射药物治疗。

病人坐位、半坐卧位或稍左侧卧位。穿刺点定位：常规选择左下腹脐与左髂前上棘连线中外 1/3 交点处。消毒：以穿刺点为圆心，由内向外环形消毒，消毒范围的直径至少 15 cm；铺孔巾。麻醉：先在穿刺点局部皮下注射形成一皮丘，将注射器垂直于皮肤表面缓缓刺入，逐层浸润麻醉腹壁各层组织，若注射器回抽出液体，证实已进入腹腔后拔出麻醉针头。准备穿刺：取尾部连接乳胶管的腹腔穿刺针，止血钳夹闭乳胶管。穿刺：左手固定穿刺点皮肤，右手持穿刺针沿麻醉路径与穿刺部位皮肤垂直缓缓刺入腹腔，有落空感后，停止穿刺。回吸：助手用止血钳紧贴皮肤固定穿刺针，将乳胶管连接注射器，松开夹闭乳胶管的止血钳，负压回抽注射器抽出液体。标本送检。每次放腹水的量不能超过 3 000~6 000 mL，肝硬化病人第一次放腹水不能超过 3 000 mL。拔针：抽液完毕后，拔出穿刺针，局部消毒，按压片刻，无菌敷料覆盖，胶布固定，必要时用腹带包扎。

十八、腰椎穿刺术

腰椎穿刺术（lumbar puncture）常用于检查脑脊液的性质，对中枢神经系统疾病的诊断和治疗有重要意义。

病人弯腰侧卧位，背部靠近床沿。穿刺点定位：取双侧髂嵴最高点连线与后正中线交汇处（相当于腰椎 3~4 间隙）为穿刺点。消毒：以穿刺点为圆心，由内向外环形消毒，消毒范围直径至少 15 cm；铺孔巾。麻醉：先在穿刺点局部皮下注射形成一皮丘，将注射器垂直于皮肤表面缓缓刺入，逐层浸润麻醉各层组织。穿刺：左手固定穿刺点皮肤，右手持穿刺针沿麻醉路径缓慢推进，穿刺针尾部与病人的足侧偏斜 30°~45°。缓慢进针至蛛网膜下隙，当针头穿过韧带与硬脑膜时，可感到阻力突然消失有落空感，此时可将针芯慢慢抽出（防止脑脊液迅速流出造成脑疝），即可见脑脊液流出，取 2~5 mL 标本送检。拔针：操作完毕后，重新插入针芯，拔出穿刺针，局部消毒，按压片刻，无菌敷料覆盖，胶布固定。嘱病人去枕平卧 4~6 h。

十九、骨髓穿刺术

骨髓穿刺术（bone marrow puncture）是采集骨髓液的一种常用诊断技术。通过骨髓液的相关检查，有助于各种血液病的诊断、鉴别诊断和治疗，还可观察疾病的疗效并判断预后。

以髂前上棘的骨髓穿刺术为例。病人仰卧位。穿刺点定位：髂前上棘后上方 1~2 cm 处的骨面为穿刺点。消毒：以穿刺点为圆心，由内向外环形消毒，消毒范围直径至少 15 cm；铺孔巾。麻醉：先在穿刺点局部皮下注射形成一皮丘，将注射器垂直于皮肤表面缓缓刺入，逐层浸润麻醉各层组织直至骨膜，并以穿刺点为中心，对骨膜进行多点麻醉。穿刺准备：调节穿刺针的螺旋，使穿刺针的固定器固定在比麻醉时注射器针头的进针深度稍长 0.5~1 cm 处。穿刺：左手固定穿刺部位，右手持穿刺针沿麻醉路径与骨面垂直刺入，当穿刺针针尖接触骨面时，则沿穿刺针的针体长轴左右旋转穿刺针，缓慢钻刺骨质并向前推进，当感到阻力突然消失，且穿刺针已固定在骨内时，表示已进入骨髓腔。抽取骨髓液：用适当的力量抽取骨髓液，涂片和送检。拔针：操作完毕后，重新插入针芯，拔出穿刺针，局部消毒，按压 1~3 min，无菌敷料覆盖，胶布固定。

二十、脊柱损伤的搬运

脊柱损伤的搬运（transport for spinal injury）是对怀疑有脊柱损伤的病人进行的现场固定与转运。

基本操作步骤如下：现场评估：观察周围环境安全后，施救者正面走向伤者表明身份；初步判断伤情，简要说明急救目的；告知伤者不要做任何动作，避免加重脊柱损伤。体位：仰卧位，头部、颈部、躯干、骨盆应以中心直线位，脊柱不能屈曲或扭转。操作方法：指定一名主操作者发布口令并指挥搬运。4 人同时到达伤者同侧，跪下，插手到伤者身体背面，4 人同时抬高，换单腿起立，以平托法将伤者放于硬质担架上（禁用搂抱或一人抬头、一人抬足进行搬运）。用 4 条带子把伤员固定在硬质担架上，分别固定胸与肱骨水平、前臂与腰水平、大腿水平、小腿水平，同时将伤员绑在硬质担架上，使伤员不能左右转动。若伴有颈椎损伤，应注意先用颈托固定颈部，头部的左右两侧用软枕或衣服等物固定。监测与搬运：检查固定带，观察伤者生命体征，选择合适的工具搬运，平稳抬起伤者，足先行，主操作者在头侧，注意观察伤员病情。要求口令简洁，步调一致，配合默契。

二十一、四肢骨折现场急救外固定技术

现场急救时的外固定主要是对骨折的临时固定,防止骨折断端活动造成血管、神经等周围组织的继发性损伤;减少疼痛,便于抢救运输和搬运。

上臂骨折固定:将夹板放置于骨折上臂的外侧,用绷带固定;再固定肩肘关节,用一条三角巾折叠成燕尾式悬吊前臂于胸前,另一条三角巾围绕患肢,在健侧腋下打结。若无夹板,可用三角巾先将伤肢固定于胸廓,然后用三角巾将伤肢悬吊于胸前。

前臂骨折固定:将夹板放置于前臂四侧,然后固定腕、肘关节,用三角巾将前臂屈曲悬吊于胸前,用另一条三角巾将伤肢固定于胸廓。若无夹板固定,则先用三角巾将伤肢悬吊于胸前,然后用三角巾将伤肢固定于胸廓。

股骨骨折固定:健肢固定法:用绷带或三角巾将双下肢绑在一起,在膝关节、踝关节及两腿之间的空隙处加垫棉垫。躯干固定法:用长夹板从足跟至腋下,短夹板从足跟至大腿根部,分别放置于患腿的外、内侧,用绷带或三角巾捆绑固定。

小腿骨折固定:用长度由足跟至大腿中部的两块夹板,分别置于小腿内外侧,再用三角巾或绷带固定。亦可用三角巾将患肢固定于健肢。

有创口者应先止血、消毒、包扎,再行固定。固定前须将布料、毛巾等软物铺垫在夹板上,以免损伤局部的皮肤。用绷带固定夹板时,应先从骨折的下部缠起,以减少患肢充血水肿,固定应松紧适宜。夹板应放在骨折部位的下方或两侧,固定上、下各一个关节。大腿、小腿及脊柱骨折者,不宜随意搬动,应临时就地固定。

二十二、心肺复苏

心肺复苏(cardiopulmonary resuscitation,CPR)是对心搏骤停者实施胸外心脏按压和人工呼吸等现场救治,通过胸外按压使心脏和大血管血液产生流动,以维持心、脑等主要器官最低血液需要量,实现挽救生命的目的。

主要流程:判断意识→呼救→判断呼吸、大动脉搏动→胸外心脏按压→开放气道→人工通气→胸外心脏按压。

识别:判断意识,用双手轻拍被抢救者的双肩并呼唤,观察其是否有反应。判断呼吸,观察被抢救者的胸部起伏 5~10 s(1001、1002、1003、1004、1005……),判断有无呼吸。判断是否有颈动脉搏动,施救者用右手的中指和示指从气管正中环状软骨划向近侧颈动脉搏动处,观察有无搏动(数 1001、1002、1003、1004、1005……判断 5~10 s)。进行上述判断以后,即刻启动急救系统(EMS),若周围有自动体外除颤器(AED)应尽快使用 AED。

胸外心脏按压(C):将被抢救者摆放为平卧位,置于硬板床或平整的地上。按压部位为两乳头连线中点(胸骨中下 1/3 处),施救者用左手掌跟紧贴其胸部,两手重叠,左手五指翘起,双臂深直,用上身力量用力按压 30 次(按压频率 100~120 次/min,按压深度为 5~6 cm)为一个周期。

开放气道(A)和人工通气(B):仰头抬颌法:施救者一手置于被抢救者额部使其头部后仰,另一手抬起后颈部或托起下颌,开放气道。清除口腔分泌物、义齿等异物,口对口人工通气:一手捏闭被抢救者的鼻孔,深吸一大口气,迅速用力向被抢救者口内吹气,吹气后松开捏闭鼻孔的手,继续第二次通气。每次吹气时间不少于 1 s,直到恢复自主呼吸。有条件的情况下可用简易呼吸器。

吹气与按压的比例为 2:30,连续 5 个周期为一个循环。

二十三、简易呼吸器的应用

将被抢救者仰卧去枕。清除口腔、喉部的义齿等任何可见的异物。施救者位于被抢救者头部的后方,将头部向后仰,并托牢下颌使其朝上,保持气道通畅;将面罩紧扣于被抢救者的口鼻,施救者用拇指和示指

紧紧按住面罩，其他手指紧按住下颌，另一只手挤压球体将气体送入肺中，规律性地挤压球体提供足够的通气（成人 12~16 次/min）；通气过程中，施救者应注意观察被抢救者的胸部是否随着挤压球体而起伏。

二十四、穿、脱隔离衣

（一）穿隔离衣的方法

取下手表，卷袖过肘，洗手，戴好帽子、口罩。取衣：手持衣领从衣钩上取下隔离衣，清洁面向自己，将衣服向外折，露出肩袖内口。穿隔离衣（don isolation gown）：一手持衣领，另一手伸入袖内并向上抖（勿触及面部），一手将衣领向上拉，使另一手露出来，依次穿好两只袖。双手持衣领顺边缘由前向后扣好领扣，扣好袖扣再系上袖带。从腰部向下约 5 cm 处自一侧衣缝将隔离衣后身向前拉，见到衣边捏住，依法将另一边捏住，双手在背后将两侧衣边对齐，向一侧按压折叠一手按住，另一手将腰带拉至背后压住折叠处，将腰带在背后交叉，回到前面打一活结，系好腰带。

（二）脱隔离衣的方法

解开腰带，在前面打一活结。解开两袖口，在肘部将部分袖子塞入衣服内，暴露前臂。消毒双手：按前臂至指尖的顺序刷洗 2 min，流水冲净，擦干。解开衣领，一手伸入另一手的袖口内，拉下衣袖过手，用遮盖着的手在外面拉下另一衣袖。解开腰带，双手在袖内使袖子对齐，双臂逐渐退出。双手持领，将隔离衣两边对齐（若挂在半污染区，隔离衣的清洁面朝外；若挂在污染区，隔离衣的污染面朝外），挂在衣钩上。

第二节　医学生临床基本操作技能的培养

医学生的培养是一个循序渐进、逐步成长的过程，要经历由基础医学知识到临床专业技能、由专业医学理论到临床医疗实践的渐进性的转变过程。临床基本操作技能的教学贯穿于在校医学教育的全过程，科学地整合在临床课程的课间见习、临床实习、三基训练或临床技能训练课程教学中，医学生应熟悉医学模拟教学的常用方法和技术，通过在医院床旁实践教学和临床实训中心的反复训练、不断培训、学以致用，才能达到熟练掌握规范标准的临床基本操作技能的目的。值得注意的是，在临床基本操作技能的学习过程中，医学生要自觉养成良好的职业道德，要将教学模型看成"病人"，将医学人文关怀有意识地融入各种操作训练中，有效解决模拟教学中医学人文关怀欠缺的问题。

一、医学模拟教学的常用方法和技术

（一）医学教学模型

医学教学模型是模拟人体组织器官的人造模型，可有助于医学生学习掌握人体组织器官的解剖结构，以及进行临床各学科的操作技能训练。

（二）标准化病人

标准化病人（standardized patients，SP），是指从事非医技工作的正常人或轻症病人，经培训后，能准确表现病人的临床表现而接受临床检查者。SP 可逼真而恒定地复制临床实际情况，具有病人扮演、教学指导和评价者三重角色。

（三）生理驱动型模拟或全方位模拟系统

生理驱动型模拟或全方位模拟系统又称为超级智能化综合模拟人，可以较完整真实地呈现人体多系统的各项生理功能及其内置病例的临床表现，有效训练临床综合能力和团队合作能力。

（四）虚拟现实系统

虚拟现实（virtual reality，VR）系统是利用计算机生成模拟环境，多源信息融合交互式形成的三维动态视景和实体行为仿真系统，可以逼真地让参与者沉浸到三维动态场景中，如达芬奇机器人模拟系统。

二、临床技能的常用学习方法

(一)模拟教学法

医学生在教师指导下,应用实验动物、医学教学模型和虚拟环境等模拟临床场景,按照标准规范的操作流程,反复训练和熟练掌握临床基本操作技能。

(二)角色扮演学习法

医学生与SP角色互换、教学互动,反复训练问诊、采集病史和人际交往能力,有效弥补单纯模拟教学的不足。

(三)情景演绎学习法

在模拟病房,医学生分别扮演医生或病人,演绎临床诊疗情景,体验医生和病人角色,培养医学生的实际工作能力和全方位的临床思维能力。

(四)PBL和CBL教学法

医学生参加临床病例讨论、教学查房等教学活动,可以应用基于问题的教学方法(PBL)或基于案例的教学方法(case-based learning,CBL),以问题或案例为先导,带着问题预习和查阅资料,复习相关医学基础和其他学科的知识,在教师指导下,沿着临床诊疗路径分析讨论,举一反三,反复演练,全面培养其科学的临床思维方法和批判性思维能力,促进基础知识与临床应用的有机结合。

第三节 临床基本操作技能的评价方法

临床技能教学的评价内容主要包括学习对象的学习态度、相关知识、执行能力和医患人际关系等多角度全方位的评价,应结合形成性评价和终结性评价的基本方法,全面考核评价学习对象的临床能力,其中职业素质和修养等是评价的重点和难点,目前尚缺乏可操作性的客观评价方法,需要较长时间的观察和综合评价。

一、改良操作技术直接观察评估表

改良操作技术直接观察评估表(modified DOPS),是一种基于临床实境,多视角客观评价临床操作技能的考核评估表,可以根据所考核评价项目的规范要求增减条目,实现评价目的(表3-7-1)。

表3-7-1 改良操作技术直接观察评估表

序号	评价项目	未达期待 1 2	达到期待 3 4	超过期待 5 6	未评 NA
1	知情同意				
2	术前准备				
3	麻醉处置				
4	操作技术				
5	术后处置				
6	无菌技术				
7	专业素养				
8	相关知识				
9	沟通技能				
10	团队合作				

二、临床演练评价

临床演练评价（mini-clinal evaluation exercise, Mini-CEX），是指在临床工作中，由教师或上级医师直接观察医学生或下级医师对病人进行的医疗行为，观察结束后询问学员有关病人的诊断和治疗计划，再通过结构式表格评分，及时进行评价者与被评价者的双向反馈。

Mini-CEX 考核评价一个项目的时间约为 30 min，其中观察 15~20 min，回馈与评价 10~15 min。若需进行多个项目的组合式评价或总体评价，时间最好不超过 120 min。

评价的内容可以是分项评价、多项组合评价，也可以总体评价，评价的内容包括：医疗面谈技能、体格检查技能、医德医风和医患沟通技能、临床判断能力、组织效能和整体表现 6 个主要方面，各个方面还可再细化条目进行分项评价（表 3-7-2）。

表 3-7-2 Mini-CEX 评价表

一般资料：学员　病人　时间记录等
评价重点：诊断、治疗、健康宣教

1. 医疗面谈
   劣□1　□2　□3｜□4　□5　□6｜□7　□8　□9｜优

2. 体格检查
   劣□1　□2　□3｜□4　□5　□6｜□7　□8　□9｜优

   ……………

观察时间：　　　　　　　　　　　反馈时间：

教师对测评满意度：劣□1　□2　□3｜□4　□5　□6｜□7　□8　□9｜优
学生对测评满意度：劣□1　□2　□3｜□4　□5　□6｜□7　□8　□9｜优

教师评语：

教师签名：　　　　学生签名：

注：Mini-CEX 的评价标准：1、2、3 为有待加强，4、5、6 为合格，7、8、9 为优良。

三、客观结构化临床考试

客观结构化临床考试（objective structured clinical examinations, OSCE），并不是一种具体的考核方法，只是提供一种客观有序有组织的考核框架。通过模拟临床场景，应用标准化病人、教学模型等多种模拟教学手段，组织者根据考核目的自主设置考站，预先确定考核内容及其评分标准，应试者在规定的时间内通过多个站点的考核，应试难度均衡的考题，由考官/SP 对其进行公正客观的测试（表 3-7-3）。OSCE 是一种国际通用的用于测评医学生、低年资医生临床能力的考核模式，又称为临床多站考试（multiple-station examination）。

表 3-7-3　第一阶段实践技能考试考站设置

考站	内容	方式	时间(min)	分值(分)
第一考站	病史采集	口试(SP)	10	20
第二考站	病历书写	口试(SP)	10	20
第三考站	体格检查	操作	10	15
第四考站	体格检查	操作	10	15
第五考站	基本操作	操作	10	15
第六考站	基本操作	操作	10	15
合计			60	100

OSCE 可以对以下临床能力进行全面评估：收集病史、体格检查、应用诊断性辅助检查、临床诊断、做出并执行医疗决策、继续治疗和护理、正确处理医患关系的能力、职业态度。

20 世纪 90 年代，我国的临床执业医师资格实践技能考试开始尝试用 OSCE 模式设置多站考试，较全面地评价临床医师的岗位胜任力。许多院校也应用 OSCE 客观评价医学生的临床能力以及临床医学教育质量。国家医学考试中心正积极探索应用 OSCE 建立医学生毕业前后两段式的考试，建立与发达国家医师资格考试接轨的临床执业医师考试方法，现阶段正在进行实证研究。

（杨玉萍）

数字课程资源：

　　拓展阅读　　　　教学 PPT　　　　自测题

第八章 临床诊疗思维

本章要点

遵循科学的临床诊疗思维去面对每一位就诊患者,是在探索疾病本质的临床过程中必不可少的基本程序。没有正确的临床诊断,就不会有正确的治疗办法。充分认识科学的临床诊疗思维在医学实践中的重要性,并从医学哲学的视角去掌握其基本原则和方式方法,是每一名医务工作者受用终身的宝贵财富。

在学习过前一章"临床基本操作技能"之后,面对前来就医的每一位患者,接诊医生应该把由患者提供的病史资料和查体所见,以及他们来院后所陆续产生的检验数据及丰富的医学辅助检测报告和影像等信息,通过去粗取精、去伪存真和由表及里的筛选与滤过之后,再将既往课堂上所学过并掌握了的基础医学和临床专业知识进行系统的联系与整合,以便得出符合客观实际的临床诊断并制订妥善的治疗方案。这就是医生对每一位接诊患者所要完成的基本诊疗过程,贯穿这个全过程的思想灵魂所系,就是科学的疾病诊疗思维。

第一节 临床诊疗思维的重要性

经典的哲学观点认为,思维方式的实质,是人们在潜意识里存在的一种观察事物的态度,表现为在特定的历史阶段,人们在一定的理论、理念、方法和手段指导下思索事理时大脑的活动过程。从根本上说,思维方式是社会实践方式的反映,它又受不同民族、不同人群及不同时期的社会文化所制约和影响。

一、逻辑思维的概念

"逻辑"(logic)一词源自西方,最早出现在古希腊时期的舶来语中,原意为事物的规律、秩序或思想、言辞等。在现代汉语的不同语境中,"逻辑"又有着不同的含义,常指人类的思维规律或规则,是研究思维的方式、方法、立场、观点、理论、原则等方面的专有名词。可见,"逻辑"是人类的一个共性思维活动程序。

所谓"思维",概括说来就是"动脑筋""想办法"和"寻找答案"的过程,而这个过程,必须同人的认知经历相结合,也必须依靠人的大脑活动来完成。换言之,就是主要依靠人的大脑对事物外部联系进行加工整理,由表及里地把握事物的本质和规律并加以整合之后,进而形成概念,构建判断,做出推理和评估,从而完成思维活动的全过程。

由上述可见,逻辑和思维并不是两个互不相干或特立独行的单一概念,而是相互密切关联和依次进行的联动行为。在认识事物的过程中,只有借助概念、判断、推理等思维的逻辑形式,遵守一定的逻辑规则和规律,并运用相应的逻辑方法,才能反映出现实的理性认识过程。这就是逻辑思维,也是人们常称的思维。

准确地说,逻辑是一门思维形式的科学。而人们的头脑思维活动深藏于大脑组织的内部,那是一种极其微观和微妙,又是"看不见、摸不着"的细微过程。它一定要借助于人体自身的载体——通过语言才能表现出来。因此,思维就和语言表达有着密不可分的联系,这也就决定了思维是专属于人类的特立独行的"行为艺术"和技能与技巧。

二、养成良好的思维习惯对疾病诊疗具有至关重要的正向作用

思维是专属于人类的"行为艺术"已成为当今世人不争的事实与认知。这一点在医学领域和临床实践中的表现尤为突出。即便是在智能、智力和"行为艺术"方面很有潜力的许多动物族群,如类人猿、猴子、警犬、海豚以及各种各样的人类宠物朋友,它们形似聪明、可爱、机灵甚至有"通人性"等过人的表现,但这些行为却不可能有思维的属性。因为思维是与语言相连结和关联着的行为,而动物没有语言和文字,自然也就不会有思维的方式、方法、能力和行为表现。

逻辑、思维和语言形式,三者间有着密不可分的关系。如果不能正确理解和认知这种关系,作为一名医生在其对疾病诊疗的临床思维能力上,就很难不断提高。尤其对于医学生或资质尚低浅的青年医生,如果没有正确的临床思维习惯,那么无论学习了多少医学课程和临床理论知识,归结到对疾病的诊疗技能时,也都将于事无补。

综上所述,思维不仅能够帮助医师在医患交流、沟通和解决临床诸多问题方面发挥着重要作用,而且对临床医学实践的基本技能和技巧的掌握,也是不可或缺的重要手段。有逻辑地去思索问题和考虑解决问题的办法,也能使自己客观地看待自身的思路是否切合实际,以便进一步修改和继续深入探索在临床上可能不断出现的新问题或发生的新情况。有逻辑地思维,才能得到有说服力的诊断结论和治疗方案,这就是考验思维是否正确的重要一环。由此可见,掌握科学的临床思维方式方法和技能技巧,在医疗工作中占有重要地位,对从事医学临床事业的所有人都具有普遍重要性。

三、临床思维的基本理念和要点

临床思维是对疾病现象进行调查研究、分析综合、判断推理等过程中的一系列思维活动,由此认识疾病、判断鉴别,做出决策,是将疾病的一般规律应用到判断特定个体所患疾病的思维过程。如前所述,思维是属于哲学范畴的专有名词和概念,而把思维应用到医学临床实践上,则又担负起医学哲学和人文医学的共同属性,为疾病诊疗的思维开辟了特定的专业理念与工作路径。

人文科学的灵魂和真谛,是对人类命运的关怀与关注,是对人类价值的肯定以及对人生和生命意义的探索,也是对人性、人权和人类社会文化与文明的爱护与保障。医学人文更是人文科学领域里的重要组成部分之一,也是医学科学和医院、医生及所有医务工作者时刻不能忘怀的职业担当。因此,临床思维是一门知识、技能与技术,更是一个专业理念和应用工具,应当加以领会、使用和实践,在从事的临床医疗工作中,时刻要遵循和践行专业准则与实践路径,处处体现医者对患者的关心、关怀、关注和爱护的人文精神与高度认真负责的职业道德,以及正直、仁慈和善良的职业良心。

临床诊疗思维的关键点是临床实践与科学思维。临床诊疗思维,贵在实践,重在应用。再好的思维理念及方式、方法与技巧,不实际使用就毫无意义,长时间不去实践应用就会忘记或"生锈",以致荒废。临床思维的重点,要放在患者整体的病情表现与疾病本质之间的连接点上,这才能使医生在患者可能出现的纷繁复杂的病情表现中,包括病史、查体、症状、体征、化验检测等方面的数据信息,迅速整理出诊治线索,进而运用思维程序去识辨出下一步的临床工作方向。

对于医学生或青年医生,由于初入医道或初出"茅庐",存在着经历有限和经验不足的短板,加之既往对医学知识的理解、认识和掌握尚都局限在书本里或课堂上,缺少理论联系实际的检验过程,所以当面对一个具体的患者病情时,往往出现思绪紊乱、不知所措、困于梳理、"走投无路"的窘态,而难以适时提出符合实

际的诊治意见。实际上,无论是高年资的老医师还是低年资的初学者,面对一个病情复杂的就医患者,要及时做出正确的临床诊疗决策,都不是一件轻松容易的事情。无论是哪一个学科或专业的临床医生,能够不失时机地捕捉到诊治疾病的有益线索,甚至是难以察觉到的蛛丝马迹,就是首先抓到了诊疗决断前的"牛鼻子"。因此,是否具有良好的临床思维习惯(逻辑程序、思维方式、辩证方法、逻辑学外延),往往成为诊疗成败的决定性环节。这种思维定式的养成与工作能力的造就,与平时临床工作的细心观察和扎扎实实的医学基础理论,注意对一点一滴的临床经历、见识和经验的积淀,以及正确的思维定式之间都密切相关。可以说,良好的思维习惯是在长期的大量临床工作实践中建立并逐渐养成和确立起来的。因此,临床逻辑思维的基本要点有以下6点:

1. 理清条理,有逻辑地思考问题。对于看似纷乱或毫无条理的疾病信息,医者不必慌作一团。要时刻保持清醒的头脑,去粗取精、去伪存真地加以梳理和廓清,找到有用的证据,排除"无用"的资讯。在临床上一旦出现前一步"条理不清"的逻辑步骤,那么下一步将会出现"不得要领"的思维错乱,以致造成由于思维上的混乱无序所带来临床诊疗的决策错误。

2. 每项临床信息条目的认定,都要有充足的事实依据才能被认可。一旦遇到临床症状体征与化验检查结果不符的情况,千万不要小视而轻易放过,因为这种"不符"的本身就经常是隐藏的"问题"所在。

3. 要高度重视并按"诊疗常规"的条条款款去按部就班地执行操作。因为这些"常规"看似平常,但它们都是长期以来在临床上由千百万患者的病痛和鲜血,以至于宝贵的生命为代价换取来的重要经验。这些普通的常规性数据、影像资料、操作步骤和程序规范等规定,轻易不得去违反、打乱或突破。临床上时常遇到或发生的某些误诊误治案例,当回过头来去逆向查找事故原因时,有许多就是在不经意间没有遵循诊疗常规去规范操作的结果,或忽视了对"常规"的认知,或异想天开地突破了"常规"去随意操作而造成的惨痛悲剧,悔之莫及。

4. 要正确对待患者,把患者的利益放在优先位置,医疗活动要以患者为中心,不仅考虑患者的病情,更要遵循"社会-心理-生理"的医学模式,充分考虑患者的心理状态、家庭环境和经济状态等因素,为患者制订出最为有利于患者的治疗方案。

5. 初涉医道的年轻医师,在开始接触患者的初期,不要"怕出丑"或不敢"露怯"。要相信上级医师会为你的工作"保驾护航"。对患者病情的临床思维脉络,可以大胆坦诚地向上级医师或周围的同事毫无保留地表露出来,以求得大家的帮助和指正。要相信自己"今天没做好,下次改正就会更好",从而使自己的临床思维能力不断得到提升。

6. 要把自己长时间所坚持的正确的、良好的、科学的思维方式和方法养成习惯,形成定式。这就是"习惯成自然"的道理,临床诊疗思维也不例外。

7. 要充分相信团队的作用和力量。临床诊疗工作,是一项复杂的综合性系统工程,需要医护团队共同合作、相互协助来完成。临床医生绝不能当"个体户"。无论是在门诊还是在病房,也无论是非手术科室还是外科手术科室,发挥医疗团队的集体智慧,对确立正确的临床诊疗思维至关重要。临床诊疗决策的正确与否,直接关系到患者的健康和生命安危。资质较低的青年医生,理所应当地把团队里的同事们当作自己的师长,去随时随地向大家请教取经;而资深的医护骨干,也应心甘情愿地把自己的临床思维方法和经验,及时传授给下级医师等同事。充分发挥团队的力量在临床医疗工作上尤为重要,包括有些跨学科、跨专业的疑难病例的诊治问题,也都需要通过团队间的及时沟通,请求会诊、相互启发、取长补短,对同一个病例的不同临床思维路径,十分有助于对临床难题的思索和破解。通过团队集体力量的探索和论证,常常会收到事半功倍的临床效果,寻求到更为妥善的诊疗证据和方案。

第二节 疾病诊疗的临床思维方式和方法

俗话说,没有规矩成就不了方圆。面对林林总总和错综复杂的疾病,临床上要每个人都做出迅速、妥善的诊疗决策当非易事。但若能遵循对疾病诊疗的临床思维基本原则去思考问题,就可以对认识和运用临床思维的方式、方法,解析疾病诊疗过程中的难点和疑点大有助益,且可避免在这一过程中"走弯路",甚至发生误诊误治等令人遗憾的医疗事件。

一、疾病诊疗的思维要素和基本原则

临床思维的要素包括临床实践和科学思维两个部分。

临床实践,即床旁接触病人通过问诊、查体和诊疗操作发现问题、解决问题的方法。这个过程中离不开仔细的临床观察和经验的积累,以及理论基础。

科学思维,即符合认知规律的思维、遵循逻辑规则的思维、能够达到正确认识结果的思维,对临床问题进行比较、推理、判断,在此基础上建立疾病的诊断、治疗决策。

临床上要使错综复杂和表现各异的疾病尽快得到诊治,掌握并遵循以下的疾病诊疗思维的基本原则,按部就班地对病人的疾病资料加以区分、比较、鉴别、排除、观察及追踪等步骤,就能使原本比较繁琐的诊治局面,变得相对便捷和易行。

1. 常见病和多发病,是医生临床诊疗思维的首选着眼点。

一位长期工作在临床一线的资深医生,曾用下面的比喻来表述她对疾病诊疗思维的起始点:"当看到窗外有一群飞鸟的影子掠过,我首先想到那可能是平时最为常见的一群麻雀。"这样的思维推理,要比判断这群鸟可能是人们极为少见过的"金丝雀",其准确性和胜算概率会高出许多。临床工作面对患者也是同理,第一印象诊断要尽量去考虑那些发病概率高的常见病或多发病,而不是去标新立异或哗众取宠地首先想到发病概率较低的少见疾病。这样从简到繁和先易后难的思维顺序,才是符合常情和常理,而不要异想天开地总是首选去专注那些可能"出奇制胜"的罕见疾病,以免陷入逻辑失常的思维陷阱或怪圈里难以自拔。

2. 掌握唯物辩证法则,区别轻重缓急,具体病情具体分析和区别对待,是临床医生思维的常规序列。

患者来院就医,普遍的心愿和目的,就是期待获得安全感,企求对自身的不适或痛苦,能够得到尽快的确诊及治疗。而出现在医生面前的每位患者,又可能因为年龄、性别、职业、社会经历和文化背景等诸多因素的迥异,既便所患的是相同一种疾病,但临床表现却可能千差万别。此时要求临床医生首先尽快做出的决断是,面前的患者所罹患的是否为危及生命安危的急症、重症,或为濒临死亡危象的极重病人?如果有或者是,就要在第一时间展开抢救和急救措施,条件允许也可以马上转诊到急诊室或急救中心施以抢救处置,以免贻误救治时机。若属一般性疾病或普通的病情状况,则可按诊治流程去做常规的处置,让患者尽快把急切、惶恐和焦虑的心理以及忐忑不安的情绪早些安定下来,配合医生进入通常的患者角色。

3. 坚持实事求是的科学作风,是树立良好的临床诊疗思维的基础和前提。

临床诊疗思维的最大忌讳,就是医生有"先入为主"的思想陋习和自持高明、自以为是的医疗作风。首诊医生在对患者进行"察言观色"时,要立足于患者对自己病情陈诉的每一句话,对诊断都是有用、宝贵的;患者所显露出来的每一个症状和体征,对诊治疾病都是有参考价值甚或是有决定意义的这一基本立场,而绝不可以为了迎合医生自己的主观臆断,置患者的主诉和实际病情于不顾,与实事求是的思维方式相背离,那势必造成在临床上酿出差错或事故的负面结果。

4. 坚持"一元性"的认识论原则,去解释同一疾病可能出现的多种临床表现。

当同一患者身上出现多种临床症状、体征或化验检查阳性结果时,医生要尽量用单一的疾病诊断去加以解释和对待,而不要去盲目地进行"逻辑学外延""东一头西一脚"地四处寻求有没有其他疾病能帮助解释的可能性。当然,当用"一元论"实在解释不了病患临床表现时,医生也不要完全摒弃患者身上还有同时存在两种以上的多种疾病的可能性。这就是以唯物的、辩证的和具体问题具体分析、区别对待的发展观点,去看待和解释疾病的临床思维方式。

5. 对疾病所做出的每一项诊断结论和治疗方案,都要以"患者受益第一"的人文医学理念去严密思考

和评估,谨言慎行。当器质性疾病和功能性疾病难以鉴别开来时,要优先考虑器质性疾病的可能性为大,以避免延误对疾病的诊疗;当对疾病的评估同时存在"可治性"的良性疾病和不可治的恶性疾病双重可能性时,基于医学伦理学的人文原则,要首先考虑按可治性疾病进行试验治疗,以避免丧失对患者"机不可失,失不再来"的挽救时机。

6. 秉持生物-心理-社会医学模式,以患者和疾病的整体性观点,去考虑和思量患者所患疾病的局部与全身、个性与共性、生理与心理、思想意识与社会存在等方方面面的辩证关系,从而完成在疾病诊疗程序上的思维过程,充分体现医学科学的人文性特质。

二、临床诊疗思维的方法

医学科学的创立与发展,是人类文明不断进步的重要标志。我国上下五千年的悠久历史,造就并催生出光辉灿烂的中医学,以望、闻、问、切等古朴手段诊疗疾病,不仅护佑了中华民族的成长与繁衍,而且从丸、散、膏、丹等民间方剂,到中医中药辨证施治的诊疗精华,至今仍享誉全球。而作为后起之秀的西方医学,伴随工业革命之后的迅猛发展脚步,已使其成为当今世界各国人民毋庸置疑和共同拥有的防病治病主流手段。应该公允地承认,中医学和西方医学各有千秋及所长,若一定要在两者之间寻觅其共同的芳华之处,那么,医学的望、闻、问、切和西方医学的望、触、叩、听,则是在临床疾病诊疗的思维方法上的高度吻合与重叠。这或许就是无论东方人还是西方人,人们在思维方法上有着相通之处所结出的丰硕成果。

在后续的医学基础课程和临床医学课程中,几乎每一种疾病和它们的临床症状、体征、化验检查结果以及所有现代化的辅助检测数据,都要从临床思维的角度去讲解诊断和鉴别诊断的要素。本章节的讲授内容,是在临床上最为普通和经常使用的几种介入临床思维渠道和切入点的基本方法,以帮助医学生在从基础到临床的过渡阶段里,明确要养成正确的临床思维方法这一基本技能的重要性。

(一)以症状作为切入点的临床思维方法

临床上最为常见的就诊患者,多是主诉一个或一组症状为就医起因。此时,医生应该怎样从这些症状为切入点,去思考这位患者的诊疗问题呢?

案例

1. 病情资料 64岁成年男性,退休后在外打工期间,无明显诱因出现间歇性咳嗽和声音嘶哑半月余。曾有40余年的吸烟史,患病前未曾感冒或有其他明显不适,未在外地就医。本次借回乡探亲的机会来医院就诊,希望得到及时诊治。查体见患者全身发育基本正常,营养状态中等,体温不高,头颈五官未见明显异常。问诊期间,患者出现无明显诱因的刺激性干咳,无痰,答话声音低沉、嘶哑。咽喉部轻度充血,未见肿块或异物,扁桃体不大。右侧锁骨上窝处可触及两个指尖大肿物,中等硬度,可活动,无触痛。胸部听诊除在胸骨柄右侧相当于支气管分叉部闻及干啰音(哨笛音)外,其他未发现异常所见。

2. 临床思维切入点

(1)刺激性干咳的症状,首先让医生想到是患者的呼吸道发生了状况,最常见于上呼吸道感染或肺部有结核性病灶等,但结合患者有锁骨上窝处淋巴结无痛性肿胀,加之长期吸烟史,肺及支气管部恶性肿瘤的可能性不能忽略,有待排除。

(2)声音嘶哑可以由于较长时间的干性咳嗽引发声带水肿所致,但患者的肺部听诊相当于右侧支气管分叉处闻及哨笛声,说明此处有气道的痉挛狭窄或局部梗阻,或有纵隔内肿物压迫喉返神经而使声带发生轻度麻痹。

(3)下一步诊断思路:除接诊医生开出血常规等化验和胸部X线片外,告知患者要到耳鼻咽喉科挂号就诊,以确定音哑的缘由是否与咽喉部疾病有关。

3. 深入检诊和科室会诊结果

(1)血液常规及生化学检查报告均无异常,但X线胸片发现患者右侧支气管分叉部有一单个结节性病变影像及纵隔旁稍大的淋巴结,胸腔未见积液。

(2) 耳鼻咽喉科的系统专业性检查,排除咽喉和会厌及声带部的器质性疾病,高度疑似是肺-支气管恶性肿瘤或淋巴结转移累及喉返神经所致的声带轻度麻痹。

(3) 胸外科医生看过患者后,建议进行肺部CT扫描,进一步确定肺-支气管处病灶的影像形态和性质,以及行心肺功能等方面的辅助检查,做出在内镜下行病灶切除的微创手术治疗初步决定。

4. 诊治结果　患者住院手术,1周后顺利出院。术后病理切片证实为支气管腺癌,建议由呼吸或肿瘤内科适时进行后续性化学治疗。

5. 临床思维提示　患者仅仅以干咳和音哑两个比较单一的症状为主诉来诊,最后以支气管腺癌的"金标准"诊断结束第一阶段的治疗过程,看出临床医生紧紧抓住从症状入手的思维脉络,条理清晰,步步紧扣。普通内科—耳鼻咽喉科—胸外科—呼吸或肿瘤内科通力合作,临床专业各异,诊治方向和目标一致,医生未要求患者去做过于繁琐的化验检查,诊断过程比较快捷,经济上避免了不少冤枉费用,痛苦不大,效果较好。

(二) 以疾病为切入点的临床思维方法

随着医疗卫生条件的改善和分级诊疗经验的推广,我国大多数地区民众看病难的问题得到了较好的缓解,许多患者在来到城市大医院就诊前,常常都有在社区以上的医疗机构诊治过的经历,甚或已有了明确的疾病诊断和治疗方案。对于这样的来诊患者,医生应该怎样以既往的疾病为切入点,去组织自己的临床思维路径,并进一步理清本例当下的疾病头绪,对患者及家属做出妥善的交代呢?

案例

1. 病情资料　28岁女性农民,居住地为本省地方性甲状腺肿流行区。10年前省级医疗队在当地进行流行病学调查时,被确诊为轻度地方性甲状腺肿合并青春期甲状腺肿大,嘱其坚持服用碘化食盐而无需加用其他药物治疗后,病情稳定未见恶化。

2年前分娩后发现颈前部变粗,但无明显肿痛。近2个月出现脖根明显见粗并伴消瘦和心搏加快,当地医生疑似甲状腺功能亢进症,但基层医院没有化验检查条件,故来上级医院就诊求治。

查体患者无突眼,甲状腺Ⅱ°肿大,质软无触痛,移动性良好。双侧甲状腺下极均可闻及血管性杂音,心率120次/min。

2. 临床思维切入点

(1) 患者既往曾有省级医疗队做出的明确诊断,并坚持服用碘化食盐而取得病情稳定的临床效果,说明原发的地方性甲状腺肿的疾病诊断基本正确。

(2) 本次发病以颈部增粗和心慌、消瘦2个月为主诉,社区医院已疑似诊断甲状腺功能亢进。应理清当下病情与既往的疾病有无因果关系。

(3) 心慌、消瘦的症状在临床上可以见于多种疾病。本着"一元论"的思维观念,应肯定本例的临床症状是否与甲状腺功能亢进症以外的疾病有无关系,以便确定下一步的治疗原则。

3. 深入检查和会诊结果

(1) 抽血检测甲状腺功能,游离三碘甲腺原氨酸(FT_3)、游离甲状腺素(FT_4)数值增高,促甲状腺激素(TSH)指标数据明显下降。血常规白细胞总数和粒细胞百分数均有降低。

(2) 心率虽有增速,但患者的心电图和心脏各项物理检查均未见异常。

(3) 血液科会诊,除外粒细胞缺乏和白细胞减少系来自血液系统原发性疾病的可能性。

4. 诊治结果　患者行抗甲状腺药口服治疗,每月来院复诊一次,治疗效果良好,期间每周在当地检查一次血常规,以密切监测患者服药后的白细胞总数和粒细胞多少,适当服用提升白细胞的药物。3个月后,患者的全部临床症状消失,体重有所增加,血液化验甲状腺功能基本恢复正常。继而将抗甲状腺药减少至维持剂量,嘱患者按时按量继续坚持服药治疗。

5. 临床思维提示　一名来自地方性甲状腺肿流行区的中青年女性患者,如今在地方性甲状腺肿疾病得到控制后,又出现了甲状腺再度肿大并伴功能亢进的典型症状,一定不能拘泥于对既往疾病的诊断上,而仅仅认为是普通的地方性甲状腺肿再度复发。况且,地方性甲状腺肿与甲状腺功能亢进症这两种疾病的治疗原则有着本质的不同，一旦误诊将会给患者造成贻误治疗的严重后果。在对患者进行追踪观察期间，曾用电话向当地疾病预防控制中心联络，咨询了患者所在居住地的地方性甲状腺肿流行情况，医生证实当地一直坚持实行全民性食盐加碘供应渠道，多年来早已控制了单纯甲状腺肿的病患新发，属于防治地方性甲状腺肿完全达标的地区。所以，临床医生按甲状腺功能亢进症去认真对待本例病患的思维是正确的。而且，良好的临床治疗效果，也反证了以疾病为切入点去展开临床思维的方法是行之有效的举措。

（三）以病变累及的人体部位、系统或器官为切入点的临床思维方法

医学科学的快速进展，使诊治技术不断升级和更新，临床医疗的专业和分科也越来越精细，这也为临床诊治疾病的思维开辟了新路径。

早期的临床医学按治疗手段的不同，只人为地区分为内、外两大学科。即需要靠动手术治疗的是外科疾病，而要使用药物治疗的则属于内科疾病，人们把这概括为"外科治病靠刀，内科治病靠药"。其后，在这个基础上又考虑到患者的年龄、性别、患病部位等因素，进一步划分为内、外、妇、儿、五官、皮肤等粗线条的框架型专业科室（中华人民共和国成立初期）。20世纪五六十年代以后，我国城市医院的专业学科又陆续进一步细化，大外科下又分为头颈外科（或神经外科）、胸科、普通外科、泌尿外科、骨科等；近年来，则更细分出颅脑外科、肝胆外科、脊柱外科、手（足）外科、烧伤外科等。大内科下则划分出呼吸内科、消化内科、心脏（血管）内科、肾内科、神经内科、普通内科、风湿免疫科等。眼科划分有外眼疾病、眼底疾病、视光疾病、白内障、青光眼等专业。耳鼻喉科也细分为耳、鼻、咽喉等专业。口腔科则细分出口腔内科、口腔外科、牙周病、牙齿矫正、牙齿镶复及种植等专业。妇产科则细分出妇科、产科、妇科肿瘤、盆底疾病、生殖医学等专业学科。小儿科如同成年人科室一样，在小儿内科和小儿外科的基础上，又派生出不亚于成年人内外科下的若干专业，更有独具特色的专业新生儿科、发育儿科等。肿瘤科下细分成肿瘤内、外科，以及按肿瘤发生的部位与系统不同而命名的乳腺肿瘤、胃肠肿瘤、肝胆胰腺肿瘤、泌尿系肿瘤等专业，还有放射治疗科、介入治疗科等。过去的传染病科，目前大多更名为感染科。作为祖国医学瑰宝，各地除有中医中药学的专科医院之外，综合性医院内也普遍设有中医科，专事中医学的诊疗工作以及拓展中西医结合的专业特色。以上这些临床专业和科室的精细划分，使得临床医生从疾病所发生的部位、侵害的系统或器官去思考疾病的诊治细节。这也对临床医生提出了更为全面的临床理论知识和技术技能要求，即在精通本医学专业的医疗知识和技能的同时，对其他医学专业的相关知识也要通晓、认知，并有举一反三的逻辑联想和思维能力。

除以上通常所用的临床诊疗思维方法外，在中外文献或书籍上还有推理法（演绎推理、归纳推理、类比推理等）、横向列举法、模式识别法、刻画诊断法、龟缩诊断法、菱形诊断法、程序诊断法、除外诊断法、目录诊断法、经验诊断法和接近诊断法等，林林总总的诊断方法介绍，不一而足。以下只介绍通常用到的演绎推理、归纳推理和类比推理。演绎推理，是由一般到特殊的推理方法，与"归纳法"相对，推论前提与结论之间的联系是必然的，是一种确实性推理。运用此法研究问题，首先要正确掌握作为指导思想或依据的一般原理、原则，其次要全面了解所要研究的课题、问题的实际情况和特殊性，然后才能推导出一般原理用于特定事物的结论。相对应的，归纳推理是一种由个别到一般的推理。由一定程度的关于个别事物的观点过渡到范围较大的观点，由特殊具体的事例推导出一般原理、原则的解释方法。类比推理亦称"类推"，是推理的一种形式，是根据两个对象在某些属性上相同或相似，通过比较而推断出它们在其他属性上也相同的推理过程。它是从观察个别现象开始的，因而近似归纳推理。但它又不是由特殊到一般，而是由特殊到特殊，因而又不同于归纳推理。分完全类推和不完全类推两种形式。

三、临床诊疗效果的评估

经过科学、缜密的医学思维过程，再结合严谨的临床检查和化验等辅助手段的佐证之后，医生对患者所做出的临床诊断是否正确，提出的治疗方案是否妥当，都直接关系到医患双方对诊治效果的评估与认可，这也是医患双方共同关注的重要事项。这个看似简单的问题，在实际临床工作中却常常难以一言以蔽之。

依照辩证唯物主义认识论的观点，实践是检验真理的唯一标准，而在临床实践上回答对一个疾病诊治

的对与错或是与非,却常常会被许多客观因素的不确定性,以及随时可能发生的变数所左右。如医生对患者所得疾病的认知水平高低,患者在就医前后的病情变化(包括症状、体征、化验检查等数据信息),随时可能发生一些意想不到的变故;不同医院的化验检查设备条件参差不齐,导致检测结果或报告数据发生误差,或真假阴、阳性结果判别失误;患者的社会文化背景和经济基础的差异等,都可能影响医生对患者疾病的判断与评估。因此,临床上对诊疗效果的认知,切记要面对客观实际去实事求是地寻求答案,把握诊治方法上的要点。

1. 循证医学的兴起和在临床实践中的应用,已使临床医学完成了从经验医学向循证医学转变的过程。循证医学重视患者就诊当下的临床证据,再结合患者的意愿和医生的经验,实现医生、患者和临床证据的"三结合",依此做出的包括诊断方法和治疗方案在内的医疗决策,可以视为是获得临床诊治效果的最佳保障。所以,能否做到千方百计地寻找和搜集到最佳临床证据,就成为决定临床效果的重中之重,医师要牢记"证据到什么时候都有用"的道理。

2. 对于疾病诊疗起决定性作用的是特异性表现和特定性检测结果的认定与把握,这是影响后续诊治效果的关键。例如,细胞学检查结果是对肿瘤性疾病具有"金标准"的诊断意义,空腹血糖数值是对糖尿病的诊治效果具有决定性价值的临床指标,血压数值的升降直接关系到对休克患者预后的评估与判断,晶状体混浊程度对白内障患者的病情发展和治疗有决定性影响等。

3. 跟踪性密切观察。也有些疾病在诊疗过程中,并非都能显现出"立竿见影"的临床效果,需要在临床上进行严密观察随访后方能定论。这个过程有时或许比较漫长,而且其间医生还可能对临床诊断和治疗处置方案加以修正、修订、补充或更改,只要有十足的科学依据,这些都是允许和必要的。因此,临床上对有些疾病的诊疗效果判定,不要急于轻下结论,应允许密切跟踪观察。

4. 诊断和治疗,在临床工作上是紧密相连、密不可分的两个组成部分。诊断的正确与否,常能直接决定治疗效果的好坏;而治疗效果的优劣,又常常清晰地反证了诊断的对错,两者是相辅相成的"双胞胎"和互为印证的"兄弟"关系。临床上把握住诊疗之间的这种互为因果的辩证关系,再去从容看待临床诊疗效果并检验自己的思维轨迹,对不断提高临床医疗工作水准是不可或缺的成长过程。

第三节 误诊和误治

误诊与误治,是医疗工作中令人感到最为沉重、痛苦和遗憾的话题。对于医务工作者来说,是一个不得不去认真思考、对待和防范的严肃问题。

一、误诊和误治的概念与界定

误诊与误治,如同前面讲过的逻辑与思维、诊断与治疗一样,在临床上是由紧密相随和互为因果的两个不同含义的词汇所组成的专业词语。误诊未被及时发现,会带来误治的必然后果;误诊是前因,误治是恶果;两者所造成的共同危害,不只是临床上不经意间就能见到的轻重程度不同的医疗意外、医疗差错、医疗事故等,更为严重的是给患者及家属增加的额外身心痛苦,以至于丧失生命的惨痛结局。由于误诊误治造成的医疗事故,更可能成为惊动社会舆论的医疗鉴定过程,甚至演变发展成无尽无休的医疗上访事件,也给当事的医生和医疗团队在头脑中和心理上留下难以磨灭的负面印迹,或令当事医生终身追悔莫及。因此,作为医学生,从踏入神圣的医学殿堂的第一步起,就必须要时刻牢记"不忘初心",终身力诫在从医道路上出现或发生那些不该发生的误诊或误治的恶性事件。

误诊和误治的含义,简言之就是错误的诊断结论和不当的治疗措施或方法。严格些讲,应该视作为"对疾病的决断不正确或不完全正确",以至于造成不应该发生或出现的临床后果。在临床上,通常把这样的事件分为以下几种情况和类别:

1. 非过失性误诊误治,也称为非责任性误诊误治或技术性误诊误治。发生这种情况的主要原因,常常是由于方方面面的客观条件所制约,而非医生本身的责任心或服务态度、工作作风方面的问题,诊治过程中也并非粗心大意。中青年医生资历较低、临床经验不足,在基础条件或硬件设备不足的基层医疗卫生院(所),更要高度警惕此类"闪失"的出现。尽管非过失性的误诊误治在评判时常带着"情有可原"的色彩,实事求是地面对,医患双方也确有可以相互理解和被宽容之处,大多经过调解之后能比较圆满地得到解决。除当事方要从临床角度认真总结经验教训,真诚地向患者及家属致以歉意外,科室或医院还要履行民事调解意见,取得患者的谅解。

2. 过失性误诊误治,也称为责任性误诊误治或责任性医疗事故。这种误诊误治大多是由于医生一方的医疗作风、职业道德、服务态度、品格良心和工作责任感等方面的严重缺失,而非医生业务水准或专业技术能力和水平有限所造成的临床诊断及治疗方面的重大失误,以致给患者造成巨大的生理和心理痛苦,甚至危及患者的生命或者造成身体残疾等严重后遗症,影响到患者今后的生存能力和生活质量。总之,这样的误诊和误治根本原因不是外在的客观因素,而是由于医者本身的职业道德和良心的不端,工作作风不良或服务态度敷衍搪塞及简单粗暴所酿成的医疗过失。此种情况很难得到患者及家属的谅解和饶恕,必须按照医疗事故惩治条例或民事法规予以严肃处理,以起到举一反三的惩戒和警示作用。

3. 按照误诊误治所造成后果的程度轻重和影响大小不同,也有把误诊误治分为医疗意外、医疗差错、医疗纠纷或医疗事故等不同级别,医院负责医疗事务和质量控制的主管部门,将视具体案例的不同情节予以认定并做出相应的处理结论。

二、造成误诊误治的常见原因和防范措施

公道地讲,无论是医院、医生还是患者或家属,任何一方都不愿看到误诊误治的不良事件发生,尤其不希望发生在自家亲人身上或自己所在的医院及科室。但由于千差万别和错综复杂的原因,以及在疾病的诊治过程中一些不可预见性的变数和阴差阳错的巧合,在任何一个国家的任何级别医疗机构里,临床上误诊误治的事情可以说都是屡见不鲜。有文献报道,即便是在医药科技相当发达的美国,医生对患者诊断的精准率也不超过70%。换句话说,美国医院的误诊误治比率至今仍在30%以上,这是为什么呢?

1. 人的因素是造成误诊误治的重要原因。如前所述,在人所共知医药科技相当先进和发达的美国,误诊误治的比率仍旧居高不下,看来临床上造成误诊误治的主要原因不在于医疗技术的软硬件建设方面,而是主要在于掌握和使用这门专业技术的医生身上。医生在临床诊疗过程中的思维错误或方法不当,是导致在做出诊疗决断时发生疏失的根本原因。因此,每一名医生都必须把养成科学的临床诊疗思维,当作是安身立命的修身法宝去学习和掌握,丝毫不能松懈,时刻不能马虎。

2. 人的主观思维活动,会经常受到外界客观因素所影响或左右,临床医学的诊疗思路也不例外。同一种疾病在不同患者身上,临床症状可能大同小异,也可能表现各异,这与每名患者对病情的认知和感受上的个体差异密切相关,加上每位患者的病情、病程、病史及患者的职业、接受教育的程度、个人文化背景和家庭经济条件的千差万别,又增加了对病情评判的复杂色彩。在这种看似千头万绪、纷繁杂乱的个案面前,经历有限的医生就可能慌了手脚;而接受过规范化训练的医师,越是面对病情错综复杂的案例,越能始终保持头脑的冷静和思维的科学有序。这时除要依靠自己所掌握娴熟的医学专业知识和平时日积月累的临床经验外,更得具有分清主次、紧紧抓住在有限的病情资料中所寻觅到的至关重要的"循证"依据,去果断决策。要记住,在看来尚不甚完整和充分的临床资料条件下,要做出完全正确的诊治决断,往往依靠的是能以科学的临床思维去做指导,才能最大限度地去避免误诊误治情况的发生。

3. 在临床工作中,也会经常遇到一些症状或体征不甚典型,病情变幻莫测,医生所处的医疗环境、设备设施、检测手段十分有限,能够获得的检查结果又真假难辨的无奈局面。在这样令人尴尬的状况下,医生所做出的诊疗决策一定要留有余地,不可一蹴而就。该作"印象诊断"或"诊断待查"时,就不要轻易写成"确立诊断"或"最终确诊";该作"试验治疗"或"临床观察"的病例,就不要写成是肯定性的决策方案,以便在继续探索和密切观察中,依据陆续掌握到的诊疗线索,不断修订和完善治疗方案。

总而言之,临床医学是一门充满不确定性和变数的科学,在临床实践中完全杜绝误诊误治事件的发生

可能是艰难的事情。但依照辩证唯物主义的世界观和方法论,紧紧掌握科学的临床诊疗思维原则、方式和方法,相信是可以并能够把临床上误诊误治的发生概率减少到最低;即便偶有不测发生,其对患者所造成的伤害及损失,也可能控制并减轻到最小。

(张 锦 李鸿鹤)

数字课程资源:

📖 拓展阅读　　　✏ 教学PPT　　　📝 自测题

第九章 病人治疗

本章要点

本章阐述治疗学的基本概念,介绍了治疗学的起源与发展,21世纪临床治疗的前景展望,治疗应遵循的基本准则,治疗方法与分类。帮助学生对临床治疗有一个概括了解,以促进学生对基础医学、临床医学的浓厚学习兴趣。

第一节 治疗学概述

一、治疗学的基本概念

治疗学是研究治疗的起源与发展规律、治疗方法和专门技术及其分类、作用机制、适应范围及禁忌证等内容的一门学科,是临床医学科学的一个分支。随着医学科学的不断进步和发展,治疗学已经从远古的经验治疗学发展到现今的多种科学方法。

被称为"医学之父"的希波克拉底(Hippocrates)曾经提出过这样一个观点:"疾病治愈主要依靠机体内部的抗御疾病的能力,医师和药物只是起到帮助的作用,是机体内部抗御疾病能力的补充。"这个观点阐明了治愈疾病的基本因素,以及内、外因素之间的辩证关系。所谓疾病,是外界刺激造成的身心损害,与机体对抗损害的自然防御力量相互作用的一种状态。机体的主要自然防御力量包括组织屏障(皮肤黏膜屏障、血-脑脊液屏障、胎盘屏障)、白细胞的吞噬作用、组织修复和免疫(体液免疫、细胞免疫)等,这些防御力量是战胜疾病的主要力量。例如细菌性肺炎,如果机体内没有白细胞的吞噬作用,只靠药物,即便有很多特效的抗生素,也不能治愈疾病。因为药物只是起到阻止病原菌在体内繁殖的作用,仅仅对病原菌造成不利的影响而已。

中医治病讲究"扶正祛邪"的原则是很有道理的。医护人员的任务是指导和护理病人,使其充分发挥出体内的自然防御能力,并恰当选择和运用各种治疗方法,辅助病人所具有的自然治愈力,去战胜疾病。

二、治疗学的起源与发展

治疗学起源于本能和经验治疗法,从上古的巫术进步到现代疗法,从《圣经》上的器官治疗进步到今天的内分泌治疗,从希波克拉底的体液病理学说到现代的免疫学,古往今来,随着时代的变迁,治疗方式也发生了变化。现在欧美各国使用的 medicine（英美）、medecin（法）、medizin（德）等词汇均来自拉丁语 mederi，其含义是治疗。汉语的"医"的含义也是治疗。如果把医学分为实用和学术两个方面，那么治疗疾病就是实用医学。人类出现在地球上的同时，实用医学也随之诞生了。中世纪被称为"医学教皇"的盖伦（Galenus）在希波克拉底的四体液学说的基础上对解剖学、生理学等方面的研究有了发展，并促进了治疗学的进步，指导手术和处理外伤、溃疡、瘘及脓肿等。同时当时的观点认为，放血疗法可以对疾病具有免疫作用，于是开始使用放血疗法治疗疾病；还研制解毒药治疗蛇毒咬伤等。18 世纪，临床医学得到逐步发展，外科手术、输血方法、使用产钳、双手取胎头法、分娩指导等妇产科技术，使外科学、妇产科学的治疗技术得到进一步突破和发展。19 世纪以来，由于实验方法的普遍建立和物理学、化学与基础医学的进步，临床医师得以借助物理、化学的方法与工具，以及微生物学、免疫学等方法来诊治疾病，逐步摆脱感官的经验疗法，走向科学疗法。进入 20 世纪以后，生命科学领域中细胞生物学和分子生物学的两大飞跃，基因工程、人体基因组计划、克隆技术兴起的三大突破，使人类对生命本质的认识达到了一个前所未有的高度。随着人类文明的进步，使人类对健康、长寿和生命质量有了更高的追求。从对生命的认识发展到对生命质量的把握，科学疗法有了长足的发展。

1. 新的检查方法推进了内科疾病的认识，治疗方面也获得辉煌的成就。突出的贡献是药物发明，有奎宁、有抗纤维颤动作用的奎尼丁和有利尿作用的有机汞化合物。1912 年，吴宪法师从哈佛大学的福林发明了一种比色测定血内含氮成分的新方法。这个方法及类似的测定血和尿内成分的微量方法，使我们获得了对肾炎病人病情及其治疗方面的重要知识。1934 年，米勒（T.G.Miller）与阿博特（W.O.Abbott）用双腔小管创出了一种研究人类小肠内分泌与运动功能的方法，用这种方法诊断并治疗一些肠道疾患，如肠梗阻等很有效。1921 年，班廷（Frederich Gran Banting）制出胰岛素，用于治疗糖尿病获得良好的效果。造血干细胞移植技术的开展，明显提高了白血病、急性放射病、重型再生障碍性贫血、重型联合免疫缺陷病、淋巴瘤的治愈率。

2. 破除手术的疼痛、失血和感染三大难关后，外科得以突飞猛进地发展。19 世纪，化学的发展促进了麻醉药物的研究和应用，消除了手术中的疼痛，从而提高了手术安全系数，扩大了手术范围。消毒防腐法的创立，突破了感染关，明显降低了术后感染率，有力地促进了外科的发展。1901 年，奥地利医师兰斯泰纳发现血型及血细胞凝集反应后，输血取得成功，从而使输血成为临床医学一项重要的治疗手段。1914 年，赫斯宁发现抗凝血药能防止血液离体后的凝固。1915 年，刘易沙所采用的在血液中混加枸橼酸钠的间接输血法，被广泛应用于临床，从而促进了外科学的发展。阿伯雷（H.Von Haberer）和柏格（A.A.Berg）等人广泛推行胃次全切除术治疗消化性溃疡，标志着消化性溃疡外科疗法的新纪元。目前外科学手术已由切除修复外科进入了显微外科、腔镜外科、移植和置换外科阶段，而且切除和修复外科的技术水平也有很大的提高。低温麻醉和体外循环成功为心脏的直视手术开辟了广阔的发展道路。

3. 手术的进步，使眼科、耳鼻咽喉科疾病治疗取得了重要进展。如白内障、原发性青光眼、原发性视网膜脱离、眼外伤及眼内异物、角膜混浊、斜视、弱视等眼科疾病的治疗。耳鼻咽喉科已经取得同种异体鼓膜、听骨及附近骨质移植成功，以及同种异体喉移植成功。同时，在咽鼓管成形术、喉重建术等方面都取得了新的进展。新的技术不断产生并取代了旧的操作方法，如扁桃体不完整的截断术改成了全部的摘除术。各种治耳硬化的"开窗"手术大为风行，有了鼻窥器和头镜以映照病人整个鼻腔，再加上 X 线、透明法和其他技术的进步，使鼻科学有了迅速的发展。

4. 产科与儿科的联系以及其他学科的协作，有效地保护了母亲安全和健康，以及降低了新生儿的发病率和死亡率。随着产科与儿科以及其他学科的共同协作，形成了一个专门研究胎儿保健的围生医学，使母亲和围生儿的安全和健康得到有效的保护。体外受精 – 胚胎移植（试管婴儿技术）为成千上万的不孕不育夫妇带来了福音。

5. 化学疗法和抗生素的出现，使传染病得到了有效的控制，术后感染也得到基本控制。新药的不断出现，使某些疾病的疗效明显改善。用细胞动力学和分子药理学的原理指导化学疗法，显著提高了急性白血病和某些癌瘤的疗效。在免疫活性细胞研究的基础上，免疫工程已应用于临床治疗。抗肝炎病毒制剂的试制成功,将使病毒性肝炎的发病率降低。白细胞介素、促红细胞生成素、干扰素、钙调素等都是当前最新研究成果。

6. 造血干细胞移植技术的开展,明显提高了血液性疾病及相关疾病的疗效。如提高了白血病、急性放射病、重型再生障碍性贫血、重型联合免疫缺陷病、淋巴瘤的治愈率。

7. 医学的兴起,带动了康复治疗医学的发展。临床康复、运动治疗(医疗体育)、物理治疗、作业治疗、文娱治疗、语言矫治、疗养康复、心理治疗、假肢矫形肢具装配、康复工程辅助(人工喉、电子手、电子脚等)和职业康复咨询等康复治疗手段得到迅速发展。

三、21世纪临床治疗发展前景展望

1. 随着人类基因组的破译,基因工程技术和基因治疗将取得重大突破,异种器官移植也将成为可能。将来有可能按照人类的需要加工和转移遗传物质,改变遗传密码,控制遗传性状,根治遗传病,明显提高恶性肿瘤、自身免疫病、病毒感染等疾病的治疗效果,异种器官移植也将会快速发展。

2. 随着器官移植技术的进步,全部器官移植的实现将有望成为可能。20世纪器官移植在医学科学史上取得重要成就,并广泛应用于临床。2017年11月,我国黑龙江省哈尔滨市的专家和意大利的专家共同完成了世界首例头颅移植术,意味着大脑移植技术取得新进展,使全部器官移植实现有望成为可能。然而遗体头颅移植成功,并不能代表活体移植成功,同时,如何解决头颅移植的伦理问题等还需要不懈努力和探索。

3. 随着干细胞移植技术的进步和发展,为多种难治性疾病的治疗带来希望。随着移植排斥难关获得突破,干细胞移植应用范围日益广泛,如用于治疗神经系统疾病、免疫系统疾病,还有其他的一些内外科疾病,较好地改善了脑、心等重要器官的功能,为多种难治性疾病的治疗提供了良好前景。

4. 新发传染病防治领域的各个链条上,不断取得重大突破,基本控制主要的传染病和新发的传染病。随着交通技术的发达,世界同处在一个地球村,传染病扩散、蔓延迅速,新旧传染病依然时刻威胁着人类。依托传染病防控体系和平台的日益健全,在发现新病原、确认感染源、明确发病机制、开展临床救治、研发新型疫苗和诊断技术等新发传染病防治领域的各个链条上,不断取得重大突破,使主要的传染病和新发的传染病得到基本控制。

5. 计算机信息技术广泛应用于疾病的诊断与治疗,人工智能治疗将会实现。随着计算机信息技术迅猛发展,在将来的临床工作中,对于一些繁重的工作,如病理诊断、化验单诊断或影像学诊断,人工智能完全可以起到辅助医师诊断的作用甚至替代医师进行独立诊断,将会实现人工智能治疗。以达芬奇(DaVinci)为代表的手术机器人已投入临床应用,将使手术更为精确、完美。3D打印技术在各医学专科突飞猛进的开展,开辟了个性化精准治疗的新篇章。用计算机信息技术分析机体营养状态,设计最佳食谱,实行膳食个体化、科学化的时代将会到来。

6. 神经生物学、脑科学研究已成为医学界脑研究计划的目标,大脑疾病早期诊断和早期治疗将是未来主要的研究领域。神经生物学、脑科学成为受到高度重视的前沿领域,脑的微细结构与功能定位区将基本阐明。增进记忆,改善学习,调控情绪,解除焦虑与狂躁,以及有效地治疗精神分裂症的新方法和药物将有可能应用于临床。

7. 随着人民群众健康观念的不断更新,自然疗法将更加受到重视。由于对健康认识的深入,人们更加重视良好的生活方式、合理的营养、良好的生活环境、天然无害食物、平衡的心态对健康的意义,从而采取与人类生活有直接关系的物质与方法来保持和恢复健康的疗法即自然疗法。如食物、空气、水、阳光、体操、音乐、睡眠、休息以及有益于健康的精神因素(希望、信仰等)。

8. 整体医学进一步发展,精神疗法、心理咨询、心理治疗应用空前普及。由于社会发展迅速,生活节奏变快,精神压力大,越来越多的人出现心理方面的问题,治疗学的整体观使精神疗法、心理咨询、心理治疗的应用越来越广泛。心理卫生和医学心理学,成为继分子生物学、神经生物学之后医学科学的重要学科。

9. 生物工程的发展,使器官缺损和功能障碍性疾病的治疗效果显著提高。生物工程主要致力于组织和

器官的形成和再生,是传统治疗方法和模式的一次革命。其研究内容广泛,已涉及胚胎干细胞、生物材料、骨、软骨、肌腱、周围神经、脊髓、肌、心瓣膜、皮肤、气管、膀胱、尿道、血管、耳、角膜等。除大脑之外的全身所有器官、组织几乎都可以用人工器官代替。用人工器官代替那些发生不可逆损害、丧失正常功能的器官,如人工心、肺、肝、胰、肾、膀胱等有的正在试验阶段,有的即将过渡到临床应用。

10. 克隆技术取得重大突破,治疗性克隆技术给人类克服诸多疾病带来希望。1906 年 7 月,英国科学家成功地用一头母羊的体细胞复制出一头名为"多莉"的克隆羊。"多莉"的出现,标志着克隆技术有了重大突破。克隆人技术在医疗方面也具有广阔的应用前景。如阿尔茨海默病、帕金森病等历来难以克服的疾病有望得到缓解。并且,在当前诸多病人需要的人体器官极度短缺的情况,治疗性克隆技术通过对胚胎干细胞的引导,能够使其发育成人体所需要的器官。只要人们能够趋利避害,因势利导,就能让克隆技术为人类造福。克隆技术还可用于新药品、新材料、新方法的开发,以及有可能为战胜遗传病带来新的希望。

11. 纳米技术的发展,将导致治疗学的变革。纳米级粒子将使药物在人体内的传输更为方便,用数层纳米粒子包裹的智能药物进入人体后,可主动搜索并攻击癌细胞或修补损伤组织;纳米超微治疗仪可疏通血管,治疗血栓性疾病;在人工器官外面涂上纳米粒子,可预防移植后的排斥反应,可用于研究耐用的、与人体友好的人工组织、器官,如复明和复聪器件等。

第二节 临床治疗准则

临床治疗既是科学,又是艺术,有规律也有准则。临床医师要信守临床治疗准则,才能做到优质、优价地为病人服务。临床治疗应遵循以下准则。

一、人道主义准则

从神农疗疾尝百草、扁鹊行医换角色、孙思邈大医精诚等古代医德典范,到张孝骞病人第一、医师本色,林巧稚大爱如天、万婴之母,吴孟超神手为民、十指连心的现代医德楷模,无不展现出"医乃仁术"的传统。我国从古至今,历代医家都强调医者要以"仁爱救人"的精神,同情、关心和爱护病人,尊重病人的人格和生命价值,帮助病人解除疾病之苦。希波克拉底在其著名的《誓言》中说:"我愿尽余之能力与判断力所及,遵守为病家谋利益之信条,并检束一切堕落和害人行为,我不得将危害药品给予他人,并不作该项之指导,虽有人请求亦必不与之。无论至于何处,遇男或女,贵人及奴婢,我之唯一目的,为病家谋幸福。"这种"仁爱救人""为病家谋幸福"的精神,实际上就是医学的人道主义。

1975 年,第 29 届世界医学会《东京宣言》规定:"实行人道主义而行医,一视同仁地保护和恢复肉体和精神的健康,去除病人的痛苦是医师的特有权利。即使在受到威胁的情况下,也对人的生命给予最大的尊重,并绝不应用医学知识做违反人道和法律的事。"医学道德的人道性反映了全人类性的特征,从而决定了医学道德的发展方向。医学的对象是人,是人的健康和生命,医学的根本目的是为病人解除痛苦,消除疾病对人类的危害,保护和增进人类的健康。医学人道主义不但适应了医学性质和宗旨的客观要求,也反映了医学道德的本质和特征,是古今中外医学共同的医德信念和基本的医德准则。

人命至重,贵于千金。医师不仅是一种职业,更是一种天职。医师的使命不仅是治疗疾病,更是治疗病人。因此,医师应以深厚的情感对待病人,尊重病人的人格与尊严,不问尊卑贫富,一视同仁;应在救治过程中,临危不惧,胆大心细,镇定自若,一心救治;应在诊疗中极端负责,一丝不苟,廉洁正派,不谋私利;应始终保持实事求是的科学态度和团结协作的合作精神。这些都是医师必备的道德品质。

二、心理治疗准则

1948 年,世界卫生组织(World Health Oraganization,WHO)宪章中首次提出三维的健康概念:"健康不仅仅是没有疾病和虚弱,而是一种身体、心理和社会的完好状态。"1989年,WHO又进一步完善了健康的概念,指出健康应是"生理、心理、社会适应和道德方面的良好状态。"随着医学模式从传统单一的生物医学向生物-心理-社会医学现代医学模式转变,心理因素在疾病发生发展中所起的作用,日益受到关注。心理问题的成因常与个人成长因素、环境因素、认知评价、社会支持、人格特征、应激源的可预测和可控性等有关。心理和生理两者可相互影响,互为因果。因此,作为医师应该学会运用现代医学模式,对待病人既要看到病,更要看到人,面对内心出现负面感受的病患,从精神上、心灵上为病人解除病痛,以期帮助病人建立崭新而积极的心态,调节心理平衡,这将会大大提高疾病的治疗效果。

三、整体、综合治疗准则

人是由生理-心理-社会构成的统一整体,内、外因素是相互作用、相互依存的。因此,治疗方案也应该是多层次的整体治疗,包括自身治疗、家庭治疗、医院治疗和社会治疗等。

疾病的发生、发展因素多非单一,因而,治疗也不是采用单一的措施就能奏效,常需采取多种途径综合治疗。如中医与西医,全身与局部,心理与躯体,手术与非手术,放射治疗与化学治疗,护理与治疗的配合或联合,以期获得最佳疗效和最少并发症。

中医讲治病求本,标本兼治,急则治标,缓则治本,这是一项重要治则。在急性期,首先要把握住生命体征(血压、脉搏、呼吸、体温)及神志,其次要控制严重症状(如大出血、剧烈疼痛等)。在急性危重症状得到控制、病情缓解后或同时,应寻找病因加以去除,使治疗获得根本、持久的效果。

四、个体化治疗准则

人有个体差异。相同疾病于不同个体可表现各异,不同病人对同样治疗的反应与效果也可不一。如何使每个病人的疗效最佳、不良反应最小,就是临床治疗的艺术所在。医师在施治时,不仅要掌握疾病和治疗的普遍规律,还应考虑每个人的"个性特点"。临床治疗手段、药物剂量、途径、方法、方案、疗程等均应个体化,切不可千篇一律,教条施治。

五、最优化治疗准则

临床治疗应遵循治疗伦理最优化原则,应依据病人的病情,充分评估,选择痛苦最轻、风险最小、并发症最少的手段或方法。如疗效大致相同,则尽可能以非手术治疗替代手术;在手术治疗中力求采取损伤轻、并发症少的方法,如经内镜治疗。选择药物治疗时,取同类药中最有效,毒副作用最小者。要避免医源性疾病的发生。还要考虑医疗费用问题,以付出最低代价而获得最高疗效为理想,坚持能口服用药决不肌内注射,能肌内注射用药的决不静脉滴注,做到质高价廉。

六、预防为主准则

我国元代朱震亨在《丹溪心法》中说:"与其救疗于有疾之后,不若摄养于无疾之先;盖疾成而后药者,徒劳而已……""圣人不治已病治未病"。唐代孙思邈在《千金要方》中说:"上医医未病之病,中医医欲病之病,下医医已病之病。"这些古训都强调了预防为主的重要性。因此,医师应防病于未然,防患于微,在疾病早期及时治疗。不少疾病的发生与生活方式休戚相关,不良的生活方式是导致许多疾病的重要因素,因此,以预防为主,有效整合三级预防,对于疾病控制在尚未发生之时的一级预防,通过早发现、早诊断、早治疗而防止或减缓疾病发展的二级预防,降低病死率的三级预防。对复发性病变,在控制急性发作后应告知预防措施,或进行抗复发治疗。当然,预防性治疗,尤其是使用抗生素进行预防性治疗,要严格掌握适应证,以免浪费药物,发生不良反应和耐药等不良后果。

第三节 治疗方法与分类

一、按目的分类

(一) 支持疗法

支持疗法是一种从生理和心理方面支持机体战胜疾病的治疗方法。通过适度休息、改善营养、调整环境、调节心理状态等手段,使病人身心在疾病状态下处于最佳状态,最大限度地去调动病人内在的抗御疾病的能力。

(二) 病因疗法

病因疗法是一种以去除发病因素为目标的治疗方法。对于病原微生物和寄生虫引起的疾病,减弱、杀死或去除病原的方法就是病因疗法。例如对于疟疾使用奎宁,对于肠伤寒使用氯霉素,对于梅毒和淋病使用青霉素,都是病因疗法。病因疗法也称特殊疗法。切除长了癌肿的胃和患有结核的肾,虽然没有从根本上去除癌肿和结核的发生原因,但是从切除了病变这个意义上讲,也可以作为病因疗法的亚型。

(三) 对症疗法

对症疗法不是以去除病因为目标,而是以缓解病痛与不适,或间接地增强病人的恢复能力的治疗方法。与病因疗法相比,对症疗法应用得更多和更为经常。过去的疗法几乎都是对症疗法,随着医学的进步,病因疗法逐渐增多起来,与此同时,许多疗效显著的对症疗法也不断产生。

例如,因感冒而发热、头痛时给予解热镇痛药阿司匹林,阿司匹林虽然对于引起感冒的病原体——病毒并无影响,但能起到降热止痛、缓解症状的效果。患阑尾炎和剧烈腹痛时,明确诊断后注射吗啡等镇痛药,使病人舒适、安静地等待开腹手术等也属于对症疗法。

对于某一疾病,当没有病因疗法时,对症疗法就是唯一重要的办法。即使有病因疗法,也要与对症疗法联合使用。

(四) 预防疗法

预防疗法是对于易患某种疾病的危险人群,或患过某种疾病容易复发的病人进行的一种预防发病或复发的治疗方法。例如让肥胖者减轻体重防止糖尿病的发生,为患过风湿热的病人注射青霉素防止溶血性链球菌感染而引起风湿热的复发等。

二、按手段分类

(一) 物理疗法

物理疗法是应用自然界和人工的各种物理因子作用于机体,达到预防治疗疾病和康复的方法。现代物理疗法的种类很多,包括:电疗、超声治疗、磁疗、生物反馈、音乐电疗、光疗、冷热治疗、水疗和高压氧疗法等。目前物理疗法已成为临床治疗学中不可缺少的重要部分,广泛用于各种炎症尤其是慢性炎症的恢复治疗、各种神经系统疾病或损伤的恢复治疗、各种原因导致的肌肉损伤的治疗以及术后并发症的治疗;有一些疗法如超声波扩大了原有的作用,成为外科手术工具。

1. 电疗 包括直流电疗法、直流电离子导入疗法、低频电脉冲疗法、中频正弦电流疗法和高频电疗法等。直流电疗法使用较低电压(50~80 V)的直流电通过机体治疗疾病,可用于周围神经炎、神经痛、偏头痛、关节炎、淋巴管炎、慢性前列腺炎、术后粘连、肌炎、过敏性鼻炎等。低脉冲电流是频率在1 000 Hz以下,电压或电流幅度按一定的规律从零或某一电位水平上瞬间出现,然后降低或消失的电流,其治疗作用包括对神经系统的刺激作用、止痛作用、改善血液循环和代谢,可用于皮神经炎、急性腰扭伤后腰肌痉挛等。

2. 超声波疗法 利用500~1 000 Hz的超声波以各种方式进行人体疾病治疗的方法称为超声波疗法。目前临床上除一般超声波治疗外,还有超声雾化治疗、超声药物透入治疗,并作为外科或耳鼻喉科手术工具,用强超声波破坏肿瘤组织等。

3. **光疗法** 是利用阳光或人工产生的各种光辐射能作用于人体,以达到治疗和预防疾病目的的一种物理疗法。目前,理疗学中的光疗法一般是指利用人工光源辐射能防治疾病的方法。一般分为红外线、可见光、紫外线和激光4种疗法。如红外线的治疗作用有:①改善局部血液循环。②促进局部渗出物的吸收消肿。③降低肌张力,增加胶原组织的延展性。④镇痛。⑤促进新陈代谢。⑥消炎等。可用于镇痛,改善局部血液循环,缓解肌肉痉挛及消炎等。紫外线有抗炎镇痛、脱敏、促进皮下淤血的吸收等作用,可用于各种类型的炎症,如疖、痈、神经炎、肌炎等,以及白癜风、银屑病等皮肤病的治疗。

近几年,激光在医学方面的应用越来越广泛。如氦氖激光、二氧化碳激光被用于多种慢性炎症的治疗。

4. **高压氧疗法** 根据其治疗特点,亦被划归为物理疗法。其适应证有放射性坏死、急性一氧化碳中毒、急性气栓症、气性坏疽、顽固性骨髓炎、需氧菌和厌氧菌引起的软组织混合感染、急性缺血性挤压伤、放线菌病、烧伤、急性失血性贫血、脑血管疾病康复等。

(二)**化学疗法**

化学疗法是应用化学合成物质,即药物治疗疾病的方法。根据药物所属医学体系,可分为中药疗法、西药疗法及中西药结合疗法;根据药物作用,可分为抗微生物类药物疗法、抗肿瘤药物疗法、免疫调节疗法等;根据给药途径,可分为口服疗法、注射疗法、外用疗法等。20世纪以来,化学疗法发展迅速,是现代医学最令人瞩目的一个方面。应用化学疗法,要根据对因(症)、适量、足程的原则,严格掌握适应证,避免不良反应的发生。

(三)**手术疗法**

外科手术治疗中的重要环节是指用各种器械和仪器对机体组织或器官进行切除、修补、重建或移植等,以解除病人痛苦,达到治疗的目的,有时也作为检查、诊断的方法。

外科手术根据专科可分为:骨科手术、泌尿外科手术、妇科手术、产科手术、脑外科手术、胸外科手术等;根据操作复杂程度分为:大手术、中等手术、小手术;根据急缓程度分为:急诊手术、限期手术、择期手术;肿瘤手术根据远期的影响还分为:根治性手术、姑息手术;根据无菌程度分为无菌手术、污染手术、感染手术。

手术除治疗作用外,也对机体有不利的影响,主要有两方面:一方面是局部损伤,包括出血、组织破损、炎症及感染、瘢痕形成等;另一方面是对全身各系统的影响,如能量代谢增强、内分泌系统活跃、循环系统负担加重,腹部手术使消化系统功能受到抑制、免疫系统受到抑制等。手术后的常见并发症有手术后出血、切口的感染、切口裂开、肺不张及感染。

近几十年来,微创外科手术,如显微外科手术和内镜手术逐渐发展和普及,越来越多地取代了传统手术。

1. **显微外科手术** 是20世纪60年代发展起来的外科手术方式,即外科医师在手术显微镜下进行的各类手术。在耳鼻咽喉科及眼科的应用最早,在创伤与整形外科得到了很大的发展,近几年在泌尿外科、神经外科、心血管外科广泛应用,21世纪还将在实验外科、胎儿外科、移植外科等领域推广。

2. **腔镜手术** 是一种借助内镜进入人的体腔,用肉眼直接观察进行手术或检查的方法。近些年,广泛用于胃肠外科、肝胆外科、血管外科、妇科、肿瘤外科、胸外科等各个专业疾病的诊断与治疗,其最大优点是创伤小,病人恢复快。

由于手术疗法是通过手法来矫治机体或某一器官的病理变化,因此不可避免地会由于主观的、技术上的种种原因,在完成某一矫治任务的同时,却导致另一种解剖或生理上的缺陷和损伤,情况可以很急,程度可以很严重,这就是所谓的手术并发症、后遗症。所以,手术疗法是科学性很强、对医务人员要求非常高的一种治疗方法,医师在临床诊治时,必须严格掌握手术指征,不能随心所欲。此外,麻醉及手术本身是一种有创伤性的治疗手段,对机体也是一种损伤、打击,因此,医务人员应仔细考虑机体是否能承受这一损伤,是否存在手术禁忌证。

(四)**免疫疗法**

通过合理使用药物和其他治疗手段来调整机体免疫应答,达到治疗一些免疫功能异常性疾病的治疗方法称为免疫疗法,如脱敏疗法、抗过敏疗法、免疫替代和重建疗法、免疫抑制或增强疗法等。

(五) 心理疗法

心理疗法又称精神疗法,是通过语言或非语言的沟通方式来改善病人的情绪,提高病人的认识,解除其顾虑,增强战胜疾病的信心和能力,以期减轻或消除症状,促进疾病的治愈和康复的治疗方法。心理治疗的常用方法有支持性疗法、催眠与暗示、行为疗法、认知疗法、生物反馈疗法等。

(六) 饮食疗法

饮食疗法是根据不同病种、病情及体质,将经过合理配制的饮食或其制品,包括要素,通过各种途径供给人体,以期增强体质和防治疾病的一种手段。正确的饮食对于维持健康及治疗疾病都是极其重要的。特别是蛋白质对于维持和修复组织非常重要。在蛋白质食物中,瘦肉、鱼、蛋、牛奶含有必需氨基酸,是优质蛋白质食物。除蛋白质以外,食物中含有一定量的维生素和无机物(钙、铁、碘等)对维持健康及治疗疾病也是不可缺少的。现已证实,一些慢性病与不良饮食习惯有关,如食盐摄取过多易患原发性高血压,动物性脂肪摄取过多易患缺血性心脏病,糖尿病也与含糖食物及热量摄取过多密切相关。因此,正确指导饮食习惯,按病种或症状给予恰当的饮食,对疾病的预防与治疗都具有重要作用。按饮食形态分类,有普通饮食、软食、半流食及流食;按饮食营养成分分类,有高(低)蛋白质饮食,高(低)脂肪饮食,高(低)糖饮食,多(少、无)纤维素饮食,高(低、无)钠、钾、钙饮食,增减水分饮食,增减维生素饮食,要素饮食及高(低)热量饮食;按饮食摄入途径分类,有经正常途径摄入和非正常途径摄入(经鼻饲注入、经造口注入、胃肠外营养);按病种或症状的饮食治疗分类,分为消化系统疾病饮食(胃及十二指肠溃疡饮食、慢性腹泻饮食、肝病饮食、胆病饮食、胰腺疾病饮食),肾疾病饮食(急性肾炎及肾病综合征饮食、慢性肾衰竭饮食),糖尿病饮食,原发性高血压、高脂血症及冠心病饮食,外科疾病饮食(术前饮食、术后饮食、烧伤饮食),儿科疾病饮食,妇产科疾病饮食等。

(七) 自然疗法

自然疗法是为病人创造良好的生活方式、生活环境,提供合理的营养与天然、无害食物,并适度地休息,使病人机体动员自然恢复能力抵御疾病,使疾病好转的治疗方法。

(八) 作业疗法

作业疗法是让身心有缺陷者,如肢体运动障碍、神经症、精神病等病人,从事各种作业和动作,使其身体缺陷得到补充、代偿,精神恢复正常的一种治疗方法。这种治疗方法虽然在古希腊时代就已经被医师所采用,但是直到现在进展不是很大。作业疗法的基本方式是,教会病人做体操或其他体育运动、跳舞、演奏乐器,或为将来能够谋生而教会某种本领(特殊技艺、工艺等),通过这些作业使机体发生障碍的功能尽可能恢复到正常。

(九) 血液净化疗法

血液净化疗法是应用净化技术,从肾外途径排除循环血液中代谢废物、药物、毒物及其他有害或过剩物质,同时以人工手段辅助完成某些器官的功能,从而达到治疗疾病的目的。它是继药物疗法、手术疗法后的第三种治疗手段——人工器官治疗学的重要内容,临床上用于治疗急、慢性肾衰竭,重症肝炎,肝衰竭,某些风湿性疾病,重症药物、毒物中毒,某些代谢异常及其他有关疾病。

净化血液的常用技术,按其原理大致可分为四大类:一是透析(血液透析、腹膜透析、结肠透析等),二是滤过(血液滤过),三是灌流(血液吸附、消化管吸附等),四是分离(血浆分离、血细胞分离等)。临床上常将上述4种手段综合使用,取长补短,以提高净化疗效,减少副作用。如透析与滤过合用称为血液透析滤过;分离与灌流联合,先将血浆和有形成分分离,仅血浆进行灌流,既可吸附血液内有害物质,又可避免血细胞的损伤。

(十) 介入疗法

介入疗法是指在医学影像或内镜的导向下,利用经皮穿刺和导管技术,通过药物、物理、化学等手段直接消除或减轻局部病变,从而达到治疗目的。介入治疗具有微创、可恢复性强、定位准确等特点,对有些疾病,其疗效优于传统内、外科治疗。目前,介入治疗手术有:

1. **血管性介入技术** 例如:①经导管血管栓塞。②经导管局部药物灌注术。③经导管腔内血管形成术。

④经皮血管内支架放置术。⑤经颈静脉肝内门腔分流术。⑥经皮血管内异物和血栓取出术。⑦经皮血管内导管药盒系统植入术。⑧心脏瓣膜成形术。⑨射频消融术。⑩选择性血管造影术和药物性血管造影技术等。

2. 非血管性介入技术　例如：①经皮针吸活检术。②经皮穿刺内、外引流术。③经皮椎间盘切割术。④输卵管再通术。⑤腹水－静脉转流术。⑥脑积水腹腔或静脉转流术。⑦内支架置放术。⑧经皮胃造口术。⑨结石处理技术。⑩"T"形管置换术等。

3. 内镜下的介入技术　例如：①经胃镜食管静脉曲张硬化剂治疗。②经胃镜食管癌支架术。③经鼻腔镜辅助颅底肿瘤切除术。④经皮肾镜下碎石术。⑤经显微内镜腰椎间盘脱出治疗术等。

（十一）中医疗法

中医疗法是采用传统的中医药手段治疗疾病的一种治疗方法。包括药物内服疗法、针刺疗法、灸法、推拿疗法、气功疗法、拔罐疗法、敷贴疗法等。近百年来，中医药治疗饱经风霜，历经坎坷。自20世纪50年代开始，中医药治疗逐步复苏，走上了发展的道路。在这一时期出现的中西医结合治疗是中国治疗学的一大特点。

（十二）其他疗法

除以上疗法以外，还有一些少数民族地区传承民族的传统治疗方法，如蒙医、壮医、藏医等。

（潘小炎）

数字课程资源：

📖 拓展阅读　　　　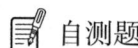 教学PPT　　　　📝 自测题

第十章　病人急救

本章要点

本章简单介绍了现代急诊医学的起源与发展,简要阐述了现代急诊医学的概念与范畴、与其他学科的关系,用以提高学生学习急诊医学知识的兴趣。列举了院前急救、创伤急救及中医急救中常用的急救技术,要求学生对急救技术有一个概括的了解,为急救医学课程的学习奠定基础。

第一节　急救基本理论

一、现代急诊医学的起源与发展

现代急诊医学是研究、处理各种急危重症,包括严重创伤的病因、病理、诊断、治疗及其组织管理的一门专业学科,也是近30年来首先在西方发达国家兴起的一门独立的、跨学科的临床边缘学科。

急诊医学作为一门新兴的临床医学专业,在发达国家仅30年左右的历史。世界上急诊医学发展最早的国家是美国,1968年,美国急诊医师协会(American College of Emergency Physician,ACEP)成立。1972年,美国国会颁布加强急诊工作法案。1979年,急诊医学正式被确定为医学科学领域中的第23个独立临床学科,并成为各医学院校医科学生的必修课程。

由于历史原因,我国的急诊医学发展较慢,1980年,原国家卫生部颁发了《关于加强城市急诊工作的意见》的文件,首次提出急诊医学是一门专门学科,并对急诊网络的建设、设置、任务、培训等做出了明确的规定。1983年,《城市医院急诊室建立方案》颁布;1986年10月,全国第一次急诊医学学术会议召开;1987年5月,经中华医学会批准,正式成立了"中华医学会急诊分会",急诊医学在我国被正式承认为一门独立的医学学科,全国县及县以上医院基本建立了急诊科(室),大型医院都建立了重症监护病房,配备了稳定的专业队伍。此外,全国100多个大中型城市成立了一定规模的急诊中心,急诊电话号码统一为"120"。目前,部分医科大学相继成立了急诊医学教研室,将急诊医学列入医学本科、大专、护理学专业的课程,急诊医学博士、硕士培养点已在全国范围内陆续建立。急诊医师准入制度、考核培训、毕业后教育等工作已经开展。这些工作的开展,为我国急诊医学水平的提高创建了良好的发展平台,标志着我国的急诊医学事业进入了一个快速发展的阶段。

二、现代急诊医学的概念与范畴

(一)院前急救

院前急救(pre-hospital emergency medical care)是指急危重症病人进入医院以前的医疗救护,也称为院外急救。包括病人在发生伤病现场对救护的呼救、现场救护、途中监护和运送等环节。院前急救医疗有广义与狭义之分。广义的院前急救医疗是指伤病员在发病或受伤时,由医务人员或目击者对其进行必要的急救,以维持基本生命体征和减轻痛苦的医疗活动和行为的总称。它既可是医疗单位闻讯后赶赴现场的救治活动和行为,也可是接受过普及教育的红十字卫生员、司机、交通警察、营业员以及其他人的救治活动。狭义的院前急救医疗则专指有通讯、运输和医疗基本要素所构成的专业医疗急救机构,在病人到达医院前实施的现场救治和途中监护的医疗活动。广义和狭义概念的主要区别在于是否公共参与。所以,院前急救需要得到全社会的重视、支持和参与,需要在全社会中大力推广、普及现场急救知识,增强公民的自我保护意识,掌握自救与互救技能。院前急救作为急救医疗服务体系的首要环节,及时有效的院前急救,对于维持病人的生命、为进一步诊治创造条件、提高抢救成功率,均具有极其重要的意义。

(二)危重病医学

危重病医学(critical care medicine)是以危重病病人为研究和处理对象,由受过专门培训的医护人员,在配备有各种先进的监护设备和救治设备的重症监护病房(intensive care unit,ICU)内,对继发于多种严重疾病或创伤的复杂并发症(如急性器官损害)进行全面监护及治疗。危重病医学更注重危重症病人的整体性及全身性病理生理紊乱和器官之间的内在联系,着眼于危重病在发病机制、病理生理和临床处理上的共性,尤其重视生命体征维护和器官功能的支持。

(三)复苏学

复苏学(resuscitation medicine)是针对心搏呼吸骤停的抢救。现代复苏学经过几十年的实践,有了较快的发展,尤其是心肺脑复苏技术的改进、普及与规范化,使复苏成功率不断提高。现代复苏学可大致分为三个阶段:①基础生命支持(basic life support,BLS):包括气道建立与控制、人工给氧与呼吸、胸外心脏按压、电除颤等。②高级生命支持(advanced life support,ALS):其目的是恢复自主循环,包括复苏药物与液体使用、心电图诊断与治疗心律失常等。③持续生命支持(prolonged life support,PLS):主要为脑复苏。心肺复苏是一项基本的救生方法,国际上每5年修订一次心肺复苏指南。2015年10月,美国心脏协会(American Heart Association,AHA)公布了最新心肺复苏指南,该指南仍延续了心肺复苏术(cardiopulmonary resuscitation,CPR)的三个步骤C—A—B,即胸外心脏按压(compression)—保持气道通畅(airway)—人工呼吸(breathing)。2015版心肺复苏指南强调施救者的快速反应及团队协作,同时将AHA成人生存链分为两链:一链为院内急救体系,另一链为院外急救体系。院内急救应以团队形式实施心肺复苏:早期预警系统、快速反应小组(RRT)和紧急医疗团队系统(MET)(图3-10-1)。

图3-10-1 心血管急救成人生存链

此外,对医护人员和公众进行心肺复苏术培训极其重要,可以大大提高院外心肺骤停病人的存活率。目前,我国有近40个经美国心脏学会认证的心肺复苏培训中心,为从事急诊急救的医疗机构医护人员或非医护人员培训该项技术,并颁发国际通用的证书。

(四)灾难医学

灾难医学(disaster medicine)是研究在灾难发生后如何有效地迅速组织抢救,减少人员伤亡,防止急性传染病的发生和流行的一门科学,即研究人群受灾后的医疗急救以及灾难预防等有关的医学。灾难医学涉及所有临床医学及预防医学,包括现场救护、安全转运、院内急救、灾后的卫生防疫和精神、心理应激等。灾难医学的研究内容包括:①自然灾难:如地震、洪水、台风、雪崩、泥石流、虫害等。②人为灾难:如交通事故、化学中毒、放射性污染、环境剧变、传染病流行和武装冲突等。

灾难医学是研究为受灾伤病员提供医疗服务的学科,由于其具体工作在许多情况下是由急诊科的医务人员完成的,故应视为急诊医学的一个重要组成部分。

(五)创伤医学

创伤医学(traumatology)主要是指多发伤、复合伤等严重创伤的现场急救和急诊科的早期救治。创伤是青年人中(小于44岁)的第一位死亡原因。严重的创伤可随时危及病人生命,尤其是多发伤,应力争在现场和急诊室及早得到有效的处理。创伤救治的关键在于早期,流行病学资料表明,创伤病人的死亡呈三个峰值分布,50%死于创伤现场,30%死于创伤早期,20%死于创伤后期并发症。因此,早期救治对于创伤,特别是多发伤,是抢救成功的关键所在。其救治的原则是早期处理,先"救"后"查"。对创伤的研究是我国急诊医学的重点方向。

(六)毒理学与急性中毒

急性中毒(acute poisoning)是指大量毒物短时间内经皮肤、黏膜、呼吸道、消化道等途径进入人体,使机体受损并发生功能障碍,是临床常见的急症,其病情急骤,变化迅速,必须尽快做出诊断与急救处理。随着新的化学物质增加、环境污染加剧、各种事故、职业危害、误服、自杀、恐怖活动等不断出现,急性中毒已成为急诊科的常规病种。

毒理学(toxicology)是研究外源性化学物质对生物体的危害的科学,也是研究和诊治各类急性中毒的一门应用学科,是一门新兴的发展迅速的临床学科。

(七)急诊医疗管理学

急诊医疗管理学是对急诊医疗的全过程进行计划、组织、协调和控制,使之处于应有状态,并对变化了的客观环境有较强的适应性,达到最佳的医疗效率和效果的管理活动。如何组织急救网络,建立有效的现代化的急救呼救和通讯系统,研究和配备各种救护伤病员的抢救设备和交通工具,规范化培训急诊急救专业人员等都是急诊医疗管理学的研究内容。具体包括急诊医疗行政管理、质量管理、信息管理、人力资源管理、急诊医疗培训与教育、急诊医疗经济学等,尤其是医院急诊科就诊病人的分级分诊和治疗及其管理。

(八)现代急救医疗服务体系

急救医疗服务体系(emergency medical service system,EMSS)是将院前急救、院内急救和重症监护治疗这三部分有机联系起来,组成一个具有严密组织和统一指挥系统的完整急救网络体系。急救医疗服务体系包括:①完善的通讯指挥系统;②现代化的现场救护设施(包括配备有各种监护和急救装置的运输工具);③高水平的医院急救服务;④重症监护病房(intensive care unit,ICU);⑤各专科的"生命绿色通道"。EMSS是目前各国研究最多、发展最快的急诊医学领域之一,从急救通讯工具的现代化,以及急救中心和各级医院急诊室的计算机信息化和网络化,到院前多方位、立体(空中)救护,EMSS已发展成为高效、发达的急救医疗系统。目前,我国已有少数大城市建立了空中应急救援系统,已成功抢救了多批多次突发事件受害者。

三、急诊医学与其他学科的关系

急诊医学的重要任务是紧急处理各种威胁生命的机体失代偿状态,抢救生命,稳定生命体征,迅速解除病人痛苦,使之得到进一步治疗的机会。急诊医学与基础医学和临床医学中的各门学科都有密切的联系,急诊医学是将传统的临床医学各专业的新理论、新技术、新进展融合为一的领域,在急危重症病人的抢救中发挥着极为重要的作用。急诊医学与其他专科不同的是,其认识规律与处理原则都是紧密地围绕着时效概念和生命第一原则,其对健康危机状况的认识、评估、治疗和处理是一种时效依赖的过程,通过急诊医学的处理为后续的专科治疗与康复创造条件。随着现代社会的蓬勃发展,工业、商业、交通、电信的高度发达,急诊数量剧增,且病种更加繁多,病情更加复杂,急诊医学面临着更多困难和挑战,是一门充满生机和活力的医学学科。

第二节 急救基本技术

一、院前急救常用技术

(一)心肺复苏

心肺复苏(cardiac pulmonary resuscitation,CPR)是指针对各种原因引起的心搏呼吸骤停采取的抢救措施,其目的是恢复自主心搏、呼吸和意识。分为基础生命支持(basic life support,BLS)和高级生命支持(advanced life support,ALS)。

1. 操作步骤

(1) 首先进行意识判断(图 3-10-2)。

(2) 发现病人意识丧失,立即原地高声呼救,请周围人员帮忙拨打急救电话;同时拿取附近的 AED(图 3-10-3)。

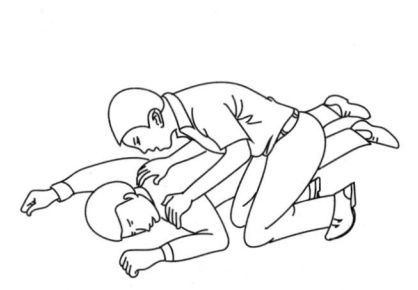

图 3-10-2 判断意识

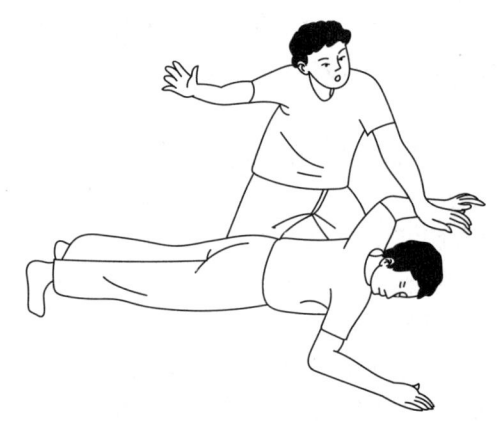

图 3-10-3 大声呼救,寻求帮助

(3) 检查有无呼吸及有无脉搏,如果有脉搏无正常呼吸,给予人工呼吸,每 5~6 s 1 次,每分钟 10~12 次;如果病人既没呼吸也无脉搏,则进行心肺复苏(图 3-10-4)。

(4) 如果病人是俯卧位或侧卧位,则应将病人以头、颈、躯干、下肢长轴位转动,注意保护好颈椎,使其仰卧(心肺复苏体位),躺在硬质地面上,并迅速清除病人口鼻内的分泌物或异物(如污泥、土块、呕吐物等),保持病人呼吸道通畅(图 3-10-5、图 3-10-6)。

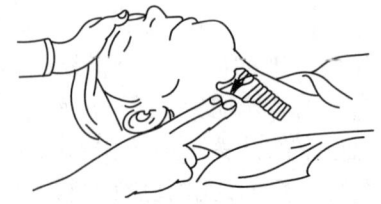

图 3-10-4 判断颈动脉有无搏动

(5) 进行胸外心脏按压。解开病人上衣,取两乳头连线中点或右侧肋弓上两横指的位置作为按压部位,开始进行 30 次按压,双手十指交叉,并以上面手指拉起下面手指,以手掌根部按压,注意肘关节伸直,肩带肘,腰带肩,借腰的力量向下按压,按压速率应为每分钟大于 100 次小于 120 次,成人胸骨按下幅度为 5~6 cm(图 3-10-7、图 3-10-8)。

(6) 开放气道。采用仰头抬颏法或托颌法(怀疑有颈椎骨折者除外)(图 3-10-9)。

(7) 人工呼吸。如病人没有呼吸或很微弱,则在按压 30 次后进行 2 次送气,注意送气时要捏住病人鼻子防止漏气。每次送气时间应在 1 s 以上,同时观察病人胸廓有起伏(图 3-10-10)。

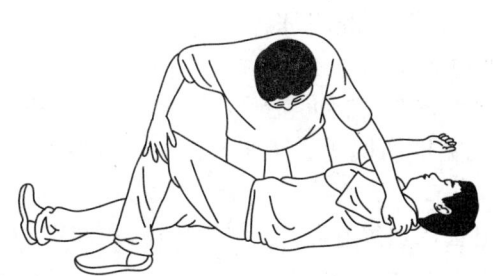

图 3-10-5 保护颈椎,摆好体位

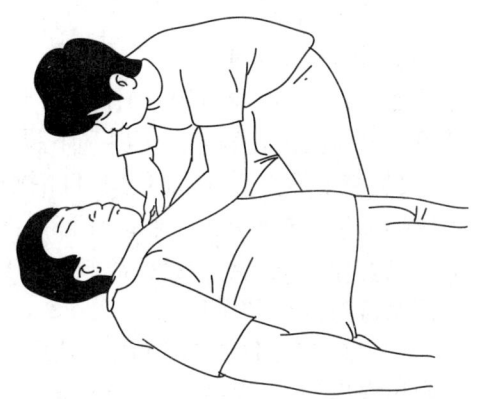

图 3-10-6 心肺复苏体位

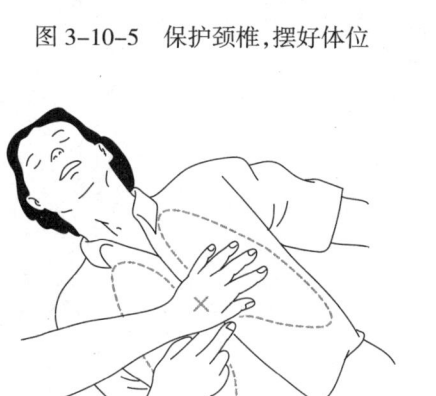

图 3-10-7 选取部位,胸外按压

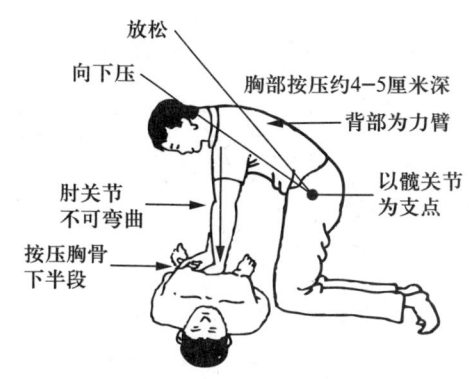

图 3-10-8 按压垂直用力

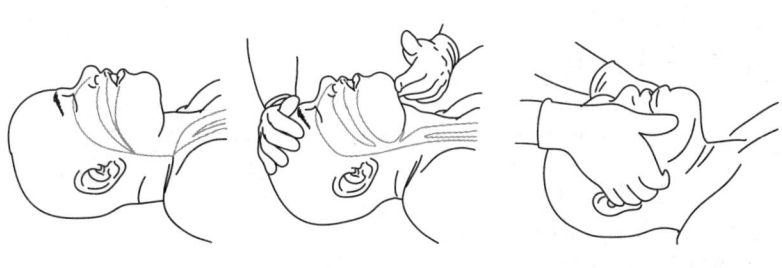

图 3-10-9 开放气道

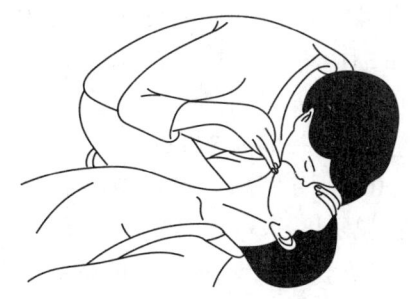

图 3-10-10 人工呼吸

2. 心肺复苏有效的指标

(1) 扩大的瞳孔由大变小,对光反射存在。

(2) 面色(口唇)或甲床由发绀转为红润。

(3) 可以扪及大动脉搏动。

(4) 有自主呼吸。

(二) 气管插管术

气管插管术是院前抢救危重症病人的急救措施之一,及时有效地建立呼吸通道是抢救成功的关键。院前气管插管术有其显著的技术特点,而不能照搬手术室中插管程序进行抢救插管。插管操作者要特别注意消除病人躁动对气管插管的影响。

1. 操作步骤

(1) 体位：病人仰卧。

(2) 打开气道和口腔：操作者位于病人头侧，利用仰头举颏法或仰头抬颈法或仰头拉颌法打开口腔；也可用右手拇指推开病人的下唇和下颌，示指抵住上切牙，两指分离，使嘴张开。

(3) 窥视显露会厌（图 3-10-11）：操作者左手持喉镜通过张开的口，从右侧口角，轻柔地将舌体推向左侧，顺口咽通道倾向喉头，使喉镜片移到正中，见到腭垂后顺舌背弯度再向前送入镜片，直到见到会厌。注意：不可以切牙为支点将喉镜柄旋转向后压以显露视野，以避免损伤切牙。操作过程中宜将整个手臂稍微上提以帮助显露会厌、声门。

(4) 显露声门（图 3-10-12）：若用直喉镜，可直接压迫会厌显露声门；若用弯喉镜，可将喉镜片置入会厌与舌根交界处，上提镜片，会厌翘起，声门可显露。

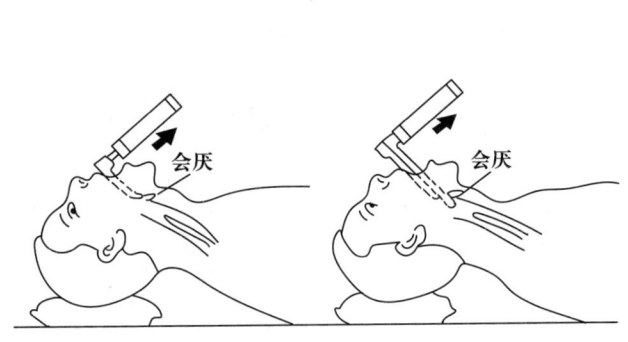

图 3-10-11　暴露会厌

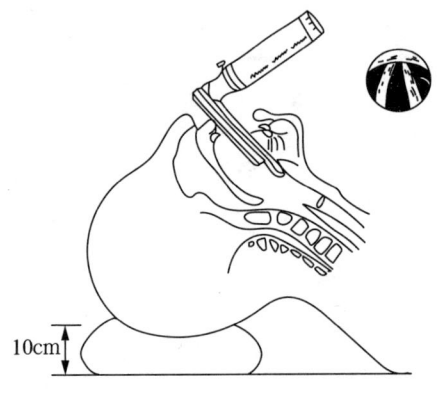

图 3-10-12　暴露声门

(5) 插入导管（图 3-10-13）：见声门后，将准备好的导管其尖端斜口对准声门，在病人吸气末，轻柔地随导管插入气管内。过声门 1 cm 后应将管芯拔出，以免损伤气管。将导管继续旋转深入气管，成年人 5 cm，小儿 3 cm。成年人也可从导管在切牙的刻度来判断插管深度，一般为 22 cm。

(6) 固定：塞入牙垫，退出喉镜。用长胶布或固定带妥善固定导管和牙垫。

(7) 气囊充气：向导管前端的气囊内注入适量空气（3~5 mL）。

(8) 吸除气道内容物：用吸痰管吸引气道分泌物、血液等，了解呼吸道通畅情况。

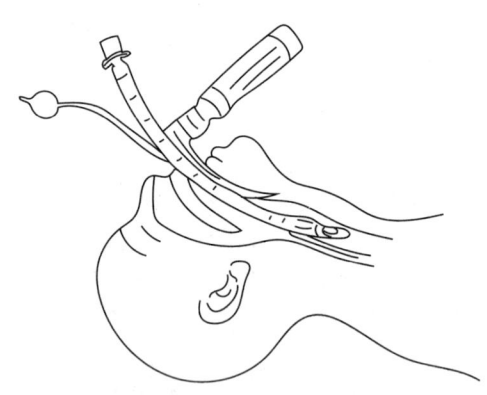

图 3-10-13　插入导管

2. 注意事项

(1) 插管前因呼吸功能障碍血氧饱和度低的病人，可先行人工呼吸、吸氧等处理，避免因插管费时较长而增加病人缺氧时间。

(2) 插管前检查插管用具是否齐全完好无损。

(3) 插管时应使喉镜的着力点始终放在喉镜片顶端，上提喉镜，不能以切牙为支点将喉镜柄旋转向后压以显露视野。

(4) 插管动作要轻柔，操作迅速、准确，勿使缺氧时间过长，以免引起反射性心搏、呼吸骤停。

(5) 注意气囊的充气与放气。气囊内压力可用压力计测试，避免气管壁黏膜受压发生缺血性损伤。

(6) 注意吸入气体的湿化，以防止气管内分泌物稠厚结痂堵塞呼吸道。

(三) 气道异物阻塞清除术

气管异物是常见于幼儿的一种紧急意外事件,应及时处理,不能延误。运用海姆立希(Heimlich)手法能够简单、有效地解除气道异物阻塞。

1. 操作步骤

(1) 站位法:即病人神志尚清醒,能站立,急救人员从背后抱住其腹部,一手握拳,将拇指一侧放在病人腹部(肚脐稍上);另一手握住握拳之手,急速冲击性地、向内上方压迫其腹部,反复有节奏、有力地进行,以形成的气流把异物冲出。如果病人为孕妇或非常肥胖,应双手抱紧病人的胸部中段,而不要握住肋骨或胸骨下缘(图3-10-14)。

(2) 幼小儿童急救方法:急救人员跪下或立于患儿足侧或取坐位,让患儿以背部靠坐在救护人的腿上,面朝前,然后,救护人用双手示指和中指用力,向后上方挤压患儿的上腹部,压后随即放松(图3-10-15)。

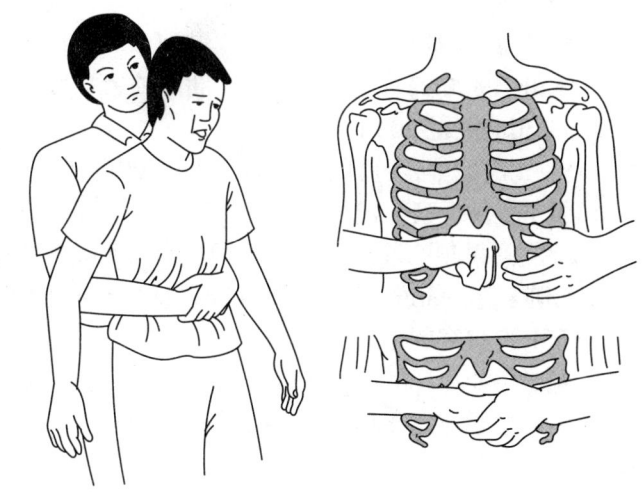

图3-10-14 成人海姆立克法

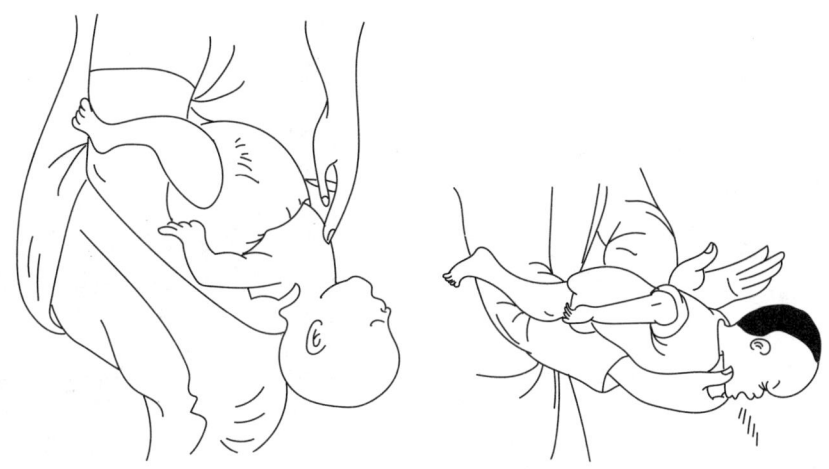

图3-10-15 小儿海姆立克法

(3) 腹部冲击法:病人自行弯下腰并靠在一固定的水平物体上(如桌子边缘、椅背、扶手栏杆等),以物体边缘抵住上腹部,用力、快速向上冲击,重复进行,直至异物排出(图3-10-16)。

2. 注意事项 对心搏呼吸停止的病人要行心肺复苏术。现场救治同时要呼叫"120"急救系统,行喉镜或支气管镜下异物取出,紧急状态时可行环甲膜穿刺/切开术等。

(四) 电除颤

电除颤(electric defibrillation)是指通过放电的方法使心肌去极化,终止非灌注性心脏停搏节律(如心室颤动或无脉性室性心动过速)从而达到心肌同步协调收缩的一种技术。目前用于各种心肺复苏抢救中。

1. 操作步骤

(1) 病人平卧于绝缘床上或干燥的地面上。

(2) 吸氧。

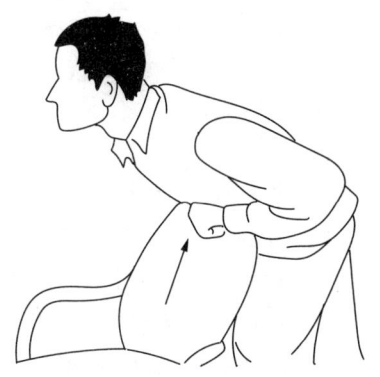

图3-10-16 腹部冲击法

(3)持续心电监护。

(4)建立静脉通道。

(5)做好气管插管等复苏抢救准备。

(6)将除颤器调至除颤模式,双向波200 J,将导电膏涂在电极板上,按照电极板标示APEX放在心尖部位,STERNUM放到右侧胸骨旁第2肋间处,紧贴皮肤。

(7)充电能量200 J。

(8)充电完毕,令周围人员离开床边,放电。

(9)同时,观察并记录心电图。如无效,可重复6~8步骤,直至心室颤动波形消失。

2. 注意事项　除颤过程中均须严密监测心律/心率、呼吸、血压、神志等病情变化。

心脏复律(cardioversion)是经胸壁直流电电击使快速心律失常恢复为正常心率的方法。

（五）胸腔穿刺术

胸腔穿刺术(pleuracentesis)是经皮穿刺进入胸膜腔以达到胸部疾病的诊断和治疗目的的技术操作。院前急救中主要应用于胸部外伤或自发性气胸、血胸、血气胸和其他原因引起的胸腔积液对呼吸循环压迫的减压。

1. 操作步骤　操作方法详见图3-10-17、图3-10-18。

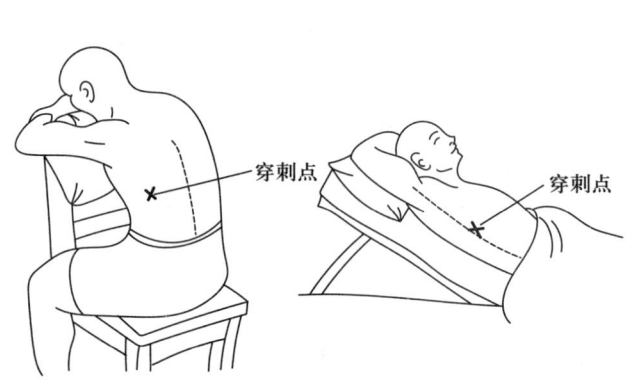

图3-10-17　胸腔穿刺术

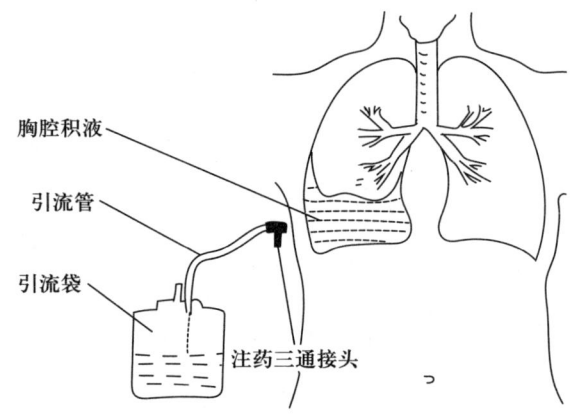

图3-10-18　胸腔引流术

(1)局部皮肤消毒、铺孔巾,穿刺点做局部麻醉。

(2)选择合适的穿刺针,在下一肋骨上缘,从肋间隙缓慢刺入胸腔。当穿刺针穿过壁胸膜时,进针阻力突然消失。

(3)穿刺针头进入胸膜腔后再向前行进0.5 cm,可用血管钳钳夹穿刺针头固定,避免损伤肺组织。穿刺针通过10~20 cm长的乳胶管与30 mL或50 mL的注射器连接。

(4)操作过程中,注射器抽满气或液时,钳夹胶管,拔下注射器排液、排气,避免空气进入胸腔;如果气体、液体量大,不能抽尽,或胸腔压力较高,可行胸腔闭式引流术。

2. 注意事项

(1)胸膜反应:术中如发生连续咳嗽或出现头晕、胸闷、面色苍白、出汗,甚至晕厥等,可能为胸膜反应。处理为:立即停止抽气或抽液,拔出穿刺针,让病人平卧,病人血压低时,可用升压药物等治疗。

(2)单纯液、气胸,肺受压严重,时间较长,如3~7日或更长,一次抽出液、气体总量不宜超过800 mL。病人突然咳嗽、胸闷,或出冷汗、晕厥,应立即停止抽气或抽液。

（六）环甲膜穿刺术

环甲膜穿刺术(thyrocricocentesis)是对无法立即清除上气道阻塞的病人紧急开放气道的临时急救措施之一,而非一种常规的复苏手段。亦可经环甲膜穿刺达到治疗、用药之目的。主要用于现场急救,尤适于院前急救,当上呼吸道阻塞,尚有自主呼吸时,而又无法插管通气的情况下,为争取时间,可行环甲膜穿刺或环甲膜切开通气,为进一步的救治赢得时间。

1. 操作步骤

(1) 体位:病人平卧位,头后仰。

(2) 穿刺部位选取环状软骨与甲状软骨之间,正中线上的柔软处。

(3) 常规消毒。

(4) 用左手示指和拇指固定环甲膜处的皮肤,右手持注射器垂直刺入环甲膜,到达喉腔时有落空感,回抽注射器有空气抽出。

(5) 固定注射器于垂直位置,注入 1% 利多卡因溶液 1 mL,然后迅速拔出注射器。

(6) 穿刺点用消毒干棉球压迫片刻。

(7) 再按照穿刺目的进行其他操作。

(8) 若经针头导入支气管留置给药管,则在针头退出后,用纱布包裹并固定。

2. 注意事项

(1) 进针避免过深。

(2) 必须回抽有空气后,确定针尖在喉腔内才能注射药物。

(3) 注射药物过程中嘱病人避免吞咽及咳嗽。注射速度要快,注射完毕后,立即拔出针头,用消毒干棉球压迫穿刺点数分钟。在拔针过程中应防止喉部上下运动。

(4) 注入的药物最好用等渗盐水配制,以减少对气管黏膜的刺激。

(5) 如穿刺点皮肤出血,干棉球压迫的时间可适当延长。

(6) 术后如病人咳出分泌物带血,嘱病人不要紧张,一般 1~2 天内即消失。

二、创伤急救常用技术

(一) 出血与止血术

1. 出血分类

(1) 按出血的部位:①外出血(external hemorrhage):血液从伤口流出,在体表可见到出血。②内出血(internal hemorrhage):血液流入体腔或组织间隙,在体表不能看见,如颅内出血、胸腔内出血、腹腔内出血、皮肤瘀斑等。

(2) 按出血的时间:①原发性出血(primary hemorrhage):伤后当时出血。②继发性出血(secondary hemorrhage):在原发性出血停止后,经过一定时间,再发生出血。

(3) 按出血的血管:①动脉出血(arterial hemorrhage):血液为鲜红色,自近心端喷射出来,随着脉搏而冲出。根据血管大小,虽可有不同的失血量,但一般失血量较大。②静脉出血(venous hemorrhage):暗红色,自远心端缓缓流出,呈持续性。③毛细血管出血(capillary hemorrhage):浅红色,由创面渗出,看不清大的出血点。根据创面大小,失血量也有所不同。

2. 止血操作方法　急救止血包括权宜性止血、确定性止血和药物止血。权宜性止血是应急方法,目的是暂时止血,但也可能达到最终止血目的。根据创伤出血情况,在现场一般可选用下述几种止血方法。

(1) 指压止血法(digital pressure hemostasis):于体表经皮肤指压动脉于邻近骨面上,以控制供血区域出血,是对动脉出血的一种临时止血方法。根据动脉的分布情况,可用手指、手掌或拳头在出血动脉的上部(近心端),用力将中等或较大的动脉压到骨上,以切断血流,达到临时止血的目的。指压动脉的止血方法也可为其他止血法的实施创造条件。压迫点因不同出血部位而异(图 3-10-19)。

(2) 加压包扎止血(hemostasis by compression bandage):是控制四肢、体表出血的最简便、有效的方法,应用最广。方法是:将无菌纱布(也可用干净毛巾、布料等代替)覆盖在伤口处,然后用绷带或布条适当加压包扎固定,即可止血。加压包扎止血不适用于有骨折或出血部位存在异物的病人。

(3) 填塞止血法:用于肌肉、骨端等渗血。先用 1~2 层大的无菌纱布铺盖伤口,以纱布条或绷带充填其中,

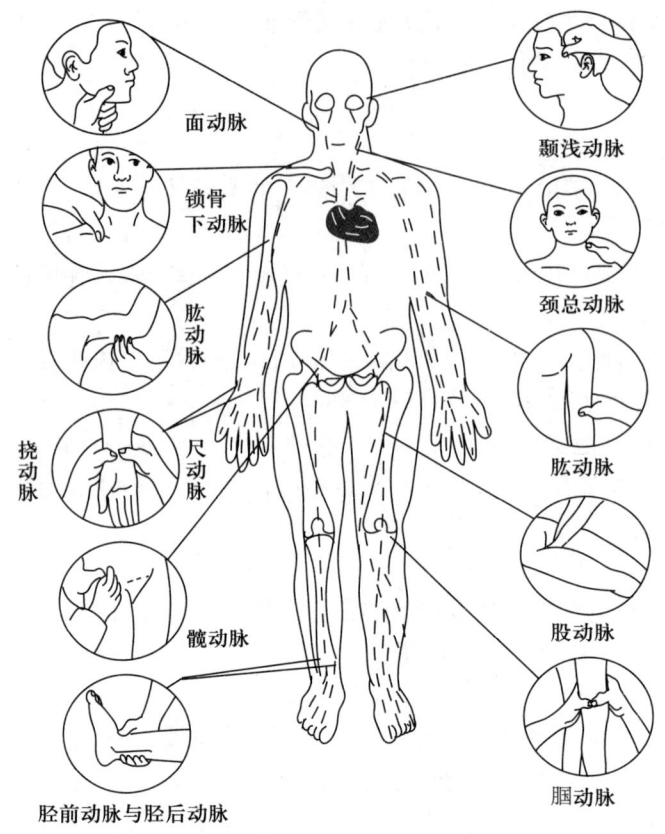

图 3-10-19　全身经脉压迫出血点

再加压包扎(图 3-10-20)。

(4) 止血带止血法:适用于四肢较大的动脉出血。用止血带在出血部位的近心端,将整个肢体用力环行绑扎,以完全阻断肢体血流,从而达到止血的目的。此法能引起或加重远心端缺血或坏死等并发症。因此,主要用于暂不能用其他方法控制的出血,一般仅用于院前急救、战地救护及伤员转运(图 3-10-21)。

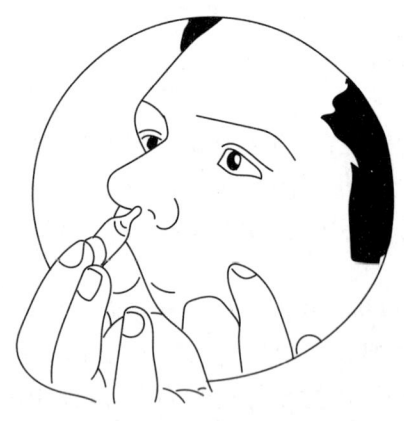

图 3-10-20　鼻腔填塞止血

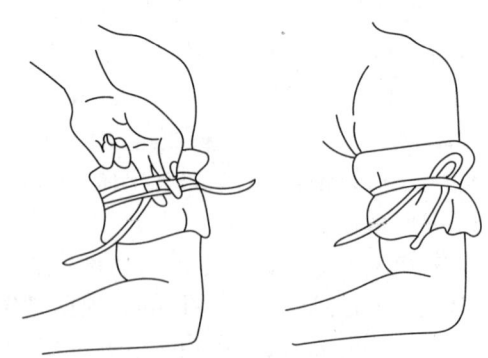

图 3-10-21　止血带止血法

(5) 药物止血法:一般而言,局部应用止血药物较安全,将出血部位抬高,用凝血酶止血纱布、明胶海绵、纤维蛋白海绵、三七粉、云南白药等敷在出血处即可。对外伤病人经静脉药物止血,则有一定的限制,盲目注射大量止血药来临时止血是非常危险的。

(二) 包扎术

包扎术的目的是保护伤口,减少污染,压迫止血,固定骨折、关节并止痛。最常用的材料是绷带、三角巾和四头带。无上述物品时,可就地取材用干净毛巾、包袱布、手绢、衣服等替代。

1. 基本包扎法 根据包扎部位的形状不同而采取以下几种基本方法进行包扎。

(1) 环行包扎法:环行缠绕,下周将上周绷带完全遮盖,用于包扎开始与结束时固定绷带以及包扎额、颈、腕等处(图3-10-22)。

(2) 蛇形包扎法(斜绷法):斜行延伸,各周互不遮盖,用于需由一处迅速伸至另一处时,或做简单的固定(图3-10-23)。

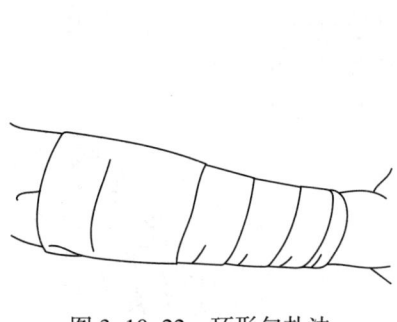

图 3-10-22 环形包扎法

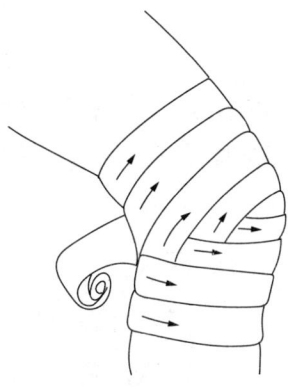

图 3-10-23 蛇形包扎法

(3) 螺旋形包扎法:以稍微倾斜角度螺旋向上缠绕,每周遮盖上周的1/3~1/2。用于包扎身体直径基本相同的部位,如上臂、手指、躯干、大腿等(图3-10-24)。

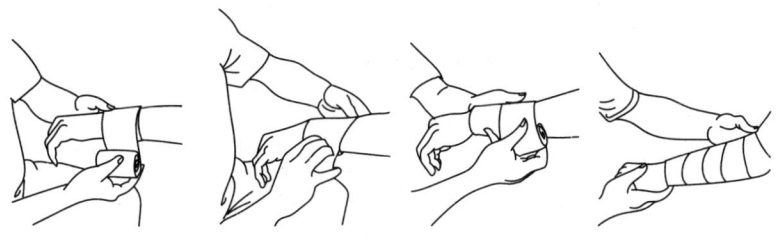

图 3-10-24 螺旋形包扎法

(4) 螺旋回旋包扎法(折转法):每周均向下反折,遮盖其上周的1/2,用于直径大小不等的部位,如前臂、小腿等,使绷带更加贴合。但不可在伤口上或骨隆突处回折,而且回返应呈一直线(图3-10-25)。

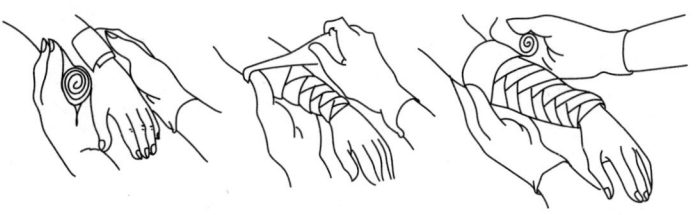

图 3-10-25 螺旋回旋包扎法

(5) "8"字包扎法:是重复以"8"字形,在关节上下作倾斜旋转,每周遮盖上周的1/3~1/2,用于肢体直径不一致的部位,或屈曲的关节,如肩、髋、膝等部位,应用范围较广(图3-10-26)。

(6) 回旋包扎法:大部分用于包扎没有顶端的部位,如指端、头部或截肢残端(图3-10-27)。

2. 三角巾包扎法 其优点较多,如制作方便,操作简单,也能与各个部位相适应,适用于急救的包扎。

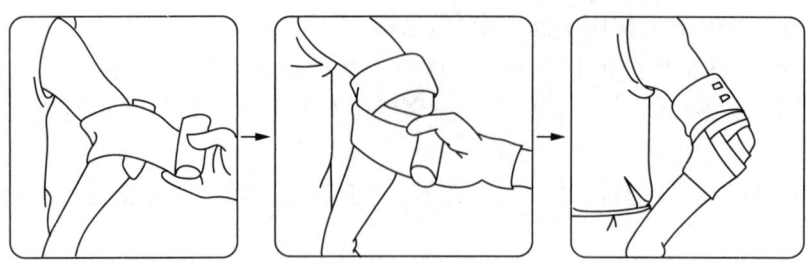

图 3-10-26 "8"字包扎法

(1) 头部包扎法

1) 风帽式头部包扎法:将三角巾顶角和底边中点各打一结,将顶角结处放额部,底边中点结节处放枕结节下方。两角向面部拉紧,并反折包绕下颌,两角交叉拉至枕后打结(图 3-10-28)。

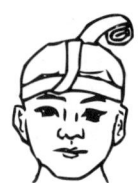 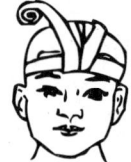 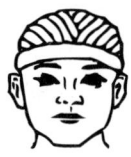   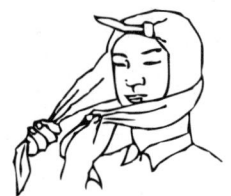 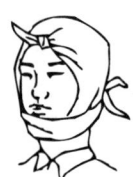

图 3-10-27　回旋包扎法　　　　　　　　　　　　　　图 3-10-28　风帽式头部包扎法

2) 帽式头部包扎法:将三角巾底边向上反折约 3 cm 后,其中点部分放前额(平眉),顶角拉至头后,将两角在头后交叉,顶角与两角拉至前额打结(图 3-10-29)。

(2) 面部包扎法:①三角巾顶角打一结,放下颌处或将顶角结放头顶处;②将三角巾覆盖面部;③将底边两角拉向枕后交叉,然后再在前额打结;④在覆盖面部的三角巾对应部位开洞,露出眼、鼻、口(图 3-10-30)。

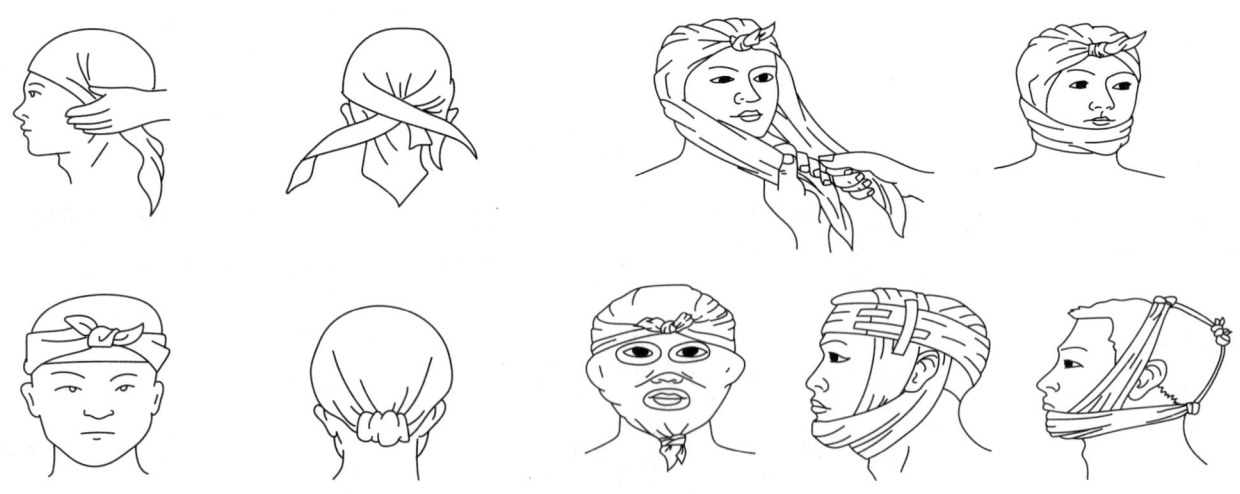

图 3-10-29　帽式头部包扎法　　　　　　　　　　　　图 3-10-30　面部包扎法

(3) 肩部包扎法:①将三角巾一底角拉向健侧腋下;②顶角覆盖患肩并向后拉;③用顶角上的带子,在上臂上 1/3 处缠绕;④再将底角从患侧腋后拉出,绕过肩胛与底角,在健侧腋下打结(图 3-10-31)。

(4) 胸部包扎法

1) 单胸包扎法:将三角巾底边横放在胸部,顶角超过伤肩,并垂向背部;两底角在背后打结,再将顶角带子与之相接。此法如包扎背部时,则在胸部打结(图 3-10-32)。

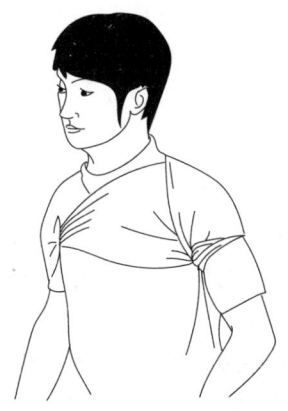

图 3-10-31 肩部包扎法

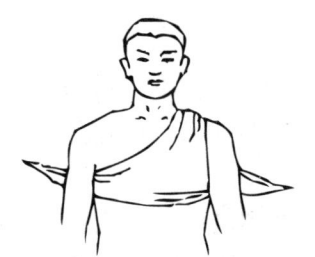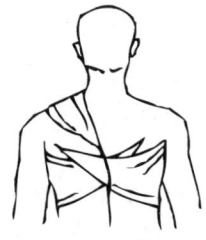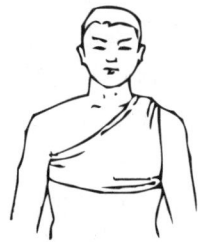

图 3-10-32 单胸包扎法

2) 双胸包扎法：将三角巾打成燕尾状，两燕尾向上，平放于胸部；两燕尾在颈后打结；将顶角带子拉向对侧腋下打结。此法用于背部包扎时，则将两燕尾拉向颈前打结（图 3-10-33）。

(5) 四肢三角巾包扎法

1) 肢体包扎法：以三角巾底边为纵轴折叠成适当宽度（4~8 cm）的长条，放伤口处包绕肢体，在伤口旁打结。

2) 肘、膝关节包扎法：根据伤情将三角巾折叠成适当宽度的长条，将中点部分斜放于关节上，两端分别向上、下缠绕关节上下各一周并打结（图 3-10-34）。

3) 手、足包扎法：将手（足）放在三角巾上，顶角从指（趾）端向上拉，覆盖手（足）背，再将底边缠绕腕（踝）部后，将两角在手腕（足踝）部打结（图 3-10-35）。

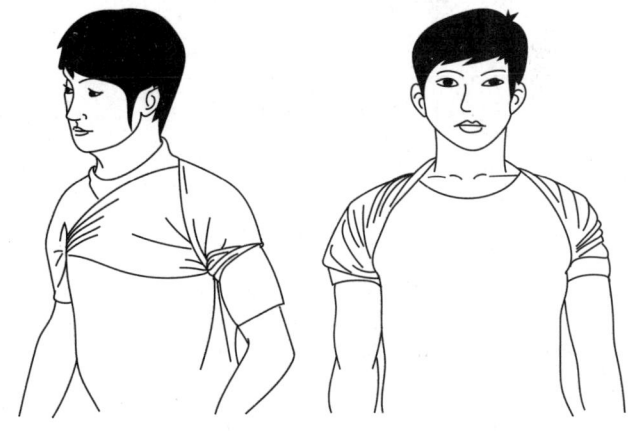

图 3-10-33 双胸包扎法

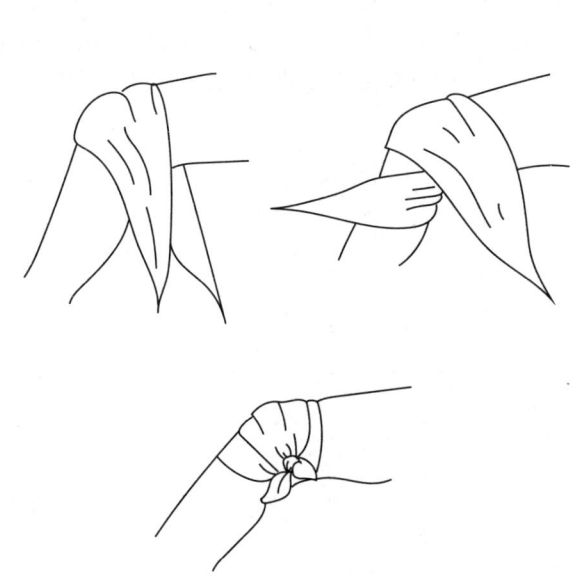

图 3-10-34 肘、膝关节包扎法

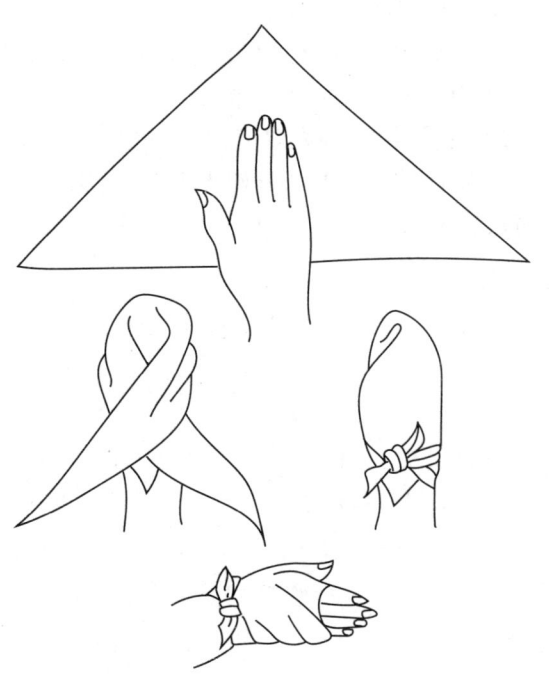

图 3-10-35 手、足包扎法

(三)固定术

固定术用于骨折或骨关节损伤,以减轻疼痛,避免骨折片损伤血管、神经等,并可防治休克,更便于伤员的转送。如有较重的软组织损伤,也宜将局部固定。

1. 各部位骨折固定方法

(1)锁骨骨折及肩锁关节损伤

1)单侧锁骨骨折:病人取坐位;将三角巾折成燕尾状,将两燕尾从胸前拉向颈后,并在颈一侧打结;伤侧上臂屈曲90°,用三角巾兜起前臂,三角巾顶尖放肘后,再向前包住肘部并用安全别针固定;再加一条宽带固定(图3-10-36)。

2)双侧锁骨骨折:背部放丁字形夹板,两腋窝放衬垫物,用绷带作"8"字形包扎,其顺序为左肩上→横过胸部→右腋下→绕过右肩部→右肩上斜过前胸→左腋下→绕过左肩,依次缠绕数次,以固定牢固夹板为宜,腰部用绷带将夹板固定好(图3-10-37)。

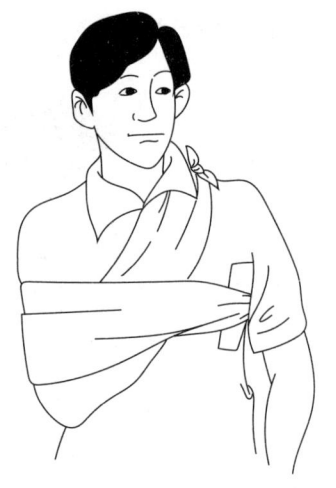

图3-10-36 单侧锁骨骨折三角巾固定法

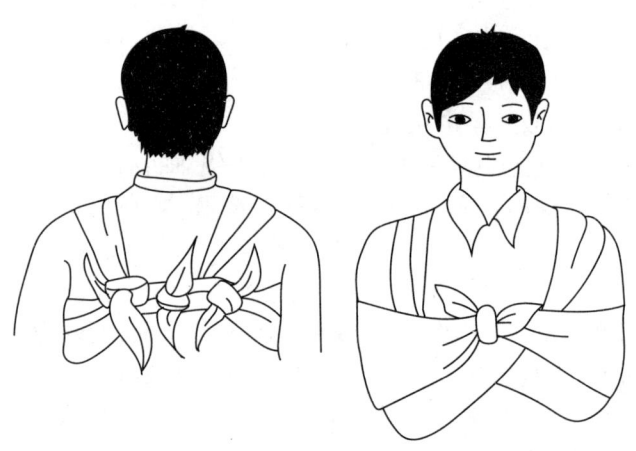

图3-10-37 双侧锁骨骨折固定法

(2)前臂及肱骨骨折

1)前臂骨折:病人取坐位,将两块夹板(长度超过病人前臂肘关节至腕关节的距离)放好衬垫物,置前臂掌背侧;用带子或绷带将夹板与前臂上、下两端扎牢,再使肘关节屈曲90°;用悬臂带吊起夹板(图3-10-38)。

2)肱骨骨折:病人取坐位,将两个夹板放在上臂内、外侧,加衬垫后包扎固定;将患肢屈肘后,用三角巾悬吊于前臂,做贴胸固定;如无夹板,可用两条三角巾,一条中点放于上臂越过胸部,在对侧腋下打结,另一条将前臂悬吊(图3-10-39)。

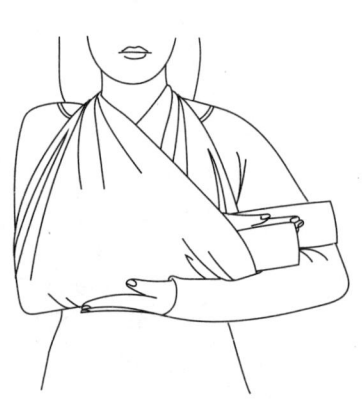

图3-10-38 前臂骨折固定法

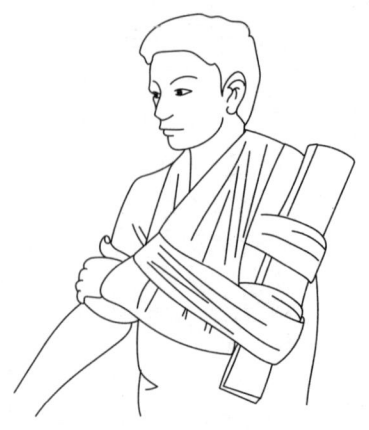

图3-10-39 肱骨骨折固定法

(3) 踝、足部及小腿骨折

1) 踝、足部骨折：病人取坐位，使患肢呈中立位；踝周围及足底衬软垫，足底、足跟放夹板；用绷带沿小腿做环形包扎，踝部做"8"字形包扎，足部做环形包扎固定（图3-10-40）。

2) 小腿骨折：病人取平卧位，伸直伤肢；用两块长夹板（从足跟到大腿），做好衬垫，尤其是腘窝处，将夹板分别放置于伤侧的内、外侧，用绷带或带子在上、下端及小腿和腘窝处绑扎牢固。如现场无夹板，可将伤肢与健肢固定在一起，需注意在膝关节与小腿之间空隙处垫好软垫，以保证固定稳定（图3-10-41）。

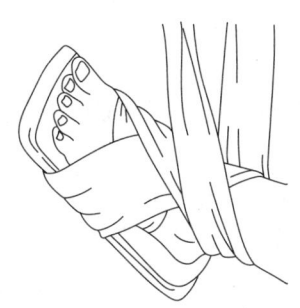

图3-10-40　踝、足部骨折固定法

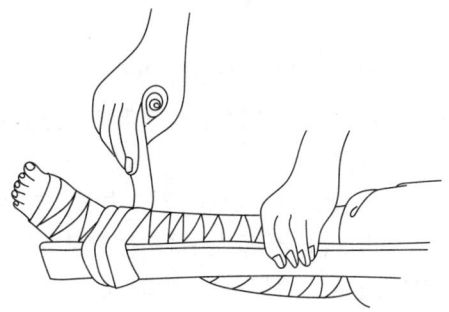

图3-10-41　小腿骨折固定法

(4) 大腿骨折：病人取平卧位；在腋下、髂嵴、髋部、膝、踝、足跟等处做好衬垫，取一块长夹板（其长度以病人腋下至足部的距离为宜）将其置于伤肢外侧，用绷带或宽带、三角巾分段绑扎固定（图3-10-42）。

(5) 脊柱骨折：脊柱、脊髓损伤，搬运不当可能会加重脊柱的移位和脊髓损伤的程度，所以，在急救和搬运时都必须十分小心、仔细，搬运前必须做好固定。固定时，由4~6人用手分别扶托伤员的头、肩、背、臀、下肢，动作一致将伤员抬到硬木板上，使其平卧，用布带将头、胸、骨盆及下肢固定于担架上。脊柱骨折抢救过程中，最重要的是防止脊柱弯曲和扭转，不得使用软担架和徒手搬运。

1) 颈椎骨折固定：只要怀疑有颈椎骨折，就应该进行颈椎固定。伤员应仰卧，尽快给伤员用塑料材料制成的颈托进行固定。没有颈托时可将伤员移至木板上，取仰卧位，头颈两侧放置枕头、衣服或沙袋，再将头用绷带固定，以免头部左右晃动而加重损伤（图3-10-43）。

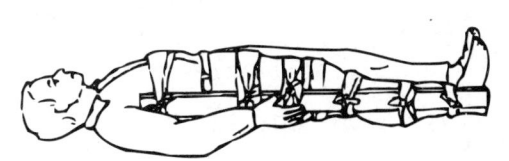

图3-10-42　大腿骨折固定法

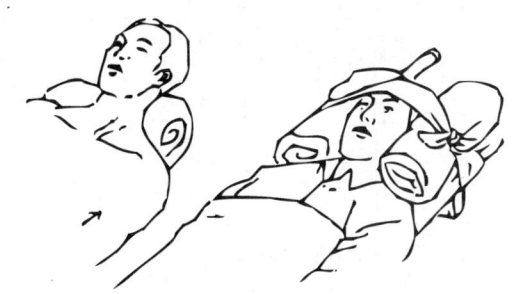

图3-10-43　颈椎骨折固定法

2) 胸腰椎骨折固定：将伤员仰卧于硬木板上，腰部垫上枕头，再用布带将伤员固定在木板上（图3-10-44）。

(6) 骨盆骨折固定：将三角巾折叠成带状，于腰骶部经髋前至下腹部打结固定，另取一三角巾折叠成带状，将其中间置于小腹正中部，拉紧三角巾两底角绕过髋部，并于腰骶部固定（图3-10-45）。

(四) 搬运术

伤病员在现场进行初步急救处理后和在送往医院的过程中，必须经过搬运这一重要环节。规范、科学的搬运术对伤病员的抢救、治疗和预后都是至关重要的。从整个急救过程看，搬运是急救医疗不可分割的

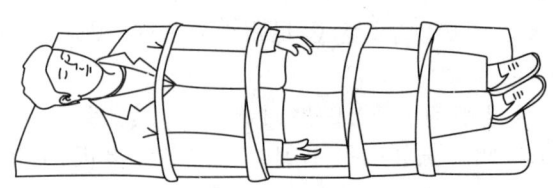
图 3-10-44 胸腰椎骨折固定法

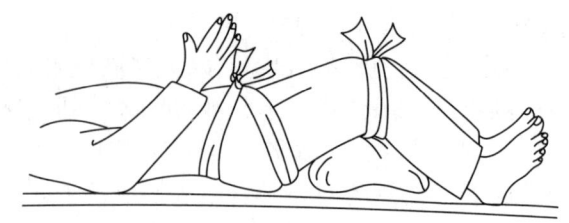
图 3-10-45 骨盆骨折固定法

重要组成部分,仅将搬运视为简单体力劳动的观念是错误的。

1. 徒手搬运法 当现场找不到担架,而转运路程又较近、病情较轻时,可以采用徒手搬运法。但此法无论对搬运者或病人都较劳累。

(1) 单人搬运法:对病情较轻、能够站立行走者可采用此法。单人搬运法是用搀扶、背、抱等方法搬运。

1) 搀扶法:救护者站于病人一侧,使病人靠近他(她)的一臂搂着自己的头颈,然后救护者用外侧的手牵其手腕,另一手伸过病人背部扶持其腰,使病人身体略靠着救护者。上肢骨折伤员多能自己行走,可用搀扶法(图3-10-46)。

2) 抱持法:病人能够站立,救护者站于病人一侧,一手托其背部,一手托其大腿,将其抱起。如病人卧于地上,则救护者先屈一膝跪地,用一手将其背部稍稍扶托起,另一手从腘窝处托起,将病人抱起。病人若还有知觉,可让其一手抱着救护者的颈部(图3-10-47)。

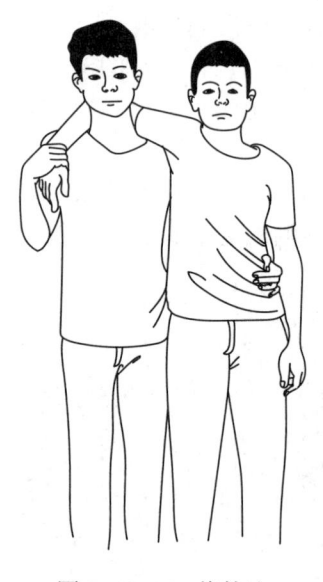
图 3-10-46 搀扶法

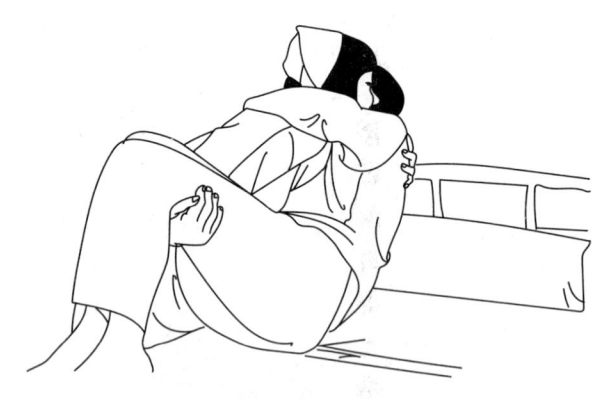
图 3-10-47 抱持法

(2) 双人搬运法:是用双人椅式、平托式、拉车式等方法(图3-10-48、图3-10-49、图3-10-50)。

(3) 多人搬运法:是用平卧托运等方法(图3-10-51、图3-10-52)。

注意事项:对病情较重、有复杂创伤的病人不能采用徒手搬运。

2. 担架搬运法 担架是运送病人最常用的工具。担架的种类很多,常用的有帆布担架、绳索担架、被服担架、门板、床板以及铲式、包裹式、充气式担架。用担架搬运的方法是:由2~3个人,分别用手托伤员的头、胸、骨盆和腿,动作一致地将伤员轻轻地移上担架,平放到担架上,并加以固定。病人头部向后,足部向前,这样后面抬担架的人,可以随时观察病人的变化。抬担架人的脚步、行动要一致,平稳前进。向高处抬时,如上台阶、过桥、上楼,前面的人要将担架放低,后面的人要抬高,以使病人保持水平状态;下台阶时则相反。

第十章 病人急救

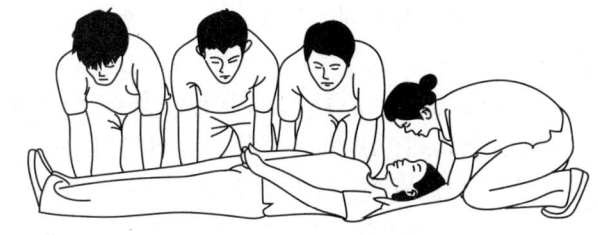

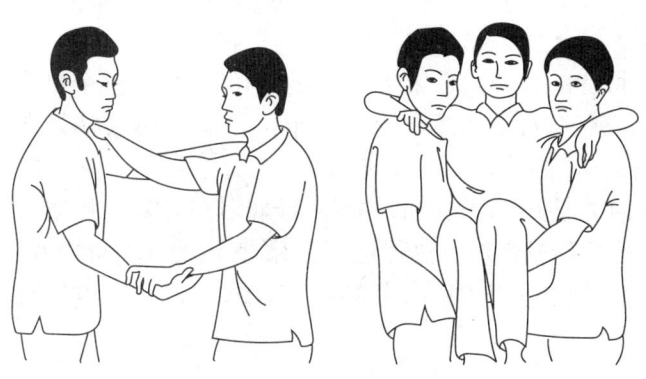

图 3-10-48 双人椅式双人搬运法

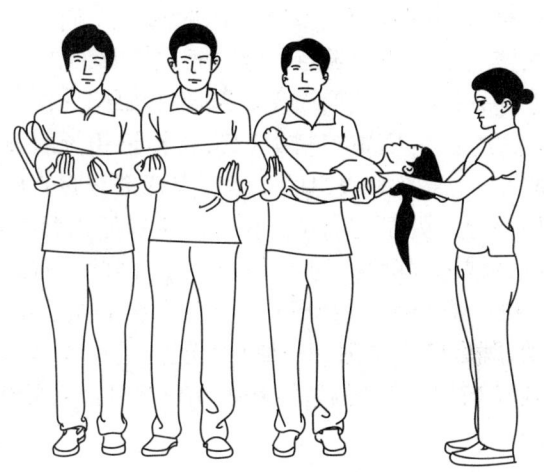

图 3-10-49 平托式双人搬运法

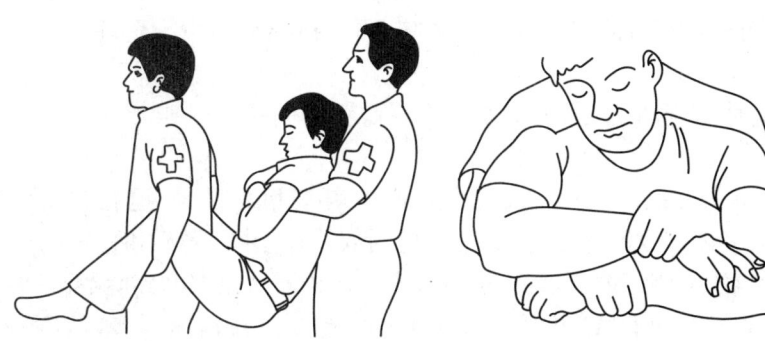

图 3-10-50 拉车式双人搬运法

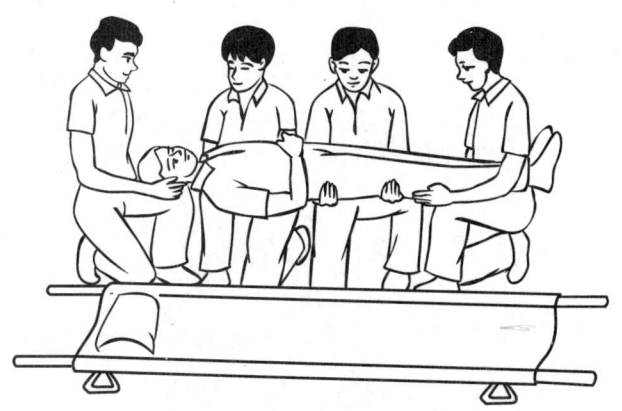

图 3-10-51 四人搬运法

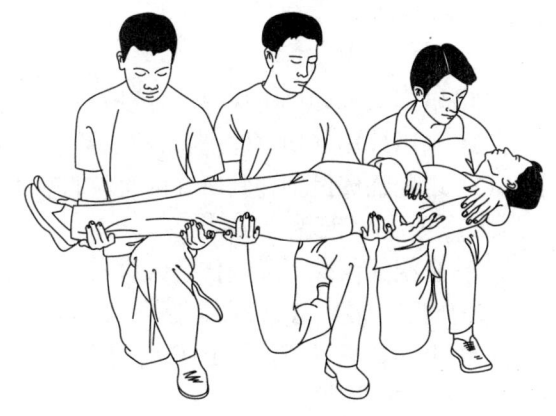

图 3-10-52 三人搬运法

不同的病情选用不同的担架。下肢骨折伤员可用普通担架搬运。

注意事项：脊柱骨折时要用硬担架或木板，并要填塞固定；颈椎和高位胸椎骨折时，除要填塞固定外，还要有专人牵引头部，避免晃动（图 3-10-53）。

3. 搬运者的自身保护　正确的搬运姿势和提抬技术，对保护搬运者的自身健康十分重要。对急救人员来说，在搬运伤病员时，要求使出全力。然而，如果没有遵照人体力学规律而随意地提、抬、举以及伸臂、弯腰等，很可能导致搬运者自身的脊椎、韧带和肌肉受伤。

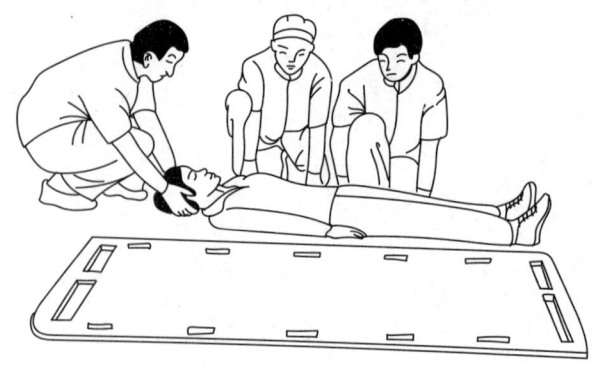

图 3-10-53　担架搬运法

（1）保持正确的提抬姿势：在提抬担架时，应该用强壮的腿部、背部和腹肌的力量。在背部和腹肌同时收缩时，背部就会"锁"在正常的前凸位，以保证整个提抬过程中脊柱处于前凸位。在升高或降低担架和伤病员时，腰、背部及大腿正处于工作状态，担架或伤病员离搬运者越远，其肌肉的负荷就越大。因此，提抬时应让担架和伤病员与自己靠近。

（2）搬运时互相协调：当担架和伤病员总质量 >30 kg 时，应由两人提抬，并尽可能将其放在轮式担架上滚动，既可节省体力，又可减少受伤的机会。搬运者在提抬担架或伤病员过程中，应用语言沟通并保持协调，尤其是当担架和伤病员离地 <70 cm 开始提抬时要特别注意这一点，如可同时叫"一、二、三，抬！"以保持协调。

4. 搬运的几项原则

（1）了解伤病员的体重和搬运器械（工具）的大致质量，了解自己的体力限制，若估计两人能抬起，即可提抬；若不能，则应召唤别人帮忙。一般来说，抬担架总是两人，两人成对地工作，以保持平衡。

（2）开始抬担架时，首先应摆好腰背部前凸位姿势，再使担架和伤病员靠近自己的身体，然后腿、腰及背肌一起用力。

（3）救护人员在搬运时，应清楚地、经常地交谈，以保持协调一致。

（五）初级创伤救治

初级创伤救治（primary trauma care，PTC）是由英国著名麻醉医师道格拉斯·维尔金森（Douglas A Wilkins）等设计的一套初级创伤救治体系，便于对那些需要快速诊断、复苏和稳定的创伤病人及时诊断及治疗，并集中介绍某些危及生命的疾病的早期诊断和治疗。该教程已经被世界麻醉医师协会（World Federation of Societies of Anaesthesiologists，WFSA）采纳。该项目已在全球 44 个国家开展，该培训的特点是注重实践和实用。

随着中国经济的高速发展，中国创伤和灾难性事故有上升的趋势。原卫生部医政司、卫生部医院管理研究所与国际初级创伤救治委员会（PTCF）2010 年签署备忘录，由卫生部、PTCF 和香港嘉道理慈善基金会共同开展初级创伤救治工作。

1. PTC 培训的任务

（1）培训医师和护士快速、系统地救治严重创伤的病人。

（2）利用现场一切可能设备，按伤情决定救治的优先顺序，并安全地救治伤员。

（3）培训临床医师在其所在的医院教授 PTC 原则。

2. 2 天 PTC 课程的目的

（1）介绍如何对严重创伤病人进行系统的评估和治疗。

（2）向学员讲授 PTC 的专业知识、救治技能及对待 PTC 准则的态度。

（3）由学员思考如何将 PTC 准则推广到自己所在的医院。

3. PTC 的内容

（1）创伤预防。

(2) 按伤情分类。现场检伤分类为 4 个等级：死亡(黑色标识)、重伤(红色标识)、中度伤(黄色标识)、轻伤(绿色标识)。

(3) 初级评估。要求：快速、有序，2 min，及时处理发现的创伤，病情不稳定则随时复查。

包括：

气道(A)①检查：视、听、触、颜色，意识状态，使用辅助呼吸肌；②警惕：气道梗阻，伴呼吸困难的胸部创伤、颈椎损伤；③措施：清理口腔，提下颌/托下颌，放置口咽或鼻咽通气道，气管插管，颈椎的保护。

呼吸(B)①评估：气流运动、呼吸频率；②警惕：张力性气胸、大量血胸、开放性气胸、连枷胸、肺挫伤；③呼吸管理：给氧(有条件时)，人工通气，气胸排气减压，血胸引流。

循环(C)①评估：心排血量、血容量、外出血；②警惕：腹腔内创伤、胸腔内创伤、长骨骨折、骨盆骨折、穿透伤、头皮伤；③管理：止血，开放 2 条粗的静脉通道，抽血检查交叉配血和血红蛋白(Hb)水平，静脉输液。

神经功能障碍(D)①瞳孔；②检查意识状态：清醒，对语言指令有反应，对疼痛刺激有反应，无反应。

显露(E)①检查：去掉全身衣服，全面检查，防止低体温；②X 线检查(有条件时)：颈椎(正侧位)、胸部、盆腔。

(4) 次级评估。用于病人病情不稳定或由稳定转为不稳定时。

(5) 稳定病情。

三、中医急救常用技术

中医急救技术在临床上主要分为内服和外治两大类。内服指中药的辨证论治或单验效方的临床运用，外治指药物的吹、导、熨、敷贴及非药物的针灸、放血、探吐、刮痧等。

(一)内服方剂

中医用于急救的内服方剂历史源远流长。如秦汉时期的《五十二病方》《黄帝内经》《神农本草经》记载了许多治疗急症的方剂。东汉末年，张仲景著《伤寒杂病论》将急症方剂纳入急症辨证论治的理论体系之中，使理、法、方、药一脉贯通，既奠定了急症方剂的基础和发展方向，又大大提高了急救内服法的疗效水平。晋代葛洪所著《肘后备急方》是第一部急症方剂专著，收集了许多急救内服的单验效方(如葱豉汤、黄连解毒汤等)，开中成药治疗急症的先河。

隋唐时期形成了急救内服法的第二个高潮。代表医著如孙思邈的《千金要方》收方 5 300 余首，《千金翼方》收方 2 900 余首，王焘的《外台秘要》更多，达 6 900 余首。其中有大量新创的治疗急症的方剂，如《千金要方》的漏芦连翘汤、犀角地黄汤、紫雪散、生地黄煎、大小续命汤等。隋唐开始发明了芳香开窍类急救疗法，如《外台秘要》收集的吃力伽丸是苏合香丸的最早记载。隋唐医家虽然在急救内服上较多地采用汤剂，但已注意推广中成药，如《外台秘要》卷三十一，专门论述制剂，主张采用丸剂、散剂、膏剂、酒类等，如万病耆婆丸等。《千金要方》还首次提出"煮散"法，如续命煮散等。

宋元时期，急救内服法有了重大发展。由于政府的提倡、组织并颁行，《太平圣惠方》《圣济总录》《太平惠民和剂局方》(简称《局方》)盛行，其中总结并收集相当数量的急症内服方剂。

明清时期对急救内服法进行了全面整理和充实。明代方书《普济方》载方 61 739 首，《医方类聚》集方万余首，既系统整理古方，又创制急症新方。这两部方书巨著成为明代以前急症内服方剂的最大资料库。明末吴又可《温疫论》率先突破《伤寒论》旧说，创"达原饮"，之后温病学说迅速崛起，至清代已形成完善的理论体系，一大批急救内服新方问世，如银翘散、清营汤、清瘟败毒饮、清暑益气汤、安宫牛黄丸、神犀丹、甘露消毒丹、玉枢丹等，极大地提高了外感热病急症的疗效水平，开创了急救内服法的新局面。

(二)外治技术

急救外治法由于方法多样，使用简便，见效较快，是内服法所不能取代的，成为中医急救疗法的重要组成。纵观中医发展史，人类发明火之后，便产生了火熨疗法。最早的医疗工具砭石(石针)，可以用来刺开脓肿，以后发展成骨针(兽骨)、青铜针、铁针、银针等，其外治急症的范围也随之扩大。殷墟卜辞记载了 22 种疾病使用的外治法。现存最早的临床医学文献《五十二病方》中载方 283 首，其中外治方七十余首，约占全书的

1/4，有熏浴、敷、涂、酒擦等方法。《史记》载有扁鹊诊治虢太子尸厥，采用针刺、药熨及内服药等综合措施。《黄帝内经》中不仅论述外治之理，而且还介绍浸渍、热浴、热熨、涂敷、烟熏、膏贴、针灸术、放血术、穿刺术等多种外治急救法。东汉张仲景《伤寒杂病论》治疗急症多用内服药，但也十分重视药物外贴、外摩、外洗、外熏、外塞、外吹等外治法。如用气味浓烈、刺激性强，具有开鼻窍、通阳气、醒神志作用的药物舌下含化或灌鼻、吹鼻，救治危重症。《伤寒杂病论》记有"桂屑着舌下"治"尸厥，脉动而无气，气闭不通，故静而死者"。并用针灸、保暖等措施，提高抢救成功率。张仲景还是胸外心脏按压和人工呼吸急救术的先驱，他创立的一系列内服外治法，为中医急救疗法的发展奠定了基础。晋唐时期，急救外治法进一步得到了充实与提高。《肘后备急方》除载有催吐、取嚏、热熨、艾灸、放血、吹耳等一般外治法外，还运用了口对口人工吹气抢救猝死病人的复苏法、蜡疗和烧灼止血法、放腹水和小夹板固定术等。《备急千金要方》和《外台秘要》收集了大量外治急救方法，如导尿术。此外，救治溺水已用了排出积水、保暖及人工呼吸等综合措施，颇具科学性。宋代宋慈的法医学专著《洗冤集录》辟有"救死方"专章，收集了一些有价值的急救方法，其中不乏科学道理。如解救砒霜中毒："砒霜服下未久者，取鸡蛋一二十个，打入碗内搅匀，入明矾末三钱，灌之。吐则再灌，吐尽便愈。"现在已知，砒霜是砷的化合物，与鸡蛋清中的蛋白质相遇后，形成凝固蛋白而不易被吸收。明矾具有催吐作用，可将已凝固的含砷化合物吐出，减少砷的吸收。宋金时代，医学对饮食不入，汤药不进，生命危亡的病人，采用了鼻饲术。鼻饲术的早期为了及时抢救急症的口噤，使汤药饮食能顺利吞食，曾用过"拗开口""取嚏""敲去一牙""针刺"等法，虽然其有可取之处，但并不理想。这些方法到宋代有了进一步的发展。北宋《圣济总录》记有"治中风急，牙关紧……若牙紧不能下药，即鼻中灌之"，其方法为"用青葱筒子灌于鼻内，口立开，大效"。说明宋代或宋之前鼻饲是以青葱筒子导入的。金代张子和对此术加以改进，使之更接近现代的方法："一夫病痰厥，不知人，牙关紧急，诸药不能下，候死而已。戴人见之……乃取长蛤甲磨去刃，以纸裹其尖，灌于右鼻窍中，果然下咽有声……顿苏。"长蛤酷似现代的漏斗，接以纸管纳入鼻孔中喂饲。元代危亦林论述了骨折整复术中因剧烈疼痛造成的休克或昏迷的急救，"用盐汤或盐水与服，立醒。"与现代医学补充血容量，输液用生理盐水是相似的。明清时期，随着温病学的发展，一些医家将疫疠所致、发病急暴、变化迅速的病证归为"痧证"，出现了《痧胀玉衡》《痧症全书》《痧喉正义》等专著。清代吴师机著《理瀹骈文》，汇集外治法之大成，充实丰富了外治法。认为外治法古已有之，由来已久。凡病多从外入，故医有外治法。

（三）临床常用的急救技术

1. 针刺法　《针灸便览》指出："缓病仍以方药治之，急症即以针法奏效。"说明急救外治中针刺法是重要手段之一，特别适合中风、昏迷、痰证、痧证、热病、中暑、痛证、吐泻、癃闭诸急症的治疗。

2. 艾灸法　用艾炷或艾条直接灸或隔物灸，是十分普遍的急救外治法。灸法治急症可通阳益气、散风活血、温通痰湿、下气降逆等，适用于厥证、脱证、寒证、虚证、痹证、哮喘、脘腹痛、霍乱吐泻等。

3. 拔罐法　穴位上用火罐吸拔，可温经通络、活血止痛，用于痛证、痹证、哮喘、外感等。

4. 雾化吸入法　利用超声的雾化作用，使液体在气相中分散，将药液变成雾化颗粒，通过吸入气道使药物吸收而达治疗作用的一种疗法。临床常用的有超声雾化器等，多用于肺卫急症。

5. 止血法　将中药经过加工或辅以器具施之于病变部位以制止出血的一种疗法。临床常用的方法有加压包扎法、塞鼻止血法、海绵剂止血法、敷药止血法等。

6. 注射法　将中药制成针剂，注射于肌肉、血脉之中，使药物吸收入机体内而起到治疗作用的一种疗法，这是近几十年来中药制剂改革的重大突破。常用的方法有静脉滴注、肌内注射、穴位注射等。

7. 灌肠法、结肠滴注法　将药液从肛门灌入或滴入大肠，使机体吸收而达治疗作用的一种疗法。前者称灌肠法，后者称结肠滴注法。

8. 药熨法　又称热熨疗法，是将药物（或掺入某些吸热物）加热置于病人体表某些特定部位，进行热熨，以达到治疗目的的一种方法。适用于风湿痹痛、胃痛、腹痛、泄泻、痢疾、哮喘、积聚、鼓胀、两便不通等证。

9. 熏吸法　利用药物加水煮沸后所产生的蒸气熏蒸全身或患处，或用鼻口吸入，达到治疗目的的一种疗法。常用于发热、头痛、水肿、癃闭和眩晕等。

10. 敷贴法　是用药物或其他物品外敷于患处或某些穴位的一种治疗方法。适用于中暑、感冒发热、哮喘、鼻衄、风湿痹痛、脘腹疼痛、头痛、胸痹、小便不通等。

11. 搐鼻催嚏法　是将药物研成极细末,搐入鼻内,通过药末刺激鼻黏膜并吸收,使之连续不断地打喷嚏,以达到治疗目的的一种疗法。常用于感冒、神志昏蒙(中风除外)、中暑、头痛、气厥、癃闭等。

12. 噙化法　即含化,又称噙含,是将药物噙在口中含化用以治病的方法。其作用特点是通过口腔黏膜和舌下静脉直接吸收,现代又称舌下给药,由于取效迅速,可用于救治胸痹心痛。

13. 刺络法　也称刺血术,古称放血疗法,或谓泻血法。它是急救危重病人生命的主要手段之一。其作用刺络泻血,除滞祛结,以泻其邪。刺络之位,常取尺泽穴、委中穴、少商穴等,视病性病情而定。

（张　华　刘笑然　程少文　袁　勇　吕传柱）

数字课程资源：

📖 拓展阅读　　　　　✏ 教学 PPT　　　　　📝 自测题

第十一章 病人护理

本章要点

医生作为护士工作中的合作伙伴,除了必须精通自己工作领域内的知识和技能之外,还需要了解一些与护理工作相关的内容。因此,本章主要介绍护理学的形成与发展、病人护理的理念与目标、病人护理的理论基础、病人护理的范畴与内容、病人护理的基本方法与模式等。旨在使医护间更好地配合,使医疗护理措施发挥最佳的效果,促进病人的康复。

医生和护士是医疗卫生保健系统中的重要成员。医生的主要职责是诊断和治疗疾病,护士的主要职责是为病人提供身体、心理及社会各层面的整体护理。虽然医生和护士的工作性质及内容各不相同,但是他们最终的工作目标是一致的,即:使病人达到最佳的健康状态。因此作为医生,必须了解病人护理的相关内容,才能在临床工作中,更好地与护士合作,从而达到促进病人健康的目的。

第一节 护理学的形成与发展

第二节 病人护理的理念与目标

理念是人的价值观及信念的组合,它以原则的形式左右及指引个人的思维方式和行为举止,协助个人判断是非,决定事物的价值。护理理念是运用逻辑分析、推理等抽象方法阐述各种护理现象之间的联系,它既为护理理论的发展奠定基础,又为护理活动提供方向的指导。护理活动有其明确的目的性,护士通过有目的、有计划的护理活动,为护理服务对象提供身心整体护理,从而达到预期的护理目标。

一、病人护理的理念

护理学的服务对象是人,包括患病的人和健康的人。护理学科强调人的整体性,将人看作是由生物、心理、社会、精神、文化等多个层面所组成的统一整体,因此,强调整体护理的病人护理理念。

(一)整体护理的定义

整体护理是一种以病人为中心,将病人视为由生物、心理、社会诸因素构成的开放性的有机整体,根据护理对象的需求和特点,运用护理程序的理论和方法,为护理对象提供生理、心理、社会等全面的帮助和照护,以解决护理对象现存的或潜在的健康问题,达到恢复和增进护理对象健康目标的护理思想和护理实践活动。

(二) 整体护理的内涵

1. 全方位　即护理应涵盖护理对象生理、心理、社会、精神、文化等多个层面。
2. 各阶段　护理应贯穿于人生命的全过程,即人的一生,从胚胎到死亡各个阶段都需要护理服务,包括妊娠保健、新生儿护理、儿童护理、妇幼保健、成人护理、老年护理、临终护理。
3. 全过程　护理应贯穿于人的疾病和健康的全过程。护理对象不仅包括患病的人,也包括健康的人;护理不仅帮助人们恢复健康,也帮助人们维护健康、提高健康水平。
4. 全人类　护理对象不仅包括个人,也包括群体;护理对象不仅包括个人,也包括家庭、社区。护理的最终目标是提高全人类的健康水平。

二、病人护理的目标

1. 促进健康(health promotion)　健康是一种安适的状态,意味着具有提高生命质量的态度、行为和发挥个体潜能的作用。促进健康的目标是通过一系列护理实践活动(如教育人们对自己的健康负责,形成健康的生活方式,解释改善营养和加强锻炼的意义,鼓励戒烟,预防药物成瘾,预防意外和提供信息以帮助人们利用健康资源等)帮助服务对象维持最佳的健康水平或健康状态。
2. 预防疾病(disease prevention)　预防疾病的目标是通过一系列护理实践活动(如指导肥胖者实施有效的降低体重的计划;开展妇幼保健的健康教育,增强免疫力,预防各种传染病;提供疾病自我检测的技术、评估机构、临床和社区的保健设施等;帮助服务对象戒除烟、酒嗜好等),帮助服务对象减少或消除影响健康的各种因素(包括生物学因素、环境因素、心理社会因素及生活方式因素)以维持健康状态,预防疾病的发生。
3. 恢复健康(health restoration)　恢复健康的目标是运用护理学的知识和技能帮助已经出现健康问题的服务对象解决健康问题,改善其健康状况。如协助骨折术后病人实施有计划的功能锻炼,使其受伤肢体尽早恢复正常功能;协助残疾者参加一些力所能及的活动,使他们从活动中得到锻炼并恢复自信,最大限度地恢复健康;做好乳腺癌术后病人的心理护理,使其尽快适应身体、心理的改变,从而树立正确的自我概念。
4. 减轻痛苦(suffering relief)　包括两层含义:一是在护理实践中,运用所学的护理理论知识和技能,帮助个体或群体减轻疾病带来的痛苦;二是采取适当的护理措施减轻临终病人的身心痛苦,使其在生命的最后阶段能获得舒适,从而平静、安详、有尊严地离去。

第三节　病人护理的理论基础

一切护理活动都是在一定的理论指导下开展的,病人护理的理论基础包括与护理相关的理论(如一般系统论、需要理论、成长与发展理论、压力理论、沟通理论等)及护理理论。本节重点介绍主要的护理理论。

20世纪50年代,随着护理教育的发展和护理专业化进程的加快,护理学家开始不断探讨护理学的现象和本质,构建护理理论,用以描述、解释、预测和控制护理现象,从而指导护理实践。

一、南丁格尔的环境理论

南丁格尔被认为是世界上第一位护理理论家,其理论的核心是环境。南丁格尔认为,环境是影响生命和机体发展的所有外界因素的总和,着重强调物理环境如通风、光线、水、温暖、整洁、安静等环境因素对健康的影响。认为护理并不局限于治疗活动,而是把病人置于最佳的环境中使其自我恢复健康的过程。因此,护士有责任为病人创造良好的环境,使其在良好的环境中加速康复的进程。

南丁格尔对护理学4个基本概念(人、健康、环境、护理)的解释较为笼统,且由于历史的局限性,过分强调物理环境而相对忽视心理或社会环境对健康的影响。但南丁格尔将护理对象和环境作为护理工作中心的理论,以及对护理工作简明而高度的概括对指导护理实践和护理研究具有重要意义,为护理理论的发展奠定了基础。

二、奥瑞姆的自理理论

多罗西娅·奥瑞姆(Dorothea Elizabeth Orem,1914—2007年)是美国著名的护理理论家,曾担任过临床护士、护理管理者及护理教育者、咨询者和研究者等角色,在临床护理、护理教育和护理管理方面具有丰富的经验。这些经历和经验为其发展护理理论打下了坚实的基础。她于1971年出版的《护理:实践的概念》(Nursing: Concepts of Practice)一书中首次发表其自理理论,阐明个体的自理、自理需要和自理能力,之后此书不断再版以完善和发展理论,用于指导护理实践。目前,此书已被翻译成日、意、法、德、西班牙和荷兰等多种语言,其理论思想被十余个国家所广泛应用。自理理论强调护理对象的自我照护需求,认为每个人都有进行自我照护的需求,护理有助于个体满足保持生命、健康和安宁的自理需求。

奥瑞姆的自理理论主要由三个部分组成,即自理理论、自理缺陷理论及护理系统理论。其中,自理理论解释什么是自理及人有哪些自理需求两个问题;自理缺陷理论是其理论的核心,解释人在什么时候需要护理的问题;护理系统理论则阐述如何通过护理系统帮助个体满足其自理需求(图3-11-1)。

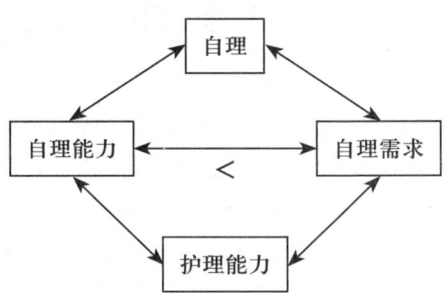

图3-11-1 奥瑞姆自理理论示意图

(一)自理理论

在自理理论中,奥瑞姆重点说明了什么是自理,人有哪些自理需要,哪些因素会影响人的自理能力。奥瑞姆认为,每个人都有自理的需要,而自理需要根据个人的不同健康状况以及生长发育的不同阶段而有所不同,当自理需要小于或等于个体的自理能力时,人就可以完成自理。

1. 自理 也称自护、自我护理、自我照顾。自理是个体为维持生命,确保自身结构完整和功能正常,增进健康与幸福而采取的一系列自发的调节行为和自我照顾活动。自理可以通过学习或经他人的帮助和指导而获得。自理是一系列连续的、有目的的活动,有效地执行自理活动有助于维持人体结构完整以及功能正常,并有利于个体的发展。正常成年人都能进行自理活动,自理活动贯穿于人的日常生活中。但儿童、老年人、残疾人等由于各种原因导致个体的自理活动受限,需要依赖他人的照顾。其依赖性照顾可以通过父母、监护人或照顾者完成。

2. 自理能力 指个体进行自理活动或实施自理行为的能力。此能力受年龄、性别、生长发展阶段、生活经历、社会文化背景、健康状况、生活方式、环境因素、家庭系统、健康服务系统和资源及利用情况等因素的影响。绝大多数成年人具有自理能力,但婴儿、儿童、老年人、病人或残疾人则需要他人协助来完成自理活动。

3. 自理主体 指能完成自理活动的人。正常情况下,成年人的自理主体为其本人;婴儿、儿童、老年人、病人或残疾人等的自理主体部分为其本人,部分为健康服务者或照顾者。

4. 自理需求 指特定时期内,为满足自理需要而采取的自理活动的总称,包括一般的自理需求、成长发展的自理需求及健康不佳时的自理需求。一般的自理需求是指所有人在生命的各阶段都具有的需求,包括空气、水、食物、排泄、活动和休息、独处和社交、避免有害刺激、促进机体功能与发展。成长发展的自理需求是指在特定的成长发展阶段所产生的特殊需求,或在成长发展过程中遇到不利情境时所产生的需求,如老年期需要接受生理功能衰退的需求,失业、丧偶、异地求学时的需求等。健康不佳时的自理需求指个体在疾病、创伤或在诊断、治疗过程中所产生的需求,如寻求卫生保健服务、有效执行治疗和康复、适应自我形象改变以及适应在疾病和治疗状态下的生活方式的需求等。

(二)自理缺陷理论

本理论为奥瑞姆自理理论的核心,阐述个体何时需要护理。奥瑞姆认为,在某一特定时间内,当个体的自理能力不足以满足其自理需求或个体的自理需求大于自理能力时,个体就出现了自理缺陷,此时就需要护理的介入和帮助。个体出现自理缺陷的主要原因可能是个体因病导致其自理能力下降,或自理需要增加,使其自理能力低于自理需求。当个体不能完成所有自理活动时,就需要护士的帮助;对于儿童、老年人或其他依赖他人照顾的个体,当其父母、监护人等的依赖性照顾能力低于依赖性照顾需要时,同样也需要护士的帮助。

奥瑞姆认为,当个体的自理能力能够满足其当前所有的自理需要时,个体就处于一种平衡状态;当个体的自理能力无法满足其自理需要时,平衡就被破坏,出现了自理缺陷。此时,为使平衡得以恢复,就需要借助外在的力量,如护士的帮助。因此,自理缺陷的出现是个体需要护理介入的原因。

(三) 护理系统理论

本理论着重阐述如何提供护理的问题,即如何通过护理系统来帮助个体克服自理缺陷,满足其自理需求。护理系统是由护士为病人提供照顾的护理行为和病人自身的自理行为共同构成的行为系统。根据个体的自理需求和自理能力的不同,奥瑞姆将护理系统分为完全补偿系统、部分补偿系统和支持-教育系统。启用哪一个护理系统,由护士根据病人的自理需要和自理能力而定。

1. 完全补偿系统 个体完全丧失自理能力,由护士提供全面的护理以满足个体的所有需求,如昏迷、高位截瘫、精神病病人等。

2. 部分补偿系统 个体能够执行部分自理活动以满足部分自理需求,另一部分需求依靠护士来满足。两者共同承担自理角色,包括以护士辅助完成自理需求为主(如给药、伤口护理等)和以个体完成自理需求为主(如肢体功能锻炼、充足睡眠等)。

3. 支持-教育系统 个体有能力完成自理活动,但需要护士提供咨询、指导、教育和帮助,如即将出院的术后病人、慢性病病人的健康教育等。

奥瑞姆的自理理论对护理学的4个基本概念也进行了阐述:①人:是具有生理、心理和社会功能的整体,具有学习和发展的潜力,并具有不同的自理能力。②健康:不仅是没有疾病,而且是生理、心理、精神和社会文化的完好状态。③环境:是存在于人的周围,并影响人的自理能力的所有因素,包括物理、心理和社会等方面的因素。④护理:是预防自理缺陷发展,并为自理缺陷者提供治疗活动,帮助病人获得自理能力的过程。

三、罗伊的适应模式

罗伊(Sister Callista Roy,1939—)是美国护理理论家,曾担任儿科护士、护理系主任和护理部主任等,并活跃于多个护理组织中。罗伊对适应模式的研究始于攻读硕士学位期间,她观察到儿童在成长发展阶段的心理变化及对环境的适应能力,认为适应是描述护理的最佳途径,由此构建适应模式。其理论于1970年《护理展望》(*Nursing Outlook*)首次发表,此后经过深入研究和不断完善,成为目前各国护理工作者广泛运用的学说,用于指导护理教育、护理研究和临床护理实践。罗伊适应模式从整体观点出发,围绕人的适应行为,着重探讨人作为一个适应系统面对周围环境中各种刺激的适应层面和适应过程。在罗伊适应模式中,刺激和人的适应水平构成适应系统的输入;人的行为作为适应系统的输出;输出的行为可为适应性反应或无效反应;应对机制为适应系统的内在控制过程,作用于4个效应器(图3-11-2)。

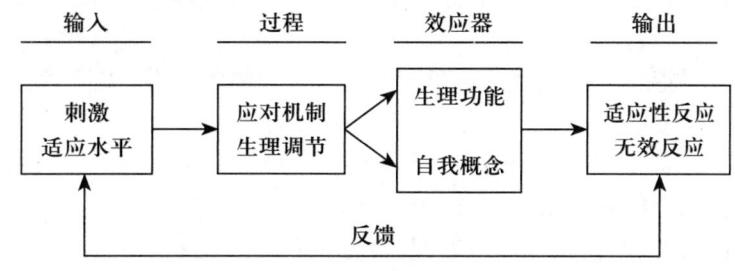

图3-11-2 罗伊适应模式示意图

1. 刺激　指来源于外界环境或人体内部,能激发个体反应的信息、物质或能量单位。刺激可以来自外界环境,也可以来自内部环境。来自外界环境的刺激称为外部刺激,如空气、光线、声音、温度等;来自内部环境的刺激称为内部刺激,如疾病、疼痛、体温、血压、适应水平等。根据作用方式的不同,可将刺激分为主要刺激、相关刺激和固有刺激。

(1) 主要刺激:指个体当前面临的,需立即做出反应的刺激。它是引起人产生行为变化最主要的、直接的刺激。

(2) 相关刺激:指可观察、可测量或由个体诉说的诱因性刺激,或对主要刺激所致行为产生影响的刺激。相关刺激对机体产生的影响可能是负性的,也可能是正性的。

(3) 固有刺激:指原有的、构成本人特征的刺激。这些刺激可能对当前的行为有影响,但其作用不确切或未得到证实,如文化背景、以往的经历等,通常不易观察和测量。

2. 适应水平　指个体所能承受或应对的刺激源的范围与强度。因此,适应水平描述的是人能在多大程度上承受刺激并做出适应性反应。如果刺激的数量和强度在人的适应水平之内,系统将输出适应性反应;如果超出人的适应水平,则输出无效反应。适应水平受机体身心发展水平和应对机制等因素的影响,适应水平因人而异,并处于动态变化之中。

3. 应对机制　指个体作为一个适应系统,面对刺激时的内在控制过程,包括生理调节机制和心理调节机制。

(1) 生理调节机制:指个体先天具备、通过神经-化学-内分泌途径调节与控制个体对刺激的自主性反应。

(2) 心理调节机制:指个体后天习得、通过认知-情感途径对刺激进行应对和调节。

4. 效应器　是人对刺激通过生理调节和心理调节后的适应方式,是机体对刺激所做出反应的具体行为表现形式,包括生理功能、自我概念、角色功能和相互依赖。

(1) 生理功能:涵盖机体的基本生理需求与功能的适应反应与行为,包括氧和营养、休息与活动、感觉、神经与内分泌等。生理方面适应的目的是维持个体的生理完整性,反映人的生理健康水平。

(2) 自我概念:指个体在特定时间内对自己的感觉、评价和信念。自我概念由躯体自我和人格自我组成。躯体自我是人对自己躯体的感知和评价,包括身体形象及躯体感觉;人格自我是人对自己的智力、能力、性情、伦理道德、社会地位等方面的感知和评价。自我概念方面适应的目的是维持个体在心理与精神方面的完整性,与人的心理健康有关。

(3) 角色功能:指个体履行所承担的社会角色以及满足社会对其角色期待的情况。角色功能适应的目的是维持个体在社会方面的完整性,与人的社会健康有关。

(4) 相互依赖:指个体与其重要关系人和各种支持系统之间的相互依存关系,包括爱、尊重、欣赏、付出与拥有。罗伊认为,在相互依赖模式中,一个人必须具有给予及接受爱与帮助的能力。相互依赖方面适应的目的是维持个体的社会关系的完整性,与情感和精神健康密切相关。

5. 适应反应　指个体对刺激的调节和控制最终所产生的行为反应,包括适应性反应和无效反应。适应反应即为输出。

(1) 适应性反应:指人能够适应刺激,维持个体的完整性,对个体的生存、成长、繁衍、主宰和自我实现起促进作用的行为反应。

(2) 无效反应:指人不能适应刺激,自我完整性受损,对个体的生存、成长、繁衍、主宰和自我实现起威胁和阻碍作用的行为反应。

罗伊适应模式对护理学4个基本概念的认识为:①人:是一个整体性适应系统,具有生理、心理和社会属性,不断与环境进行物质、能量和信息交换,并在互动过程需要适应以保持完整性。②健康:是个体成为一个完整且全面的人的状态或过程。③环境:是围绕并影响个体或群体行为与发展的所有情况、事件和影响因素。④护理:是帮助人控制或适应刺激,通过促进人与环境的互动以达到良好适应状态的应用性科学。护理的目标是促进人在生理功能、自我概念、角色功能和相互依赖方面的适应性反应。

四、纽曼的系统模式

纽曼（Betty Neuman，1924— ）是美国护理理论家，曾从事临床护理、家庭社区护理、精神卫生护理、护理教育和护理管理工作。纽曼在精神卫生学任教过程中，根据贝塔朗菲（Bertalanffy）的系统论、席尔（Selye）的压力与适应论、凯普兰（Caplan）的三级预防论等发展了保健系统模式。他于1972年在《护理研究》（*Nursing Research*）杂志首次发表题为"一个应用整体人的方式去面对人的问题的模式"的文章，此后经多次修改和完善，于1982年正式出版《纽曼健康保健系统模式》，广泛用于指导社区护理及临床护理实践。纽曼的系统模式围绕压力与系统而组织，以开放系统为框架，主要考虑压力源对人的作用及如何帮助人应对压力源以发展和维持最佳健康状态，重点阐述与环境中压力源持续作用的服务对象系统、压力源、面对压力源人做出的反应以及对压力源的预防（图3-11-3）。

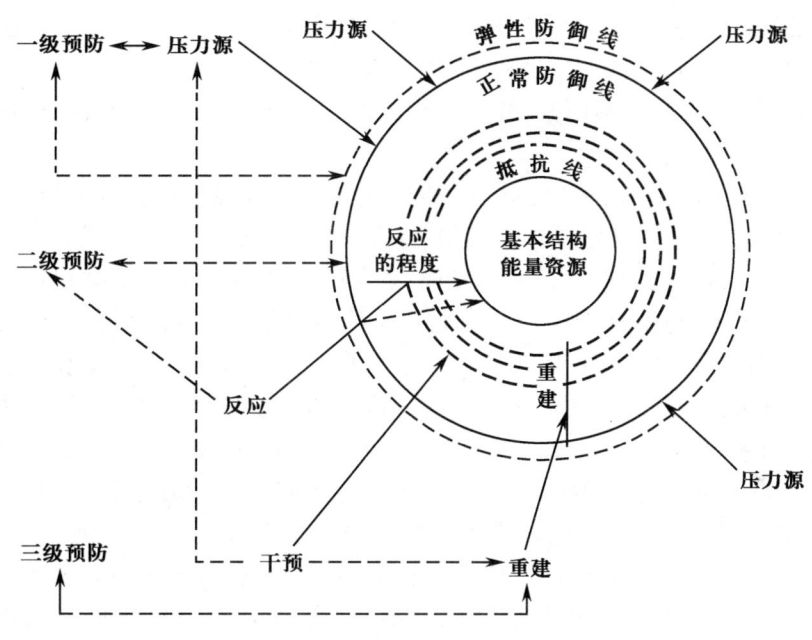

图3-11-3　纽曼健康保健系统模式示意图

1. 服务对象系统　也称个体系统，是与环境持续互动的开放性系统。服务对象系统可以是一个人，也可以是家庭、群体或社区。服务对象系统是由生理、心理、社会文化、发展及精神5个变量组成的整体系统，其结构可由具有核心结构的一系列同心圆表示，包括基本结构、弹性防御线、正常防御线和抵抗线。

（1）基本结构：位于核心部分，是机体的能量源，由生物体共有的生存基本要素组成，包括解剖结构、生理功能、基因类型、认知能力等，受生理、心理、社会文化、精神与发展方面功能状态的影响和制约。

（2）抵抗线：为紧贴基本结构外层的一系列虚线圈，由支持基本结构和正常防御线的一系列已知和未知因素组成，当压力源入侵正常防御线时被无意识激活，用于保护基本结构、稳定个体并促使其恢复至正常防御线的康强水平。

（3）正常防御线：为弹性防御线内层的实线圈，是个体在生长发育及与环境互动过程中逐步建立的对压力源的正常反应范围，即日常的康强或稳定状态，具有可伸缩性，但较弹性防御线变化速度慢，与个体在生理、心理、社会文化、精神与发展等方面对环境中压力源的适应和调节程度有关。此防线用于应对压力源，当压力源入侵后稳定性降低，个体发生压力反应而出现症状。

（4）弹性防御线：为最外层虚线圈，具有动态变化性，可于短期内迅速变化，受个体生长发育、身心状况、认知技能、社会文化、精神信仰等因素影响，用于防止压力源入侵，缓冲和保护正常防御线。

2. 压力源　指能突破机体防御线，引发紧张，威胁个体稳定和造成失衡的所有刺激。可分为个体内的压力源、人际间的压力源和个体外的压力源。

(1) 个体内的压力源(内在的压力源):来自个体内、与内环境有关的压力,如愤怒、生气、疼痛、失眠等。

(2) 人际间的压力源:来自两个或多个个体之间的压力,如夫妻关系、护患关系或同事关系紧张等。

(3) 个体外的压力源(外在的压力源):发生于个体外、作用距离比人际间压力源更远的压力,如经济状况欠佳、环境陌生、社会医疗保障体系出现变化等。

3. 反应　指压力源作用于个体时,个体出现的一系列反应。包括普遍性适应综合征和局部适应综合征,并经过警觉期、抵抗期和衰竭期三个反应阶段,表现为生理、心理、社会文化、精神与发展多方面的综合反应。

4. 预防　指护士为维持、促进和恢复个体的稳定和平衡,获得最佳健康状态而采取的干预措施。根据个体对压力源的反应可采取三种不同水平的预防措施,即一级预防、二级预防和三级预防。

(1) 一级预防:适用于当怀疑或发现压力源存在而压力反应尚未发生时,通过减少或避免与压力源接触、巩固弹性防御线和正常防御线,以防止压力源入侵和压力反应发生而采取的措施。一级预防的目的是预防压力反应的发生,一级预防的重点是强化弹性防御线和保护正常防御线。具体措施可通过对个体系统的评估,识别环境中的压力源或危险因素,并采取措施来减少或消除这些危险因素,同时强化个体系统的防御功能以预防压力反应的发生。

(2) 二级预防:适用于压力源已侵犯正常防御线、机体稳定性被破坏而发生压力反应时,通过早期发现和早期治疗,以强化抵抗线、减轻和消除压力反应、恢复机体稳定性而采取的措施。二级预防的目的是减轻或消除压力反应症状,二级预防的重点是早期发现、早期诊断、早期治疗。具体措施可针对压力反应采取针对性的处理措施;强化抵抗线,保护基本机构,以促进个体系统稳定性的恢复。

(3) 三级预防:适用于压力源已破坏人体的基本结构及能量资源,经积极治疗后个体已达到相当程度的稳定性时,通过教育和最大限度利用资源帮助个体恢复和重建功能,减少后遗症,以防止压力源进一步损害、最大限度地恢复机体稳定性、防止复发而采取的措施。三级预防的目的是帮助个体重建,促进个体系统获得并维持尽可能高的稳定性和健康状态,防止复发。三级预防的干预措施与一级预防类似。

纽曼系统模式对护理学4个基本概念的认识为:①人:是与环境中的压力源持续互动,由生理、心理、社会、精神、文化和发展5个层面构成的多维的、整体性开放系统,通过防御维持平衡和完整。②健康:是从疾病到康强的动态连续过程,为任何时间点上个体身、心、社会、文化、精神与发展等方面对压力源的正常反应以及各方面的稳定与和谐状态。③环境:是任何特定时间内与个体相互影响的所有内、外因素。④护理:是通过有目的地干预以减少或避免影响最佳功能状态发挥的压力源,帮助个体、家庭和群体获得并保持尽可能高的健康水平。

第四节　病人护理的范畴与内容

病人护理的范畴很广泛,涵盖人类健康与疾病的各个领域,根据不同的划分方式,病人护理有不同的内容。

一、根据护理功能来划分

护理功能是护士在执行护理措施时所从事的各种活动。按照护士在执行这些护理措施时的自主程度,可以将护理功能分为以下三种:

1. 独立性护理功能(independent function)　指护士应用自己的专业知识及技能来决定的护理措施及护理服务。如对服务对象病情的观察,采取增进服务对象舒适度的护理措施,服务对象的自理指导等。

2. 合作性护理功能(interdependent function)　指护士必须与医疗小组的其他人员密切配合及协作才能完成的护理功能。如与医生配合对服务对象的诊断及治疗,与营养师配合对服务对象进行饮食方面的指导,与理疗师配合指导服务对象的康复训练等。

3. 依赖性护理功能（dependent function） 指护士需要按照医生的处方及其他医嘱对服务对象所实施的护理。如遵医嘱对服务对象应用各种药物，使用呼吸机等。

虽然从概念上划分护理具有以上截然分开的功能，但在实际护理工作中这三种功能不能完全分开。如按照医生的处方为服务对象注射药物，这属于依赖性护理功能；但用药后观察服务对象对药物的反应及药物疗效，则属于独立性护理功能；如果服务对象用药后出现了一定的不良反应，则需要医生与护士共同抢救，属于合作性护理功能。

二、根据工作场所来划分

（一）临床护理

临床护理的对象是病人。临床护理以护理学及相关学科理论、知识及技能为基础，指导临床护理实践。范围包括各种医院、疗养院、诊所等。其内容主要包括基础护理和专科护理。

1. 基础护理 是各专科护理的基础，是运用护理学的基本理论、基本知识和基本技术以满足病人的基本需要。基础护理以病人为中心，针对病人生理、心理、社会、精神及文化等各层面的健康问题，采取科学、有效的对策，解决病人的健康问题，满足病人的健康需要，使其恢复到健康的最佳状态。其范围包括病人的生活护理、病人治疗需要的满足、病人病情变化的观察以及基本的护理操作技术和健康教育等。基础护理的具体内容包括：环境、病人入院和出院的护理、病人的安全与护士的职业防护、病人的清洁卫生、休息与活动、预防与控制医院感染、生命体征的评估与护理、冷热疗法、饮食与营养、排泄、给药、静脉输液与输血、疼痛的护理、病情观察及危重病人的抢救及护理、临终护理及医疗与护理文件记录。

2. 专科护理 是以护理学及各医学专科理论、知识、技能为基础，结合各专科病人的特点和诊疗要求，对病人进行身心整体护理。主要包括各专科常规护理，实施专科护理技术，如手术及特殊检查的术前、术中及术后护理，各种引流管、石膏和夹板的护理，各类疾病的护理与抢救，心、肺、脑、肾等主要器官功能的监护及器官移植等的护理。

（二）社区护理

社区护理的对象是一定范围内的居民和社会团体。以公共卫生学、护理学知识和技能为基础，以整体护理观为指导，结合社区的特点，开展疾病预防、妇幼保健、家庭护理、健康教育与咨询、预防接种及防疫灭菌等工作。主要的工作场所包括卫生所、健康中心、工厂、学校、教会及各种民间团体等。具体内容如下：

1. 建立医疗卫生服务网点 协助其他卫生工作人员，在社区中建立医疗卫生服务网点，如家庭卫生所、社区保健中心、防疫站等，对服务对象进行医疗护理服务。

2. 预防及抑制传染病的发生及蔓延 运用流行病学的概念，及早发现传染性疾病流行前的征兆，以抑制其发生及扩散。

3. 发现及处理健康问题 及时发现及处理辖区内个人、家庭及社区内所存在的普遍或共同性的健康问题，并寻求解决方法。

4. 普及保健常识 以卫生教育的方式普及保健常识，以提高公众的自理能力及保健意识。

5. 家庭访视及护理 如进行家庭咨询，提高家庭应对健康问题的能力，降低离婚率，并做好单亲家庭的子女辅导、预防保健、计划生育等方面的卫生宣传教育。

6. 注意环境卫生及团体卫生 包括关注饮水卫生、食品卫生、公害防治、工业卫生、学校卫生、职业卫生、工厂卫生等。同时要进行公众的环境卫生教育，以保证环境卫生。

7. 妇幼卫生 如对孕产妇的产前及产后检查、卫生宣传教育，对婴幼儿的保健护理等。

8. 社区的评估、诊断及护理 必须以社区居民的需求为导向，使护理保健更适合社区民众的实际健康需求。

9. 心理卫生指导 对人们实施有关心理卫生方面的指导与咨询，促进公众的心理健康，满足人的自尊及其他心理健康的需要。

10. **卫生行政** 配合各项卫生资料的收集、统计、分析及整理,如各项卫生研究、流行病调查,办理及推动各项卫生活动,执行及推广政府的各项卫生政策。

第五节 病人护理的基本方法与模式

在临床护理工作中,护士运用一定的方法和采取一定的工作模式为病人提供护理服务。护理程序是一种系统而科学地安排护理活动的工作方法。它是护士根据不同服务对象的需要进行的一系列有计划、系统而全面的整体护理,包括全面评估及分析服务对象生理、心理、社会、精神、文化等各方面的需要,根据需要制订相应的护理计划、实施计划及对护理效果进行评价,从而使病人得到完整的、适应个人需要的个体化的整体护理。纵观护理学的发展过程,护士所采用的工作模式有个案护理、功能制护理、小组护理、责任制护理及系统化整体护理。

一、病人护理的基本方法——护理程序

(一)护理程序的概念和特征

1. **护理程序的概念** 护理程序(nursing process)是一种有计划、系统而科学的护理工作方法,目的是确认和解决服务对象对现存或潜在的健康问题的反应。护理程序同时也是一个综合、动态、决策和反馈性的思维及实践过程。综合是指要用多学科的知识来处理服务对象对健康问题的反应,动态是指护理措施应根据服务对象健康问题的不断变化而随时调整,决策是指针对服务对象的健康问题决定采取哪些护理措施,反馈是指实施护理措施后的结果将决定和影响下一步护理措施的制定。因此,护理程序是以增进和恢复人类健康为目标所进行的一系列护理活动,包括评估服务对象的健康状况、列出护理诊断、制订护理计划、实施计划和对护理效果进行评价。

2. **护理程序的特征**

(1) 系统性:护理程序以系统论为理论基础,指导护理工作的各个步骤,使其系统而有序地进行。每项护理工作都是预先安排的系列活动中的一部分,每项护理活动既受先前护理活动结果的影响,又会对其后的护理活动产生影响。

(2) 动态性:护理程序必须及时地对服务对象的健康状况做出反应,因此,当服务对象的情况发生变化时,护理诊断以及护理计划必须随之变化。护理程序是一个持续开放和变化的系统,在任何时候,服务对象的新资料都可能导致护理计划的改变以及护理活动的调整。

(3) 个体性:护理程序的主要特征是根据服务对象的具体情况和需求设计护理活动。因为每一位服务对象都是不同的个体,因而其健康问题可能不同。即使病人具有相同的健康问题,其问题产生的原因也可能各异。因此,护理目标、护理措施也要因人而异。

(4) 目标性:护理程序以识别和解决服务对象的健康问题以及对健康问题的反应为特定目标,全面计划及组织护理活动,目的是满足服务对象生理、心理、社会等方面的整体需要,帮助服务对象减轻痛苦、提高生存质量,达到最佳健康状态。

(5) 互动性:在运用护理程序过程中,需要护士与服务对象、同事、医生及其他人员密切合作,以全面满足服务对象的需要。

(6) 普遍性:护理程序适合在任何场所、为任何服务对象安排护理活动。无论服务对象是个人、家庭,还是社区,无论其工作场所是医院、家庭病房、社区诊所,还是保健康复机构,护士都可以用护理程序组织工作。这种有目的、有计划的科学工作方法,为实施整体护理和提高护理质量提供了保证。

(二)护理程序的步骤

护理程序由评估、诊断、计划、实施和评价5个步骤组成,这5个步骤之间相互联系,互为影响。

1. **护理评估(nursing assessment)** 是护理程序的第一步,是有计划、有步骤地收集有关服务对象生理、

心理、社会文化和经济等方面的资料,并对资料进行分析及判断的过程。评估的主要目的是明确服务对象所要解决的护理问题和护理需要。评估是一个动态的、循环的过程,贯穿于护理程序的各个步骤,是确立护理诊断和提供有效护理措施的基础。评估的质量直接影响护理诊断、护理计划的准确性。

2. 护理诊断(nursing diagnosis) 是护理程序的第二步,是在评估的基础上确定护理诊断,以描述服务对象的健康问题。护理诊断是关于个人、家庭、社区对现存或潜在的健康问题及生命过程反应的一种临床判断,是护士为达到预期的结果选择护理措施的基础,这些预期结果应能通过护理职能达到。护理诊断的陈述包括三部分:健康问题、症状和(或)体征及相关因素。护理诊断是护理程序 5 个步骤中最具护理专业特色的步骤。

3. 护理计划(nursing plan) 是护理程序的第三步,是护士在评估及诊断的基础上,对病人的健康问题、护理目标及护士所要采取的护理措施的一种书面说明。护理计划需要对如何解决护理诊断所涉及的健康问题做出决策,包括 4 部分内容:排列护理诊断顺序、确定预期的护理目标、制订护理措施及书写护理计划。通过护理计划,可以使护理活动有组织、有系统地满足病人的具体需要。护理计划可分为入院护理计划、住院护理计划和出院护理计划。

4. 护理实施(nursing implementation) 是护理程序的第四步,是将护理计划付诸实践的过程。通过实施,可以解决护理问题,并可以验证护理措施是否切实可行。实施阶段,不仅需要护士具备丰富的专业知识,还需要护士具有熟练的操作技能、良好的人际沟通能力以及良好的服务态度等,才能保证护理计划顺利实施,使病人获得高质量的护理。

5. 护理评价(nursing evaluation) 是护理程序的最后一步,是一种有计划、有目的和不断进行的活动。护理评价按预期目标所规定的时间,将服务对象对护理的反应与预期目标进行比较,根据预期目标达到与否以及达到的程度,评定护理计划实施后的效果。实施后的效果分为目标完全达到、目标部分达到及目标未达到。如果目标完全达到,护理程序就可以终止;如果目标部分达到和目标未达到,则必须分析其原因,必要时,需重新评估服务对象的健康状态,引入护理程序的下一个循环。

二、病人护理的模式

(一)个案护理

个案护理(case nursing)是一名护理人员负责一位病人全部护理内容的护理工作模式,又称为"特别护理"或"专人护理"。这种护理工作模式主要适用于病情复杂严重、病情变化快、护理服务需求量大、要 24 h 监护和照顾的病人,如入住 ICU、CCU 护理单元的病人,多器官功能障碍、器官移植、大手术或危重抢救病人等。这种护理方式,护士责任明确,并负责完成其全部护理内容,能掌握病人的全面情况,但耗费人力。

(二)功能制护理

功能制护理(functional nursing)是以各项护理活动为中心的护理工作方法。主要模式是护理管理人员将护理活动按照功能分类,再根据本部门护理人员的个人能力及任职资格进行分工,每名护理人员从事相对固定的护理活动。如"治疗护士"主管病房的治疗任务,"基础护理护士"承担病房病人的各种生活护理等,护理单元所有的护理活动由各班护理人员共同协作完成。与其他护理模式相比较,功能制护理在护理人员数量方面的要求不太高,在护理人员有限的情况下,便于病房护士长进行病房护理人力的组织安排,人力成本较低。但由于功能制护理的工作模式是分段式,因而存在不能满足服务对象的整体需要和不利于护患沟通等弊端。

(三)小组护理

小组护理(team nursing)是以分组护理的方式对病人进行整体护理。将护士分为若干个小组进行护理活动,每组分管 10~15 位病人。由小组长制订护理计划和措施,安排小组成员去完成任务及实现确定的目标,小组成员由不同级别的护理人员组成,各司其职。这种护理工作模式能发挥各级护士的作用,能了解病人的一般情况,但护士个人责任感相对减弱。

（四）责任制护理

责任制护理（primary nursing）是由责任护士和辅助护士按护理程序对病人进行全面、系统和连续的整体护理。其结构是以病人为中心，要求从病人入院到出院均由责任护士对病人实行 8 h 在岗，24 h 负责制，由责任护士评估病人情况、制订护理计划和实施护理措施。这种护理工作模式，责任护士的责任明确，能全面地了解病人情况，但要求对病人 24 h 负责则难以实现，且文字记录书写任务较多，人员需要也较多。

（五）综合护理

综合护理（comprehensive nursing）是一种通过最有效地利用人力资源，最恰当地选择并综合应用上述几种工作模式，为服务对象提供既节约成本，又高效率、高质量的护理服务。各医疗机构的护理人员可根据其机构的特性和资源配置情况，决定符合自身特点的工作方式和流程，最终目标是促进病人康复，维持其最佳健康状态。在运用综合护理的过程中，各机构首先应根据特定的实践环境、病人的需求来决定护士应具备的能力，并加以培训。该护理工作模式要求首先应该明确不同层次的护士以及与护理相关的辅助系统，如后勤科、医疗技术科室、药房等，各自不同的角色和职责，这样才能保证具有不同经验、能力、学历层次的护士在工作中得到合理的分配和使用，以最佳地使用人力资源并促进其发展。这种工作模式既考虑了成本效益，又为护士的个人发展提供了空间和机会。

各种护理工作模式是有继承性的，新的工作模式在原有基础上予以改进和提高。这几种护理工作模式，在护理学的发展历程中都起着重要作用。需注意的是，任何护理工作模式都应该以整体护理观念为指导，其区别在于护理服务的分工排班和责任有所不同，在临床护理实践中可择优选用。

第六节　护理基本操作技术简介

（李小寒）

数字课程资源：

　　📖 拓展阅读　　　　✏ 教学 PPT　　　　📝 自测题

第十二章 病人康复

本章要点

本章简要介绍康复和康复医学的概念,康复评定的内容和常用康复治疗技术,康复医学与临床医学的关系等,引导学生初步了解病人的康复问题。

第一节 康复和康复医学

一、康复

(一) 概念

康复译自于英语 rehabilitation,原意是"恢复""复原""重新得到能力或适应正常社会生活"。世界卫生组织(WHO)对康复的定义是:康复是指通过综合、协调地应用各种措施,消除或减轻病、伤、残者身心及社会功能障碍,达到或保持最佳功能水平,同时改善患者与环境的关系,增强患者的自立能力,使其达到个体最佳生存状态并重返社会。

康复一词在我国经常引起混淆。康复在汉语词典里的意思是"恢复健康",等同于疾病后的恢复(recovery),《南史·袁宪传》中"群情喁喁,冀圣躬康复",宋朱弁《曲洧旧闻》卷八中"其后圣躬康复,车驾一出,都人懽忻鼓舞,所在相庆",探视病人时祝愿"早日康复",其中的康复均是恢复的意思,是指患病后健康水平下降,治疗和休息后健康恢复到病前水平,亦即达到了百分之百的恢复。而生活中随处可见"休闲康复""桑拿康复"的招牌,这里康复又有"疗养""养生"的意思。而康复作为医学专业名词,是指伤病后健康水平下降,虽经积极处理,但已形成残疾,健康水平复原不到原先水平的情况。残疾者才有康复的问题,可以说,没有残疾就没有康复问题,应注意概念的区分。另外,康复在香港译为复康,在台湾译为复健,也是应该注意的。

(二) 内涵

广义的康复概念是指全面康复,包括医学康复、教育康复、职业康复及社会康复。为达到全面康复,不仅涉及医学科学技术,而且涉及社会学、心理学、工程学等方面的技术和方法。狭义的康复是指医学康复。

康复针对病、伤、残者的功能障碍,以提高局部和整体的功能水平为主线,以整体的人为对象,以提高生活质量、回归社会为目标。不仅要训练残疾、残障者提高其功能,以适应环境,还需要环境和社会作为一个整体来参与,以利于他们重返社会。现代康复观念认为,康复必须从早期开始,康复理念必须渗透到整个医疗系统,包括预防、早期识别、门诊、住院和出院后的患者的医疗计划中。

(三) 康复的工作领域

康复是为残疾人服务的行业,为使残疾人达到全面康复,需要多方面工作共同来完成。康复的工作领域可分为4个方面。

1. 医学康复(medical rehabilitation) 是康复事业在医学上的一个侧面,包括关于各种残疾的一切医疗问题,以及恢复残疾人身心功能障碍的一切医疗技术和方法,它是全面康复的基础。

2. 教育康复(educational rehabilitation) 指残疾人的特殊教育。不同的残疾者采用不同的教育康复内容:对肢体残疾者采取普通教育,对智力残疾、视力残疾和听力语言残疾者采取特殊教育,对成年残疾者采取劳动技能和职业技能教育。

3. 职业康复(vocational rehabilitation) 是指残疾人需重新就业时,对其就业能力进行评定,根据其所能从事的职业进行就业前训练,根据训练结果决定其就业方式并协助安排就业的工作。

4. 社会康复(social rehabilitation) 是研究和协助解决残疾人经过医疗、教育和职业康复后,重返社会时所遇到的一切社会问题。通过减少或消除社会上存在的不利于残疾者重返社会的各种障碍,解决残疾者重返社会所遇到的问题,建立适合于残疾者活动的无障碍设施,为残疾人提供参与社会的各种机会,依靠社会的帮助和残疾者自身的努力,推进和保障残疾者在医疗、教育、就业等方面获得与健全人同等的社会权益。

(四) 康复的服务方式

WHO提出康复服务方式有三种:

1. 康复机构的康复(institution-based rehabilitation,IBR) 是指在综合医院中的康复医学科(部)、康复门诊、专科康复门诊、康复医院(中心)、专科康复医院(中心)以及特殊的康复机构等进行的康复。

2. 上门康复服务(out-reaching rehabilitation service,ORS) 具有一定水平的康复人员,走出康复机构到病、伤、残者家庭或社区进行康复服务。

3. 社区康复(community-based rehabilitation,CBR) 依靠社区资源(人、财、物、技术)为本社区病、伤、残者就地服务。1981年,WHO专家委员会将社区康复定义为:"在社区的层次上采取的康复措施,这些措施是利用和依靠社区的人力资源而实施的,包括依靠有病损、弱能和残障的人员本身,以及他们的家庭和社会"。1994年,国际劳工组织、联合国教科文组织、WHO联合发表意见书,指出"社区康复是在社区内促进所有残疾人康复并享受均等机会和融入社会的一项战略"。

三种服务方式相辅相成,没有康复机构,社区康复将缺乏人员培训基地,复杂、疑难问题也难以解决;没有社区康复,康复机构由于服务面窄、费用高,难以让所有的残疾者受益。

(五) 康复的基本对策

(一) 残疾预防

康复的基本对策,首先是预防。通过医学、社会、教育、法制等方面的综合性措施,最大限度地预防或降低先天性残疾的发生,预防伤病发展为残疾,预防继发性残疾,预防残疾进一步加重。WHO提倡三级预防,其范围及要求见表3-12-1。

表3-12-1 三级预防范围与要求

分级	预防范围	预防要求
一级预防	预防致残的损伤和疾病的发生	促进健康,特殊保护
二级预防	预防伤病发展造成残疾	早期诊断,合理治疗
三级预防	预防早期残疾发展为严重残障	限制残疾,康复处理

（二）残疾的处理

当预防失效而不幸发生残疾时，就要面对残疾的处理，针对《国际残疾分类》的三个类别：病损、残疾和残障，分别给予复原（restoration）、代偿（compensation）及适应（adaptation）处理。

二、康复医学

（一）概念

康复医学（rehabilitation medicine）是临床医学的一个分支，主要利用医学的措施治疗因外伤或疾病而遗留的功能障碍，导致生活、工作能力暂时或永久性的减弱或消失，以致独立生活有困难的躯体性残疾者，使其功能复原到可能达到的最大限度，为他们重返社会创造条件。康复医学主要面向慢性病患者及伤残者，以功能康复为主，而且强调整体功能的康复，使患者不但在身体上，而且在心理上和精神上也得到康复。它的着眼点不仅在于保存伤残者的生命，而且还要尽量恢复其功能，提高生存质量，使其重返社会，过有意义的生活。

（二）康复医学的研究对象

临床医学研究的对象是患者，以疾病为主导；而康复医学的研究对象主要是残疾人，以功能障碍为主，包括以下三类人群。

1. 功能障碍者　大体可分为身体性残障和精神性残障两类。身体性残障主要包括：①肢体活动受限，常见疾病有骨折、慢性风湿性关节炎、变形性关节病、外伤等。②视觉障碍。③听觉、言语障碍。④内脏功能障碍（呼吸、循环器官等）。⑤伴发于中枢神经损伤的高级神经活动障碍（失语、失用、失认和认知障碍等），常见疾病为脑卒中、头部外伤、脑肿瘤等。⑥其他躯体功能障碍。

精神性残障主要包括：①精神病，如精神分裂症、躁狂抑郁症等。②智力落后。③癫痫。④其他情绪行为异常。

2. 老年人　人口老龄化使老年人比例增加，60% 的老年人患有多种老年病或慢性病，老年人心肌梗死、脑血管意外和癌症的发病率也比年轻人高，因此也是康复医学主要的研究对象之一。在老年人中开展康复治疗，可有效地预防残疾，提高生存质量。

3. 慢性病患者　疾病在急性期没有治愈，进入慢性期，成为慢性病患者。此时，应该以康复治疗为主。

（三）康复医学的基本原则

康复医学的三项基本原则为：功能锻炼、全面康复、重返社会。

美国心理学家马斯洛（Maslow）在 20 世纪 50 年代提出了需要层次理论。这一理论认为人有 5 种需要：生理需要，包括食、渴、性、睡眠；安全需要，包括对自身的安全和财产安全方面的需要，如要求社会安全，生命和财产有保障，有较好的居住环境，老有所养；社交需要，包括对爱情、友谊、集体生活、社交活动的需要；尊敬的需要，包括自我尊敬与受人尊敬两个方面。由自尊产生对自我的评价，个人才能的发挥，个人的成就、动机等，受人尊敬产生对名誉、地位的追求以及对权利的欲望等；自我实现的需要，这是一个人实现自己理想抱负的需要，是人的高级需要。按这 5 种基本需要的重要性排列成不同层次，首先是生理需要，而后依次是安全、社会、尊敬、自我实现需要。残疾人也有同样的需要，不能停留在中间某个阶段，因此对残疾人需要进行全面的康复，不仅要进行功能训练，而且要在生理上、心理上、职业上和社会生活上进行全面的整体康复，使其最终重返社会。

（四）康复医学的工作方式

康复医学是一门多专业和跨学科的科学，所谓多专业是指在专业方面常涉及内科、神经科、骨科、老年科、儿科等；在学科方面，常涉及医学、工程学、心理学、教育学、社会学等多个学科，即使在康复医学内部，也有医师、治疗师等不同的专业，所以必须依靠多个专业和多个学科的分工合作才能实现康复的目标。为此，康复医学的工作形式多采用由多种专业和学科的人员组成的"康复治疗小组"的形式。康复治疗小组的组长为康复医师，成员包括物理治疗师、作业治疗师、言语治疗师、心理治疗师、康复工程师、文体治疗师、中医康复治疗师、康复护士和社会工作人员等。

康复治疗小组成员在组长的领导下，各专业人员对患者进行检查评定，针对患者的功能障碍的性质、部位、严重程度、发展趋势、预后、转归,提出各自的对策(包括近期、中期、远期),然后由康复医师归纳总结为一个完整的、分阶段性的治疗计划,由各专业分头付诸实施。治疗中期,再召开治疗会议,对计划的执行结果进行评价、修改、补充。治疗结束时,再召开治疗会议对康复效果进行总结,并为下阶段治疗或出院后的康复提出意见。

三、康复医学与临床医学的关系

(一)区别

临床医学是以疾病为主体,以治愈为主,以人的生存为主,医生抢救和治疗病人。康复医学是以病人为主体,以恢复功能为主,以人的生存质量为主,使有障碍存在的病人最大限度地恢复功能,回到社会中去。医生制订治疗方案时采用协作组的工作方法,即以病人为中心,以康复医师为主导,集体讨论决定。病人是主动者,允许其了解自己的病情及功能状态,可以提出自己的要求,医生起一个教师及促进者的作用。

康复医学与临床医学的区别要点如表 3-12-2 所示。

表 3-12-2 临床医学与康复医学的比较

	临床医学模型	康复医学模型
解决问题	疾病	残疾、疾病
医生的作用	行动者、知情者	教师、促进者
病人的作用	被动者	主动者
家属的角色	未直接参与	直接参与
护理	替代护理	借助护理
治疗定向	个别进行,未形成组	协作组的工作方法
治疗手段	药物及手术等	训练、教育
目标	抢救生命,治愈伤病	回归社会,独立、有尊严地生活和工作

(二)联系

临床医学的迅速发展,促进了康复医学的发展,并为康复治疗提供了良好的基础及可能性。由于临床医学的迅速发展,外科医师对众多的重症损伤进行成功抢救,内科医师也抢救了大量濒于死亡的病人,造成慢性病病人、残疾人、老年病人增多,因此他们躯体的、心理的、社会的及职业的康复需求增加,促进了康复医学的发展;由于显微外科、影像诊断学及急救学的迅速发展,使许多外伤、急性病得到及时诊断和恰当治疗,这就为后期康复提供了可能性。

康复医学贯穿在临床治疗的整个过程,使临床医学更加完善:①利用临床手段矫治和预防残疾,如脊髓灰质炎后遗症矫治术。②把康复护理列为临床常规护理内容之一,以利于病人身心功能障碍的防治。③从临床处理早期就引入康复治疗,康复医师及治疗师参与临床治疗计划的制订和实施。

第二节 康复评定和康复治疗

一、康复评定

康复评定是康复治疗的基础,也是确定康复目标的依据,根据评定的结果,制订或修改治疗计划,并对康复疗效做出客观的评价。康复评定至少在治疗前、治疗中、治疗后各进行一次,因此,康复评定贯穿于整个康复治疗过程中。

(一)评定的目的

1. 了解功能障碍的部位、性质、范围、严重程度、发展趋势。

2. 为制订康复治疗计划提供客观依据。
3. 动态观察功能障碍的发展变化,评定康复治疗效果,根据治疗后的功能障碍状况,调整治疗方案。
4. 评估预后,判断转归。
5. 开发新的更有效的康复治疗手段。

(二) 康复评定的主要内容

1. 运动功能评定　包括肌张力评定、肌力评定、关节活动范围测定、步态分析、平衡与协调功能评定、感觉功能评定、心肺运动试验等。
2. 活动能力与生存质量评定　日常生活活动能力评定,包括运动、自理、交流及家务活动等,常用方法为 Barthel 指数、功能活动问卷;生存质量评定至少应包括六大方面:身体功能、心理状况、独立能力、社会关系、生活环境、宗教信仰与精神寄托,常用评定方法为访谈法、自我报告、观察法、量表评定法等。
3. 心理与认知功能评定　包括智力测验、认知功能测验、人格测验、情绪测验等。
4. 电诊断　包括肌电图、神经传导速度、各种反射检查、诱发电位等。
5. 言语与吞咽功能评定　包括失语症评定、构音障碍评定、吞咽障碍评定等。

二、康复治疗

康复治疗是指对残疾者功能状态客观、准确地做出评定后,所采取的物理、心理、语言、药物及手术等综合治疗和功能训练的总称。康复治疗是康复医学工作的基本内容,常用康复治疗技术如下:

1. 物理治疗　包括运动治疗、物理因子治疗、手法治疗,国外称为 3M 治疗。

(1) 运动治疗

1) 关节活动技术:包括关节主动运动、主动助力运动和被动运动。
2) 软组织牵伸技术:指拉长挛缩或缩短软组织的治疗方法,根据牵伸力量的来源、牵伸方式和持续时间,分为手法牵伸、器械牵伸和自我牵伸。
3) 肌力训练技术:是根据超量负荷的原理,通过肌肉的主动收缩来改善或增强肌肉的力量。
4) 神经发育疗法:主要针对脑损伤后的肢体运动障碍,依据神经系统正常生理功能及发育过程,运用诱导或抑制的手段使患者逐步学会以正常的运动模式去完成日常生活动作的一系列治疗。其典型代表为 Bobath 技术、Brunnstrom 技术、Rood 技术、Kabat-Knott-Voss 技术。

(2) 物理因子治疗

1) 电疗法:常用方法包括直流电疗法、低频电疗法、中频电疗法、高频电疗法、静电疗法、高压交变电场疗法、空气离子疗法等。
2) 光疗法:是指应用人工光源或日光辐射治疗疾病。常用方法包括红外线疗法、蓝紫光疗法、紫外线疗法、激光疗法等。
3) 超声波疗法:超声波是指频率在 20 kHz 以上的声波,将超声波作用于人体以达到治疗目的的方法称为超声波疗法。常用频率为 800~1 000 kHz。治疗方法包括接触法、超声综合治疗法、水袋法、水下法等。
4) 磁疗法:将磁场作用于人体以治疗疾病的方法。常用方法包括静磁场法、动磁场法等。
5) 水疗法:应用水治疗疾病、促进功能康复的一种古老的理疗方法。常用方法包括冲浴、擦浴、浸浴、淋浴、蒸汽浴、水中运动、水下洗肠等。
6) 冷疗法:是利用低温治疗疾病的方法。常用方法包括冷敷、冰水浴、冷吹风、冷气雾喷射等。
7) 生物反馈疗法:应用电子技术和训练使人能对自身体内异常的、不随意的生理活动进行调节和控制以治疗疾病的方法。常用方法包括肌电生物反馈疗法、手指皮肤温度生物反馈疗法、直流电皮肤反应生物反馈疗法、血压生物反馈疗法等。
8) 压力疗法:在患病部位外部施加压力以治疗疾病的方法。
9) 石蜡疗法:用加热后的石蜡治疗疾病的方法。

(3) 手法治疗

1) 西方关节松动技术:指治疗者在关节活动允许的范围内完成的一种针对性很强的手法操作技术,包括关节的生理运动和附属运动。

2) 传统手法治疗:或称按摩、推拿,常用手法包括推揉、摩擦、拿按、叩击、振动、摇动等。

2. 作业治疗　通过特殊的作业活动治疗躯体和精神疾患,包括躯体功能作业治疗、社会心理作业治疗和发展性作业治疗,使患者的功能和独立性在日常生活的各个方面均能达到最佳水平。常用的干预方法包括日常生活活动训练、转移训练、生产性活动训练、手功能训练、强制性使用运动治疗、知觉功能训练、认知功能训练等。

3. 言语治疗　通过言语训练,或借助交流替代设备(如交流板、交流手册、手势语)等手段对有言语障碍的患者进行针对性的治疗。

(1) 失语症的言语治疗:包括 Schuell 刺激促进法、阻断去除法、程序学习法、脱抑制法等。

(2) 构音障碍的言语治疗:常用训练方法包括松弛训练、呼吸训练、下颌舌唇的训练、语音训练、减慢言语速度训练、音辨别训练、克服鼻音化训练、韵律训练、音节折指法训练等。

(3) 非言语交流方式的使用和训练:包括手势语、画图、交流板或交流手册等。

4. 心理治疗　应用心理学的原则和方法,通过治疗者与被治疗者的相互作用,医治患者心理、情绪、认知行为等方面的问题。

5. 康复护理　是用护理学方法照顾残疾者,包括预防各种并发症和健康教育。其突出的特点是:要尽可能地使残疾人从被动地接受他人的护理,转变为自己照料自己的自我护理。

6. 康复工程　利用矫形器、假肢及辅助器械等以补偿生活能力和感官的缺陷。

7. 文体治疗　选择患者力所能及的一些文娱、体育活动(如唱歌、跳舞、书法、绘画等),帮助患者进行功能恢复训练。

8. 中国传统医学治疗　利用针灸、中药、中医手法治疗、传统的锻炼方法(如太极拳、八段锦)等,促进患者康复。

9. 社会服务　主要是对病、伤、残者提供社会康复方面的指导,如职业培训、就业咨询等。

三、康复治疗流程

康复治疗可分为早期康复治疗、后期康复治疗、巩固期康复治疗、支持期康复治疗。从接诊至出院,康复治疗的整个流程如图 3-12-1 所示。

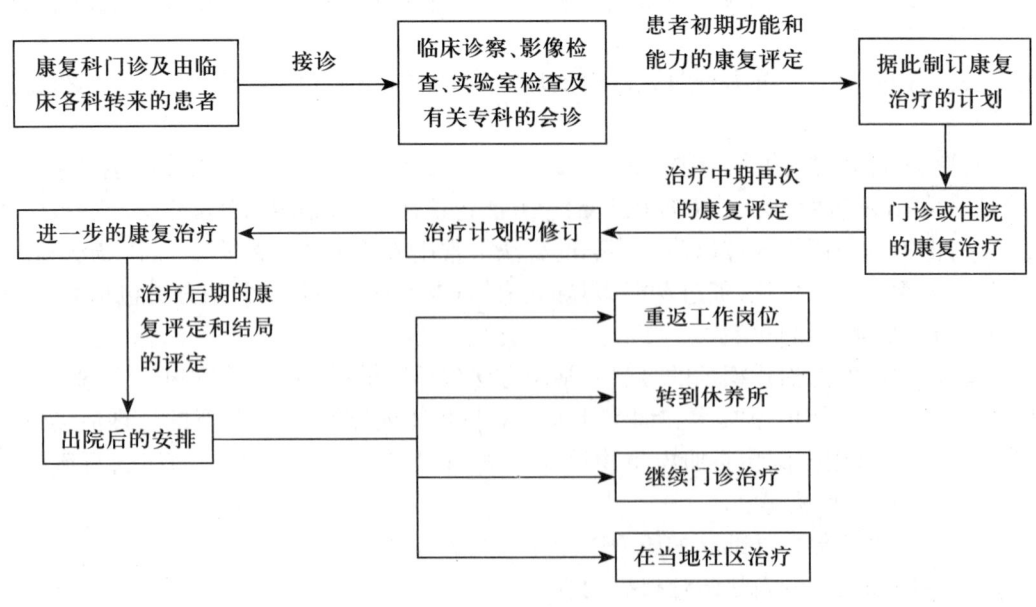

图 3-12-1　康复治疗流程图

四、康复医学和综合医院

承担医疗工作第一线任务的综合医院,对康复负有重要责任,是取得康复成功的关键。现代康复观念认为,康复必须从早期开始,而且开始得越早其功能恢复的效果越好,早期康复能够缩短治疗时间,节约精力和费用。急性期开展的医疗措施,都含有康复的意义。综合医院是实施早期康复计划的最佳场所,早期康复计划的制订和实施也是取得康复成功的关键。

五、康复医学和临床医师

在患者的全面康复中,临床医师起着至关重要的作用。临床医师既是临床专科医师,也应是该专科的康复医师。具有现代医学科学理念与技术的临床医师应具备以下几点知识:

1. 树立全面医学的观念。医学是由保健、预防、临床和康复组成的一个完整体系。如果患者的功能不能很好地发挥,患者不能正常的工作、学习和生活,就意味着医疗工作并没有结束。康复的观点和技术,应成为整个医疗计划的一个组成部分,也应当是所有临床医师医疗手段的一个组成部分。

2. 临床医师对病人的诊治工作处在病人康复阶段最有力、最有效的时期。患者的康复效果取决于临床医师开展康复治疗的时机和质量。

3. 一名合格的临床医师不仅要对住院、门诊患者负责,还要对出院后的患者负责。应不断地学习,掌握康复医学的理论知识和基本处理技能,与专科康复医师密切合作,互相补充,完成整体康复计划。

六、康复医学的发展

随着科学技术的进步,人们对生存质量有了更高的追求。传统的康复医学模式已不能满足社会的需要。"预防康复"和"整体康复"观念的引入,使康复医学具有多学科性、广泛性和社会性,是生物－心理－社会医学模式的充分体现。康复医学不是医疗工作的延续,也不是医疗工作的重复,它与临床医疗的地位是并列的,并且互相渗透,两者是相辅相成的。

21世纪的康复医学不仅关注功能恢复或重建的康复处理,而且对引起功能改变的病理变化进行干预,使其逆转或终止。现代康复医学非常重视人的整体康复,不仅关心躯体病变,还关心其心理、社会、经济等方面。除应用一般的医疗康复技术外,还运用一些辅助康复手段,实施全面、综合的治疗措施,构成整体治疗方案。这也将是今后康复医学的发展趋势。

(欧凤荣)

数字课程资源:

　　📖 拓展阅读　　　　✏️ 教学PPT　　　　📝 自测题

第十三章 病人临终关怀

本章要点

临终关怀是一门涉及医学、心理学、社会学、护理学等多学科的新兴边缘学科。临终关怀是由临床医生、护士、心理医生、社会志愿人员等多学科、多方面人员组成的团队,向临终病人及其家属提供包括生理、心理、社会等全方位的关怀照顾,以使临终病人在有限的生存期间内,生命受到尊重,症状得到控制,生命质量得到提高,家属的身心健康得到维护,在充满人间温暖的氛围中,得以舒适、安宁地度过人生最后旅程。

第一节 衰老与死亡

人类衰老是不可逆转的,死亡是客观存在的,除外自然灾害、意外伤害等情况,大多数人都必须经历衰老失能、疾病痛苦、临终折磨等过程,直至自然死亡,这是家庭和社会需要面对的问题。科学辩证地看待衰老与死亡,具有十分重要的社会意义。

一、衰老

(一) 衰老的定义

衰老(senescence)通常是指在正常状况下生物发育成熟后,随年龄增加,自身机能减退,内环境稳定能力与应激能力下降,结构、组分逐步退行性变,趋向死亡,不可逆转的现象。衰老可分为两类:生理性衰老和病理性衰老。前者指成熟期后出现的生理性退化过程,后者是由于各种外来因素(包括各种疾病)所导致的老年性变化。

(二) 衰老的机制

衰老的机制复杂,涉及面广。学说虽多,但不外乎遗传与环境两个方面。

1. 遗传基因的程序化表达(programmed expression of gene genetics) 该学说认为,生物的衰老是由遗传因素决定的,即生物的生长、发育、成熟和衰老都是细胞基因库中既定基因按事先安排好的程序依次表达完成,最终的衰老死亡是遗传信息耗竭的结果。现已知道,控制细胞分裂次数的机制与细胞内染色体末端的端粒结构有关。端粒是真核生物染色体末端由许多简单重复序列和相关蛋白质组成的复合结构,具有维持染色体结构完整性和控制其末端复制的作用。端粒酶是一种反转录酶,能以自身RNA为模板合成端粒重复序列加到新合成 DNA 链末端。每当细胞分裂一次,染色体的端粒就会逐次变短一些,直到细胞不再分裂,导致衰老与死亡。某些生殖细胞和癌细胞能不停地分裂,原因就是它们含有能合成端粒的端粒酶。男性平均寿命低于女性的原因,便可能与男性端粒长度缩短略快有关。

2. **细胞代谢损伤的长期积累**(long-term accumulation of cell metabolic damage) 该学说认为,机体由于自由基等有害物质的损害,可诱导正常脂质过氧化反应,使线粒体等的细胞器膜流动性、通透性和完整性受损,DNA 断裂突变,其修复和复制过程因之发生错误,$p53$、$p16$、$p27$ 等抑制性基因过度激活。随着错误的积累,生成异常蛋白质,原有蛋白多肽和酶的功能丧失,细胞分裂停止。机体中蛋白质、核酸等大分子还可以通过共价键自然交联结合,形成难以酶解的坏细胞的基因和染色体,积累到一定程度会导致细胞衰老。线粒体缺陷、蛋白质畸变、抗氧化酶和蛋白溶解清除剂等也可形成网络,从而影响衰老过程。此外,T 细胞免疫功能低下和神经内分泌系统引起组织代谢率下降等,也参与了细胞组织的老化和寿命的调节。

综上可见,当机体细胞的衰老能按照遗传规定的速度依次进行时,便可达到应有的自然寿限(自然衰老);如果有害因素妨碍了细胞的代谢功能,则衰老进程加快(早衰)。

二、死亡

(一)死亡的定义

生命的本质是机体同化、异化运动演变的过程,死亡(death)则是这一运动的终止。多细胞动物个体死亡时,并不是所有细胞都同时死亡。如人心脏停搏后,气管上皮细胞还可以进行纤毛摆动,表皮细胞可再存活 120 h。活体内细胞也并非全部生存,血细胞、上皮细胞和生殖细胞都在不停地衰老死亡。

人类个体的死亡分为生理性死亡和病理性死亡两种。生理性死亡是由于机体的自然老化所致,又称自然死亡、衰老死亡(老死)。据估测,人类自然寿命应为 120~160 岁,可见人的生理性死亡并不常见。病理性死亡原因有:①重要生命器官,如脑、心、肝、肾等严重不可逆性功能损伤;②慢性消耗性疾病,如恶性肿瘤晚期、严重肺结核、重度营养不良等引起的机体极度衰竭;③由于中毒、窒息、出血等意外事故所引起的严重急性功能失调。

一般而言,死亡的发生是一个从健康的活的状态过渡到死的状态的渐进过程,可以分为以下几个阶段:①濒死期(agonal stage):又称临终状态,是生命活动的最后阶段和死亡过程的开始阶段。此时脑干以上的中枢神经系统处于深度抑制,临床上表现为意识模糊和丧失,反射迟钝或减弱,心搏和呼吸微弱。部分患者经抢救可延续生命。②临床死亡期(clinical death stage):主要标志是自主心搏停止,瞳孔散大、固定,对光反射消失。此时延髓处于极度抑制状态,但整体生命并没有真正结束,若采取恰当措施,尚有复苏可能。③生物学死亡期(biology death stage):是死亡过程的最终不可逆阶段。此期各器官、系统的新陈代谢相继停止,虽然在一定时间内某些组织仍然存活,但整个机体已不能复活。

(二)死亡的标准

脑死亡(brain death)是包括大脑、间脑,特别是脑干各部分在内的全脑功能不可逆性丧失,是医学、法律学、伦理学都能接受的人类死亡标准。脑死亡的诊断依据是出现不可逆性深昏迷,瞳孔反射、脑干反射等都消失,人工呼吸 15 min 后自主呼吸不恢复,脑电波包括诱发电位消失,脑血管造影证明脑血液循环停止。一般认为,后两项是判断脑死亡最可靠的指标。目前世界上已有 80 多个国家和地区,承认并执行脑死亡标准。

(三)安乐死

安乐死(euthanasia)源于希腊文,指患有不治之症者在危重濒死状态时,为了免除其精神和躯体的极端痛苦,经病人或其亲友要求并由医生认可,用人道的方法使其终结生命。其包括两层含义:一是作为一种死亡的状态,无痛苦地死亡,安然去世;二是无痛苦致死术,就是为结束不治之症病人的痛苦而采取的措施。按照安乐死的执行方式,可以分为主动安乐死和被动安乐死;按照病人同意方式,可以分为自愿安乐死和非自愿安乐死。

对于安乐死,目前仍然存在医学、社会学、伦理学争议未能解决。除荷兰、日本、瑞士、美国俄勒冈州和华盛顿州等国家和地区外,包括我国在内的大多数国家还未对安乐死进行立法。因此,对安乐死须持十分慎重的态度,避免引起医疗纠纷。

第二节 临终关怀的产生与发展

一、古代临终关怀溯源

"临终关怀"这个译自英文 hospice 的名词,在《牛津双解辞典》或《新英汉辞典》中被译做"招待所""济贫院",或"小旅馆""客栈"。据史料记载,最早的 hospice,可以追溯到公元 4 世纪一位罗马贵妇,她在自己家为贫穷者提供食物和饮料,为贫困无衣遮体者提供衣物,为贫穷的病人提供照护,为的是实现自己"积德行善"的愿望。hospice 最初出现于中世纪的欧洲,是指设立在修道院附近为朝圣者和旅行者提供中途休息和获得给养的场所,多隶属于宗教团体,是一种慈善服务机构。在这里,教士、修女无偿地为长途跋涉的朝圣者和旅游者提供膳宿和服务,精心照顾病人,替死去的人祈祷和安葬。

历史上较为著名的临终关怀院是位于瑞士阿尔卑斯山的圣伯纳德临终关怀院,至今那里修道院的教士们仍然向朝圣者和旅行者提供帮助。所以,从 hospice 这个词的溯源上,就可以体验到原始的人道主义精神及强烈的宗教慈善意识。当时的 hospice 并不是专为临终病人服务的机构。在那里受到接待的既有临终病人,也有一般患病的人及饥渴者、穷人、孤儿,甚至身上系着铃铛的麻风病病人。修女、教士为他们提供食物、清洗伤口,但他们的工作主要是为了使这些人恢复体力,继续上路,而不是医学角度的治疗。据说,当时英格兰斯蒂芬国王曾赐给某人一处庄园,专门用于收留和招待贫病的旅人和香客。为了防止旅人迷路,每天黄昏,还令人专门站在城堡上摇铃、吹号角。从保留至今的 9 世纪瑞士圣·盖尔斯修道院平面图上可以看出,收容朝圣者和贫民的救济院,大都隐藏在粮仓和牛马棚的旁边。

二、现代临终关怀发展

现代临终关怀起源于英国,20 世纪 60 年代,作为护士的桑德斯女士在长期工作中看到濒死病人的痛苦景象,心情很沉重,于是她着手研究如何使病人舒适地渡过这一阶段。她在充实的理论和实践基础上,把护理学和医学、社会学等结合起来,创建了临终关怀学,用临终关怀的知识积极为临终病人服务。1967 年,她在英国伦敦创办了世界上第一座临终关怀护理院,即著名的圣克里斯多弗临终关怀院(St.Christopher Hospice),标志着现代临终关怀运动的开始。在临终护理院里,临终病人的症状得以有效的控制,还可以得到心理和精神上的关怀,痛苦得到最大限度的减轻,从而获得人生的满足,临终病人生命的最后一段历程变得平静、安逸而有尊严。到了 20 世纪 80 年代中期,英国已经建立各种临终关怀机构 430 多个,遍及全国城乡。1993 年,英国实施《社区关怀法》,其关怀对象包括老龄人口、人类免疫缺陷病毒(HIV)感染者及其他无能力生活者。2004 年,英国首先提出把每年 10 月份的第一个星期六作为世界临终关怀及舒缓治疗日。通过这一日的全球性活动,提高人们对临终关怀重要性的认识;提高对晚期病人及其家庭在医疗、社会、日常生活、精神方面需求的理解和认识,最终能达到保障生命最后阶段的生活质量;寻求对临终关怀的资金支持,促进全球范围内临终关怀及舒缓治疗服务机构的发展,造福人类。这一提议得到了分布在欧洲、非洲、亚洲、美洲和大洋洲的数十个国家临终关怀及舒缓治疗组织的积极响应与大力支持。

1974 年,美国首家临终关怀医院建立。1978 年,全国统一的国家临终关怀组织(National Hospice Organization,NHO)成立,它是一个非营利性机构,其宗旨在于改善和维持临终病人的生命质量。1982 年,国会颁布法令在医疗保险计划(为老年人的卫生保健计划)中加入临终关怀内容,这为病人提供了享受临终关怀服务的财政支持,同时也为美国临终关怀产业的发展奠定了基础。从 1988 年美国国家临终关怀组织的统计调查报告中可以看出,美国的临终关怀机构已达到 1 800 多所,分布全美 50 个州,每年有 14 万余人接受临终关怀的照护。美国的临终关怀的对象是那些濒临死亡的人,即通常诊断生命只有 6 个月或不足 6 个月的病人。按照规定,临终关怀医院不向病人提供治疗。临终关怀的目的既不是治疗疾病或延长生命,也不是加速死亡,事实上,是通过提供缓解性照料、疼痛控制和症状处理来改善个人临终生命的质量。病人的尊严是临终关怀最为关心的问题。临终关怀强调病人及其家属的情感的、心理的、社会的、经济的和精神的需要。临终照料主要是在病人的家中提供,当病人无法选择家庭照料时,临终关怀照料可以在医院护理院或其他设施中进行。美国还创办了"死亡教育杂志",成立了临终关怀医师学会,并在华盛顿召开全国性临终关怀研讨会。

中国(包括香港、澳门、台湾地区)临终关怀运动的开展是近几十年的事,首先是从对国外的临终关怀理论文献资料的引进介绍开始的。在台湾、香港地区,台湾学者谢美娥首先于1982年撰文介绍hospice,香港九龙圣母医院于1982年首先提出了"善终服务",给予癌症病人适当的辅导;其后一些有志之士在一些慈善基金会的资助下,于1986年成立了"善终服务会",努力推广善终服务。1986年,由台湾马偕医院主持举办了第一次hospice的学术研讨会。大陆学者张燮泉于1986年首先在《医学与哲学》杂志上刊登译文"垂危病人医院",介绍hospice及其概念;孟宪武在《国外医学·护理学分册》介绍具有临终关怀含义的"终末护理的概念"。此后,我国医学伦理学界从生命伦理学角度,开始对安乐死及临终病人所引发的种种问题给予关注并展开广泛热烈的讨论。这些理论上的引进与探讨,对我国当代临终关怀事业的创立起了重要的作用。

1988年7月,"天津医学院临终关怀研究中心"作为中国大陆第一个临终关怀专门研究机构成立,标志着中国跻身于世界临终关怀事业的行列。1993年,中国心理卫生协会临终关怀专业委员会成立,通过多种途径向社会进行临终关怀知识的普及与教育。1996年,《临终关怀杂志》创办,开始探求适合中国国情的临终关怀事业发展的理论和实践途径。1990年,天津医学院在国内率先建立了临终关怀病房;1988年10月,上海市南汇县老年护理院(现为上海市浦东新区老年医院)成为我国第一家机构型临终关怀医院;1997年,上海市闸北区临汾路街道社区卫生服务中心成立了国内第一个临终关怀医学专科。2006年4月16日,中国第一个关注人的生命晚期生存状态的临终关怀社会团体——中国生命关怀协会成立,标志着我国临终关怀事业迈出了历史性的一步,是我国临终关怀事业发展的里程碑。

我国是世界上老年人口最多的国家,老龄化速度较快。失能、部分失能老年人口大幅增加,老年人的医疗卫生服务需求和生活照料需求叠加的趋势越来越显著,健康养老服务需求日益强劲,目前有限的医疗卫生和养老服务资源以及彼此相对独立的服务体系远远不能满足老年人的需要,迫切需要为老年人提供医疗卫生与养老相结合的服务。针对这一形势,2015年,国务院办公厅转发原国家卫生和计划生育委员会、民政部、发展和改革委员会、财政部、人力资源社会保障部、国土资源部、住房城乡建设部、全国老龄工作委员会、中医药管理局《关于推进医疗卫生与养老服务相结合的指导意见》,提出推进医疗卫生与养老服务相结合,其中将建立临终关怀机构、临终关怀病房等纳入重点建设任务范围。2016年7月,民政部公布的《民政事业发展第十三个五年规划》也强调加强临终关怀机构建设。2017年1月,国家卫生和计划生育委员会印发《安宁疗护中心基本标准和管理规范(试行)》,为临终关怀的开展提出了明确的建设标准。

第三节 临终关怀的目的、目标及对象

一、医学目的与临终关怀

1992—1993年,在美国和捷克分别召开了以医学目的为主题的国际性会议,形成了《医学的目的:确定的优先战略报告》。在此报告中,认为医学的目的应该分为4个方面,它们代表着医学的核心价值。1996年,在纽约哈斯廷斯中心召开了14个国家参加的医学目的讨论会。在这次名为"医学的目的:确定新的优先选择"会上,包括我国在内的14个国家专家达成共识,提出必须改变目前世界范围内卫生服务的优先选择,将重视治愈和高科技应用转移到预防保健上来,尤其是应将公共卫生和预防疾病作为优先选择的重点领域,并将医学目的分为以下4个方面:

1. 预防疾病和损伤,促进和维持健康。医生应该努力帮助病人恢复健康,并应对不良生活方式或其他

因素引起的疾病风险,将治疗疾病与公共卫生和预防保健相结合。

2. 解除由疾病引起的痛苦和疼痛。这是医学古老的义务之一。但是传统意义上对于解除疼痛相对片面,除了身体上的疼痛似乎很少去理解和处理伴随在心理和精神上的疾苦。医生对于没有明显生物学基础的痛苦几乎无视,但对于病人来说则是很常见的。医学有责任教育医生去解除多维度的疼痛和疾苦,给予病人更多的人文关怀。

3. 对疾病的保健与治疗,以及对不治之症的保健。由于20世纪医学的巨大进展,大多把注意力集中于治疗器质性疾病,而不是照料那些作为人的病人。在老龄社会中,慢性病的需求将要求医学再次强调照料和姑息疗法的作用,帮助病人适应有限制的生活。假若不能治愈,医学可帮助病人有效地对付永久性的疾病。

4. 避免早死,追求安详死亡。医学必须在与死亡作斗争及接受死亡作为所有人类的命运之间保持张力。医学治疗应该增强而非威胁安详死亡的可能性。生命不应不顾一切地延长。相反,避免早死应是医学的重要目的,特别是通过技术革新,付出代价和困难而完成附加的、常常是边缘的受益者。医学应促使安详死亡成为可能。

避免早死和追求安详死亡是现代医学的根本目的之一,换句话说,是要保障人类持续的健康,达到"一种躯体、精神与社会的完好状态"。医生们或亲属常常为了挽救生命,不惜昂贵的花费,但换取的可能只是病人更大的痛苦和苦恼。这一点引发人们对临终关怀的更多思考。

从历史发展过程的角度看,原始社会医学目的主要是治伤疗疾,无延年益寿的责任和能力。防病治病、保证生存年限、提高生命质量、维护健康是现代医学的目的。传统医学侧重解除疼痛与疾苦、保全和保存生命等低层次生物目的。以往,医学进步的性质主要是技术性的,医学服务对象主要是个体病人,医学实践缺乏社会关怀概念,医学理论缺乏伦理学考量,医学缺乏可持续发展的基础,难以解决维持生命与提高生命质量的两难选择等。随着人口老龄化的发展和流行病结构的转变,人们更加注重生命质量,希望减轻甚至避免临终的痛苦,维持生命后的尊严。临终关怀就是实现这一目标的重要方式,得到日益广泛的支持和实践。在医学导向发生转变的当今,医学目的内涵的扩展,使新的生命观在"挽救"和"放弃"、伦理和技术的两难抉择中找到道德上的平衡点,获得新的伦理支持。

临终关怀对病人及其家属提供全方位的照护和关怀,帮助临终者安宁地走完生命的后历程,提高病人临终生命质量,维护至死尊严。WHO对临终关怀定义的解释是:肯定生命的意义,但同时也承认死亡为自然过程,人不能加速死亡,也不需无所不用其极地拖延死亡过程,临终关怀注重利用医疗团队协助病患缓解身心痛苦的症状,同时向病人及其家属提供心理及灵性上的支持与照顾,使病患达到最佳生活品质,使家属顺利渡过哀伤期。可见,临终关怀的目的既不是治疗疾病或延长生命,也不是加速死亡,而是通过提供缓解性的疼痛处理和症状处理来改变病人的生命质量,让每一个生命步入晚期的人都能够得到关爱和帮助,从而舒适、安详、有尊严地走完人生的最后旅程。因此,临终关怀的医学目的可表述为:①提高临终病人的生存质量,达到"优死"的目的;②达到生理、心理、心灵和身体的完善关怀;③使病人安详、有尊严地走完人生最后一程;④使家属敢于面对病人的死亡,使生死两相安。创建了临终精神医学,特别是现代生死学理论的美国当代著名华裔哲学家傅伟勋教授生前曾感言:我们必须从传统医疗观中解放出来,设身处地为终末期病人着想,不要一味坚持医疗救治,应发展"救治无益,则需安宁照顾"的现代医疗。而对于病人家属的心理照护更是现代医学模式体现出的人文属性。我国原卫生部部长陈敏章在首届东西方临终关怀国际研讨会开幕式上曾经指出:"对临终病人的完善照护,不仅体现对人的尊严的维护,而且在一定程度上可以减轻家庭和单位的负担,也是发展社会生产力的一部分内容,是一种有百利而无一害的善举。"临终关怀事业的发展是现代社会文明进步的标志,也是我国今后医疗卫生保健体系和医药体制改革发展的必然诉求。

二、临终关怀的对象

1. 临终关怀服务的首要对象是临终者。临终关怀基本服务对象是依据晚期病人的生命发展阶段或状况来确定的。按照目前国际上通行的标准,无论病人年龄和疾病类型如何,在常规或现有医疗条件下,如果其病情呈现出不可逆转的恶化、已经没有治愈的希望,并且病人的预期存活时间在6个月以内,这样的病人即被视为临终者。因此,临终者可能是老年人,也可能是中青年人或婴幼儿。这与医学中按病种、按年龄、按性别等的分科明显不同。

2. 临终关怀的服务对象还包括临终者家属。临终者家属也是临终关怀服务的重要对象,因为临终者家属面对亲人处于濒死状态时心理同样经受巨大的压力,他们对死亡的认识、对病人的病情或者治疗方案的态度往往直接关系到病人的病情和情绪,对治疗结果产生直接的影响。因而,临终关怀工作者对病人家属的帮助,实质上间接影响到病人的治疗,同时家属能够和临终关怀工作者一起帮助病人去面对即将来临的死亡。在临终病人离世之后,家属经历着丧失亲人的悲痛、身心健康受到威胁时,临终关怀团队成员运用心理抚慰、社会支援等手段对其进行悲伤抚慰,帮助他们尽快适应新的生活,从身体和心理两个方面加强自我保护和自我调节。

三、临终关怀的内容

现代临终关怀的创始人桑德斯博士(Dame Cicely Saunders)基于传统临终关怀忽视临终者的生理病痛的大缺失,提出了一套专门针对临终病人需求的关怀模式,即著名的全人照顾模式,揭示了临终关怀的本质。在这个照顾模式中,桑德斯不仅完整地照顾了临终者的生理、心理、灵性与社会4个层面,还从生到死地全程照顾临终病人,以及包含家人在内的全家照顾。

(一) 生理关怀

桑德斯的临终关怀理论认为,癌末临终病人的最大困扰不是别的,就是疼痛控制的问题。大多数癌末病人无法脱离疼痛的折磨,其全部心力都会为疼痛所吸引,以至于无法获得良好的临终质量。因此,从生理关怀的角度看,为了让癌末病人真正拥有良好的临终质量,疼痛控制是首要的问题。其次,舒适、安全的环境也是很重要的。桑德斯要求医院的环境要设计得有如家中一样。就是这种家的感觉,使人不至于认为癌末病人是被遗弃的群体。另外,对于身体的照顾要全面,桑德斯认为,只有当我们妥善地照顾了病人身体的营养、卫生、安全,癌末病人才能真正拥有良好的临终质量。

(二) 心理关怀

桑德斯认为,癌末病人之所以恐惧死亡,不愿意接受死亡,有一大部分理由在于临终过程太过痛苦,控制临终者的疼痛,无形中也解除了癌末病人恐惧死亡的心理。桑德斯还发现,癌末病人不愿意接受死亡的另外一种心理,就是心愿未了的问题。对癌末病人而言,他(她)像一般人一样会有一些心愿想要实现。如果他(她)没有机会实现心愿,那么可能会死得不甘心或有所遗憾。因此,在心理关怀层面,要帮助癌末病人实现他们未了的心愿。

(三) 灵性关怀

桑德斯认为,癌末病人在临终时需要处理的、重要的灵性问题包括两个:一个是生命意义的问题,一个是死后生命归宿的问题。生命意义的问题是属于现世的问题,在灵性关怀的角度,要协助临终者发现其一生中的成就或一些正面的作为,进而肯定其生命本身的价值,让病人自己坦然地接受死亡的来临。死后生命归宿的问题是属于来世的问题。在西方国家中,宗教信仰是一个很重要的问题,一个人在临终时是需要有宗教信仰的,在宗教信仰的引领下,他(她)就不需要担心自己死后没有去处;如果一个人的信仰很虔诚,那么他(她)死后的生命一定会有好的归宿。

(四) 社会关怀

桑德斯认为,如果一个人社会层面的问题能够得到妥善的处理,那么他(她)就有机会获得善终。从社会的角度来看,应该给予癌末病人协助,包括:第一,帮助病人及其家属寻找相关的经济资源,以解决其经济问题;第二,提供相关的丧葬资源;第三,信息交流的维系,使癌末病人了解外在世界的变化;第四,需要主动询问病人的人际来往情况,并加以联络,以维系其人际关系;第五,需要协助处理癌末病人已经无法完全处理的个人事务;第六,需要帮忙照顾家属;第七,当癌末病人的家人无法提供充分的照顾时,志愿者的服务就很重要。

综上所述,医疗照顾系统的临终关怀模式是一个比较完整的照顾模式,涵盖了人的各个层面,从生理、心理、灵性到社会,让病人的人性得到充分的关怀。不仅如此,该模式还将照顾的幅度从临终延伸到死后,使被照顾者不仅不用担心个人死后处理的问题,也不用担心家属在自己死后的照顾问题。可见,桑德斯所开发出来的临终关怀照顾模式的确是一个能够让癌末病人得到善终的人性化照顾模式。

第四节 临终关怀的服务模式及服务方法

临终关怀服务模式是指在临终关怀实践中发展起来的一种关于向临终病人及家属提供照护的标准形式和总体看法,它对临终关怀实践具有重要的指导作用。

一、临终关怀服务模式

(一) 国外的临终关怀服务模式

国外临终关怀模式主要分为两种:一是临终关怀医院照顾的模式,一是以家庭照顾为核心的模式。

1. 临终关怀医院照顾的模式 加拿大及欧洲国家比较注重临终关怀医院照顾的模式,受助者在护理院、临终关怀机构或专业医院中接受临终关怀。英国的临终关怀机构主要是指那些为临终病人及其照护者提供关怀和支持的机构,包括独立的临终关怀服务机构、隶属普通医院或其他医疗保健机构的临终关怀病房及家庭临终关怀病床等;具体的形式包括住院服务、日间护理、社区服务、门诊预约、医疗陪护、暂时看护及丧亲抚慰等,以住院服务的方式为主。除了一般的综合性临终服务机构之外,还有专门针对癌症或者肾病病人的专科临终关怀机构。玛丽·居里癌症照护中心(Marie Curie Cancer Care)是英国最大的独立临终关怀院,主要服务对象是晚期癌症病人,在全英国共有10家,其中7家在英格兰,每年共接待大约4 000位住院病人。

2. 以家庭照顾为核心的模式 美国的临终关怀以家庭照顾为核心的模式占大多数。尽管临终关怀是由英国发起的新型医疗服务,但经过美国本土文化的融入、嫁接、综合与创新,已经"生根、开花、结果",逐渐成长为美国医疗服务领域中一个日益增长的专业化细分行业,拥有了一套成熟的商业化运作模式。以家庭照顾为核心的模式中,受助者在家接受临终关怀,当家庭照料无法满足病人需求时,临终关怀才在护理院、临终关怀机构或专业医院中进行。美国现有的3 400多家临终关怀机构使每年80多万临终病人(约为全国近1/3的死亡人口)得到身心照护而自然离世。

(二) 中国临终关怀服务模式

临终关怀理念自引入中国以来,我国现有的临终关怀形式归纳为三类:

一是非正式照料(即家庭照料),亲属照料或非亲属照料但无报酬,也不与任何组织挂钩。

二是正式的社区照料,在社区卫生服务中心设立临终关怀病区,根据社区居民的需要,提供长期、短期或日间等形式的生活照料及医疗护理。

三是机构照料(社会照料),非亲属提供的有偿照料或者属于相关组织的其他人员提供的照料。

在探索我国临终关怀科学合理的服务模式过程中,我国学者们提出了多种新的服务模式,如首都医科大学李义庭结合英、美等国家临终关怀方面的成功经验,从基本理念上对中国临终关怀服务做出了规定,构建了临终关怀的基本服务模式和基本构架——"PDS模式"(one point, three direction, nine subject),主要是面向城镇居民的以"一个中心,三个方位和九个结合"为框架体系的专业化护理模式。上海学者施榕针对广大乡村的临终病人,设计出了家庭和社区临终关怀照护的二元模式——"施氏模式",主要围绕农村家庭临终关怀护理展开,由专业护理人员为临终病人家庭制订护理计划,并进行专业培训指导,提供每周电话跟踪及上门送药服务,对临终病人施以全方位的身心疗护。西藏军区总医院陈春燕等学者在综合上述两种模式的基础上,提出建立一种家庭 – 社区 – 医护人员相结合的临终关怀模式,以更适应人们的需要。

二、临终关怀服务方法

在临终关怀过程中,尽管一些操作措施与一般治疗有相同之处,如控制疼痛等症状的药物使用,或者为了缓解症状而使用的手术、化学治疗等,但这一切都不能归于一般"治疗"的范畴,因为这些措施已经不能挽救或者延长临终者的生命,对于病因的去除、功能的改善和健康的恢复更是无意义,因而将之归于"照护"的范畴,或称为"舒缓疗护"。所以,对于临终病人,应该用"舒缓疗护"取代临终"治疗",着重于照护和关怀,安排好家人的陪护,使临终者得到心灵的"关怀"与身体的"舒适",而不必遭受一番所谓"治疗"的折磨之后才死去。

1990年,WHO首次正式给出了舒缓疗护的定义。舒缓疗护是对那些对根治性治疗无反应的病人进行积极的、整体的关怀照顾。舒缓疗护以镇痛、控制其他症状和减轻精神心理创伤、缓解宗教的困扰为宗旨,帮助病人解决患病期间的某些社会问题,其目标是使病人及其家属获得最佳的生命质量。2002年,WHO重新修订了定义,舒缓疗护是一种支持性照护方法,即通过早期识别、积极评估、控制疼痛和缓解其他痛苦症状,如躯体、社会心理和宗教(心灵)的困扰,来预防和缓解身心痛苦,从而改善面临威胁生命疾病的病人及其亲属的生活质量。

舒缓疗护是随临终关怀运动逐渐产生和发展起来的一种全新的护理方式,贯穿于进展性疾病始终,由前期的舒缓疗护、病人临终阶段的舒缓疗护(临终关怀)及病人死后对家属的哀伤辅导三部分形成连续的统一体。其基本内容包括缓解疼痛和控制症状、支持病人、支持家属。

对临终病人的舒缓疗护,主要包括:

1. 对症支持处理 临终病人症状众多,表现严重,常使病人痛苦不堪,严重影响其食欲、睡眠等。因此,要通过对症处理,减轻病人痛苦,使其恢复或接近正常生活。

2. 提高生存质量 临终病人消耗大,摄入少,常常出现恶病质,生存质量差。舒缓疗护中,提高病人生存质量很重要,要通过改善电解质紊乱、低蛋白血症或给予其他支持疗法,尽可能使病人保持正常的生活状态,适当延长生存期。

3. 加强精神鼓舞 临终病人由于生理上的痛苦,往往引起情绪低落,缺少与疾病斗争的信心和乐观气氛。舒缓疗护中,尽可能改变病人的精神状态,引导其乐观、开朗,摆脱对疾病和死亡的恐惧与不良心理。

(史亚琴)

数字课程资源:

拓展阅读   教学PPT   自测题

第十四章 早期临床实践

本章要点

本章主要介绍早期临床实践的内涵、目的和意义,以及国内外开展早期临床实践的现状和相关经验。按照第三代医学教育改革和《全球医学教育最基本要求》有关要求,落实"早期接触临床"教育新理念,鼓励医学生在早期学习阶段参与临床实践,目的是培养学生的学习兴趣,树立正确学习态度,使他们了解我国医患关系的复杂性以及病人的需求,尽早对未来执业活动产生感性认识,早日树立终身为病人服务的思想和职业追求。文中以中国医科大学《临床医学导论》课为例,介绍课程中早期临床实践具体教学情况。同时,本章将对"叙事医学"作为医学人文教育新理念,对其含义、作用及在临床实践教育中的应用等方面做以介绍,让学生掌握叙事医学的方法,从而更好地体验和反思临床实践,进一步培养医学生共情、反思、信任的职业精神。

临床医学是一门实践性强的学科,早期临床实践是开展临床医学导论课教学过程中重要的环节。"早期接触临床"是世界高等医学教育课程改革的趋势之一。通过"早期接触临床"课程,使处于基础医学学习阶段的学生从一开始就可以通过各种形式接触临床常规工作,对医学研究、医疗服务,乃至整个职业生涯有初步的认识,进一步了解病人和医生的角色,牢固树立从事医学的坚定信念,从而培养学生综合素质和服务人类健康的信念。

第一节 早期临床实践概述

一、早期临床实践概念与内涵

临床实践是医学生接受医学教育的重要部分,是医学生在临床教师指导下,在临床教学基地进行和参与临床诊疗活动。早期临床实践的"早期"被定义为"传统意义上的临床实习期的前一阶段,通常是指医学教育的最初 2 年",但事实上由于早期临床实践目前没有完全统一的标准,所以现阶段在低年级开设相关课程、在模拟的情景下进行的临床实践活动也可认为是早期临床实践。早期临床实践(early practical experience)由 Dornan T 教授提出,他认为早期临床实践可以指导医学课程面向社会实践进行融合,并加强学生的情感和认知学习。

二、早期临床实践的意义

传统医学教育忽视了临床实践的重要性,缺少对医学生在临床实践方面的教育。这种培养模式已经不能适应现代社会发展的需要。而"早期临床实践活动"的开展在一定程度上弥补了传统医学模式的不足,其优越性体现在很多方面。通过开展早期临床实践活动,可以避免长时间纯理论课学习的枯燥,提高学生的学习积极性,注重理论与实践的结合,又利于培养学生临床思维、分析和独立工作的能力,进而体现临床教育的真正意义。学生早期接触临床,早期接触病患,符合现代医学教育的规律和趋势,有助于医学生早期感知临床,熟悉医疗流程,体会病人感受,促使医学生增强医学人文素质,提高医患沟通能力。

三、早期临床实践国内外的研究现状与经验

早期临床实践是医学教育改革的必然趋势,国内外医学院校已相继开展了各种形式的早期临床实践活动。2011年12月,教育部和原卫生部联合在京召开全国医学教育改革工作会议,会议指出实践教学是保障医学教育质量的重要环节和必要手段。高等医学教育要深化临床实践教学改革,推进实践教学内容和实践模式的改革,强化实践教学环节,早临床、多临床、反复临床。但是,我国目前各院校所进行的早期临床实践活动都只处于探索实践阶段,需借鉴国外医学院校开展早期临床实践的教学经验,进一步实现医学教育改革的目标。下面介绍国内外医学院校开展早期临床实践的有关情况。

(一)国外医学院校早期临床实践现状

国外医学院校在20世纪60年代中期陆续开始开展社区实践教学,开设早期临床体验课程(early clinical experiences,ECEs),提供在一个或两个年级医学生临床实践的机会,主要目的是培养医学生的社会责任感、同情心,对病人的职业态度的理解,促进课程与教学的整合,实现早期接触临床。目前多数院校已经形成了相对完善的教学体系,积累了一定的经验。

美国医学教育比较发达,早期临床实践的特点是:第一,让学生尽早接触病人,增加医学生与病人交流的机会,提高沟通能力;美国的许多医学院校在大学第一学年就让学生接触病人。第二,临床医学教育和基础医学教育有机结合,相互渗透。在基础医学学习阶段(前2年)有目的地增加临床医学知识,每周一次临床实践课,采用讲座、小组讨论等形式作为临床实践课的教学方式,主要介绍疾病预防、医学伦理等相关知识;同时,学生还可以根据安排分散到各个诊所或社区,学习与病人交谈的技巧,参观后定期交流心得体会。第三,在早期临床实践教学中发挥重要作用的是模拟教学。医学院校聘请一批标准化病人参与教学,以满足临床实习学生的实践需要。

英国医学教育的临床阶段与基础理论的学习阶段并没有明显的界限,各医学院校开展不同的临床实践,帮助学生在实践中更好地理解理论知识,英国几乎所有的医学院校都提供早期接触临床的机会。课程的时间是在1~2年内,从4~65天不等。为了培养学生的社会责任感和敬业精神,提高学生的综合素质,许多临床院校还专门开设医学社会学、心理健康学等医学人文课程。早期使用模拟情景下重复操作的教学方法来培养学生临床操作训练技能。

在法国,医学生首先学习基础理论知识,扩大临床专业知识。同时为了早期接触临床,医学院校还规定学生在医院进行见习之前必须完成为期4周的医疗见习。在医学生入校第二学年即开始接触临床医疗工作,每周见习2~3.5天,学生上午在医院进行临床实习,参加门诊、病房的诊疗工作和手术实习,回到医学院继续学习临床理论课程。此阶段重点培养学生将基础知识与临床实际工作相结合的能力。通过从理论学习到临床实习,再由临床实习回到理论学习这样一个反复强化的学习过程,使学生能够及时掌握所学的知识和技能。

澳大利亚的医学专业学制为6年,分为基础学科的教学(包括少量实习)、辅助临床学科的教学、临床实习3个阶段。各年级临床实习的特点和力度也有所不同:二年级每周有1天的临床实践,侧重诊疗的基本程序,询问病史及书写病历的方法等。三年级每周2个下午为临床实习时间,即学习写病历,给病人做基本体检,利用基础知识和临床知识对简单疾病进行判断推理,参加内外科讲座,学习普通疾病的处理,每周写

一份完整的病历。

日本在20世纪末,进行了医学教育改革,改革中强调早期临床实践的重要性,实行了名为"楔形教育"的教育方式,即在第一或第二学年提前插入医学专业基础课,有些基础课在高学年进行复修,这样的相互楔入,效果更好。同时在前三年增设了医学概论等科目,以加强早期临床教学。

(二)国内医学院校早期临床实践现状

我国的医学教育模式主要还处于"三段式"培养,早期临床实践改革也处于探索阶段。中国香港的医学教育中,在理论学习期间特别重视早期临床实践的作用。学生一进入医学院就开始学习医学知识,并接触病人。在第一学期的健康与疾病概论中,通过多种形式安排学生早期接触病人、接触临床。例如,主要通过临床访谈和床旁教学进行实地见习和实习,以真实病例作为学习和讨论的素材,并积极利用临床技能中心进行临床技能的培训和练习,逐步掌握有关技能。

北京大学医学部开设医学导论课程作为早期临床实践的主要形式,该课程针对临床医学专业八年制学生开设。学生在第二学年深入各临床学院,进行早期临床实践。通过临床医学导论课程的学习,让学生有机会在临床课程开始之前,对内科学、外科学、妇科学、精神病学等学科有基本的认识,让学生有机会直接接触临床实际,熟悉医院运行情况,了解医生的实际工作状态,学习与病人沟通交流,从医学生视角对医生、医院、病人、疾病等有更为感性的认识,初步开始医生职业教育,培养学习兴趣,加深和巩固对基础知识的理解,培养主动获取知识的能力,以实现基础与临床的早期融合。

上海交通大学早期接触临床实践教学要求学生在第一年学习中开展早期接触临床的教学内容,"早期接触临床"课为指定选修课。每个学生在入学之初都要进行为期5天的临床实践,在12所附属医院负责老师的安排下完成实践学习内容。课程成绩将以"早期接触临床"实践记录及学生的学习体会或调研报告等形式进行考核。学院从课程内容设计、带教教师选拔、学生组织等方面不断予以完善。

首都医科大学强调学生实践能力的培养,结合医学生专业特点,社会实践分为课内社区医疗实践和课外假期社会实践。为期1周的课内实践,成为学生早期接触临床、认识临床的有效平台。建立了学生基础学习阶段早期接触临床制度,大学二年级即要到社区医院基层医院进行为期2周的体验、学习,尽早了解临床,了解病人。人体功能实验教学为学生早期接触临床,提高他们临床实际操作的能力提供了机会。

南京医科大学对新入学医学生开展入学后第一次接触临床、感知医学的实践教育活动,组织新生参观附属医院,参加医院的"志愿者服务活动",为来院就诊的门急诊、住院病人提供导医、导诊、预约诊疗、沟通、护送、取药、陪同检查、取送检验报告单、费用查询、叫号、维持秩序、陪护等服务工作。让医学生提前了解医生日常工作环境,增进对培养良好医患关系重要性的认识,医学生应用所学知识为病患做出解释、心理开导,理论联系实际。

上海健康医学院将叙事医学教育用于医学生职业素质和沟通能力培养,在五年制临床医学专业早期社区临床实践课程中融入叙事医学教学,让低年级医学生在现实中体会病人的疾病感受,通过不断自省让学生体验医患共情,同时也有益于激发学生对临床专业知识的学习热情。比较早期社区实践前后,医学生对医患共情的理解得到显著提高,取得较好的效果。

四、早期临床实践的教育形式与实施保障

(一)早期临床实践教育的形式

早期临床实践教育的形式多种多样。根据实践活动开展的时间分为课程内和课程外两种主要形式。课程内早期临床实践活动的主要形式有:开展"临床医学导论(introduction to clinical medicine,ICM)"课程,即在一、二年级的学生中开设"临床医学导论课";学习完基础课程后即到医院进行相应课程的观摩,并且在节假日到医院进行"预见习"。课程外早期临床实践活动的主要形式有:开展早期接触临床教育,让低年级医学生在节假日到社区和医院进行观察,并且对慢性病病人进行访谈、搜集病历,对病人的病情进行监测,以加强学生对疾病和病人的理解。国外医学院校的早期接触临床通常是强制性的,且在第一学年的课程中占的比例更大,也有可能在一年或几年的课程中都存在。

(二) 开展早期临床实践的关键环节

早期临床实践课程的实施通常包括课程准备、学生报告、学生评价和教育支持等几方面。下面对实施早期临床实践的重要环节进行介绍。

1. 指导教师的培训　首先，临床指导教师可能不具备丰富的早期接触临床授课经验。因为将课程从课堂或者技能培训中心转到真实的医疗环境，一些老师对早期实习的安排内心感到矛盾，而不愿去指导学生早期实习。早期接触临床的学生一般都很年轻，而且不熟悉他们的课程，所以会对博学的、自信的老师印象深刻。教师需要经过培训获取相应的信息，使他们能很好地理解为什么要开展早期接触临床，清楚地告诉他们需要怎么做。所以对早期接触临床师资培训是十分必要的。

2. 学生的准备　学生需要了解为什么要开展早期接触临床，在与病人接触中能够清楚地向病人或其他人解释他们将要做什么，以便使病人获得真正的知情权。这既是早期训练中的伦理训练，也能使专业的技能融进他们自己将来的职业生涯中。同时，学生应该学会如何以不同的策略应对临床复杂的情景，例如，与接触的病人过于熟悉，敌对或者激动情绪的处理；由于他们不是医生而拒绝回答病人的问题；或者因为他们将成为医生而非常愿意解决超出自身能力的医疗问题。学生早期需遵守"不要做任何事，只是观察"这一可以把学生引入职业生涯的重要原则。

基本医学实践技能学习包括互相进行或与模拟人进行角色扮演。技能培训可以在临床技能中心里学习，指导学生开展基本的技能学习或演练。同时，教师充分鼓励学生开展反思性学习、学习文档以及引导性学习的模式，这些将帮助学生们乐于参与学习。

3. 学生评价　教师应利用终结性和形成性评价相结合的方式开展教育评价。由于学生对终结性的评估很重视，这可能很容易忽视早期实习所带来的个人角色转换和价值观提升的收益。学生们更重视学习需要考核的内容。形成性评估能够促使学生开展反思性学习和积极参与教学活动，真正使师生更为重视职业素质和沟通能力的培养。

4. 教育支持　为学生提供宽松、充足的课程对于支持开展好早期临床实践十分重要。对基于经验的学习模式来说，主要包括三种支持方式，即组织支持、教务管理支持、情感支持。

组织支持是指良好的管理和执行，从教育方案能被学生接受，到医生守时，并向培训者介绍学生的最终期望值。教务管理支持是指早期实习的教学元素，充分塑造学习者作为教育中心的理念，基于经验的学习模式强调教学活动是一种学习支持。这样做不仅仅强调好的教育是一种支持性质的，而且反对老师们过度信赖直觉和卖弄学问。

情感支持需要着重解释，如果认知是大脑，那么情感就是心脏。好的老师是用心在教学。通过基于经验的学习模式，用心教学的方式如何把老师从舞台的中心上升到更高的高度呢？通过创造一个尊敬和爱护病人，有温暖气息的学习环境，受到学生们欢迎，使学生们投入到组织中，帮助沉默者参与其中，避免学生们感觉像是"备用轮胎"，不要看不起学生们，不要传播消极的情绪。把情感支持可定义为是一种对参与者的易接受的环境，但并不意味着反对参与者挑战。恰恰相反，学习环境的本性帮助学生们脱离被动的观察者，使学生们具备真正成为临床工作参与者的经历。

五、以中国医科大学"临床医学导论"课为例，对早期临床实践教学的介绍

中国医科大学从 1999 年开设"临床医学导论"课以来，课程通过理论讲授、临床见习实践和医学社会实践三大教学模块开展"早期接触临床"教学，有效弥补了传统医学课程体系存在的不足，提高了学生的综合素质。"临床医学导论"课早期临床实践包括早期临床见习课与社会实践课两部分。现简要介绍如下：

（一）早期临床见习课

1. 教学内容与形式　见表 3-14-1。

表 3-14-1　教学内容与形式

教学内容	教学形式	学时分配
了解医院的基本功能和职业医生的基本素质	录像、医院参观、讲座	4
学习基本问诊方法和查体技巧	参观临床技能培训中心、录像教学、讲座	2
初步学会与病人沟通和为病人服务的基本常识	录像教学、讲座	2
了解疾病的常见症状,初步学会系统问诊		4
见习与病人沟通交流,了解医患关系		6
在带教老师的指导下,分别在内、外科病房采集 2 份病史并撰写病志	内、外科病房见习	12
了解医生的日常工作,如查房、交班等		6
了解护士的常规工作及常见的护理技术		4
反思医疗实践与学习,总结实习经验与成果	自学、小组讨论	课外

2. 见习安排　见表 3-14-2。

表 3-14-2　见习安排

周一	周二、周三（内科病房）	周四、周五（外科病房）
录像 ● 问诊方法和查体技巧 ● 介绍医院文化与信息化建设 参观 ● 临床技能培训中心 讲座 ● 医生角色 ● 医患沟通与医学伦理 ● 基本问诊方法和查体技巧	1. 见习系统问诊、交接班、查房、会诊等常规医疗工作 2. 病例讨论 3. 在带教教师的指导下问诊并采集 2 份病史 4. 学习疾病常见症状 5. 学习与病人沟通、交流 6. 初步见习常见的护理技术	1. 见习系统问诊、交接班、查房、会诊等常规医疗工作 2. 病例讨论 3. 在带教教师的指导下问诊并采集 2 份病史 4. 学习疾病常见症状 5. 学习与病人沟通、交流 6. 初步见习常见的护理技术

3. 教学管理与评价

(1) 教学组织与管理:根据早期临床实践的教学目标,以及学生和实习医院的实际情况,确定教学内容与形式,实习医院教务管理部门负责教学计划的具体执行、实施。教研室负责课程的反馈和质量评价。依据学校教务处的教学任务,实习医院确定学生分组计划,制订小组轮转计划,原则上每组学生不超过 10 人。实习科室以内、外科为主,可以增加儿科、妇科病房。具体内、外科三级学科由医院教务管理部门确定。每组选派 1 名带教老师,原则上要求有主治医师及以上职称的教师带教。指导教师对于学生的表现和采集病史的情况给予指导和评价反馈。同时,学生根据早期临床实习手册完成相应的见习计划,同时在实习后反思医疗实践,总结实习经验与成果,并参与教学反馈。

(2) 教学评价:早期临床实习评价包括书面评价和口头评价反馈两部分。注重运用形成性评价的方法,开展学生文档学习和反思性学习。建立学生实习学习文档,包括实习中所学到有关医学知识、技能,见习相关医疗和护理实践的记录,教师评价表,采集的病史报告以及相关的反思医疗实践总结等记录。其中,书面评价包括带教教师利用临床技能考核表和临床实习医生平时考核评价表对学生的实习情况进行评分。学生应认真填写早期临床见习手册,包括系统问诊见习记录和护理操作见习记录。要求学生在实习期间在内科、外科病房轮转,在教师的指导下,采集并撰写 2 份完整病史(含一般项目、主诉、现病史、既往史、个人史、婚姻、月经史、生育史 家族史及诊断等),由指导老师对学生书写的病史进行评价,并给予口头反馈。实习成绩占临床医学导论课总成绩的 30%,包括病史采集报告、日常表现等。

(二) 社会实践课

社会实践课要求学生利用寒假期间到家乡基层卫生单位进行为期1~2周的社会实践。学校教务管理部门开具相关介绍信,介绍学生在基层医院或相关医疗卫生机构开展早期接触临床或社会调查实践,进一步体验医生角色和了解我国基层卫生医疗状况。实践结束后,学生要按实践主题撰写一篇3 000字左右的调查报告或实习心得体会。

1. 教学内容与形式

(1) 实践时间与对象:社会实践课教学对象是临床医学专业一年级学生,实践地点在学生家乡的基层医院或相关医学机构,要求学生以个人或团队的形式开展社会调查实践或进行医院实习。开展假期实践活动前有专业的指导教师对学生进行基本的社会实践指导。

(2) 教学内容与形式:社会实践的主要内容:以"临床医学导论"社会实践课为载体,要求学生回到家乡基层,深入县、区、乡、村等医疗卫生单位亲身接触临床实践或开展社会医学调研,进一步体验医生角色,帮助基层医疗机构做一定工作,调查我国不同层次地区的卫生健康状况、卫生改革需求等。实践后,要求每位学生按实践主题撰写一篇3 000字左右的调查报告或心得体会,文章体例不限,题目自选。例如,农村卫生保健状况,农村某地区疾病的发病率、死亡率、疾病谱,某城市小医院机构、人员、经费、床位数、就诊、住院、病种、改革的需求,或临床实习的心得体会等。社会实践课具体流程如图3-14-1所示。

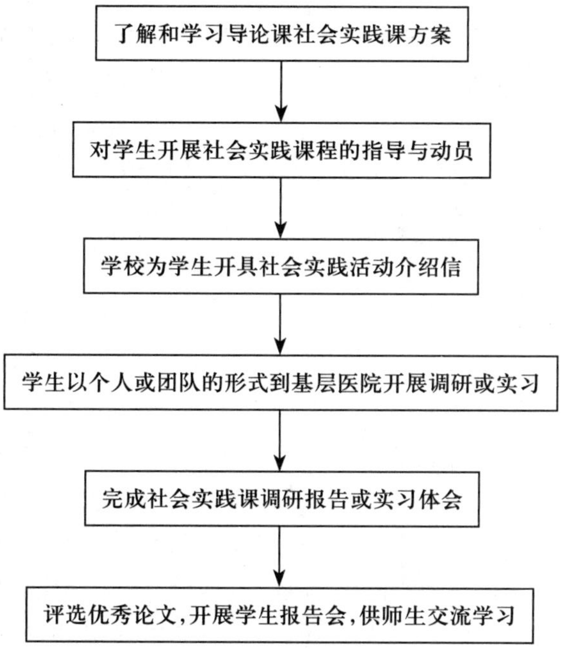

2. 社会实践课专业指导　为更好地指导低年级医学生开展社会实践,帮助学生在较短时间内掌握社会调查的特点和方法,给予学生必要的学术指导是非常重要的。同时,积极鼓励同学以小组的形式开展社会实践调查,使学生在实践中运用相关理论,切实提高学生的实践能力和团队能力。下面简单地介绍一下社会实践调查的基本步骤、特点和相关主题。

(1) 社会实践调查的基本步骤

1) 初步拟定调研主题。必须强调调研主题,因为这一主题的确定往往会对整个实践产生提纲挈领的影响,它的确定成功与否直接影响一项调查的成败。

2) 研究自己团队的组成和实际情况,对团队调研能力有一个宏观把握。这一步是非常重要的,一个团队的调研能力如何,直接决定了调研主题范围的确定,调研结果的好坏。

3) 针对调研主题查询相关论文和文献,积累必要的专业知识基础。这对于调研提纲的制订和调研主题的深度具有重要的影响。研究的深度对于一项新的研究具有重要的指导与借鉴意义。

4) 深入了解调研目的地的情况。在开始调研前,必须通过尽可能多的渠道了解当地的实际情况,并依此制订切实可行的调研提纲。

5) 联系当地有关医疗部门或其他卫生机构,取得必要支持。这是非常重要的,因其有助于充分做好调研前准备。

6) 开展实践调查。按照前期拟订的实施方案深入进行调研。

7) 对调查结果开展深入分析,并撰写实践报告。

(2) 社会实践调查的相关主题:社会实践调查的重要环节是选取主题,围绕主题在医疗卫生领域深入调查研究某一具体问题,深入分析问题,提出对策和建议,并撰写出具有深度的调查报告。表3-14-3是针对不同实践主题的简要说明,帮助同学开拓思路,也可自选其他主题,深入调查研究。

图3-14-1　社会实践课基本流程

表 3-14-3 社会实践主题

1. 医生的职业素质、态度、行为、伦理	(1) 对病人权利的思考与认识（如知情权） (2) 医生态度与行为对医患关系的影响 (3) 医学专业精神的培养 (4) 医疗服务态度对诊疗效果的影响
2. 医学科学基础知识与临床技能	(1) 医学知识、理论对医疗实践的指导作用 (2) 在医疗实践中学习、反思与提高 (3) 基础理论、基本临床技能在临床实践中的作用
3. 沟通能力	(1) 医患沟通的问题、特点与影响因素 (2) 医护沟通的问题、特点与影响因素 (3) 上、下级医师沟通的问题、特点与影响因素
4. 团队协作	(1) 团队协作的意义、作用和影响 (2) 不同层次医院的科室间协作的问题、现状与调查
5. 基层卫生医疗需求、卫生状况调查	(1) 农村基层卫生需求与卫生服务矛盾调查 (2) 不同层次/地区卫生状况调查与对策：如卫生人才资源等 (3) 特殊群体（如弱势群体）医疗服务情况的调查
6. 医疗改革	(1) 农村、城市医疗保障的问题与现状研究 (2) 不同地区居民对医疗服务评价的调查 (3) 不同层次医院医疗服务的特点与现状调查
7. 公共卫生问题与现状	(1) 基层初级卫生保健现状与特点 (2) 热点公共卫生问题的调查与研究，如吸烟问题、艾滋病问题、性病问题、食品安全问题等 (3) 不同人群心理、精神卫生状况调查与研究
8. 独立思考与批判性思维	对现有的知识、技术和信息进行批判性的评价，是解决问题所必须具备的能力，必须不断地获取新的科学知识和新的技能
9. 其他方面	(1) 信息搜索能力在医疗服务中的作用 (2) 不同层次医院诊疗现状问题调查与分析

3. 教学管理与评价　社会实践课是学生利用学校开具的介绍信在假期回到家乡基层医疗机构联系实习，积极动员和协调各班干部帮助同学开展的社会实践活动，做好学生假期协调工作。实践结束后，学生提交调查报告或心得体会。调查报告或实习体会不计入课程成绩，但学生的实践报告由专业教师、学生社团代表、有关医学教育专家组成评委会进行评选，并开展学生交流报告会，促进学习成果的交流转化，鼓励学生互相学习、讨论交流。同时，鼓励学生以个人或团队的形式汇报学习成果，以培养学生的团队协作和交流能力，进一步提升课程的教学效果。社会实践课特别注重运用反思学习方法，鼓励学生将医疗实践中所学、所感、所想等原始材料记录下来，反思自我实践，促进学生职业素质的提高。

六、展望

早期临床实践是以学生为中心的综合性教育活动。这种方式可以帮助他们对生物-心理-社会医学模式的理解。"早期接触临床"课程模块作为医学基础课、专业课与临床工作之间的衔接课程，一直以"理论与实践相结合"为原则，致力于培养学生扎实的理论知识基础和实践能力，从而为临床医学生培养奠定良好的实践基础，对真正实现基础与临床的相互融合具有积极作用。

第二节 叙事医学在早期临床实践教学中的应用

近年来,医患关系日益紧张,伤医事件频繁发生,全国范围内医疗纠纷数量每年约以30%的速度上涨,但与医疗事故的发生率并不成比例。有研究显示,90%以上的医疗诉讼是因为医患医院告知不足或医患沟通不足。2001年,由美国学者丽塔·卡蓉(R.Charon)首次提出叙事医学,该方法为医学生理解生物-心理-社会医学模式提供了一个全新的思路。本节对叙事医学的内涵、发展现状及其在医学教育中的应用进行介绍,以期为国内医学院校在早期临床实践教学中的开展叙事医学教育提供参考。

一、叙事医学的含义

面对现代医学缺失人文关怀的困境,美国学者阿瑟·克莱曼首次提出将"疾病"(disease)与"病痛"(illness)区分开来。疾病属于医生的世界,可以用客观指标去评价;病痛属于患者的世界,是患者本人需要去倾诉躯体、心理与社会的主观的痛苦经历。现代医学所奉行的实证主义,只注重公共指征、循证证据,而没有思考和理解患者所面对的痛苦。

阿瑟·克莱曼于1998年提出了病痛叙事的概念,认为医生应该把了解患者的叙事模式作为治疗活动的重要组成部分。在这样的背景下,医务工作者开始注意到叙事治疗在医疗实践中的应用。2001年,卡蓉将叙事医学定义为:有叙事能力的临床医生对患者的故事进行吸收、解释和回应,这种能力有助于临床医生在医疗活动中提升对患者的共情能力、职业精神、亲和力和自我行为的反思,其核心是共情与反思。其类型主要包括:经典疾病文学叙事阅读、平行病例书写和关于疾病的自我反思。叙事医学模式的提出,旨在倾听被冰冷的仪器检查所排斥的患者心声,建立与患者平等友好交流的平台,缓和紧张的医患关系。

二、叙事医学教育

根据《国家中长期教育改革和发展规划纲要(2010—2020年)》要求,在我国医学生培养模式中,培养促进人类健康的医学工作者已成为高等医学教育的根本宗旨。这就在很大程度上对高等医学教育提出了新的要求,医学生人文素质的养成与医学专业知识技能和科学精神的培养必须等量齐观,即在医学教育标准中必须明确医学人文教育的定位。以培养医学生从生物、心理和社会因素多角度去考量患者和处理疾病的能力。据相关调查数据显示,美国125所医学院校的总课时中,职业素养课程占的学时比例为20%~30%,而我国的临床医学专业人文社科类课程只占总课时的8.85%。在医学生培养中渗透叙事医学理念的医学人文教育,既能加强医学人文教育,深化医学人文教学改革,也能从战略上影响我国未来的医学诊疗局面,对中国将来的医学发展产生重要的影响。

(一)叙事医学教育的类型

叙事医学教育是指通过特定的训练方法(如精细阅读、反思性写作、与患者专业的谈话),以提高临床医生和医学生对患者的医疗水平。精细阅读又称叙事情境理解力,即医生倾听、解释、回应故事的能力。卡蓉将文学叙事学即如何对故事进行构建、讲述、理解的方法应用于精细阅读中,提出了精细阅读的五要素:结构、形式、时间、场景、要求,为精细阅读材料的分类与选取明确了方向。杨晓霖根据叙事学基础知识设计医学叙事阅读课程,集中讨论与疾病、疼痛、衰老、心理健康、死亡等相关的文学作品,有助于医学生叙事能力的培养。因此,通过精细阅读不同体裁的关于疾病、痛苦和死亡的作品,医生能够更好地理解患者生病时的经历和感受,以提升沟通和共情技能。

叙事往往基于反思并利用个人的经验来制造意义。反思性写作是在口头叙述和书面记录中所进行的意识性的反思活动。旨在表达对客观现实的主观感受,加深对原有事物的再认识,帮助医学生设身处地理解患者感受,从而降低医患之间的心理距离。Miller等的研究表明,反思性写作能显著提高医学生的共情能力。卡蓉而后提出的"平行病历"(parallel chart)就是通过反思性写作来培养临床医生叙事能力的一种有效形式。其团队自20世纪90年代开始为医学生开设叙事医学课程,学生在书写传统医学病历的基础上,还要学习书写一种带有反思性的叙事医学记录的平行病历。课程自开设以来便受到医学生的广泛欢迎。如新墨西哥大学的"实践性融入式体验",密歇根大学医学院的"以家庭为中心的体验",哥伦比亚大学定期针对护理学、口腔学、医学和公共卫生学等专业的师生开展类似"健康、疾苦和健康照护的文化"的主题研讨会,为叙事医学教育的普遍开展提供了宝贵经验。

三、叙事医学在医学教育中的应用

在基础医学课程学习的早期阶段,可开设叙事医学理论知识课程,介绍叙事医学的概念、发展历程及其重要意义。此外,可借助叙事医学素材,通过引导阅读、课堂讨论等方式,使初步接触医学的学生建立起对生命的关爱、尊重以及对生命价值的思考,引导医学生感知患者病痛的共情能力的产生。

在临床早期阶段,如见习及实习阶段,可结合此阶段医学生对患者的疾痛感知力高的特点,规划及开展叙事能力实践的课程。如结合以病例为基础的学习课程,学习具有叙事特征的典型病例,引导医学生在早期医学实践中学会"关注"和"描述",并在此基础上进行反思,使医学生经历对患者的疾痛故事的认知与吸收的过程,进入到患者世界。此外,在实习过程中可开展"平行病历"的书写,引导医学生采用非技术性语言来见证、书写患者的疾苦和体验,并在此过程中理解患者所遭遇的苦难,这种写作过程将有助培养医学生关注和描述患者人文特性的能力,增强医学生人文素养等职业精神。

在住院医师规范化培养阶段,可着重培养临床诊疗过程中的叙事能力。在此阶段,临床带教老师可结合住院医师诊治的病例,应用叙事医学和循证医学的方法,逐步培养住院医师的人文和技术的双重决策能力。此外,可以鼓励和引导住院医生及其带教老师,以个人回忆和叙事为素材,撰写反思日记等(包括对成功或失败的叙事交流的反思,对错误诊断给患者带来伤害的思考及对伤、残、生、老、病、死的种种经验等),将自己的医疗经验以自我反思和自我批评的方式展现出来。

在医学教育中引入叙事医学方法具有重要的意义。一方面,这些叙事知识和叙事经验有助于医师提高临床判断力,做出更合理的临床医疗决策。另一方面,这些叙事知识将帮助初步进入医生角色的住院医师缓解自身职业带来的压力。通过开展叙事医学教育,探寻叙事医学与循证医学的契合点,逐步有序地从课程设置、教学设计、教学内容及教学评估,引导医学生去深入探索患者的内心体验;同时,开展人文关怀的实践活动,践行叙事医学在医学教育中的改革理念和教学模式,以培养医学院校学生的人文素质为目标,加快我国医学教育的变革,重塑现代医学人文精神。

四、展望

近二十年来,国内、外研究学者对人文医学与叙事医学的重视程度逐渐加深,叙事医学研究在国外得到长足发展并取得了相应的成果,在教育、医疗等领域的应用也逐年增加。叙事医学可以引导医学生阅读优秀叙事医学作品,训练学生以"叙事写作"或者称为"反思性写作"的方法书写患者的心理病历和社会病历就是一种人文素养的教学,同时可以培养医学生的共情和沟通能力。使医学终将回归到全方位的人文关怀,体现医患之间的相互交流,相互理解。

(张　阳)

数字课程资源:

　　📖 拓展阅读　　　　✏️ 教学PPT　　　　📝 自测题

参考文献

［1］张大庆.医学史.3版.北京:北京大学医学出版社,2019.
［2］希波克拉底.希波克拉底文集.赵洪钧,武鹏,译.北京:中国中医药出版社,2007.
［3］邓铁涛,程之范.中国医学通史(近代卷).北京:人民卫生出版社,2000.
［4］余新忠.清代卫生防疫机制及其近代演变.北京:北京师范大学出版社,2016.
［5］孙宝志,李建国,王启明.中国临床医生岗位胜任力模型通用标准构建与应用.北京:人民卫生出版社,2015.
［6］Spencer L. M.,McClelland D.C.,Spencer S. Competency assessment methods:history and state of the art. Boston:Hay-McBer Research press,1994.
［7］安托尼特·D.露西亚,理查兹·莱普辛格.员工胜任能力模型应用手册.郭玉广,译.北京:北京大学出版社,2004.
［8］温亚震.基于胜任力模型的专业技术人员管理指南.北京:中央编译出版社,2011.
［9］陈文彬,潘祥林.诊断学.7版.北京:人民卫生出版社,2008.
［10］马明信,孙靖中.国家医生资格考试实践技能应试指南.北京:人民卫生出版社,2013.
［11］孟祥才,王勇,靳振怀,等.临床诊断逻辑.上海:第二军医大学出版社,2004.
［12］孙宝志.临床医学导论.4版.北京:高等教育出版社,2013.
［13］王允,张岩松.人际沟通与社交礼仪.北京:清华大学出版社,2015.
［14］罗延清.健康人文——医患沟通篇.北京:人民卫生出版社,2017.
［15］孙宝志."5+3"模式培养临床医学人才胜任力阶梯标准及医学考试方法研究.北京:人民卫生出版社,2018.
［16］赵玉虹.健康的守护者——以岗位胜任力为导向的中国住院医师规范化培训的研究与实践.北京:人民卫生出版社,2013.
［17］吕传柱,孙志宝.医学院校教师发展导论.北京:人民卫生出版社,2017.
［18］王庆林,向月应,张卫兵.现代医院整体医疗管理.北京:人民军医出版社,2005.
［19］贲长恩.医学科研基本思路方法与科研程序.北京:人民卫生出版社,2010.
［20］高志敏.终身教育、终身学习与学习化社会.上海:华东师范大学出版社,2005.
［21］万学红,陈红.临床诊断学.3版.北京:人民卫生出版社,2015.
［22］赖克方.慢性咳嗽.北京:人民卫生出版社,2008.
［23］陈世耀.内科临床思维.3版.北京:科学出版社,2012.
［24］王建枝,钱睿哲.病理生理学.3版.北京:人民卫生出版社,2015.
［25］陈灏珠.实用内科学.12版.北京:人民卫生出版社,2006.
［26］董卫国,王燕霞.临床基本技能学.北京:人民卫生出版社,2010.
［27］Sondra Zabar,Elzabeth Krajic Kachur,Adina Kalet,et al.客观结构化临床考试(OSCEs).李海潮,译.北京:北京大学医学出版社,2018年.
［28］陈红.中国医学生临床技能操作指南.2版.北京:人民卫生出版社,2014.

郑重声明

高等教育出版社依法对本书享有专有出版权。任何未经许可的复制、销售行为均违反《中华人民共和国著作权法》，其行为人将承担相应的民事责任和行政责任；构成犯罪的，将被依法追究刑事责任。为了维护市场秩序，保护读者的合法权益，避免读者误用盗版书造成不良后果，我社将配合行政执法部门和司法机关对违法犯罪的单位和个人进行严厉打击。社会各界人士如发现上述侵权行为，希望及时举报，我社将奖励举报有功人员。

反盗版举报电话　　（010）58581999　58582371
反盗版举报邮箱　　dd@hep.com.cn
通信地址　　北京市西城区德外大街4号　高等教育出版社法律事务部
邮政编码　　100120

读者意见反馈

为收集对教材的意见建议，进一步完善教材编写并做好服务工作，读者可将对本教材的意见建议通过如下渠道反馈至我社。

咨询电话　　400-810-0598
反馈邮箱　　gjdzfwb@pub.hep.cn
通信地址　　北京市朝阳区惠新东街4号富盛大厦1座
　　　　　　高等教育出版社总编辑办公室
邮政编码　　100029

防伪查询说明

用户购书后刮开封底防伪涂层，使用手机微信等软件扫描二维码，会跳转至防伪查询网页，获得所购图书详细信息。

防伪客服电话　　（010）58582300